CUIDADOS PALIATIVOS
Discutindo a Vida,
a Morte e o Morrer

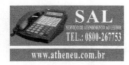

CUIDADOS PALIATIVOS
Discutindo a Vida, a Morte e o Morrer

ORGANIZADOR

Franklin Santana Santos

*Graduado em Medicina pela Universidade Federal da Bahia (UFBA).
Residência Médica em Geriatria e Gerontologia pelo Hospital das Clínicas da
Faculdade de Medicina da Universidade de São Paulo (HC-FMUSP).
Especialista pela Sociedade Brasileira de Geriatria e Gerontologia (SBGG).
Doutor em Medicina (Emergências Clínicas) pela Universidade de São Paulo e
Pós-doutorado em Psicogeriatria pelo Instituto Karolinska na Suécia.
Formação complementar em saúde e espiritualidade pela
Duke University nos Estados Unidos.
Professor Colaborador e Orientador da Pós-graduação: Iniciação Científica,
Mestrado e Doutorado da Disciplina de Emergências Clínicas da FMUSP;
Coordenador do Curso de Tanatologia-Educação para a Morte da
Disciplina de Emergências Clínicas da FMUSP e Professor Responsável
pela Disciplina Tanatologia-Educação para a Morte na
Pós-graduação em Ciências Médicas da FMUSP.*

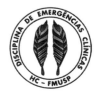

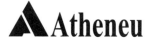

São Paulo • Rio de Janeiro • Belo Horizonte

EDITORA ATHENEU

São Paulo — Rua Jesuíno Pascoal, 30
Tel.: (11) 2858-8750
Fax: (11) 2858-8766
E-mail: atheneu@atheneu.com.br

Rio de Janeiro — Rua Bambina, 74
Tel.: (21) 3094-1295
Fax: (21) 3094-1284
E-mail: atheneu@atheneu.com.br

Belo Horizonte — Rua Domingos Vieira, 319 — Conj. 1.104

PRODUÇÃO EDITORIAL: Sandra Regina Santana

Dados Internacionais de Catalogação na Publicação (CIP)
(Câmara Brasileira do Livro, SP, Brasil)

Cuidados paliativos : discutindo a vida, a morte e o morrer / organizador Franklin Santana Santos – São Paulo : Editora Atheneu, 2009.

Vários colaboradores.
Bibliografia.
ISBN 978-85-388-0055-2

1. Cuidados paliativos 2. Cuidados terminais 3. Doentes em fase terminal - Cuidados 4. Enfermagem 5. Espiritualidade 6. Morte - Aspectos psicológicos 7. Pessoal médico e paciente 8. Tanatologia I. Santos, Franklin Santana.

09-06677

CDD-616.029
NLM-WB 100

Índices para catálogo sistemático:

1. Cuidados paliativos : Pacientes em fase terminal : Medicina   616.029
2. Doentes em fase terminal : Cuidados paliativos : Medicina   616.029

SANTOS, F. S.
Cuidados Paliativos – Discutindo a Vida, a Morte e o Morrer
©Direitos reservados à Editora ATHENEU — São Paulo, Rio de Janeiro, Belo Horizonte, 2009

Colaboradores

Alexander Moreira-Almeida

Psiquiatra. Residência e Doutorado em Psiquiatria pela Faculdade de Medicina da Universidade de São Paulo (FMUSP). Pós-doutorado em Psiquiatria pela Duke University, nos EUA. Professor adjunto de Psiquiatria e Semiologia da Faculdade de Medicina da Universidade Federal de Juiz de Fora (UFJF). Fundador e coordenador do Núcleo de Pesquisa em Espiritualidade e Saúde (Nupes) da UFJF.

Ana Georgia Cavalcanti de Melo

Psicóloga Clínica especializada em atendimento oncológico e cuidados paliativos no Istituto dei Tumori em Milão, na Itália e no Departamento de Psiquiatria e Ciências Comportamentais do Memorial Sloan-Kettering Cancer Center e Beth Israel Medical Center em NYC, nos EUA. Fundadora, ex-presidente e secretária executiva da Associação Brasileira de Cuidados Paliativos. Publisher da Revista Meaning e da Revista Brasileira de Cuidados Paliativos.

Ana Laura Schliemann

Psicóloga. Mestre em Educação pela Pontifícia Universidade Católica de São Paulo (PUC-SP). Doutora em Psicologia Clínica pela PUC-SP. Professora da PUC-SP e da Universidade de Sorocaba (Uniso).

Ângela Tuccio Teixeira

Advogada. Assessora Jurídica do Instituto Brasileiro de Controle do Câncer (IBCC). Membro dos Comitês de Ética em Pesquisa do Centro Universitário São Camilo e do IBCC. Mestranda em Bioética pelo Centro Universitário São Camilo.

Claudia Aparecida Marchetti Duarte
Psicóloga Hospitalar do Centro de Atenção Integral à Saúde da Mulher (Caism) da Unicamp.

Daniel Neves Forte
Graduado em Medicina pela Faculdade de Medicina da Universidade de São Paulo (FMUSP). Especialista em Clínica Médica e Terapia Intensiva. Médico intensivista das UTIs do Hospital das Clínicas da FMUSP e do Hospital Sírio-Libanês. Doutorando em Ciências Médicas pela FMUSP com o tema de cuidados paliativos em UTI.

Edvaldo Leal de Moraes
Enfermeiro. Mestre em Enfermagem pela Escola de Enfermagem da Universidade de São Paulo (EEUSP). Vice-coordenador da Organização de Procura de Órgãos (OPO) do Hospital das Clínicas da Faculdade de Medicina da Universidade de São Paulo (HC-FMUSP).

Elaine Aparecida de Carvalho Salcedo
Assistente Social. Supervisora da Seção do Serviço Social do Centro de Atenção Integral à Saúde da Mulher (Caism) da Unicamp.

Elisa Maria Perina
Psicóloga Hospitalar do Centro Infantil Boldrini. Presidente da Sociedade Brasileira de Psico-oncologia (SBPO).

Fabiana Lima Carvalho
Supervisora do Curso de Especialização em Fisioterapia Neonatal do Centro de Atenção Integral à Saúde da Mulher (Caism) da Unicamp.

Flávia de Souza Barbosa Dias
Enfermeira Assistencial da UTI Neonatal do Centro de Atenção Integral à Saúde da Mulher (Caism) da Unicamp.

Jaime Lisandro Pacheco
Doutor em Educação e Gerontologia pela Faculdade de Educação da Universidade Estadual de Campinas (Unicamp). Membro da Comissão Permanente de Cuidados Paliativos da Sociedade Brasileira de Geriatria e Gerontologia (SBGG).

José Francisco P. Oliveira

Mestre em Filosofia pela Pontifícia Universidade Gregoriana de Roma, na Itália. Membro da Comissão Permanente de Cuidados Paliativos da Sociedade Brasileira de Geriatria e Gerontologia (SBGG).

Julio F. P. Peres

Psicólogo Clínico, Doutor em Neurociências e Comportamento pelo Instituto de Psicologia da Universidade de São Paulo (IPUSP). Pós-doutorado pelo Center for Spirituality and the Mind, University of Pennsylvania.

Jussara de Lima e Souza

Médica Neonatologista. Coordenadora do Grupo de Cuidados Paliativos em Neonatologia do Centro de Atenção Integral à Saúde da Mulher (Caism) da Unicamp.

Kátia Poles

Enfermeira. Mestre e Doutoranda em Enfermagem pela Escola de Enfermagem da Universidade de São Paulo (EEUSP).

Léo Pessini

Camiliano. Doutor em Teologia Moral e Bioética. Professor no mestrado em Bioética do Centro Universitário São Camilo.

Leonardo Borges de Barros e Silva

Médico Clínico Geral e Coordenador da Organização de Procura de Órgãos (OPO) do Hospital das Clínicas da Faculdade de Medicina da Universidade de São Paulo (HC-FMUSP).

Lia Franco Serrou Camy

Supervisora do Curso de Especialização em Fisioterapia Neonatal do Centro de Atenção Integral à Saúde da Mulher (Caism) da Unicamp.

Ligia Auxiliadora de Oliveira Py

Psicóloga. Doutora em Psicologia pelo Instituto de Psicologia da Universidade Federal do Rio de Janeiro (UFRJ). Coordenadora Geral dos Seminários de Estudos em Tanatologia da UFRJ e secretária geral da Comissão Permanente de Cuidados Paliativos da Sociedade Brasileira de Geriatria e Gerontologia (SBGG).

Lucélia Elizabeth Paiva

Psicóloga. Mestre em Ciências e Oncologia pela Fundação Antonio Prudente – Hospital do Câncer de São Paulo. Doutora em Psicologia Escolar e do Desenvolvimento pelo pelo Instituto de Psicologia da Universidade de São Paulo (IPUSP).

Luis Alberto Saporetti

Médico Geriatra do Serviço de Geriatria do Hospital das Clínicas da Faculdade de Medicina da Universidade de São Paulo (HC-FMUSP). Coordenador do Programa de Cuidados Paliativos da Enfermaria de Geriatria do HC-FMUSP.

Marco Tullio de Assis Figueiredo

Médico. Professor das Disciplinas eletivas de Cuidados Paliativos e de Tanatologia da Universidade Federal de São Paulo (Unifesp). Sócio Fundador da International Association for Hospice and Palliative Care (Houston, USA).

Maria Helena Pereira Franco

Psicóloga. Mestrado e doutorado em Psicologia (Psicologia Clínica) pela Pontifícia Universidade Católica de São Paulo (PUC-SP). Coordenadora do Laboratório de Estudos e Intervenções sobre Luto (Lelu) da PUC-SP.

Maria Julia Kovács

Psicóloga. Mestrado e doutorado em Psicologia Escolar e do desenvolvimento Humano pela Universidade de São Paulo (USP). Professora Livre-docente do Instituto de Psicologia da USP. Diretora do Laboratório dos Estudos da Morte (LEM) do Instituto de Psicologia da USP.

Mariela Besse

Terapeuta Ocupacional. Especialização em Gerontologia pela Universidade Federal de São Paulo (Unifesp). Supervisora e Docente do Curso de Especialização em Gerontologia da Unifesp.

Monica Martins Trovo de Araújo

Enfermeira. Mestre em Enfermagem na Saúde do Adulto pela Universidade de São Paulo (USP). Doutoranda em Enfermagem na Saúde do Adulto pela Escola de Enfermagem da Universidade de São Paulo (EEUSP).

Naira de Fátima Dutra Lemos

Assistente Social. Especialista em Gerontologia pela Sociedade Brasileira de Geriatria e Gerontologia (SBGG). Mestre em Ciências da Saúde pela Universidade Federal de São Paulo (Unifesp). Coordenadora do Programa de Assistência Domiciliar ao Idoso (Padi) da Unifesp.

Nára Selaimen Gaertner de Azevedo

Professora da Faculdade de Enfermagem (Feevale) do Rio Grande do Sul. Mestre em Pediatria pela Universidade Federal do Rio Grande do Sul (UFRGS). Enfermeira intensivista da UTI Adulto do Hospital Nossa Senhora da Conceição. Coordenadora da Residência Integrada em Saúde (RIS) do Grupo Hospitalar Conceição (GHC) com ênfase em Terapia Intensiva.

Paula Maria Cintra Batista

Enfermeira assistencial da UTI Neonatal do Caism da Unicamp. Psicóloga e especializanda em Psicanálise.

Paulo Roberto Antonacci Carvalho

Professor Associado do Departamento de Pediatria e Puericultura da Faculdade de Medicina da Universidade Federal do Rio Grande do Sul (UFRGS). Doutor em pediatria pela UFRGS. Pediatra intensivista da Unidade de Terapia Intensiva Pediátrica do Hospital de Clínicas de Porto Alegre (HCPA). Coordenador dos cursos de reanimação da Sociedade Brasileira de Pediatria (SBP).

Priscila de Paula C. Petreca

Psicóloga. Técnica de enfermagem da UTI Neonatal do Centro de Atenção Integral à Saúde da Mulher (Caism) da Unicamp.

Ramon Moraes Penha

Enfermeiro. Mestre em Enfermagem na Saúde do Adulto pela Universidade de São Paulo (USP). Doutorando em Enfermagem na Saúde do Adulto pela Escola de Enfermagem da Universidade de São Paulo (EEUSP).

Regina Szylit Bousso

Enfermeira. Professora Livre-docente do Departamento de Enfermagem Materno-Infantil e Psiquiátrica da Universidade de São Paulo (USP). Coordenadora do Núcleo Interdisciplinar de Pesquisa em Perdas e Luto (Nippel) da Escola de Enfermagem da Universidade de São Paulo (EEUSP).

Ricardo Caponero

Oncologista Clínico. Médico nos Hospitais Brigadeiro, Edmundo Vasconcellos e Albert Einstein. Presidente da Associação Brasileira de Cuidados Paliativos. Editor Científico da Revista Brasileira de Cuidados Paliativos.

Roosevelt M.S. Cassorla

Psiquiatra. Professor Titular Colaborador do Departamento de Psicologia Médica e Psiquiatria da Faculdade de Ciências Médicas da Unicamp; Membro Efetivo e Analista Didata da Sociedade Brasileira de Psicanálise de São Paulo (SBPSP).

Silvia Maria Monteiro da Costa

Médica Neonatologista do Centro de Atenção Integral à Saúde da Mulher (Caism) da Unicamp.

Yolanda Maria Braga Freston

Assistente Social da Unidade de Internação da Neonatologia do do Centro de Atenção Integral à Saúde da Mulher (Caism) da Unicamp.

Dedicatória

Dedico este livro, em primeiro lugar, a Deus que é inteligência suprema e causa primária de todas as coisas e a Jesus Cristo, que tenho como mestre e guia e que tem me ensinado muito sobre a morte e o morrer.

Ao mestre Allan Kardec, por sua inestimável contribuição a temática da morte e do morrer.

Também o dedico aos meus pais (Dalva e Fernando) que me amam, me ensinaram sobre a vida e a morte e que me apoiam incondicionalmente em todos os momentos de minha vida.

Ao professor doutor Irineu Tadeu Velasco, que abriu o espaço na Disciplina de Emergências Clínicas da Faculdade de Medicina da Universidade de São Paulo para discutir a tanatologia na medicina.

Aos alunos e professores dos cursos de tanatologia de 2007 e 2008.

Ao professor José Herculano Pires, que me inspira sempre e à professora doutora Wilma da Costa Torres, pioneira da tanatologia no Brasil.

Agradecimentos

Agradeço ao professor Irineu Tadeu Velasco que, com um olhar de vanguarda, abriu as portas da Disciplina de Emergências Clinicas e da Faculdade de Medicina da Universidade de São Paulo (FMUSP) para a discussão, pesquisa e ensino de um assunto, infelizmente, considerado ainda tabu na formação médica e dos profissionais da área da saúde.

À Disciplina de Emergências Clínicas do Faculdade de Medicina da Universidade de São Paulo (HC-FMUSP).

Aos colaboradores deste livro pelo espírito de cooperação, competência e solidariedade, engrandecendo sobremaneira esta obra.

À Editora Atheneu, pela oportunidade concedida e pela inestimável contribuição que tem oferecido ao mundo acadêmico e à sociedade com a publicação desta e de tantas outras obras científicas o que realiza a mais de 80 anos.

Prefácio

Elizabeth Kübler-Ross no seu livro *Viver até dizer adeus*:

"os médicos que mais tinham medo da questão da morte e do morrer nunca revelavam a verdade a seus pacientes, concluindo por si mesmos que os pacientes não estariam dispostos a comentar o assunto. Esses profissionais não eram capazes de encarar a projeção dos próprios medos, a própria ansiedade oculta, embora os pacientes fossem capazes de perceber esses sentimentos e, portanto nunca compartilhassem o que sabiam com o médico. Essa situação deixou muitos pacientes agonizantes num vazio, desamparados e solitários".

Quando fomos procurados pelo Dr. Franklin para que o assunto fosse introduzido na Disciplina de Emergências Clínicas ficamos animado, pois desde 1969 convivemos no Pronto-Socorro e UTI´s, onde o doente a beira da morte é uma constante.

Observamos nesses anos que os pacientes com alguma religiosidade apresentavam um melhor enfrentamento da situação.

Causa-nos espécie o despreparo, tanto dos médicos quanto dos outros profissionais, diante de um paciente com a proximidade da morte.

Aqui podemos notar que o Dr. Franklin quis mostrar neste livro quando fala em não só minimizar o sofrimento físico, mas abordar de maneira plural o paciente nos aspectos psicossocial e espiritual.

Nos capítulos aqui escritos veremos a avaliação da qualidade de vida nos vários aspectos: físico psicológico, nas relações sociais, no meio ambiente e espiritualidade/religião/crenças pessoais.

A equipe escolhida pelo Dr. Franklin é de extrema competência e experiência, e abordando de forma clara e objetiva todos os aspectos a que se propõe o livro em questão.

Acompanhamos a batalha do Dr. Franklin no tema e estamos convictos que o resultado é bastante promissor.

Prof. Dr. Irineu Tadeu Velasco
Titular da Disciplina de Emergências Clínicas da Faculdade de Medicina da Universidade de São Paulo (FMUSP)

Introdução

UM SENTIDO PARA A VIDA E PARA A MORTE

> *É impossível conhecer o homem sem lhe estudar a morte, porque, talvez mais do que na vida, é na morte que o homem se revela. É nas suas atitudes e crenças perante a morte que o homem exprime o que a vida tem de mais fundamental.*
> Edgar Morin

Morte, palavra tão temida e quase impronunciável em nosso vocabulário cotidiano. Por que é tão difícil falarmos da morte? Por que insistimos em negar um aspecto natural do ciclo da vida? Muitas são as respostas e reflexões a partir dessas perguntas aparentemente tão simples. De todas as experiências humanas, nenhuma é mais importante em suas implicações do que a morte. Como diz Morin, a morte nos expõe e nos desnuda por completo. Frente a ela somos obrigados a repensar a vida, nossos afetos, nossos valores e nossa visão de mundo. Somos arrebatados da vida mundana e cotidiana para mergulharmos em nosso mundo psíquico, enfim, no nosso "eu". A vida se paralisa por um instante, nos convidando a uma profunda reflexão. Philippe Ariès, um dos maiores pesquisadores sobre a questão, aconselha sabiamente, convidando o leitor a um estudo sobre a morte:

> *Não é fácil lidar com a morte, mas ela espera por todos nós... Deixar de pensar na morte não a retarda ou evita. Pensar na morte pode nos ajudar a aceitá-la e a perceber que ela é uma experiência tão importante e valiosa quanto qualquer outra.*

E é exatamente a isto que a temática da morte nos convida. Ela nos convida a não adiarmos essa tomada de consciência e a colocarmos a temática da morte na pauta do dia.

A reflexão a que ela nos conclama não é apenas uma análise intelectual: pensar na possibilidade da morte do outro ou ver a morte como um mero objeto de perquirição. Ela também nos incita a uma vivência muito mais profunda dos nossos sentimentos, vasculha o mais fundo dos baús, nos arranca o que temos de mais genuíno, ou divino, da nossa condição humana: o amor.

Precisamos experienciar esse sentimento na sua totalidade, não há mais tempo para os subterfúgios, pois o amanhã pode não mais acontecer. Diante da possibilidade real da nossa ou da morte daqueles que compartilham a nossa intimidade, o amor cresce e toma proporções que não acreditávamos ser detentores. Esse amor desabrochará para tentar concretizar nossos sonhos e ideais mais sublimes. Urge nos potencializarmos enquanto seres humanos ou, quem sabe, seres divinos, quando observamos as pessoas que defrontam a morte buscarem realizar seus desejos mais íntimos e que tomam um caráter de urgência.

Diante da possibilidade da morte, podemos expressar diversos sentimentos, como observado e pesquisado por aquela que foi a maior autoridade na abordagem do processo da morte e do morrer, a psiquiatra Elisabeth Kübler-Ross, a qual nos mostrava negação, raiva, barganha, depressão e aceitação. Entretanto, ao nos referirmos a essa classificação didática que a autora fez, temos que nos precaver para não levá-la a ferro e fogo ou simplesmente banalizá-la, ao reduzi-la a um mero esquema. Elisabeth entendia que esses sentimentos podem ser expressos de diversas formas e por várias pessoas envolvidas no processo da morte (pacientes, familiares e profissionais). Esses sentimentos podem ser visíveis de forma alternada, sequenciada ou não, isoladamente, em conjunto, ou perpetuação de um mesmo sentimento etc. O que foi igualmente verificado em minha experiência enquanto profissional ao longo de 19 anos de atuação na medicina.

Além disso, vemos na tônica geral dos discursos dos pacientes, dos familiares, vizinhos, cuidadores ou mesmo de alguns profissionais, a utilização da espiritualidade diante dessa que é considerada a maior adversidade: a morte.

É consenso que, diante da possibilidade da morte, a espiritualidade levanta-se como a grande senhora e rainha. A fé que, às vezes, se mostrava tíbia e duvidosa ou sem aplicações práticas, se agiganta e toma proporções inimagináveis e, muitas vezes, desconhecidas dos próprios pacientes e familiares. Os últimos estudos da medicina que abordam a interface entre saúde e espiritualidade mostram que a espiritualidade está associada com melhor qualidade de vida, menos depressão e estresse, melhor funcionamento do sistema imunológico, maior adesão ao tratamento e mais garra para lutar contra os obstáculos, independentemente da fé professada. Tudo isso fica cristalino à medida que tomamos contato com pessoas que enfrentam a morte, de forma direta ou indireta.

A ciência religiosa também continua sendo a única, entre todas as ciências, a nos responder às seguintes questões: de onde viemos, o que somos, porque sofremos, porque estamos aqui, qual o significado e sentido da vida, onde se encontra a verdadeira felicidade e para onde iremos.

Ainda, fica patente outra faceta do amor que a morte nos traz, o despertar do sentimento de compaixão por aqueles que nos cercam. É notório em todas as vivências que o organizador teve oportunidade de acompanhar enquanto médico, ao longo dos seus 19 anos de trabalho, como esse sentimento aflora com tal força nos companheiros que privam dos nossos cuidados, convívio diário e da nossa intimidade. Vemos o carinho, os pequenos gestos de solicitude e mimos que os pacientes recebem dos filhos, esposos, dos irmãos ou mesmo dos vizinhos e profissionais e, vice-versa.

A morte desrespeita e quebra propositadamente todas as regras, barreiras e etiquetas superficiais criadas pelas sociedades, pelos rituais psicológicos e pelos homens. A morte, por meio do amor, arromba as últimas comportas das resistências intelectuais, psíquicas e espirituais. Ela rompe de maneira definitiva as mais profundas defesas em qualquer área nas quais esteja, emocional, cognitiva ou religiosa. Os seres são invadidos sistemática e continuadamente, e por todas as frentes, pelo amor e pelos sentimentos enobrecidos de compaixão, altruísmo, desprendimento, entre outros.

Os seres tocados pelas sombras da morte, de maneira oposta ao que se esperaria, se iluminam, quase se divinizam tentando, em um curto espaço de tempo, atingir as potencialidades da sua perfectibilidade.

Até mesmo os profissionais da saúde, quando se deixam ser tocados pela mensagem da morte, não conseguem permanecer imparciais, insensíveis ou arredios diante dessa profunda reflexão e invasão a que a morte nos concita.

E, se a morte nos convida a tudo isso, por que adiarmos esse encontro reflexivo, esperarmos que ela nos bata à porta para que possamos rever atitudes, refazer metas ou valorizar as coisas simples e felizes da vida? Procurarmos ser mais que ter. Para que demorarmos mais para encontrar um sentido para a vida? Como diz o cantor Toquinho, na música Aquarela:

[...] E o futuro é uma astronave
Que tentamos pilotar
Não tem tempo, nem piedade
Nem tem hora de chegar
Sem pedir licença
Muda a nossa vida
E depois convida
A rir ou chorar...

Nessa estrada não nos cabe
Conhecer ou ver o que virá
O fim dela ninguém sabe
Bem ao certo onde vai dar
Vamos todos
Numa linda passarela
De uma aquarela
Que um dia enfim
Descolorirá (...)

E não seria esse o sentido da vida e, consequentemente, da morte, o de despertar em nós o amor, o respeito pela sacralidade da vida, o avivamento da nossa espiritualidade e nos potencializar como seres divinos não só no além, mas no hoje e no agora?

Franklin Santana Santos

Apresentação

Há muito tenho observado uma distorção do entendimento e prática do conceito de cuidados paliativos e uma negação da morte e dos aspectos, não físicos, do morrer entre médicos, enfermeiros, psicólogos, terapeutas ocupacionais, fisioterapeutas e outros que trabalham nessa área, bem como em livros, simpósios, congressos que vêm aparecendo no cenário editorial e científico brasileiro sobre essa temática. Muitos leitores se perguntarão se não haveria uma dissociação entre título e conteúdo deste livro, pois entendem, frequentemente, cuidados paliativos muito centrados em tratar ou paliar sintomas (dor, náusea, vômito, desconforto respiratório, úlceras de pressão etc.), típicos da medicina alopática, a despeito do conceito de cuidados paliativos divergir dessa visão estreita, biológica e preponderantemente médica. A OMS define cuidados paliativos como:

> *"Cuidados Paliativos é uma abordagem que aprimora a qualidade de vida, dos pacientes e famílias que enfrentam problemas associados com doenças ameaçadoras de vida, através da prevenção e alívio do sofrimento, por meios de identificação precoce, avaliação correta e tratamento da dor e outros problemas de ordem física, psicossocial e espiritual."*

Vemos uma negação e fuga da palavra morte até na definição de cuidados paliativos com o uso de eufemismos: *"com doenças ameaçadoras de vida"*, ou seja, doenças que podem levar à morte.

A despeito disso, observamos nessa definição que cuidados paliativos são muito mais que tratar sintomas, mesmo o mais comum deles que seria a dor. A ênfase do conceito é dada em qualidade de vida, prevenção e alívio do sofrimento, seja esse físico, seja psicossocial e/ou espiritual. Achar e trabalhar como se os sofrimentos físicos fossem mais frequentes e relevantes que os outros aspectos é perpetuar uma visão mecanicista, positivista e biológica do ser humano, por sinal majoritária e ditatorial dentro da área das ciências da vida. Além, naturalmente, de não entender o conceito de qualidade de vida e de ser humano. A qualidade de vida é definida pela OMS, através do WHOQOL, como:

"a percepção do indivíduo de sua posição na vida, no contexto de sua cultura e no sistema de valores em que vive e em relação a suas expectativas, seus padrões e suas preocupações."

Na avaliação da qualidade de vida examinamos seis domínios, a saber: físico, psicológico, nível de independência, relações sociais, meio ambiente e espiritualidade/religião/crenças pessoais.

A todo instante, portanto, somos convidados a ampliar nossa visão e abordagem do uniprofissional para multiprofissional e do homem estritamente darwiniano para o Homem-Espírito.

Essa distorção de conceito se produziu, especialmente no Brasil, pois os cuidados paliativos chegaram com décadas de atraso em relação aos países do mundo desenvolvido, devido, em grande parte, ao fato de os médicos, líderes do sistema de saúde, terem demorado em aderir, por razões diversas, a essa proposta. Ousamos dizer que, dentre os profissionais envolvidos na área das ciências da vida, os que mais se angustiam diante da morte seriam os médicos, por isso, o desenvolvimento da luta incessante contra ela, inclusive levando a processos distanásicos e, consequentemente, provocando sofrimento e dor quando deveriam aliviá-los segundo recomendações da OMS. Essa obstinação terapêutica e entendimento equivocado do conceito de cuidados paliativos são resultantes de três mecanismos: negação da morte e da espiritualidade (não as integrando como se deveria aos cuidados paliativos), racionalização (centralizado nos cuidados técnico-físicos e que, muitas vezes, não exigem uma reflexão e paliam apenas um tipo de sofrimento) e no isolamento das emoções (o que o cuidar e o contato com a morte e a espiritualidade, bem como com o moribundo, assim exigem).

Elizabeth Kübler-Ross e Cicely Saunders, duas médicas e pioneiras em discutir a morte e o morrer, os cuidados aos pacientes moribundos e seus familiares, e os profissionais que os assistem, enfatizaram e descreveram sistematicamente a preponderância que os assuntos referentes à morte, ao morrer e à espiritualidade tinham nas discussões dentro de cuidados paliativos. Apenas para termos uma pálida idéia sobre isso citemos os livros *Sobre a Morte e o Morrer*, de Kübler-Ross e *Beyond the Horizon- A Search for Meaning in Suffering*, de Dame Saunders; constatamos que não existe uma única página falando de sintomas físicos nem de medicamentos para tratá-los.

Com isso não queremos dizer que elas negavam ou não aliviavam, também, esses sintomas, mas que eles eram e continuam sendo, muito frequentemente, secundários diante de outros sofrimentos, necessidades e urgências não reconhecidas e, por isso mesmo, não abordados e tratados.

Saímos, na maioria das vezes, das nossas faculdades (medicina, enfermagem, psicologia, serviço social etc.) especialistas em usar o arsenal bio-psico-fisio-quimio-farmacoterápico da ciência alopática. Com raras exceções, a maioria dos médicos, enfermeiros, psicólogos, assistentes sociais etc., não precisa ler livros ou tomar curso de cuidados paliativos para saber tratar dor, vômito, diarreia, úlcera de pressão, desconforto respiratório, fazer curativos, sobre o sofrimento psíquico do estar doente, bem como consequências sociais da hospitalização e do adoecer. A literatura ortodoxa está repleta de livros que tratam desses assuntos.

Entretanto, observamos um completo despreparo técnico, psicológico, existencial e espiritual dos profissionais da área da saúde em abordar o processo do morrer e as necessidades existenciais/espirituais dos pacientes e seus familiares, bem como deles mesmos e da equipe. Como podem adentrar em práticas, desconhecendo e não recebendo treinamento naquilo que se constitui o coração dos cuidados paliativos: Morte e Espiritualidade?

Temas que podem e devem ser abordados desde a mais tenra infância, no contexto hospitalar ou não, nas escolas, nas universidades, junto à sociedade civil e órgãos públicos, educando toda a sociedade para trabalhar preventivamente no alívio do sofrimento, seja ele físico, psicológico, social e/ou espiritual.

Este livro vem, pois, em socorro a esses profissionais, ditos especialistas ou não em cuidados paliativos. O livro objetiva, entre outros itens, trazer um bálsamo para a dor e a angústia presente nas suas vidas, e que diante do sofrimento imposto pela morte ou ameaça desta, do paciente sob seus cuidados, do familiar ou mesmo na sua vida pessoal, refugiam-se em mecanismos de defesa da negação, racionalização e isolamento de emoções, além de utilizarem estratégias de *coping* baseadas em tratar exclusivamente sintomas, porém não efetivas para a resolução dos seus anseios, nem alívio de todos os sofrimentos presentes nos pacientes e familiares.

Abraço carinhoso a todos e boa leitura!

Franklin Santana Santos

Sumário

1. Tanatologia – a Ciência da Educação para a Vida, 1
   Franklin Santana Santos

2. Aprendendo a Lidar com a Morte no Ofício do Profissional de Saúde, 31
   Ana Laura Schliemann

3. Educação para a Morte, 45
   Maria Julia Kovács

4. A Negação e Outras Defesas frente à Morte, 59
   Roosevelt M.S. Cassorla

5. O Médico e sua Relação com o Paciente diante da Morte, 77
   Lucélia Elizabeth Paiva

6. Finitude e Terminalidade: um Novo Olhar sobre as Questões da Morte e do Morrer em Enfermagem, 89
   Ramon Moraes Penha

7. Terapia Ocupacional e Cuidados Paliativos, 103
   Mariela Besse

8. O Serviço Social e a Morte, 115
   Naira Dutra Lemos

9   A Morte nas Diferentes Fases do Desenvolvimento Humano, 125
    Lucélia Elizabeth Paiva

10 A Família, a Morte e a Equipe: Acolhimento no Cuidado com a Criança, 145
    Jussara de Lima e Souza
    Silvia Maria Monteiro da Costa
    Elaine Aparecida de Carvalho Salcedo
    Lia Franco Serrou Camy
    Fabiana Lima Carvalho
    Claudia Aparecida Marchetti Duarte
    Elisa Maria Perina
    Flávia de Souza Barbosa Dias
    Paula Maria Cintra Batista
    Priscila de Paula C. Petreca
    Yolanda Maria Braga Freston

11 Quando quem Morre É a Criança, 165
    Paulo Roberto Antonacci Carvalho
    Nára Selaimen Gaertner de Azevedo

12 Morte na Velhice, 179
    Ligia Auxiliadora de Oliveira Py
    Jaime Lisandro Pacheco
    José Francisco P. Oliveira

13 Comunicação e Relacionamento Colaborativo entre Profissional, Paciente e Família: Abordagem no Contexto da Tanatologia, 193
    Regina Szylit Bousso
    Kátia Poles

14 A Comunicação no Processo de Morrer, 209
    Monica Martins Trovo de Araújo

15 Estratégias de Comunicação em Cuidados Paliativos, 223
    Daniel Neves Forte

16 Comunicação com o Paciente Moribundo e a Família, 233
    Marco Tullio de Assis Figueiredo

17 Luto como Experiência Vital, 245
Maria Helena Pereira Franco

18 Cuidados Paliativos – Abordagem Contínua e Integral, 257
Ana Georgia Cavalcanti de Melo
Ricardo Caponero

19 Espiritualidade em Cuidados Paliativos, 269
Luis Alberto Saporetti

20 Algumas Reflexões sobre as Implicações das Experiências Espirituais para a Relação Mente-Corpo, 283
Alexander Moreira-Almeida

21 Conceituando Morte, 301
Franklin Santana Santos

22 Distanásia: algumas Reflexões Bioéticas a partir da Realidade Brasileira, 319
Léo Pessini

23 Captação de Órgãos e Morte, 349
Edvaldo Leal de Moraes
Leonardo Borges de Barros e Silva

24 Aspectos Jurídicos da Morte e do Morrer, 361
Ângela Tuccio Teixeira

25 Abordando a Espiritualidade na Prática Clínica, 373
Franklin Santana Santos

26 Respostas Pós-trauma de Sobreviventes da Morte, 387
Julio F. P. Peres

27 Para Além da Dor Física – Trabalhando com a Dor Total, 411
Franklin Santana Santos

Anexos, 427

Índice Remissivo, 435

Capítulo 1
TANATOLOGIA – A CIÊNCIA DA EDUCAÇÃO PARA A VIDA

Franklin Santana Santos

> *Bem longe de afugentar a ideia da morte, como em geral o fazemos, saibamos, pois, encará-la face a face, pelo que ela é na realidade. Esforcemo-nos por desembaraçá-la das sombras e das quimeras com que a envolvem e averiguemos como convém nos prepararmos para este incidente natural e necessário do curso da vida.*
>
> Léon Denis

A NEGAÇÃO DA MORTE PELA CIVILIZAÇÃO OCIDENTAL – UM SINTOMA

Não é preciso ser um Sócrates, tampouco um Hipócrates, para diagnosticar que a sociedade ocidental apresenta um sintoma de uma séria doença, a negação da morte, que se não for tratada com o arsenal terapêutico da educação plural e interdisciplinar certamente ficará, brevemente, fora de possibilidades de cura.

Com o desenvolvimento do sistema capitalista pela civilização ocidental, adotou-se uma cultura de consumo global pautada no lucro imediato, no materialismo e na exploração dos recursos naturais de maneira não sustentável. Essa exploração e visão, levadas até as últimas consequências, significarão a extinção de seres vivos em escala nunca vista, sem possibilidade de recuperação pela mãe Natureza. Assistimos, nas últimas décadas, à destruição e morte de quase todas as florestas temperadas e uma parte significativa das florestas tropicais; com isso dezenas de espécies animais, vegetais e ecossistemas se extinguiram e, muitas outras estão em risco de extinção nos próximos anos ou décadas.

O sistema capitalista, de mãos dadas com a filosofia materialista, construiu uma visão hegemônica e dogmática da Vida que anestesia não só a tomada, mas também o processo de apropriação da consciência de nossa finitude. Com isso, desvia-nos de um exame mais aprofundado da nossa razão de ser e viver e de um repensar dos valores e condutas em que estão pautadas as atividades humanas cotidianas. Além disso, estimula o esgotamento e a destruição dos recursos naturais, e incita os povos para a conquista de um torrão de terra e a posse dos recursos ainda não explorados, despertando os sentimentos mais vis como a ganância, a cobiça, o egoísmo, entre outros. Desse modo, os homens se digladiam e ameaçam a própria existência física por meio da possibilidade de um conflito global com os arsenais atômicos do não mais seleto clube das nações detentoras de armas nucleares.

Os sistemas filosóficos e científicos adotados pela ciência ocidental nos últimos 150 anos têm desconsiderado a espiritualidade como fonte de conhecimento e bem-estar e acabam por jogar o homem moderno em um tremendo vazio existencial, primeiro matando Deus por intermédio do filósofo do martelo, Friedrich Nietzsche, que escreve no livro *A Gaia Ciência* (2005):

> *Onde está Deus, ele gritava. Eu devo dizer-lhes. Nós o matamos -- vocês e eu. Somos nós os seus assassinos... Deus está morto. Deus continua morto. E nós o matamos [...] (p. 115-116)*

Com isso, Nietzsche introduz o ceticismo e o relativismo, nos quais não existem valores morais, ética e a possibilidade de se atingir a verdade. No niilismo temos a morte que corrói o seu próprio conceito, corrói então os outros conceitos, mina os pontos de apoio do intelecto, derruba as verdades, niiliza a consciência. Corrói a própria vida, pois em um mundo onde tudo é relativo, até mesmo o conceito de vida se relativiza.

Depois, esse ceticismo aparece na filosofia existencialista do alemão Martin Heidegger, que mata a transcendência, ou nossa possibilidade de imortalidade, com o seu *Sein zum Tode* ou o ser para a morte, nos incitando a assumir nossa angústia perante a morte e o terror do nada. Efetivamente, a angústia é um denominador comum nas filosofias de Kierkegaard, Heidegger e Sartre. Kierkegaard a desvia para a salvação, Sartre a orienta para a liberdade e Heidegger a amarra à morte.

Sigmund Freud, por sua vez, considerado o pai da psicanálise, também fez algumas reflexões sobre a morte e criou algumas teorias sobre a morte e o morrer. Ernest Becker (s/d), um dos grandes psicanalistas do século XX, em seu livro *A Negação da Morte* relata que, diante das dificuldades que Freud estava encontrando em sustentar a afirmação fundamental da psicanálise de que o homem é um animal voltado unicamente para o prazer, cria uma nova teoria: a teoria do "instinto de morte". O autor sustentava, nessa teoria, que havia um impulso interior para a morte (Tânatos), assim como para a vida (Eros) e, por conseguinte, podia explicar a violenta agressão humana, o ódio e o mal de uma forma nova, ainda que biológica: a agressividade humana provém da fusão do instinto da vida com o da morte. A nova ideia de Freud sobre o 'instinto de morte' foi um artifício que lhe permitiu manter intacta sua teoria anterior dos instintos, atribuindo agora o mal humano a um substrato orgânico mais profundo do que o mero conflito do ego com o sexo. Este "novo" instinto representa o desejo de morrer do organismo, porém o organismo pode se salvar de seu próprio impulso para a morte dirigindo-o para fora.

O desejo de morrer, então, é substituído pelo desejo de matar, e o homem derrota seu próprio instinto de morte ao matar outros. O homem não precisava dizer que a morte era reprimida se o organismo a levava naturalmente em seus processos. Dessa forma, vemos que Freud se descartou do "problema da morte" e o transformou em um puro 'instinto da morte'. (BECKER, s/d, p.120).

Charles Darwin (2004), ao criar a teoria da evolução (*A origem das espécies*) e não levar em conta, também, a possibilidade da existência de um princípio espiritual – ao contrário de Alfred Russell Wallace (2006) coautor dessa teoria, e que assim o fez e infelizmente foi silenciado pelo mundo acadêmico – estabelece como lei que na base da evolução está, exclusivamente, a luta pela vida, o individualismo, unitário ou de espécie, e somente os mais fortes e mais aptos conseguem sobreviver, sendo a própria natureza que se incumbe de proceder a essa seleção. Foi observado a nível local uma competição e uma luta pela sobrevivência, entretanto, mesmo na competição, verificamos mecanismos adaptativos que permitem a convivência de presas, teoricamente mais fracas e predadores, ditos mais fortes, em estado de harmonia e equilíbrio. Além disso, quando olhamos com uma vista panorâmica e coletiva o que prevalece na natureza é o espírito de cooperação entre a grande maioria das espécie. Se a natureza não tem um princípio criador inteligente e não existe uma base real espiritual, desmorona-se o pilar das atitudes éticas como já dizia Sócrates, pois tudo nos é permitido e justificável e o poder é realmente dos mais fortes.

Os cientistas, não conseguindo apreender um princípio espiritual ou consciência extra-física – como a queiram chamar – por meio do microscópio ou do tubo de ensaio no laboratório concluíram "apressadamente" por sua inexistência. Kardec (1977) comenta esse juízo inicial sem a devida persistência e profundidade pelos homens que fazem a ciência:

> *A ciência enganou-se quando quis experimentar os espíritos como o faz com uma pilha voltaica; foi mal sucedida, como devia ser, porque agiu pressupondo uma analogia que não existe; e depois, sem ir mais longe, concluiu pela negação, juízo temerário que o tempo se encarrega de ir emendando diariamente, como já o fez com tantos outros.*

Segundo David Bloor (BLOOR apud CHALMERS, 1994), as leis científicas são protegidas e tornam-se estáveis não por razões internas da ciência, mas devido à sua pressuposta utilidade para os propósitos de justificação, legitimação e persuasão social.

E a consequência dessa visão se refletirá na maneira como somos adestrados, sobretudo, nas faculdades das ciências da vida. A morte é nossa inimiga e devemos combatê-la a qualquer custo, mesmo que para isso precisemos impor a distanásia ou oferecer a eutanásia diante do nosso fracasso em obter a cura.

A despeito do desenvolvimento e da disponibilidade de uma grande quantidade de drogas analgésicas e anestésicas, observam-se ainda hoje, nos hospitais e Unidades de Terapia Intensiva (UTI), muitos pacientes morrendo com dor e sem as mínimas condições de dignidade humana, sendo isso o resultado da nossa tentativa frustrada de matar a morte e entorpecer a consciência.

Além da dor física, ainda não se sabe como balsamizar outras dores tão importantes quanto a física, ou seja, as dores psicológica, existencial e espiritual. Estas últimas simplesmente "gritam" diante da morte.

As condições e os valores sob os quais a civilização ocidental, portanto, tentou nos últimos dois séculos hegemonizar o pensamento científico e dogmatizar a consciência coletiva agonizam em praça pública e estão doentes, diríamos mesmo criticamente enfermos, necessitando de cuidados intensivos. Estamos diante da necessidade da construção de um novo paradigma. Verifica-se que os modelos teóricos materialistas utilizados pelas inumeras ciências (filosofia, psicologia, antropologia, medicina) não conseguem dar conta das várias anomalias e fenômenos que estamos defrontando, especialmente no tocante à problemática da morte. Kuhn (2005), filósofo da ciência, em seu livro *A estrutura das revoluções científicas* nos passa uma visão desse período de transição com o embate de ideias entre as atuais correntes (materialista e espiritualista).

> *A transição de um paradigma em crise para um novo, do qual pode surgir uma nova tradição de ciência normal, está longe de ser um processo cumulativo obtido através de uma articulação do velho paradigma. É antes uma reconstrução da área de estudos a partir de novos princípios, reconstrução que altera algumas das generalizações teóricas mais elementares do paradigma, bem como muitos de seus métodos e aplicações. Durante o período de transição haverá uma grande coincidência (embora nunca completa) entre os problemas que podem ser resolvidos pelo antigo paradigma e os que podem ser resolvidos pelo novo. Haverá igualmente uma diferença*

decisiva no tocante aos modos de solucionar os problemas. Completada a transição, os cientistas terão modificado a sua concepção da área de estudos, de seus métodos e de seus objetivos. (p. 116).

É preciso, pois, repensar esses valores e visões, instituindo um conceito mais abrangente de vida no qual se leve em conta, com base no método científico, a dimensão espiritual do ser humano e, consequentemente, da morte. Esse repensar, para construir uma proposta de cura, terá que necessariamente integrar todas as ciências e artes que a humanidade desenvolveu longo da história e a Tanatologia-a ciência da educação para a morte, e portanto, para a vida, tem um papel muito importante nessa nova tomada de consciência.

A TEMÁTICA DA MORTE NAS ESCOLAS DE ENSINO FUNDAMENTAL E MÉDIO

Nós rotineiramente escondemos a morte e o morrer das nossas crianças, achando com isso que as estamos protegendo de algum dano. Mas na verdade, o que estamos fazendo é um desserviço ao privá-las desta experiência. Ao fazer da morte e do processo de morrer um assunto tabu e, mantendo as crianças longe das pessoas que estão morrendo ou que morreram, nós acabamos criando medo e desinformação onde não deveria haver.
Elisabeth Kluber-Ross

A concepção de morte nas crianças varia muito, desde uma noção quase nula do conceito de morte e suas consequências até um conceito bem próximo da visão de um adulto. Kastenbaum e Aisenberg (1983), em seu livro *Psicologia da Morte*, opinam sobre o assunto:

Muitos psicólogos do desenvolvimento acreditam que a criança muito pequena (de recém-nascida até dois anos aproximadamente) não tem nenhuma compreensão da morte. Esta opinião é coerente com a alegação mais geral de que criancinhas não têm a capacidade de apreender qualquer concepção abstrata. (p. 9)

Se o conhecimento da percepção da morte já é mal estudado e conhecido na população adulta, na fase da primeira infância existem mais incertezas que verdades. Acreditamos que há muito ainda a aprender sobre as concepções de morte no período da lactância e, igualmente, compartilhamos da ideia de Kastembaum e Aisenberg (1983, p.10) de que entre os extremos de nenhuma compreensão e de pensamento abstrato integrado, explícito, há muitos modos pelos quais a mente nos primeiros anos de vida pode entrar em relação com a morte. Constituindo-se, pois, em campo vastíssimo de pesquisas por educadores, principalmente aqueles que trabalham em berçários, bem como por pediatras e psicólogos infantis.

Palavras como morto e morrer são bastante comuns na conversação infantil. Frequentemente, as crianças as empregam com algum senso de adequação. Contudo, um comentário espontâneo adicional ou alguma pergunta formulada pelo adulto talvez revelem que a compreensão infantil de morte é bem diferente daquela conhecida pelos adultos.

Crianças seriamente doentes não são participantes passivos nos eventos médicos e sociais que ocorrem por causa de suas doenças. De que maneira uma criança percebe a doença e o modo pelo qual ela responde a isso depende da idade, da natureza da doença e seu tratamento, das relações familiares e da história pessoal da própria criança. A doença da criança pode resultar na ausência da escola, mudanças nos padrões da família, um aumento na dependência dos outros, e numa sobrecarga financeira e emocional na família. Uma psicóloga húngara, Maria Nagy, realizou uma pesquisa em 1948, até hoje considerada uma das mais valiosas contribuições nessa área de conceito de morte pelas crianças. Nagy estudou 378 crianças entre três e dez anos, de ambos os sexos, de ambientes sociais e religiosos variados, e abrangendo um amplo espectro de funções intelectuais. A psicóloga descobriu que seus resultados podiam ser categorizados em três principais fases do desenvolvimento. Ela informou que a superposição acontece, mas é possível identificar três estados bastante distintos do pensamento, ocorrendo em determinada sequência conforme escrevem Kastembaum e Aisenberg em *Psicologia da Morte* (1983, p. 20):

- **Estágio um:** presente até cinco anos. A criança pré-escolar geralmente não reconhece que a morte é final. Esta talvez seja a mais significativa característica do primeiro estágio. Entretanto, ela também encara a morte como sendo uma continuidade da vida, isto é, o estar morto consiste em diminuição do estar vivo.
- **Estágio dois:** entre cinco e nove anos. A característica distintiva deste estágio é que a criança tende a personificar a morte. Embora imagens de morte sob a forma de uma pessoa tenham ocorrido em todas as idades, esta foi a característica dominante nessa faixa de idade. A pesquisadora encontrou

duas formas gerais de personificação: a morte é vista como uma pessoa separada, ou a morte é, ela própria, uma pessoa morta. A criança agora percebe que a morte é final, entretanto ela conserva outro fator protetor: pode-se evitar a morte pessoal. Se você for mais esperto e mais rápido que o homem-morte você consegue se safar.
- **Estágio três:** entre nove e dez anos (e presume-se, daí em diante). As crianças mais velhas no estudo de Nagy tendiam a ter claro reconhecimento de que a morte não só é final, mas inevitável, ela acontecerá a elas também. A criança de nove ou dez anos sabe que todos no mundo morrerão.

Wilma da Costa Torres (2008), psicóloga brasileira e pioneira em discutir Tanatologia em universidades no Brasil, realizou mestrado (183 crianças) e doutorado (532 crianças) estudando a aquisição do conceito de morte pelas crianças brasileiras. Os resultados desses estudos foram publicados no livro *A criança diante da morte*. Na sua pesquisa ela observou quatro estágios:

- **Período sensório-motor:** crianças de zero a dois anos. O conceito de morte não existe. A morte é percebida como ausência e falta, correspondendo à experiência de dormir e acordar.
- **Período pré-operacional:** crianças de três a cinco anos. As crianças compreendem a morte como um fenômeno temporário e reversível. Não a entendem como uma ausência sem retorno e, sim a morte ligada à imobilidade.
- **Período operacional:** crianças de seis a nove anos. Elas entendem a oposição entre a vida e a morte, compreendendo a morte como um processo definitivo e permanente, e também entendem a irreversibilidade da morte.
- **Período de operações formais:** crianças de dez anos até a adolescência. O conceito de morte, devido ao pensamento formal, torna-se mais abstrato. Já compreendem a morte como inevitável, universal, irreversível e pessoal.

Além disso, Torres (2008) considera que o conceito de morte não é um conceito unitário, e que sua avaliação requer abordagem multidimensional para que se tenha uma visão mais clara do que a criança, nas diferentes etapas de seu desenvolvimento, é capaz de compreender acerca da morte. Os conceitos que as crianças deveriam aprender seriam:

1. Irreversibilidade – refere-se à compreensão de que o corpo físico não pode viver depois da morte. Portanto, inclui o re-

conhecimento da impossibilidade de mudar o curso biológico ou de retornar a um estado prévio.
2. Não funcionalidade – refere-se à compreensão de que todas as funções definidoras de vida cessam com a morte.
3. Universalidade – refere-se à compreensão de que tudo que é vivo, morre.

As diferenças observadas entre o estudo de Nagy e de Torres podem ser explicadas, em parte, pela diferente realidade cultural entre Brasil e Hungria; e as datas das pesquisas: enquanto Nagy a realizou na década de 1950, Wilma Torres o fez em 1990, época em que os veículos de comunicação de massa não estavam desenvolvidos e não expunham as crianças à temática da morte com tanta frequência como é observado atualmente.

Ajudando Crianças a Lidar com Mudanças e Perdas

As crianças são capazes de experienciar o luto. Uma criança enlutada pode apresentar sintomas físicos e emocionais similares àqueles experienciados por adultos, incluindo falta de apetite, insônia, pesadelo e náusea. As crianças diferem dos adultos na maneira de lidar com o luto, em suas habilidades cognitivas e emocionais, na necessidade de identificação de figuras, na relação com a pessoa que morreu, em experiências prévias com a morte e em suas dependências do apoio dos adultos (DESPELDER; STRICKLAND, 2002).

Alguns passos fundamentais para discutir morte com crianças:
- Preparar-se para o assunto. Observar seus conceitos, apreensões, ansiedade e procurar relembrar suas próprias vivências sobre a temática;
- discutir a morte antes que uma crise ocorra;
- responder às perguntas das crianças de maneira honesta e direta;
- dar uma explicação de acordo com o nível de entendimento da criança;
- permitir que a criança expresse sentimentos e dúvidas;
- se tiver dúvidas ou não souber a resposta para determinada pergunta, dizer que aprenderão juntos e, então, buscar mais informações em livros, artigos, internet, pessoas, profissionais e instituições.

Embora as crianças tendam a ser bem resilientes em lidar com tragédias, os adultos podem lhes guiar o luto ouvindo suas preocupações e medos, fornecendo apoio para o seu bem-estar; uma das maneiras, entre outras, mais efetiva de se lidar com isso é por intermédio da biblioterapia.

O termo biblioterapia significa a terapia por meio do livro. O uso da literatura (infantil) atuaria como uma forma de ajuda em lidar com perdas e facilitaria a discussão entre adultos e crianças, além de criar oportunidades para compartilhar sentimentos. A maioria das livrarias tem uma grande variedade de livros (infantis) sobre morte, morrer e luto. Um livro apropriado pode dar aos adultos e crianças uma oportunidade para começar a conversar sobre as experiências de cada um.

Paiva (2008), em sua tese de doutorado *A Arte de Falar da Morte: a literatura infantil como recurso para abordar a morte com crianças e educadores,* defendida na Universidade de São Paulo (USP) em 2008, faz uma revisão crítica sobre essa temática. Nessa tese, a autora relata sua experiência na utilização da biblioterapia com professores de cinco escolas (três particulares e duas públicas) na cidade de São Paulo e sugere uma lista de farto material de apoio aos pais, profissionais da saúde e educadores que queiram utilizar a biblioterapia como ferramenta de trabalho nas questões da morte e do morrer com crianças.

A morte da mesma forma que é tabu na sociedade, também é um tema não abordado e ensinado nas escolas brasileiras, sejam elas públicas ou privadas. E se nós pensarmos que é na escola que o indivíduo fará grande parte da sua formação cognitiva, emocional, psíquica e mesmo existencial, nada mais adequado, pois, que esse tema possa ser tratado desde cedo com as crianças, preparando-as para a vida, que consiste, entre outras coisas, na vivência de perdas e ganhos; das dores e das alegrias e na aquisição de um significado e propósito no viver e, consequentemente, no morrer.

Paiva (2008) indica que a escola é, portanto, o local ideal para a introdução e o desenvolvimento dessa temática:

> *A escola é a instituição que está mais próxima da família. Para que possa existir uma real parceria entre escola e família na educação integral da criança, a escola deve abrir espaço para promover informações sobre temas existenciais, entre eles, a morte, para poder orientar a família em como conduzir essas questões com as crianças. Além disso, deve oferecer programas de capacitação para seus educadores sobre essa temática. Deve assumir também a responsabilidade da educação sobre a morte. (p. 47)*

Entendemos que a abordagem de uma temática tão complexa quanto a questão da morte deva ser feita de maneira plural e interdisciplinar, com a visão de várias ciências (educação, filosofia, teologia, antropologia, psicologia, medicina etc.) na forma de projetos interdisciplinares, nos quais haja um vínculo afetivo e de confiança entre educador e educando para facilitar a expressão de sentimentos e o processo de aprendizagem, e levando em consideração, também, a questão da espiritualidade como advogam e propõem os educadores Incontri e Bigheto (2005):

> *Há duas posições essenciais sobre a questão da morte. A primeira, das religiões e de muitos filósofos espiritualistas, é de que existe alguma forma de continuidade da existência depois da morte. A segunda, partilhada por materialistas, é a de que, com o fim da vida física, o ser não mais existe. (p. 63-76.)*

Essas duas visões (materialista e espiritualista) devem ter espaços de igualdade nas discussões sobre a morte.

> *A formação do aluno e a construção do conhecimento devem ser verdadeiramente direcionadas por uma proposta de diversidade de posições, pelo honesto debate entre as correntes ideológicas, pela discussão de todas as convicções que o educando tem direito de saber e pensar. (INCONTRI e BIGHETO, 2007)*

Enfatizam INCONTRI & BIGHETO (2007) no artigo *A religiosidade humana, a educação e a morte*.

A MORTE ADENTRA A ACADEMIA – CAI UM DOS ÚLTIMOS TABUS

Foi difícil, a batalha foi árdua e prolongada, mas a morte saiu mais uma vez vitoriosa, conseguindo romper um dos últimos focos de resistência: as universidades. Falar em morte nas universidades era quase impensável há mais de quatro décadas, em qualquer área do conhecimento humano. O movimento teve início em 1959 com o psicólogo Herman Feifel, na University of Southern California School of Medicine, ao lançar o livro *The Meaning of Death* (1959), em uma abordagem interdisciplinar e, até certo ponto plural, e que contou com a contribuição de vários pensadores sobre a morte, entre eles Carl G. Jung, Robert Kastenbaum e Maria H. Nagy e, 20 anos mais tarde, com o novo livro nos mesmos moldes da interdisciplinaridade *New Meanings of Death* (1977). A partir desse marco, iniciou-se um interesse crescente pela discussão da morte e do morrer nas faculdades americanas, inicialmente concentradas em psicologia, antropologia e sociologia, e posteriormente envolvendo a área da saúde. É nessa área, com a contribuição de duas médicas, que a temática da morte ganhou fórum permanente não só nas faculdades médicas, e alcançou a mídia e a sociedade como um todo: Elisabeth Kübler-Ross, psiquiatra suíça radicada nos Estados Unidos, com o seu *best-seller* mundial, *Sobre a morte e o morrer* (1981), e na mesma época (1967), na Inglaterra, a médica inglesa Cicely Saunders ao centralizar sua atenção nos pacientes com baixas ou sem possibilidades de cura biológica, no St. Christopher's Hospice, inauguraram uma nova era, ao abrir um espaço físico destinado não só ao atendimento dos pacientes moribundos, mas capacitando profissionais da área médica, por meio do ensino, atendimento e pesquisa. Da França viriam as contribuições do antropólogo Edgar Morin, com o livro *O Homem e a Morte* (1988) e, das pesquisas do historiador Phillippe Áries, com *O Homem perante a Morte*.

A Morte nas Faculdades de Medicina

> *A arte é longa, a vida é breve, a experiência é falha, a oportunidade é fugidia e o julgamento é difícil.*
>
> Hipócrates (460-377 a.C.)

Estudantes nas escolas médicas são ensinados que medicina é primariamente um assunto de ciência e secundariamente sobre pessoas. Os médicos são treinados para investigar, diagnosticar, prolongar a vida e curar; entretanto, quando um paciente tem um diagnóstico terminal, os médicos frequentemente sentem que têm pouco a oferecer, além de sentirem uma profunda angústia diante da inevitabilidade da morte desse paciente. Tradicionalmente, as escolas médicas brasileiras não têm alocado tempo e esforço para ajudar os futuros médicos a se relacionarem com pacientes com perspectiva de morte a curto prazo e seus familiares. A angústia da morte presente na sociedade ocidental reflete-se na educação médica e nas atitudes dos médicos perante a morte. Quitana, Cecim e Henn (2002), analisando a problemática da morte na formação médica, após realizar uma série de discussões e argumentações, concluem que os médicos acreditam se defenderem contra a angústia da morte, gerada pelo seu trabalho, por meio de três mecanismos: negação, racionalização e isolamento das emoções. Entretanto, esses mecanismos não são efetivos e a angústia permanece. Essa angústia distorcerá a comunicação com o paciente moribundo, bem como com seus familiares. Júnior, Rolim e Morrone (2005), pesquisando o preparo do médico e a comunicação com familiares sobre a morte, observaram uma dificuldade na comunicação, especialmente quando o morto era jovem e tinha uma doença aguda ou quando a família não entendia o caso. Além disso, verifica-se que 81,1% dos profissionais consideraram inadequada a formação acadêmica sobre o assunto.

Nos Estados Unidos, das 122 escolas médicas, 100% oferecem aulas sobre morte e morrer e 94% sobre cuidados paliativos. O número médio de horas oferecido é de 12 horas sobre morte e morrer e de nove horas sobre cuidados paliativos (DICKINSON, 2006). Considerando que as faculdades de medicina têm carga horária total maior que 3.600 horas, vê-se quão irrisória é a carga destinada à temática da morte (Tabelas 1.1,1.2,1.3,1.4 e 1.5).

No Brasil, pelo que temos conhecimento, apenas duas faculdades de medicina oferecem aos seus alunos a disciplina de Tanatologia, como optativa, na graduação: FMUSP e Faculdade de Medicina do ABC (FMABC). Além disso, a FMUSP oferece uma disciplina na pós-graduação (Tanatologia – Educação para a Morte) e a opção de desenvolvimento de pesquisas (iniciação científica, mestrado e doutorado) não só para médicos, mas para estudantes e pós-graduandos de qualquer área. O curso de Tanatologia – Educação para a Morte – Uma abordagem Plural e Interdisciplinar, ministrado pela disciplina de Emergências Clínicas da FMUSP (www.saudeeducacao.com.br), tem 144 horas de carga horária, presencial e a distância, aberto a qualquer interessado, de qualquer nível educacional e de qualquer área e é constituído de cinco atitudes frente à morte e o morrer: atitudes religiosas, filosóficas, científicas, pedagógicas e estéticas e 13 painéis interdisciplinares.

Tabela 1.1. Escolas médicas americanas que oferecem cursos sobre a morte e o morrer (M&M) no período de 1975 a 2005 (em porcentagem)

Ano	Curso M&M oferecido separadamente	Aula(s) /curso curta duração	Estudantes nos cursos de M&M	Escola com grupo multidisciplinar em abordagem da M&M
1975	7	80	71	59
1980	13	80	74	64
1985	12	82	75	62
1990	18	73	ND	ND
1995	8	70	77	76
2000	18	82	96	78
2005	16	87	96	82

Fonte: Dickinson (2006).
ND: não disponível. Os tamanhos da amostra por período são os seguintes: 107 para 1975, 123 para 1980, 113 para 1985, 111 para 1990, 113 para 1995, 112 para 2000, e 99 para 2005.

Tabela 1.2. Escolas médicas americanas com instrutores de educação para a morte (formação de base dos vários profissionais) de 1975 a 2005 (%)

Formação (a)	1975 (n = 107)	1980 (n = 123)	1985 (n = 113)	2000 (n = 112)	2005 (n = 99)
Médico (b)	85	71	71	94	96
Teólogo	46	40	31	37	39
Psicólogo	37	33	25	26	24
Sociólogo	26	18	14	8	5
Psiquiatra	13	55	59	30	31
Enfermeira	8	17	19	36	43
Filósofo	5	19	29	15	14
Assistente social	4	14	23	31	35
Advogado	2	10	10	15	20

Fonte: Dickinson (2006).
(a) outros instrutores representados em 2005 foram um antropólogo, eticista, e um historiador da arte; (b) incluem as especialidades médicas (MD), exceto psiquiatria.

Tabela 1.3. Formato dos métodos de ensino usados nos cursos sobre morte, morrer e luto nas escolas médicas americanas de 1995 a 2005 (%)

Forma de ensino	1995 (n = 111)	2000 (n = 112)	2005 (n = 99)
Aulas	73	84	84
Seminários/pequenos cursos	67	81	86
Discussões	ND	31	33
Visita a *hospice*	ND	43	45
Vídeo/filme	ND	46	39
Simulação com pacientes	ND	33	33
Discussões de casos clínicos	ND	43	70
Contato com pacientes terminais	26	28	28

Fonte: Dickinson (2006).
ND: não disponível.

A temática da morte vem atraindo cada vez mais a atenção dos profissionais da área da saúde; essa sensibilização para o tema é mais forte, atualmente, em psicólogos e enfermeiros e o avanço alcançado por essas profissões já é visível, a despeito de ainda exigir grandes esforços. Entretanto, acredita-se que a Tanatologia e a temática da morte só conseguirão penetrar fortemente na área da saúde quando as escolas médicas inserirem o assunto na graduação e levarem essa proposta para os profissionais que já atuam em hospitais e nas sociedades das especialidades médicas, os quais não foram educados, nem capacitados para lidar

CUIDADOS PALIATIVOS
Discutindo a Vida, a Morte e o Morrer

Tabela 1.4. Tópicos cobertos no *curriculum* das escolas médicas em assuntos referentes ao 'fim da vida' de 2000 a 2005 (%)

Tópicos cobertos no *curriculum*	2000 (n = 112)	2005 (n = 99)
Atitudes em relação à morte e ao morrer	80	90
Comunicação com pacientes moribundos	87	92
Comunicação com familiares dos pacientes moribundos	72	87
Luto	72	87
Aspectos religiosos e culturais do morrer	66	70
Pacientes com Aids	52	50
Eutanásia	46	51
Analgésicos para dor crônica	78	87
Analgésicos para dor cancerígena	74	80
Hidratação no fim da vida	49	59
Nutrição no fim da vida	51	60
Assuntos neonatais	26	37
Diretrizes avançadas (testamento, procuração, advogados)	81	94
Atestado de óbito	26	37
Contextos sociais do morrer	63	68
Aspectos psicológicos do morrer	71	79

Fonte: Dickinson (2006).
ND: não disponível.

com o término da vida. O médico, enquanto líder do sistema de saúde e responsável direto por dar um diagnóstico, fornecer prognóstico, comunicar agravamento de uma situação clínica, informar os familiares sobre a morte e fornecer o atestado de óbito, tem papel fundamental nesse processo educativo e na tomada de consciência. Sua participação terá um impacto determinante nesse processo. Mas para que isso aconteça e se torne realidade será necessário realizar um trabalho educativo hercúleo, com o objetivo não apenas de educá-lo para a morte, mas, sobretudo, de reeducá-lo em sua humanidade, despertando novamente os sentimentos de humanismo, de cuidados, de compaixão, de sacerdócio no sentido mais amplo do termo, com o intuito de fazer com que a medicina deixe de ser apenas uma técnica e volte a ser também uma arte. Para que tal fato se torne realidade precisaremos, primeiramente, limpar o matagal dos preconceitos, da desinformação, da ignorância, dos obstáculos, para depois abrir sulcos nas mentes dos estudantes, profissionais e professores com o arado da educação, depois plantando as sementes da conscientização intelecto-emotivo-espiritual, especialmente nos médicos professores e diretores de faculdades médicas, afim de que cada muda da temática da morte seja plantada e floresça nas 176 escolas médicas do Brasil, rendendo muitos frutos.

Tabela 1.5. Características do curso de Tanatologia da disciplina de Emergências Clínicas da FMUSP, comparado com o das escolas médicas americanas

EMA - 2005	FMUSP -2008	EMA -2005	FMUSP -2008	EMA - 2005	FMUSP -2008
Profissão dos professores (%-Na composição dos professores)	Profissão dos professores (100%)	Forma de ensino (%)	Forma de ensino (%)	Tópicos cobertos no *curriculum*	**Tópicos cobertos no** *curriculum*
Médico –(96%)	Médico	Aulas: 84	Aulas: 100	Atitudes em relação à morte e ao morrer	Atitudes em relação à morte e ao morrer
Teólogo-39	Teólogo	Seminários/ pequenos cursos -86	Seminários/ pequenos cursos -100	Comunicação com pacientes moribundos e familiares	Comunicação com pacientes moribundos e familiares
Psicólogo-24	Psicólogo	Discussões-33	Discussões-100	Luto	Luto
Sociólogo-5	Sociólogo	Visita a *Hospice*-45	Visita a *Hospice*-0	Aspectos religiosos e culturais do morrer	Aspectos religiosos e culturais do morrer
Psiquiatra-31	Psiquiatra	Vídeo/filme- 39	Vídeo/filme- 100	Pacientes com Aids	Pacientes com Aids
Enfermeiro-43	Enfermeiro	Simulação com pacientes-33	Simulação com pacientes-100	Eutanásia	Distanásia/ Eutanásia
Filósofo-14	Filósofo	Discussões de casos clínicos-70	Discussões de casos clínicos-0	Analgésicos para dor crônica Analgésicos para dor cancerígena Hidratação e nutrição no fim Assuntos neonatais Diretrizes Avançadas (testamento, procuração, advogados) Atestado de óbito	Não Não Não Assuntos neonatais Diretrizes Avançadas (testamento, procuração, advogados) Atestado de óbito
Assistente Social-35	Assistente Social	Contato com pacientes terminais-28	Contato com pacientes terminais-0	Contextos sociais do morrer	Contextos sociais do morrer

Tabela 1.5. Características do curso de Tanatologia da disciplina de Emergências Clínicas da FMUSP, comparado com o das escolas médicas americanas (*continuação*)

EMA - 2005	FMUSP -2008	EMA -2005	FMUSP -2008	EMA - 2005	FMUSP -2008
Advogado-20	Advogado			Aspectos psicológicos do morrer	Aspectos psicológicos do morrer
	Educador				Artes (música, cinema, literatura, pintura etc.) e morte
	Historiador			-	Suicídio
	Terapeuta Ocupacional			-	A criança e a morte
	Antropólogo			-	Transplante de órgãos
	Músico			-	Mídia e morte

Fonte: Dickinson (2006).
EMA: escolas médicas americanas. As porcentagens referem-se à quantidade de cursos (nos EUA) que contam com aquele profissional, como a FMUSP é um único curso daí a porcentagem ser sempre 100% ou 0% na ausência de determinado profissional.

A Morte e a Enfermagem

O modelo médico de cuidado eficiente, mas essencialmente impessoal, exerce influência não apenas sobre o médico, mas também sobre os enfermeiros, e crescentemente, sobre o próprio paciente.

A temática da morte parece perturbar os enfermeiros na mesma proporção que os médicos. O que dizem as enfermeiras a um paciente quando este traz à baila o assunto de sua própria morte? Kastenbaum e Aisenberg (1983), analisando a resposta de 200 enfermeiras sobre essa questão, encontraram cinco categorias gerais que descrevem suas reações habituais: reconforto, negação, mudança de assunto, fatalismo e discussão. Fatalismo, negação e mudança de assunto foram as respostas mais populares. Apenas 18% de todo o grupo indicaram que discutiriam os pensamentos e sentimentos do paciente.

Com isso foi observado um despreparo técnico, educacional e mesmo existencial dos enfermeiros na abordagem de temas ou assuntos relacionados com a morte e o morrer. As dificuldades da enfermagem ao enfrentar as necessidades afetivas dos pacientes terminais devem-se à falta de treinamento adequado.

Jeanne C. Quint, enfermeira e cientista social, chama a atenção para esse despreparo (QUINT a*pud* KASTENBAUM; AISENBERG, 1983):

Os programas educacionais de enfermagem não têm, em geral, proporcionado ambientes nos quais as estudantes desenvolvam a capacidade de agir eficientemente em situações que são ameaçadoras, seja pessoal, seja profissionalmente. Nem os instrutores de enfermagem têm sempre reconhecido o impacto emocional associado a certos tipos de serviços prestados a pacientes. Esta herança educacional nada tem de surpreendente quando se considera que a enfermagem nos Estados Unidos é, por tradição, algo autoritária, com um prêmio vinculado ao autocontrole e à dedicação.

Ao que parece, o legado de Florence Nightingale, considerada a fundadora da moderna enfermagem, tem sido negligenciado em grande parte pelas faculdades de enfermagem. Talvez mais ainda do que na medicina, a profissão de enfermagem está muito ligada à questão do cuidar. A humanização no cuidar do outro é fundamental, sobretudo diante da morte. Essa tem sido a preocupação de algumas enfermeiras. Maria Júlia Paes (2006, p.15), em seu livro *Qual o tempo do cuidado?*, sintetiza esse novo olhar que os enfermeiros deveriam ter para com os pacientes, especialmente, aqueles que estão enfrentando o fim da vida.

Nós estamos nos afastando dos pacientes? Estamos muito técnicas e pouco afetivas? Escuto que as enfermeiras "não têm tempo" para ficar com os pacientes. Os médicos "não têm tempo" para olhar seus doentes. Preocupo-me porque o tempo do coração de cada uma de nós não é marcado por "tarefas", número de procedimentos feitos, telefonemas atendidos, escalas concluídas (...). Mas por "aqueles" pacientes que nos ensinaram tanto. Aquelas famílias tão queridas que atendemos, aquele detalhe surpreendente revelado numa coleta de dados, alguém que testou nosso limite e nossa coragem... Qual é o tempo do cuidado? Decidi dividir essa minha preocupação com as alunas de pós-graduação deste ano. São colegas que também vivem realidades difíceis, mas que se dispuseram a pensar sobre a prática diária e partilhar essas reflexões com quem quer, conscientemente, repensar como tem cuidado. Não porque descobriram "a fórmula mágica" em cada contexto, mas porque assumiram que "têm um caso de amor com a vida", e querem aproveitá-la o máximo possível, ancorando o verbo amar diariamente: cuidando.

No Brasil, poucas faculdades de enfermagem têm a temática da morte no seu currículo ou como disciplina optativa, entre elas podem ser citadas a escola de enfermagem da Universidade de São Paulo (USP), a Universidade Federal de São Paulo (Unifesp) e a USP de Ribeirão Preto.

Da mesma maneira em medicina e psicologia não existem políticas públicas educativas dos Conselhos Federal e Estadual de enfermagem, em parceria com o Ministério da Educação (MEC), para a inserção da Tanatologia ou da temática da morte nos currículos das faculdades de enfermagem e dos cursos técnicos.

A realidade se mostra cruel: dezenas de milhares de profissionais que lidam diariamente com a morte, infelizmente, não recebem qualquer formação na área.

Isso repercutirá negativamente nos cuidados aos pacientes, no sofrimento destes, bem como resultará em sofrimento psíquico, existencial e espiritual para esses profissionais. Urge, pois, que os enfermeiros criem grupos que promovam discussões nas comissões de ensino das faculdades, nos Conselhos Federais e Regionais e nos sindicatos de classe. A professora doutora Magali R. Boemer, uma das maiores autoridades brasileiras da área na enfermagem, sabiamente nos aponta uma solução desse problema (BOEMER a*pud* INCONTRI e SANTOS, 2007):

> *De toda a trajetória que temos percorrido envolvendo o tema da morte, o que tem se mostrado é que a literatura sinaliza claramente para o fato de que trabalhar nessa temática implica em fugir das receitas e fórmulas e em assumir a angústia inerente a ela, angústia essa que nos paralisa, mas que nos move em direção a busca de formas de assistência à pessoa que vivencia uma doença em fase terminal, contemplando-a em sua dimensão humana. Tal caminho, necessariamente, pela questão referente à dimensão pedagógica do tema, pelas escolas de saúde. Naturalmente que, uma educação de tal natureza não pode ser tomada como mais uma tarefa a ser cumprida. Requer que os educandos sejam conduzidos para outras regiões de seu ver e pensar a morte, possibilitando transformações no ato de cuidar de uma pessoa em seu "morrendo".*

A Morte em Psicologia

Dentre as áreas que mais têm avançado em discussão, ensino e pesquisa sobre a morte e o morrer está a psicologia. Como vimos previamente, foi por iniciativa de um psicólogo, Herman Feifel, nos Estados Unidos, que a morte adentrou nas universidades americanas por intermédio de debates, seminários e publicações. No Brasil, a psicologia continua sendo a profissão que mais tem enriquecido a discussão desse tema, começando com o trabalho da professora doutora Wilma da Costa Torres na Universidade Federal do Rio de Janeiro (UFRJ).

No momento, já existem alguns centros de excelência em pesquisa e ensino, como o Laboratório dos Estudos sobre o Luto (Lelu) na PUC-SP, liderado pela professora doutora Maria Helena P. Franco; o Laboratório de Estudos sobre a Morte (LEM) no Instituto de Psicologia da USP, pelo trabalho da professora doutora Maria Julia Kóvacs e o Núcleo de Estudos e Pesquisa em Tanatologia e Subjetividade (NEPTS) na UFRJ, com a liderança da professora doutora Ligia Py. A despeito desse avanço, a maioria absoluta das faculdades de psicologia do Brasil não tem a temática da morte como parte integrante de seus currículos ou mesmo como uma disciplina optativa. Inúmeros artigos, livros e teses têm sido escritos na área de psicologia nos últimos anos, mas infelizmente a sistematização do ensino não avança. O Conselho Federal de Psicologia e suas respectivas regionais, até o momento, não têm políticas educativas para influenciar, seja as políticas do MEC, seja as faculdades de psicologia no tocante à temática da morte. Assim como em medicina e enfermagem, os alunos saem das faculdades completamente despreparados para trabalharem com essa inevitabilidade da vida humana.

Outro grande obstáculo observado em psicologia é que, muito frequentemente, existe uma estreiteza de visão da morte e do morrer. É dada muita ênfase, na discussão da morte, à visão freudiana ou skinneana, deixando de lado outras correntes e pensadores que poderiam enriquecer a discussão, como Karl G. Jung e Erich Fromm, a visão da Psicologia Transpessoal, entre outras. Além disso, muito psicólogos esquecem que, para se discutir morte e morrer, há que se abordar a morte sob vários prismas e lentes, saindo da visão estreita de querer enquadrar ou classificar a morte como objeto exclusivamente da psiquê, e sem enriquecê-la com as visões da filosofia, antropologia, religião, artes etc. Mais ainda, acreditamos que a psicologia deveria se abrir, de maneira despreconceituosa, para a pesquisa e o estudo dos fenômenos psíquicos, tais como experiência de quase-morte, mediunidade e fenômenos psíquicos no leito de morte, como adverte Karl Gustav Jung (JUNG *apud* FEIFEL, 1959) em seu texto *The Soul and Death*:

> *Qualquer um que tenha tido acesso aos últimos conhecimentos das pesquisas em parapsicologia, as quais já existem e que têm sido extensivamente verificadas conhecerá que os fenômenos chamados de telepáticos são fatos inegáveis. A psicologia deve primeiramente digerir certos fatos parapsicológicos, o que ela mal começou a fazê-lo.*

A Morte, a Antropologia e a Sociologia

A morte penetra, enraíza-se no mistério que é simultaneamente o mistério da matéria e da vida.

Edgar Morin

O antropólogo José Carlos Rodrigues, em seu livro *Tabu da Morte* (2006, p. 11), escreve que:

Uma das características da ciência antropológica é o fato de ela se interessar pelo que está morto ou que esteja em vias de morrer: cultura popular, índios, camponeses, relações comunitárias... e, agora, a morte.

A despeito de a antropologia viver em função daquilo que morreu ou desapareceu, infelizmente mesmo na antropologia a morte se tornou tema tabu e deixou de ser objeto de estudo e pesquisa. Os estudos pioneiros que tentaram desmistificar esse tema foram feitos quase todos na França; inicialmente com os trabalhos do historiador Philippe Ariès, com os livros *O homem perante a morte Vol. 1 e 2*; depois o trabalho do antropólogo Edgar Morin, com seu livro *O Homem e a Morte* e, por fim, o trabalho de Jean-Pierre Bayard com seu livro *Sentido oculto dos ritos mortuários*. No Brasil, pelo que temos conhecimento, poucos antropólogos tratam do tema. Entre esses poucos, destacam-se os trabalhos desenvolvidos pelo professor doutor José Carlos Rodrigues, no Rio de Janeiro.

Para o homem primitivo, a morte definitiva não existia e o ser humano continuava sua vida em outro mundo. O reino vegetal prova essa transformação constante: o que parecia morto renasce; além disso, lendas, cultos e cerimônias iniciáticas ilustram essa concepção. O morto era inumado na posição fetal, a fim de que seu renascimento fosse facilitado.

O homem em todos os climas imaginou que, se o invólucro carnal é perecível, a alma ou uma parte fluídica de si mesmo é imperecível. Todas as civilizações, desde os tempos mais remotos, afirmam que o homem tem vários corpos invisíveis, na hora da morte eles se separam do corpo físico e continuam a viver no além. Em todas as épocas, o homem procurou penetrar esse mistério e aprofundar essa tênue faixa imprecisa entre a vida e a morte. Atualmente, nossos conhecimentos científicos nos orientam para as mesmas pesquisas, que nos parecem mais completas, mas também nos deixam desorientados (BAYARD, 1996).

Rodrigues (2006, p. 246), analisando a mudança radical que se operou na sociedade moderna em relação a suas atitudes e medos perante a morte, conclui:

> *Temendo este depois da vida que não é mais vida, que passou a ser Morte, os súditos de nossa sociedade passam a temer a morte e aceitar a vida que lhes é imposta. Transformam-se em seres incapazes de oferecer suas vidas a si mesmos, isto é, em seres incapazes de correr o risco de morrer. De certo modo estes homens passam a ser incapazes de viver, pois não querer morrer e não querer viver é a mesma coisa. Seres humanos incapazes de viver, pois só há um meio de não morrer: já estar morto.*

A Morte e o Jornalismo

> *Ao transformar a morte em espetáculo, os telejornais contribuem para ocultá-la, dissolvê-la e banalizá-la.*
> Carlos Alberto de Souza

A morte faz parte da pauta quase diária da grande maioria dos meios de comunicação, incluindo jornais, TV e rádios. A morte é objeto de audiência, especialmente as mortes traumáticas, envolvendo assassinatos, catástrofes, acidentes naturais, automobilísticos e de aviões; entretanto, essas não representam nem 15% da totalidade das mortes. A imensa maioria dos seres humanos morre de causas naturais e essas mortes, desde o enfretamento até os cuidados ao morrer, raramente fazem parte das pautas jornalísticas.

Infelizmente a morte, na maior parte das vezes, é utilizada de forma sensacionalista e banalizada pela mídia, como afirma um dos maiores especialistas no assunto, Carlos Alberto de Souza (2008):

> *A ocultação da morte no espaço noticioso televisivo difere da existente no meio social: dá-se pela espetacularização e manipulação das cenas. Nos telejornais, o assunto se dilui em meio a dezenas de outras matérias ou é banalizado.*

Observa-se, às vezes, também, uma grande ou mesmo falta de sensibilidade e humanismo em muitos jornalistas na abordagem ao tema, ao(s) morto(s) e aos entrevistados. Pessoas e famílias enlutadas são arrancadas à força do seu luto e da sua dor para espetáculo do entretenimento da população e obtenção de mais um ponto no Ibope.

Igualmente, como em outras áreas e profissões, a morte não faz parte dos currículos das faculdades de jornalismo, e os conselhos de classe também não incentivam a introdução do tema, tendo em vista que a maioria dos jornalistas formados e atuantes no mercado não teve qualquer formação sobre a temática.

Recentemente, observamos, muito timidamente, jornais, revistas e documentários na TV abordarem a morte sob uma perspectiva mais reflexiva e humanística. Se a mídia estivesse sensibilizada e educada para a morte e o morrer, teria um papel fundamental no lançamento de uma proposta educativa para a população sobre a única certeza da vida: a morte.

A morte nos convida a uma reavaliação da vida, do que somos, de como vivemos e como finalizaremos a nossa jornada e, justamente por ter esse papel reflexivo, questionador e educativo, enfrenta forte oposição, algumas vezes dos profissionais dessa área, muito presos que estão a correntes filosóficas alienantes, sofistas e consumistas, tendo em vista que, frequentemente, dependem da propaganda para manter seus programas. A mídia acabou se acumpliciando em demasia com um mundo capitalista e hedonista que insiste em negar a morte e, por consequência a vida, resultando em um processo deseducativo para a sociedade na qual está inserida e para a qual deveria oferecer e exercer seu papel educativo e prestador de serviço, transformando a sociedade em um lugar mais justo e feliz.

A Morte e a Pedagogia

> *Qualquer um que nasceu como ser humano, deverá passar por tudo em direção à eternidade, como para uma academia celeste. Tudo o que se passa antes é assim apenas um caminho, uma preparação, uma oficina – uma escola inferior.*
>
> Jan Amós Comenius

A morte faz parte do universo das crianças e dos adolescentes, como já foi observado neste capítulo. Eles convivem diariamente com o noticiário da morte que adentra não só suas casas como também suas escolas. A morte chega em forma de notícia estampada nos jornais e/ou revistas, no rádio, na televisão, no cinema e mais modernamente na internet. Além disso, a morte não poupa igualmente os alunos (crianças ou adolescentes), nem seus parentes, nem os professores. Estes, também, estão sujeitos ao adoecer e ao morrer, bem como a acidentes. Entretanto, nota-se que, a despeito de a morte fazer parte da vida dessas pessoas, ela não é abordada nas escolas. E a que se deve isso? A causa, a nosso ver, reside em três fatores. O primeiro deles diz respeito à formação que os educadores têm nas faculdades. Infelizmente, a temática da morte não está presente na maioria absoluta das faculdades de educação do Brasil. Excluída como nas outras profissões, os atuais professores e diretores das faculdades de pedagogia, como o resto da sociedade na qual estão inseridos, não conseguem lidar pessoalmente com a morte e, consequentemente, não poderiam atentar para a importância do assunto no currículo dessas faculdades e na formação dos futuros educadores.

Além disso, a própria formação dos atuais educadores passa por uma estreiteza de visão, haja vista que mesmo os grandes clássicos como Platão, Comenius, Rousseau e Pestalozzi não são ensinados nas faculdades, sendo que todos eles abordaram a questão da morte e do morrer, direta ou indiretamente.

Já o segundo, é que há uma massificação na formação desses, como de outros profissionais. Os alunos são ensinados a não pensar, e sim a adquirir um conhecimento fugaz, uma técnica, sem qualquer questionamento sobre o significado da vida e da morte. Observamos que, hoje, as pessoas são formadas não para educarem outros, mas para instruírem outros.

E a terceira causa da desinformação é o próprio lar dessas crianças. A morte enquanto assunto tabu e interdita na sociedade atual, também o é nos lares. Finge-se que ela está lá fora, que da porta para dentro reside a imortalidade individual e coletiva do clã. O assunto não é ventilado nas conversas ao redor da mesa ou do sofá, mesmo que estejamos assistindo a algo sobre a temática. Essa alienação em casa obviamente se refletirá na escola e a não abertura para o assunto trará sérias repercussões na convivência entre os próprios alunos ou entre alunos e professores. Professores e pais, muitas vezes, não conseguirão identificar e, consequentemente, apoiar as crianças e adolescentes diante da adversidade da morte pessoal ou de alguém próximo.

A Morte e a Filosofia

Nós ignoramos tudo sobre a vida; que podemos então saber sobre a morte?

Confúcio

A morte sempre foi objeto de reflexão da filosofia, diríamos mesmo que sem a morte não haveria filosofia. Desde os mais recuados filósofos da Grécia Clássica até os pós-modernos, a morte ocupará posição central nos seus discursos. E dentro da filosofia haverá basicamente duas correntes distintas: a perspectiva da transcendência e a perspectiva do nada. A escola transcendental se subdividirá em várias visões influenciadas, muitas vezes, pela teologia ou pela crença do filósofo e, mais recentemente, fazendo uma ponte com dados empíricos da ciência. As posições nadificantes estarão divididas, igualmente pela visão materialista da ciência ou da crença do filósofo, se a morte tem ou não sentido e, portanto, se a vida em si mesma é inteligível e tem um sentido próprio ou não.

Nas atuais faculdades de filosofia brasileiras, infelizmente, não existe uma cadeira específica para se discutir a morte sob as variadas perspectivas dos filósofos ao longo do desenvolvimento da humanidade.

O que observamos frequentemente são estudiosos e pesquisadores avaliarem a morte sob um único prisma ou um filósofo, quando o fazem. Isso acaba por empobrecer a visão do assunto em si e não permite ao educando uma tomada de posição, mas uma doutrinação ideológica de acordo com o que a maioria dos professores ou pensadores acha a respeito.

Na filosofia moderna há uma predominância maciça dos pensadores nadificantes, muitas vezes, uma hegemonia excludente na universidade a tudo a que se refira à metafísica. Basta olharmos a posição do pai da filosofia ocidental: Sócrates. No Brasil, conta-se nos dedos o número de especialistas nesse filósofo. A singularidade de Sócrates e de Platão, no tocante à morte e ao morrer, é emblemática, pois defenderá uma posição não só de independência da alma em relação ao corpo, como sua sobrevivência e mesmo a possibilidade da volta dessa alma a um novo corpo físico. Hoje, basicamente nas escolas de filosofia, quando a temática é a morte, estudamos Epicuro, Schopenhauer, Heidegger, Sartre e os pós-modernos alemães e franceses. Não é desejável, porém, analisar a morte sob um único prisma e uma única posição ideológica. Aliás, o que caracteriza a filosofia é essa abertura para o livre pensar e as argumentações e contra-argumentações que fertilizam o diálogo. As faculdades de filosofia, bem como os conselhos de classe, deveriam atentar para essa necessidade. Como podem ser filósofos se justamente o assunto que os fazem ser filósofos, com frequência, foi excluído das universidades?

A Morte e a Teologia

Eu sou a ressurreição e a vida; quem crê em mim, ainda que esteja morto, viverá; e todo aquele que vive, e crê em mim, não morrerá eternamente

Jesus

A morte é o coração das grandes religiões. A temática da morte, o culto aos mortos e a ideia da sobrevivência da alma aparecem na maioria das religiões, antigas ou modernas, que erigiram um amplo sistema de teorias, dogmas e rituais que pudessem dar conta dos anseios enfrentados pela humanidade referente a essa questão. As teologias de cada religião específica trabalham o conceito de morte e de vida pós-morte como um dos eixos de suas concepções. Sobretudo a teologia cristã (católica ou protestante) tem na morte de Jesus e sua ressurreição um dos principais temas de fé.

Como podemos entender, então, que, sendo as religiões empenhadas na tentativa de suavizar e dar um significado ao morrer, possam se abster de discutir esse tema nas faculdades de teologia? E quando discutem não o façam por uma perspectiva inter-religiosa?

Mais uma vez vemos o medo da morte adentrar as faculdades indo mesmo ao cerne daquilo que deveria se constituir o móvel do seu objeto de estudo.

Além disso, como a religião se encastelou no dogmatismo de fé, não abrindo espaço para uma aliança com a ciência, vemos as explicações teológicas tradicionais não satisfazerem as mentes inquiridoras de uma sociedade cada vez mais secularizada e altamente científica, que só aceita como verdade aquilo que possa ser provado, que possa passar pelo método experimental, dos fenômenos empíricos e observáveis, através do microscópio no laboratório ou do telescópio. Onde estaria essa alma que os biologistas e fisiologistas não conseguem encontrar? Onde está o céu ou inferno que os astrônomos não podem enxergar?

Caminhando em descompasso com a ciência, e muitas vezes frontalmente contra tudo o que a ciência comprova e derruba como verdade de fé, claudicante da razão, utilitária de um sistema anacrônico e desatualizado, obstina-se a religião em seguir um caminho que a vida já mostrou não ter volta.

A despeito da existência, ainda, de uma grande massa de crentes, vemos cada dia mais a laicidade, quando não o niilismo e o terror nadificante arrebanhar cada vez mais fiéis.

A quem interessa uma fé cega, que não dá provas daquilo que prega e, ainda por cima, mantém o fiel em contradição com os dados positivos da ciência?

Vemos que uma classe sacerdotal, intermediária entre a divindade e a imortalidade, se interpõe como a grande beneficiada pela perpetuação desse medo da morte.

Herculano Pires (2004:10), no seu livro *Educação para a Morte*, faz uma reflexão sobre a questão da morte na religião:

> *As religiões podiam ter prestado um grande serviço à Humanidade se houvessem colocado o problema da morte em termos de naturali-*

dade. Mas, nascidas da magia e amamentadas pela mitologia, só fizeram complicar as coisas. A mudança simples de que falou Victor Hugo (Morrer não é morrer, mas apenas mudar-se) transformou-se, nas mãos dos clérigos e dos teólogos, numa passagem dantesca pela selva da Divina Comédia.

A PROPOSTA SOCRÁTICA, A ARTE DE VIVER E UMA EDUCAÇÃO PARA A VIDA E A MORTE

Sem a convicção de que vou me encontrar primeiramente junto de outros deuses, sábios, e bons, e depois de homens mortos que valem mais do que os daqui, eu cometeria um grande erro não me irritando contra a morte.

Sócrates

Antes de perguntar se é possível educar para a morte, é preciso perguntar o que é educar? É possível ensinar a virtude? É possível ensinar uma arte de viver e, consequentemente, uma arte de morrer? A educação é uma área reconhecidamente interdisciplinar. Scolnicov (2006) diz:

Pensar a educação é pensar a complexidade, o que exclui soluções simples. O teórico da educação deve ter preparo e disposição para trilhar o difícil caminho do pensamento.

A verdadeira virtude, por sua vez, surge somente como fruto tardio da reflexão, o que confere à educação um caráter essencialmente moral. Não uma moral restrita a uma cultura ou a uma época, mas uma moral ou uma ética universal que brota de dentro de cada ser humano, que transcende o tempo e o espaço.

Incontri (2007), uma das maiores conhecedoras do pensamento socrático no Brasil, escreve o seguinte no capítulo *O Ser e a Morte em Sócrates e Platão*, do livro *A Arte de Morrer – Visões Plurais*:

Há algo de imanentemente divino no ser que o torna naturalmente um ser moral. Por ser imortal, a alma tem consciência moral. Essa ética é diferente de uma visão – que era comum na Grécia – e mais comum ainda na contemporaneidade, em que a moral é feita de regras convencionais, adotadas por um agrupamento humano.

> *A virtude, para Sócrates, não é a obediência a uma lei externa, que o homem concede, contrariando seus instintos fundamentais. É, ao invés, o cumprimento de sua natureza espiritual, divina e a única fonte possível de felicidade.*

Dando continuidade a essa linha de pensamento, encontramos a interpretação do pensamento socrático por Scolnicov (2006) em seu livro *Platão e o Problema Educacional*:

> *Essa é, pois, a significação ética (a parte da significação epistêmica) da superioridade do conhecimento sobre a opinião. Mesmo se a opinião pode ser feita, como um fato empírico, psicologicamente inabalável, há entre ela e o conhecimento uma diferença que não é pragmática: a opinião, em princípio (mesmo se não em cada caso), é instável, porque depende destas ou daquelas conjunturas. Ainda mais: qualquer estabilidade da qual goze a opinião será sempre consequência de causas externas, fortuitas, que nada têm a ver com a opinião em questão. Em um sentido muito socrático, a opinião não é nossa. E o mesmo deve-se dizer da virtude popular: a virtude inconsciente, não a possuímos em verdade.*

O que Sócrates procura em sua maiêutica é uma reestruturação e uma reinterpretação dos valores correntes. Uma vida irrefletida não é digna de ser vivida, mesmo se acompanhada de todas as vantagens pragmáticas.

Portanto, não pensar na morte e em suas consequências foge de uma proposta educacional como entendia e queria Sócrates, mas que infelizmente é observada hoje na sociedade moderna e na universidade.

O que Sócrates busca não é uma simples admissão de ignorância, no caso da questão em análise: a morte. Ele quer levar o interlocutor muito mais longe, quer destruir todo o seu sistema conceitual para revolucioná-lo desde os fundamentos. Viver uma vida examinada é precisamente pôr em questão nossas opiniões mais profundamente arraigadas. É sempre uma visão sectária que a morte vem quebrar ou desconstruir, é repensar e eliminar as contradições. A morte à maneira de Sócrates interroga-nos maieuticamente: Morrer é morrer? Fica lançado o desafio socrático a você, leitor!

BIBLIOGRAFIA

BAYARD, J.P. *Sentido oculto dos ritos mortuários – morrer é morrer?* São Paulo: Paulus, 1996.

BECKER, E. *A negação da morte*. São Paulo: Círculo do Livro, s/d.

BLOOR, D. Durkheim and Mauss revisited: classification and the sociology of knowledge. *Studies in history and philosophy of science*, n.13, p. 267-97, 1982.

BOEMER, M.R. *Enfermagem e morte*. A arte de morrer: visões plurais. In: INCONTRI, D.; SANTOS, F.S. (Org.). Bragança Paulista: Comenius, 2007. p.194.

CHALMERS, A. *A fabricação da ciência*. São Paulo: Unesp,1994.

CONFÚCIO. *Confúcio*: vida e obra. Os analetos. São Paulo: Pensamento, s/d.

DARWIN, C. *A origem das espécies*. São Paulo: Martin Claret, 2004.

DENIS, L. *O problema do ser, do destino e da dor*. Rio de Janeiro: FEB, 2006.

DESPELDER, L.A.; STRICKLAND, A.L. *The last dance*: encountering death and dying. Boston: McGraw Hill, 2002.

DICKINSON, G. E. Teaching end-of-life issues in US medical schools: 1975 to 2005. *Am. J. Hosp. Palliat. Care*, v. 23, n. 3, p. 197-204, 2006.

FEIFEL, H. *New meanings of death*. New York: McGraw-Hill, 1977.

_____. *The meaning of death*. New York: McGraw-Hill, 1959.

INCONTRI, D. O ser e a morte em Sócrates e Platão. In: INCONTRI, D.; SANTOS, F.S. (Org.). *A arte de morrer*: visões plurais. Bragança Paulista: Comenius, 2007. p. 71-78.

INCONTRI, D.; BIGHETO, A.C. A religiosidade humana, a educação e a morte. In INCONTRI, D.; SANTOS, F.S. (Org.). *A arte de morrer*: visões plurais. Bragança Paulista: Comenius, 2007. p. 26-35.

_____. *Todos os jeitos de crer*. São Paulo: Ática, 2005. p. 63-76.

JUNG, C.K. The Soul and Death. In: FEIFEL, H (Org). *The meaning of death*. New York: McGraw-Hill, 1959. p. 3-15.

JÚNIOR, A.S.; ROLIM, L.C.; MORRONE, L.C. O preparo do médico e a comunicação com familiares sobre a morte. *Rev. Assoc. Med. Bras*, v. 51, n. 1, p. 11-16, 2005.

KARDEC, A. *O que é o espiritismo*. Trad. Guillon Ribeiro. Rio de Janeiro: FEB, 1977.

KASTENBAUM, R.; AISENBERG, R. *Psicologia da morte*. São Paulo: Editora da Universidade de São Paulo, 1983.

KÜBLER-ROSS, E. *On children and death*: how children and their parents can and do cope with death. New York: Simon & Schuster, 1983.

_____. *Sobre a morte e o morrer*. São Paulo: Martins Fontes, 1981.

KUHN, T.S. *A estrutura das revoluções científicas*. São Paulo: Perspectiva, 2005 p. 116.

MORIN, E. *O homem e a morte*. Lisboa: Publicações Europa América, 1988.

NIETZSCHE, F. *A gaia ciência*. Parte 125. São Paulo: Martin Claret, 2005.

PAIVA, L.E. *A arte de falar da morte:* a literatura infantil como recurso para abordar a morte com crianças e educadores. Tese (Doutorado) – Instituto de Psicologia da Universidade de São Paulo, São Paulo, 2008.

PIRES, J.H. *Educação para a morte*. São Paulo: Paideia, 2004.

QUINTANA, A.M.; CECIM, P.S.; HENN, C.G. O preparo para lidar com a morte na formação do profissional de medicina. *Rev. Bras. Ed. Med*, v. 26, n. 3, p. 204-210, 2002.

RODRIGUES, J.C. *Tabu da morte*. Rio de Janeiro: Fiocruz, 2006.

SCOLNICOV, S. *Platão e o problema educacional*. São Paulo: Edições Loyola, 2006.

SOUZA, C.A. *Telejornalismo e morte:* a interdição do ver no noticiário televisivo. Vale do Itajaí: Univali, 2008.

SILVA, M.J.P (Org). Qual o tempo do cuidado? Humanizando os cuidados em enfermagem. São Paulo: Edições Loyola, 2006.

TORRES, W.C. *A criança diante da morte:* desafios. São Paulo: Casa do Psicólogo, 2008.

WALLACE, A.R. *O aspecto científico do sobrenatural*. São Paulo: Lachâtre, 2006.

Capítulo 2
APRENDENDO A LIDAR COM A MORTE NO OFÍCIO DO PROFISSIONAL DE SAÚDE

Ana Laura Schliemann

Quando o psiquiatra Augusto Cury escreveu *O futuro da humanidade* (2007), talvez não soubesse o impacto que seu trabalho teria sobre os profissionais de saúde e, em especial, os estudantes de medicina.

O livro começa com um estudante do primeiro ano, denominado Marco Polo, discutindo com seu professor de anatomia sobre a identidade do cadáver que o aluno vai dissecar. O livro inspirou o debate e reflexão sobre a sensibilidade dos professores para executar tal função. A indignação que observamos nesse jovem com seu professor é o que irá motivá-lo e permeará a relação entre o estudante e o indigente e mostrar quem eles são. Esse é um dos tópicos que se mantêm ano a ano nas faculdades de medicina e que fazem o ponto de partida dessa reflexão, sobre qual o valor e o papel da morte na formação médica. Não somente esse livro, mas também uma série de outros que falam sobre o tema da morte, morrer, educação médica, e vida.

Na história da humanidade, encontramos a noção de morte de várias formas. Elas refletem e respondem as necessidades de uma determinada época, porém observamos que há sempre a figura do curador e das condições espirituais caminhando junto com a morte. Hoje em dia, os profissionais de saúde e, de forma especial, os médicos e a medicina, são os responsáveis por esse espaço, buscando respostas que nos satisfaçam.

Nas culturas ocidentais e orientais existem diferenças quanto ao entendimento da saúde e da doença, sobre a vida e a morte e sobre quem cuidará de ambas. Enquanto a medicina chinesa trabalhava, por exemplo, com os opostos vida/morte, força/fraqueza e com técnicas, como a acupuntura, as quais permanecem sendo utilizadas até a atualidade, a história da medicina tradicional passou por mudanças.

Historicamente, no começo da medicina, os médicos ocidentais se propunham a cuidar dos aspectos clínicos ou sintomáticos que afetavam as pessoas observando sua urina, posições da lua e outros procedimentos que acreditavam ser científicos. O trabalho do médico ainda era dividido com os "barbeiros-cirurgiões", os quais praticavam as sangrias, e os "boticários", que preparavam os remédios e pouco trabalhavam frente à morte.

Observa-se que a morte, ainda hoje, continua influenciando a evolução da medicina, mas com outros olhos. Sobre isso, Zaidhaft (1990) afirma que:

> *A morte é que ilumina a vida e a doença, e o olhar médico busca, na morte, encontrar a doença em sua forma plena. A morte não mais é sinal de fracasso para a medicina, se o saber médico pode identificar suas causas. (p. 97)*

Já do ponto de vista das pessoas, a morte é a consagração, o terror ou, simplesmente, o fim da vida e, portanto, acompanha o homem em todo o seu desenvolvimento pessoal. Alguns buscam vencê-la e, quando isso não é possível, tentam explicá-la. Nesse processo encontramos vários pontos e interfaces da morte com a vida, com a religião e com a formação dos profissionais de saúde.

Nas diversas profissões que lidam com a saúde humana observamos um local especial para o morrer e para a morte, mas não podemos negar que os profissionais mais envolvidos e responsáveis por esse processo são os médicos.

Os grandes pressupostos da profissão médica são prevenir, curar e salvar vidas. Quando a morte ocorre é importante refletir sobre a perda do paciente e quais as condutas e o impacto que o profissional sofreu em seu processo de formação e de vida.

O primeiro passo de um futuro adulto é a escolha profissional, e esse processo é composto de diferentes motivos, entre esses, os pessoais, familiares ou sociais.

Moreira (2006), sobre pesquisa de Arruda e Milan, diz que esses autores:

> *classificaram as motivações de escolha profissional em três núcleos distintos: (1) interesse humanitário; desejo de cuidar, de curar, de se dedicar, prazer por contato; (2) interesse científico: pela biologia,*

ciências experimentais e humanas, interesse cientifico teórico; e (3) posição socioeconômica: interesse pecuniário, posição social, busca de prestígio, desejo de segurança pessoal.

Zaidhaft (1990) apresenta outras justificativas: o medo da morte na expectativa de se proteger, tendo as técnicas clínicas como armas para mantê-la afastada ou evitada; poder sobre sua existência; manutenção de uma brincadeira infantil, uma vez que no desenvolvimento humano brincar de médico é comum; explicações psicanalíticas como a pulsão sádico-anal, atitudes obsessivo-compulsivas, ou uma necessidade neurótica de controle sobre vida e morte; a busca de uma realização edípica, de prestígio e o poder de transgredir tabus; afinidade pelas ciências da vida; acrescentam-se, ainda, fatores como *status* social e econômico, herdar a profissão do pai ou de outro membro da família, entre outros. Em todas as situações, simbólica ou concretamente, a morte aparece, mas deve ser vencida e domada.

Nesse processo a morte surge e é fator importante na decisão; o que sabemos é que os motivos para tal escolha se acentuarão durante o caminho da faculdade e na formação médica.

Troncon (1995) afirma que:

A qualidade da formação profissional do médico é determinada pela complexa interação entre fatores diversos, ligados à instituição formadora, ao corpo de educadores e, em especial, ao estudante. (p. 7)

Dentre os fatores que o autor aponta estão: idade, gênero, estado civil, origem racial e cultural, religião etc. (p. 9).

Para tornar-se médico, o futuro aluno de medicina passa por um processo de seleção, um dos mais concorridos no país. Informalmente, os alunos afirmam ter dedicado longo tempo aos estudos, eximiram-se de atividades consideradas por eles prazerosas, enquanto se preparavam para o vestibular. Quando entram na faculdade, esses jovens vivem a sensação de superioridade o que, às vezes, lhes dá uma sensação de poder sobre os outros estudantes.

Zaidhaft (1990), Sayd (1993) e Mello Filho (1992) são autores que se preocupam com a formação médica em seus aspectos relacionais e no contato com do sujeito consigo mesmo. Eles apontam que fatores como mecanismos de defesa, que são usados na profissão médica, ajudam na aprendizagem e no exercício da profissão quando o tema é morte.

Durante a formação médica, Zaidhaft (1990) afirma que o aluno é levado a um esquecer-se de si, sendo que a medicina se torna o único objetivo:

> *Para se tornar um bom médico, o aluno deve se dedicar inteiramente à sua carreira, não devendo perder tempo com outras atividades. Bem, aqui realmente é o caso de nos perguntarmos de que medicina se está falando. (p.153).*

Millan (1991) discute duas fases acadêmicas por que passa o aluno do primeiro ano do curso de medicina. Da primeira, chamada de euforia, afirma que:

> *Após longo período de estudos, a faculdade é vista pelo aluno como o continente idealizado, onde não haverá mais angústias, insegurança ou exigências; pelo contrário, será o lugar onde suas expectativas serão satisfeitas e aquele desejo de ser médico, muitas vezes presente desde a infância, será finalmente realizado. (p.138)*

Essa fantasia também é compartilhada e reforçada pela família que, segundo os autores, passa a "pedir orientação para o aluno quando alguém adoece, o que lhe confere o título de 'médico da família'"(p.138). É interessante observar que, a partir daí, o estudante é cobrado por um papel de curador, intensificando as fantasias descritas.

Na segunda fase, chamada de desencanto, o aluno entra em contato com o curso:

> *Surge, então, uma infinidade de queixas relativas à má didática, à longa duração das aulas, ao excessivo volume de estudo e à pouca utilidade dos cursos, vistos por ele como teóricos e afastados da medicina em si. (MILLAN, p.139)*

Outras situações de desencanto, como diminuição no desempenho escolar com os métodos de aprendizagem que dependem mais do aluno do que do professor; dificuldade em visualizar o aprendizado e dificuldades de cunho pessoal do aluno para adaptar-se ao seu novo grupo. Junto a esse processo observará a competição, que começou antes de entrar na faculdade e acompanhará a carreira profissional e as crises de desistência durante o curso. As crises costumam surgir após a realização do "balanço de perdas e ganhos", que é realizado periodicamente. (MILLAN, 1991, p. 140)

Nessa fase, por via de regra, o contato com a morte se dá nas aulas de anatomia e fisiologia e, talvez, esse também seja um elemento importante a se levar em conta. É interessante que, se considerarmos as teorias de Kübbler-Ross (1991), o vínculo com a vida e a morte começa a ser experimentado e mobiliza mecanismos de defesa de fuga ou enfrentamento da realidade.

No primeiro contato com o cadáver, na disciplina de anatomia, o aluno, na tentativa de se proteger da dor e do sofrimento, ridiculariza a situação e os colegas que sofrem qualquer tipo de alteração; a não identificação do morto com um nome ou uma história é o que ajuda o profissional e o aluno a não sentir que lidam com seres humanos (essa situação é reforçada por ser a maioria dos cadáveres composta de indigentes). Como o indivíduo não tem história e os alunos não aguentam essa situação angustiante, eles criam lendas sobre os mortos; de acordo com seu aspecto físico, o cadáver pertenceu a um herói ou a um bandido; negam a ideia de que lidam com homens que até há pouco estavam vivos. Retomando Cury (2007), citado no começo desta reflexão, exatamente o que seu personagem Marco Polo questiona e busca mudar.

Do ponto de vista pessoal, o processo de integração do aluno no grupo passa por uma série de rituais, denominados trotes, que marcam sua passagem para a vida universitária. Esses rituais baseiam-se na tradição e envolvem provas intelectuais, de resistência física, algumas vezes com conotação sexual ou violência. Existe uma correspondência simbólica, nesses rituais, com o exercício da profissão. Em relatos observamos que os alunos têm, nessa fase, um medo intenso de despersonificar e/ou morrer sem atingir seus objetivos.

Esses aspectos fazem parte do processo de formação do aluno para tornar-se médico, e a eles é acrescida a observação dos profissionais médicos, que são copiados e imitados (MOREIRA, 2006). Zaidhaft (1990) afirma que:

> *Em relação à formação da identidade médica, cabe lembrar que o adolescente (aluno de medicina) é particularmente sensível ao modelo fornecido pelo grupo e que sua identidade pessoal (e médica) é resultado de uma série de identificações somadas às suas características básicas. (p.150)*

Novaes (2007) fala que as estratégias de enfrentamento da morte pelos profissionais é imitada pelos alunos e elas são:

> *Em geral, a tônica tem sido o mutismo e uma simplificação na abordagem sobre o tema, a negação da dor dos pacientes, o distanciamento afetivo nas relações, a racionalização do problema, a crescente fragmentação do ser humano e a impessoalidade das práticas médicas.*

Frente a essa observação é possível pensar que as dificuldades dos profissionais imprimem um caráter permanente aos que estudam medicina.

Outro momento importante na formação para lidar com a morte é a entrada no hospital. Rocco afirma que "as ansiedades desse período levam os alunos a sentir sintomas ou a apresentar sinais semelhantes aos dos doentes." (p. 51)

Na primeira fase, o aluno vive a clínica buscando a vida, mas também encontra a morte na disciplina de patologia, frequentemente desenvolvida nessa fase, na qual há contato com o cadáver para a autópsia. Novamente, vida e morte, o que produz no aluno certa insegurança. Por vezes, o paciente que o aluno viu vivo na enfermaria agora está morto e todos os seus segredos ficam expostos. Nesses casos, a defesa da não identificação não é tão eficaz, mas o comportamento de "chacota" ou "idealização" permanece. O aluno se imbui de uma força sobrenatural para resistir a essa situação de pressão e se apega à técnica e suas justificativas subjetivas para aceitar a morte (ZAIDHAFT, 1990; SAYD, 1993). Essa força é tida como ameaçada pelo cansaço físico e emocional; a falta de tempo pessoal e para os relacionamentos afetivos que vão fazendo o aluno sentir-se estressado e muito exposto.

Outro ponto é o relacionamento médico e paciente. As formas como as relações se estabelecem irão, muitas vezes, permanecer todo o processo. Temas abordados nessa questão são: a comunicação, a formação de vínculos, personagens que compõem as relações e que são aspectos que envolvem a subjetividade e o olhar íntimo para o outro. Esses tópicos estão ligados às novas formas de humanização propostas pelo Ministério da Saúde e precisam ser valorizadas.

O treinamento do aluno para aprender a conversar e atender o paciente é fundamental para desenvolver as técnicas de comunicação e relacionamento que irão permear suas relações profissionais. Silva (2005), em seu livro sobre comunicação em saúde, fala que nessa área é importante saber lidar com gente e,

> *a tarefa do profissional de saúde é decodificar, decifrar e perceber o significado da mensagem que o paciente envia, para só então estabelecer um plano de cuidados adequado e coerente com suas necessidades. (p.13-14)*

A autora defende a comunicação verbal e não verbal nas relações sem, contudo, aprofundar-se na questão da morte. O que sabemos é que a forma de comunicação que foi estabelecida antes do processo de morrer, em regra, permanece sem alterações nessa outra fase e nem sempre o processo é agradável para ambos os lados.

Preocupado com essa relação, Tähkä (1988) discute os aspectos que envolvem essa relação, analisando o ponto de vista do médico e do paciente, e afirma:

> *Em muitos casos, as queixas cada vez mais frequentes por parte do público em relação aos médicos acham-se diretamente ligadas à unilateralidade do quadro de referência do médico. As expectativas conscientes que o público deposita nos médicos alteraram-se grandemente em consequência da diminuição da diferença entre classes sociais e o aumento em informação... Tendiam a encarar (os pacientes) como ofensivo o médico mostrar-se com pressa, dar-lhes o tratamento de rotina, ser lacônico e concentrar-se exclusivamente nos sintomas. (p.17-18)*

Em relação ao tratamento, o mesmo autor ressalta que ele só funciona se houver uma relação de empatia e confiança entre médico e paciente.

Enfocando a formação médica para lidar com a morte, observa-se que um dos mecanismos de defesa mais usados, por parte do médico, é a negação. Parece que negando a morte o médico espera ter em sua mão o poder sobre a vida e a morte das pessoas. É interessante como essa posição é reafirmada pela expectativa social, pois muitos pacientes têm medo de que, se não obedecerem ao que o médico manda, eles morrerão. De outro lado, o paciente pensa que só poderá ser curado por Deus ou alguém investido desse poder, no caso o médico.

Apesar da representação popular de que o médico "sabe tudo", na realidade a diversidade das doenças, tratamentos e de organismos humanos faz com que os médicos tenham insegurança sobre condutas e procedimentos, juntamente com o eterno e companheiro medo da morte.

A medicina nem sempre explica ou entende a morte e, muitas vezes, o que levou a ela. Mesmo quando a natureza não dá resposta, uma explicação precisa ser encontrada para acalmar a angústia e a culpa pela morte do paciente. Para exemplificar essa situação, Sayd (1993) reproduz o depoimento de um aluno do fim do curso:

> *se não é verdade que com os médicos o doente morre curado', por outro lado é verdade que, quando ele morre na ordem, a Ordem Médica, quando se sabe o que o matou, alguma coisa foi ganha sobre a morte: um ponto foi marcado para as futuras lutas da humanidade contra o destino. (p.18)*

A formação dos profissionais de saúde – e todos eles, de algum modo lida com o morrer e a morte, especialmente o médico – tem se mostrado inadequada para lidar com esse espaço da vida. Os processos de formação desses profissionais têm dois momentos claros de aprendizagem: a teoria e a prática. Na teoria, poucos cursos se dedicam a falar do assunto; na prática o foco é centrado no trabalho direto de acompanhar um doente e sua família, que mesmo realizado com a ajuda de um preceptor, insere o aluno na rotina hospitalar ou ambulatorial e da convivência diária com as particularidades do exercício profissional e o convívio com o morrer.

Do ponto de vista técnico, o assunto morte, em geral, não é discutido na graduação e, no trabalho prático, ele é, quase sempre, desqualificado. Há uma grande dificuldade de o profissional de saúde lidar com situações ansiógenas (ANDREIS, 1995). Como exemplo dessa ansiedade, está o pouco tempo que o médico fica no quarto do paciente em condições terminais. Tanto o paciente quanto os familiares reclamam disso e, talvez, tal situação ilustre o quanto é intenso viver condições que vinculam e expressam os sentimentos que esse paciente gera no profissional e na equipe. Reações e sensações de impotência, de culpa e de insatisfação consigo mesmo são vividas e fazem com que o profissional se afaste de mecanismos de defesa que o distanciam, ainda mais do paciente. A relação médico/paciente fica prejudicada por esses fatores, dificultando muitas vezes o tratamento e os encaminhamentos técnicos e de comunicação para os momentos que estão por vir.

No atendimento ao doente, as resistências emocionais do profissional aparecem. Frente à dificuldade de fazer alguns diagnósticos, observa-se que a angústia e a negação tornam-se um entrave para o estabelecimento de uma relação efetiva entre médico, paciente e família. Para os familiares, a expectativa é de que a equipe dará conta da doença e providenciará o bem-estar geral. Outro fator que interfere é que, para o paciente, a doença é uma ameaça ao seu existir, o que diante do adoecimento e aos olhos do profissional é um exagero.

Outro ponto que se coloca é a bioética e seus temas, como a eutanásia e a morte assistida, que enfocam a morte de forma direta. Quando Kübler-Ross (1991), psiquiatra que desenvolveu a teoria sobre as fases que o doente, a família e os profissionais passam para lidar com a morte e o morrer, propôs um olhar para esse processo que favorecesse uma avaliação ou um jeito de cuidar, propôs um novo olhar para essa fase da vida. Esse olhar faz com que ao exercício da medicina seja integrado uma nova prática, a qual questiona e valoriza a dor e o sofrimento de pacientes, os desejos e as escolhas das pessoas nessa fase da vida, entre outros. Para essa autora as fases são: negação, raiva, barganha, depressão e esperança.

Diante disso, acreditamos que lidar com o morrer e a morte implica em um processo exaustivo de incorporação que passa pelas condições cognitivas, afetivas e emocionais. Dessa forma é preciso que, durante a passagem da adolescência até a prática médica, o aluno seja ajudado a refletir sobre si mesmo e sobre os outros.

Existem posições diferentes sobre a abordagem à morte no ensino médico, como as de Sayd (1993):

> *O que a escola ensina, efetivamente, é que o médico deve passar por agonizantes ou por seus próprios sentimentos a respeito da morte como se ambos não existissem. É o aprendizado de um esquecimento, de uma ocultação, realizado sem palavras, sem elaboração explícita, apenas no impacto visual. A exibição do espetáculo do doente desvalido, do abandono do doente crônico após o diagnóstico e da abundância do "caso terminal" faz um aprendizado por desgaste, por desvalorização, onde a morte e a não onipotência do médico, de tão conspícuas, tendem a se tornar invisíveis. (p.19).*

Já Zaidhaft (1990) reflete a necessidade de o médico incorporar a morte em si, dominá-la e enfrentá-la. Ao mesmo tempo, também é preciso prestar atenção para manter-se suficientemente diferenciado da morte, para raciocinar sobre a doença de seu paciente.

Para lidar com a morte é preciso viver um processo de aprendizagem, afirma Luca (1997), que estudou as mudanças e o processo dos alunos de medicina, aprofundando e propondo uma forma de discutir e ensinar sobre a morte e o morrer. A discussão e o ensinamento da morte pressupõem conhecimento teórico e experiência prática, para que o aluno possa se enfrentar em seus preconceitos, medos, angústias e alegrias com a profissão médica.

A mesma autora observou, em seu estudo, que os alunos após passarem pela disciplina aumentaram muito suas informações sobre o processo da morte e do morrer e se abriram para lidar com o tema.

No nosso entender, o estudo desse tema na faculdade de medicina deve ser abordado a partir das condições sobre a relação médico e paciente para criar condições em que o aluno reflita sobre suas experiências, expectativas e contatos com profissionais residentes e médicos. Os alunos aprenderam sobre o desenvolvimento emocional dos seres humanos e suas fases (infância, adolescência, idade adulta e velhice), intensificando o olhar sobre as reações do paciente frente ao contato clínico, posto que lidar com uma criança doente e sua família é diferente de lidar com um idoso doente e sua família.

Nesse momento surgirão as representações da doença ou do estar doente que influenciam no tratamento e no processo de cura ou morte. O foco aqui é o tipo de contato que o médico deve ter com o seu paciente, como os profissionais formados lidam com esse relacionamento; qual o papel do médico e qual o papel do paciente nessa relação; rotina hospitalar, os alunos visitam hospitais específicos para crianças ou idosos para conhecerem a relação médico e paciente na prática do dia-a-dia com essa faixa da população; a questão interdisciplinar e o desenvolvimento do processo de cura; a entrevista médica e a comunicação verbal e não verbal; preparando o aluno para o contato com o paciente crônico e grave.

Um exercício prático, extremamente reflexivo, é propor para o aluno fazer o percurso que o paciente faz quando precisa marcar uma consulta no ambulatório ou precisa de uma internação no hospital. Grupos temáticos de discussão sobre textos específicos e obrigatórios, reportagens de jornais e revistas que falam sobre a profissão médica ou temas afins, filmes comerciais que abordam questões do relacionamento humano ou do trabalho médico dão subsídio para a reflexão.

O filme *The Doctor's* (Um Golpe do Destino) é um material rico que permite ao aluno se colocar sobre esses temas e partilhar seus pontos de vista com os outros. Cada vez que o aluno assiste a um filme, ele tem um roteiro para discussão que será entregue por escrito e discutido em aula. Nesse processo de aprendizagem estão contempladas as habilidades de observação, escuta, elaboração dos sentimentos e a partilha com os outros. Nessa condição, o aluno mobiliza seus temores e está amparado emocionalmente pelo grupo e pelo docente. Existem documentários que, também, são usados para tais discussões e que demonstram a realidade de pessoas e serviços.

Os temas que são abordados por meio de aulas expositivas, somente devem acontecer pela complexidade do conceito ou por serem temas que não permeiam o dia-a-dia do aluno. A realização de seminários, desenvolvidos pelos alunos, sobre as fases do desenvolvimento associadas às doenças e suas repercussões na vida do doente ajudam o aluno a entender o processo da vida e do viver e remetem a experiências pessoais e ou familiares.

Sobre as questões da multidisciplinaridade, profissionais médicos e de outras áreas afins podem fazer debates com os alunos, e procurar mostrar os pontos de confluência e de divergência quando se trata um doente. Outra estratégia para este ponto é a discussão de um caso sob várias ópticas, o que é muito rico para a vivência e o entendimento dos alunos. Este será um ponto importante quando falarmos da morte, pois vários são os profissionais que atuam nessa fase.

Do ponto de vista técnico, o aluno deve ser instrumentalizado para realizar entrevista e aprender como fazer uma abordagem profissional, respeitando a fase de desenvolvimento do paciente, conhecendo o que quer saber quando pergunta, e o que fazer com a resposta obtida. O treino dessa habilidade, fundamental para o exercício profissional, pode ser feito por intermédio de *roll-playing*, exercícios de comunicação e depois em visitas periódicas ou não a enfermarias específicas, acompanhados pelo docente. Um exemplo rico e interessante, que produz uma boa resposta dessa habilidade, é o contato com o paciente renal crônico e que está em situação de hemodiálise. Depois do estudo da doença que aflige o paciente, os alunos podem fazer uma supervisão, os ajudando a refletir sobre o processo e sobre si mesmos.

Em todos os momentos de aprendizagem, o tema da morte aparece oculto ou "disfarçado", mas se introduz lentamente. Na rotina de enfermaria ou ambulatório há sempre o risco de um doente morrer ou piorar, o que mobiliza no aluno uma expectativa para tal tema.

Os trabalhos práticos devem ajudar o aluno a experimentar atividades em pediatria, em clínica médica com pacientes crônicos e depois com os terminais. Esses contatos podem acontecer em instituições, ambulatórios e/ou dentro do hospital. Esta forma de aprendizagem vai ao encontro das expectativas do "ser médico", e por se tratar de contato acadêmico com o paciente vivo. Sugerimos, pela nossa experiência, que sejam desenvolvidos em duplas, em quatro encontros semanais, com duração de cerca de meia hora, seguidos de supervisão técnica semanal e por duplas.

Ao final desse processo de sensibilização e contato com temas menos dolorosos ao aluno acrescenta-se a questão da morte e seus desdobramentos.

A introdução do tema morte pode ser por meio da história da morte e do morrer, aprofundando-se os aspectos culturais e os rituais sobre esse momento da vida. É interessante como os alunos reagem com curiosidade à morte comemorada da Idade Média e à cultura da Unidade de Terapia Intensiva dos dias atuais.

É fundamental discutir sobre as fases da morte desenvolvidas por Kübbler-Ross (1991) e, depois, ajudar o aluno a identificá-las em pacientes e familiares. É possível observar que esse exercício dá uma sensação de conforto e autoconfiança aos alunos, que se sentem mais protegidos da tão temida morte. A mudança de paradigma e do papel profissional é importante e deve ser discutida. Eizirik (2000, p. 55) diz que:

> *Agora, fazer o bem e promover o bem-estar adquire uma nova conotação e baseia-se no contato entre dois seres humanos, estando o médico despido de todas as defesas e convenções que o protegem. O seu papel passa de curar para cuidar. A consciência do pouco poder que temos frente à morte e da nossa restrita função como assistentes de uma pessoa doente é muito bem traduzida em uma conhecida frase: curar, raramente; aliviar, frequentemente; mas confortar, sempre.*

Um tema que se impõe e se consolida é o da eutanásia. Independentemente da legislação, das religiões ou da postura dos profissionais, os pacientes e/ou familiares têm pedido que tal conduta seja tomada. Novaes (2007, p. 74) diz que:

> *Os motivos que levam as pessoas a quererem obter a eutanásia são vários. Segundo pesquisa realizada por Cohen, os principais são preocupações sobre estar sofrendo com dores, tornar-se dependente, ser um "peso" para a família e estar empobrecido ao final da vida. Os indivíduos parecem querer a eutanásia como forma de obter controle sobre o seu processo de morrer.*

Nesta citação, a autora levanta questões que precisam ser discutidas e que serão tema das conversas entre médico e paciente e os familiares frente à terminalidade. Em cima dessas conversas é que futuras condutas serão tomadas para pensar em reanimação ou não; quem chamar na hora da morte, entre outras.

Os aspectos emocionais e afetivos que estão contemplados nessa fase da vida precisam ser discutidos com os alunos. As expressões das fases de Kübler-Ross (1991) e discutidas por Bromberg (1998), Kovács (1992; 1998) e Schliemann (2003) afetam o exercício profissional, este precisando estar esclarecido sobre eles para que possa atuar de forma ética e humana.

Os alunos devem ser estimulados a identificar seus sentimentos e reações emocionais, bem como a dos pacientes e familiares, avaliando a experiência desses com o adoecimento e a morte. Frequentemente, as reações do aluno referem-se a como se achegar ao paciente, o que fazer quando ele não fala, ou quando ele fala demais, "dar a mão para o paciente ou não?".

O aluno deve acatar as regras do respeito humano e é terminantemente proibido fazer qualquer intervenção do ponto de vista clínico; nem devem ser feitos comentários sobre o tratamento ou o atendimento dentro do hospital.

Um tema importante é o cuidado que o aluno, e futuro profissional, deve ter consigo mesmo. Esse tema foi incluído frente às condições precárias de saúde que afetam os profissionais e que demonstram a dificuldade das pessoas que lidam com saúde de cuidar.

Para concluir, esperamos que com essa pequena reflexão e as sugestões dadas, possamos ajudar os alunos e os médicos a pensarem e reafirmarem sua escolha profissional e viverem pela arte de cuidar e ajudar seus doentes a viverem até o último minuto com dignidade, esperança e fé.

BIBLIOGRAFIA

ANDREIS, M. *Morte e prática médica*: ensaio reflexivo sobre o discurso de cardiologistas. 1995. 248 p. Dissertação (Mestrado) – Instituto de Psicologia da Universidade de São Paulo, São Paulo.

BROMBERG, M.H.P.F. Cuidados paliativos para o paciente com câncer: uma proposta integrativa para equipe, pacientes e família. In: CARVALHO, M.M.J. (Org.). *Psico-oncologia no Brasil*: resgatando o viver. São Paulo: Summus, 1998. p.186-231.

CURY, A. *O futuro da humanidade – A saga de Marco Polo*. Rio de Janeiro: Sextante, 2005, p. 256.

EIZIRIK, C.L.; POLANCZYK, G.V.; EIZIRIK, M. O médico, o estudante de medicina e a morte. *Revista AMRIGS*, Porto Alegre, v. 44, n. 1/2, p. 50-55, jan./jun. 2000.

KOVÁCS, M.J. Avaliação da qualidade de vida em pacientes oncológicos em estado avançado da doença. In: KOVÁCS, M.J. (Org.). *Psico-oncologia no Brasil*: resgatando o viver. São Paulo: Summus, 1998. p.159-85.

_____. *Morte e desenvolvimento humano*. São Paulo: Casa do Psicólogo, 1992.

KÜBLER-ROSS, E. *Sobre a morte e o morrer*. Trad. P. Menezes. São Paulo: Martins Fortes, 1991. 304 p.

LUCA, A.L.S. *Estudo sobre a concepção de morte em alunos de medicina*. 1997. 142 p. Dissertação (Mestrado em Educação) – Pontifícia Universidade Católica de São Paulo, São Paulo.

MILLAN, L.R. et al. Alguns aspectos psicológicos ligados à formação médica. *Revista ABP-APAL* 13 (4): 137-142, 1991.

MOREIRA, S.N.T. Processo de significação de estudantes do curso de medicina diante da escolha profissional e das experiências vividas no cotidiano acadêmico. *Rev. Bras. Educ. Méd.*, Rio de Janeiro, v. 30, n. 2, mai./ago., 2006.

NETO, A.C. et al. A morte e o morrer no hospital escola (comunicação preliminar).*Rev. Bras. Educ. Méd.*, Rio de Janeiro, v. 20, p. 26-28, 1996.

NOVAES, M.R.C.G.; TRINDADE, E.M. A morte e o morrer: considerações bioéticas sobre a eutanásia e a finitude da vida no contexto da relação médico-paciente. *Com. Ciências Saúde*, v. 18, n. 1, p. 69-77, 2007.

OSÓRIO, M.A. Influência de um curso extracurricular no ensino médico. *Rev. Bras. Educ. Méd.*, Rio de Janeiro, v. 20, p. 36, 1996.

ROCCO, R.P. Relação etudante de medicina-paciente. In: MELLO FILHO J. (Org.) *Psicossomática Hoje*. Porto Alegre: Artes Médicas, 1992. p.386

SAYD, J.D. A escola médica e seus implícitos sobre a morte. *Rev. Bras. Educ. Méd.*, Rio de Janeiro, v. 17, n. 3, p. 1-44, set./dez., 1993.

SCHLIEMANN, A.L. Proposta de avaliação físico-emocional para criança com câncer – STAS – Esquema de avaliação para equipe de apoio. Compreendendo as condições da criança com câncer. 2003. 297 p. Tese (Doutorado) – Programa de Estudos Pós-graduados em Psicologia Clínica da Pontifícia Universidade Católica de São Paulo, São Paulo, 2003.

SILVA, M.J.P. *Comunicação tem remédio*: a comunicação nas relações interpessoais em saúde. São Paulo: Edições Loyola, 2005. 133 p.

TÄHKÄ, V. *O relacionamento médico-paciente*. Trad. José Octavio de Aguiar Abreu. Porto Alegre: Artes Médicas, 1988.

TRONCON, L.E.A. A importância das características pessoais dos estudantes de medicina na sua educação. *Rev. Bras. Educ. Méd.*, Rio de Janeiro, v. 19, n. 1/3, p. 1-28, jan./dez., 1995

ZAIDHAFT, S. *Morte e formação médica*. Rio de Janeiro: Francisco Alves, 1990.

_____. O estudante de medicina e a morte. In: MELLO FILHO, J (Org.). *Psicossomática hoje*. Porto Alegre: Artes Médicas,1992.

Capítulo 3
EDUCAÇÃO PARA A MORTE

Maria Julia Kovács

> *Houve um tempo em que nosso poder perante a morte era muito pequeno. E, por isso, os homens e as mulheres dedicavam-se a ouvir a sua voz e podiam tornar-se sábios na arte de viver. Hoje, nosso poder aumentou, a morte foi definida como inimiga a ser derrotada, fomos possuídos pela fantasia onipotente de nos livrarmos de seu toque. Com isso, nos tornamos surdos às lições que ela pode nos ensinar. E nos encontramos diante do perigo de que, quanto mais poderosos formos perante ela... mais tolos nos tornamos na arte de viver. E, quando isso acontece, a morte que poderia ser conselheira sábia transforma-se em inimiga que nos devora por detrás. Acho que, para recuperar um pouco da sabedoria de viver, seria preciso que nos tornássemos discípulos e não inimigos da morte. Mas, para isso seria preciso abrir espaço em nossas vidas para ouvir sua voz. Seria preciso que voltássemos a ler os poetas...*
>
> ALVES, 2003, p.76

A morte faz parte do desenvolvimento humano e acompanha o ser humano no ciclo vital deixando marcas. Surgem inúmeras questões. De onde viemos e para onde vamos? Será a morte o final da existência, ou transição, saída do corpo físico, libertação da alma? Haverá outras vidas? Será a alma imortal? O espírito se mantém tal como o conhecemos? Será a nossa existência um caminhar para a evolução de cada ser? Como preparar pessoas para este fato tão presente na vida de todos nós? Qual o tempo e como será nossa vida? Teremos controle e poder sobre o nosso existir? Teremos o direito de saber sobre a nossa morte, como e quando será? Podemos nos preparar para este momento? Estas são perguntas ouvidas com frequência.

Estamos rodeados por um tecido cultural que determina, até certo ponto, como viveremos e como morreremos. Qual é o grau de liberdade ou de ação dentro desse tecido ou rede de valores, significados e representações?

Nos dias atuais, novas perguntas surgem: Por que jovens e saudáveis morrem rapidamente e idosos não o conseguem? Por que pessoas adormecem e morrem no silêncio do sono, e outras lutam e se debatem até o último momento, com dores e sofrimentos atrozes? Por que pessoas se escondem da morte, não querem nem ouvir falar sobre o assunto? E por que outras riem, fazem piada sobre temas escatológicos? Por que existem tantos filmes sobre a morte, nos títulos ou em sua temática? Por que a morte exerce tanto fascínio e é musa inspiradora de músicos, poetas, escritores, profissionais de saúde e educação?

Estas e tantas outras perguntas sempre estiveram presentes na humanidade em todas as épocas. Respostas foram trazidas pelas religiões, ciências, artes, filosofias, entretanto nenhuma delas é completa ou universal.

Pretendemos abordar tais questões e a busca de significado para a vida que a morte pode oferecer. Compreendemos educação como desenvolvimento pessoal, aperfeiçoamento e cultivo do ser, e não como padrões de informação, receitas prontas ou doutrinação. Quando o tema é morte não há respostas simples, únicas ou dogmáticas. A busca do ser humano, mesmo esmagado por uma sociedade desumana e massificadora, é de crescimento e desenvolvimento (KOVÁCS, 2003a).

A educação para a morte é a possibilidade de crescimento pessoal integral, como postula Jung (1960), é o processo de individuação, desenvolvimento interior durante a vida e que propõe também a preparação para morte. Frequentamos escolas por mais de 20 anos de nossas vidas e, assim, nos preparamos para o convívio social; da mesma forma deveríamos nos preparar por mais 20 anos para a morte. Esta educação envolve comunicação, relacionamentos, perdas, situações limites, doenças, acidentes e o confronto com a própria morte.

O tema da morte se tornou um interdito nos séculos 20 e 21, como aponta Áries (1977), sendo banido da comunicação entre as pessoas. Paradoxalmente, a morte esteve e continua cada vez mais próxima das pessoas no que denominamos morte escancarada relacionada à violência nas ruas e que é transmitida pelos meios de comunicação. A TV introduz, diariamente em milhões de lares, cenas de morte, de violência, de acidentes, de doenças, sem possibilidade de elaboração. Então, ao mesmo tempo que é interdita, a morte torna-se companheira cotidiana, invasora e sem limites. Apesar dessa proximidade real ou simbólica, reina a conspiração do silêncio em relação à dimensão pessoal da morte. Crianças e adolescentes convivem com essas imagens diariamente, ao mesmo tempo em que se tenta poupá-los para que não sintam tristeza.

Observam-se pais que não sabem se devem falar ou não sobre a morte de um parente próximo; professores que se veem às voltas com crianças que perguntam sobre a morte de ídolos ou amigos. Profissionais de saúde podem travar lutas de vida e morte contra doenças, vendo seus empenhos frustrados, não sabem como falar com seus pacientes e familiares sobre o porquê da piora ou possível morte. Idosos que perdem cônjuges com quem viveram muitos anos e sentem, então, que suas vidas acabaram também. Outros sofrem de longas doenças degenerativas, que causam grandes dores, limitações e sofrimento e sobre as quais não têm com quem falar.

O desenvolvimento da tecnologia médica, dos diagnósticos e tratamentos cada vez mais sofisticados prolonga a vida, sem garantia de sua qualidade. A importância de enfocar o tema da morte é que se fala também da qualidade de vida. Esta pode ficar prejudicada, em parte, pelo fato de se considerar a morte como inimiga a ser vencida a qualquer custo. Quanto mais se nega a morte, mais esta se faz presente pela violência, por acidentes, comportamentos autodestrutivos e suicídio, guerras e a guerrilha urbana e nas doenças prolongadas e com prognóstico reservado.

Por outro lado, as estatísticas da Organização Mundial de Saúde indicam aumento significativo no número de pessoas idosas em todo o mundo. Entretanto, esse prolongamento da vida nem sempre é acompanhado pela preocupação equivalente com sua qualidade. Muitos idosos têm que trabalhar após a aposentadoria, com dificuldades financeiras. A velhice é o período em que ocorrem enfermidades degenerativas, acarretando limitações nas esferas física, psicológica e social.

Com o avanço da tecnologia médica, muitas doenças foram eliminadas ou se tornaram crônicas. A sofisticação dos tratamentos traz o prolongamento da vida de pessoas doentes. Os idosos podem reclamar de dores; mas com a naturalização deste processo, o sofrimento fica mais intenso.

Além das perdas vividas na infância e adolescência, o idoso perde pessoas de sua faixa de idade. São perdas muito dolorosas, como, por exemplo, do cônjuge, com o qual se viveu muitos anos, e cuja morte pode significar arrancar um grande pedaço. Uma vida que foi construída a dois, agora precisa ser continuada sozinha. Outras figuras de referência, como os amigos, também se vão, restando a questão de quem será o próximo e o temor de que não reste mais ninguém conhecido. Outra situação grave e cada vez mais comum se relaciona aos pais idosos que perdem filhos na fase adulta, criando-se então um duplo problema: lidar com a perda invertida e dolorosa do filho e também do cuidador.

A velhice pode ser tempo de balanço, de novas significações da vida e também tempo de se preparar para a morte, numa sociedade que a interdita.

A partir do que foi exposto, propõe-se a ampliação do escopo da educação para a morte, fundamentada na importância da discussão do tema numa sociedade na qual convive a morte interdita e escancarada no cotidiano das pessoas. Os acontecimentos trazem milhares de imagens sobre a morte de pessoas anônimas, por um lado distantes geograficamente e, por outro, próximas quando há possibilidade de identificação pela idade, aparência, profissão.

A seguir estão algumas propostas para a ampliação dos espaços de reflexão e educação para a morte, em locais e instituições que ainda necessitam de maior desenvolvimento.

A DISCUSSÃO DO TEMA DA MORTE NAS ESCOLAS

O tema da morte não está presente nas escolas, tendo como argumento a falta de preparo dos professores. É proposta, então, a parceria entre as escolas e o Laboratório de Estudos sobre a Morte do Instituto de Psicologia, com as seguintes atividades:

1. Oferecer a disciplina Psicologia da Morte (disciplina optativa oferecida desde 1986 no Instituto de Psicologia da Universidade de São Paulo), especialmente para os professores, ou convidá-los a frequentar a disciplina regular oferecida aos alunos de psicologia.
2. Propor treinamento em serviço na própria escola, com módulos específicos para educadores, como por exemplo: como falar com uma criança que sofreu a perda de pessoas significativas; como integrar a criança gravemente enferma nas atividades didáticas e de recreação, como lidar com a morte de pessoas conhecidas na escola.
3. Oferecer assessoria contínua nos seguintes tópicos:
   – preparar atividades pedagógicas sobre o tema da morte;
   – lidar com crianças e adolescentes que estão passando por situações de perda e luto;
   – propor bibliografia para subsidiar a formação dos professores nesse assunto específico;
   – preparar os professores para o uso de filmes e vídeos sobre o tema da morte.

ESPAÇOS PARA DISCUSSÃO SOBRE A MORTE PARA O PÚBLICO LEIGO

Como a morte ainda é tema interdito e há poucos fóruns de discussão sobre o assunto, a não ser em ocasiões específicas, é importante oferecer cursos ou vivências para o público leigo interessado no assunto. A abertura da disciplina Psicologia da Morte para a terceira idade e a sua procura indica o interesse pelo tema daqueles que não são profissionais de saúde. São oferecidos cursos de curta duração, palestras ou *workshops*. Essas atividades propõem informações e discussões sobre a morte, favorecendo reflexões sobre conceitos e teorias. Ofertam-se vivências, estimulando o contato com os próprios sentimentos, com o mundo interno e a discussão sobre a morte no cotidiano. Esses espaços podem ser abertos em postos de saúde, bibliotecas, escolas, universidades, igrejas ou quaisquer outros lugares frequentados por pessoas interessadas em debater o tema.

DISCUSSÃO SOBRE PERDAS E MORTES EM HOSPITAIS

Na mentalidade da morte interdita, esta é vista como erro e fracasso. Há uma aura de silêncio que rodeia o termo entre os profissionais, o que pode ser penoso. Por outro lado, o prolongamento da vida e do tempo da doença faz com que haja maior tempo de convívio entre pacientes gravemente enfermos, familiares e equipe de cuidados, com aumento da carga de estresse e risco de colapso.

Pode ser proposto, em hospitais, um projeto de cuidados ao cuidador profissional com os seguintes objetivos: identificar as necessidades das equipes de saúde das várias unidades do hospital; promover intervenções, considerando as necessidades detectadas e avaliar a influência dessas intervenções na qualidade de vida da equipe nas unidades. Propomos, então, atividades que favoreçam:

- aquecimento e sensibilização para o tema principal apontado pela equipe e suas dificuldades principais;
- aprofundamento do tema trazido pelo grupo;
- planejamento da ação de cuidados ao cuidador pensado pela própria equipe de trabalho, tendo em vista suas necessidades.

A metodologia utilizada durante as diversas fases do trabalho envolveu atividades em grupo e individuais, incluindo relatos verbais, atividades expressivas e *role-playing*.

Observa-se a necessidade de expandir essas atividades, propondo-se aos superintendentes e diretores de hospitais sua implantação envolvendo os membros da equipe de saúde para vivência, reflexão e elaboração do tema da morte e das perdas nas suas várias facetas, entre as quais:

- como comunicar ao paciente e familiares o agravamento da doença;
- como lidar com pacientes que estejam apresentando forte expressão emocional: medo, raiva ou tristeza;

- como desenvolver o tratamento de pacientes sem possibilidade de cura, aprofundando a questão do cuidar;
- como cuidar de sintomas incapacitantes, que causam muito sofrimento;
- como abordar a família quando da aproximação da morte, como acolher os fortes sentimentos presentes nessas situações;
- como lidar com a expressão do desejo de morrer por parte do paciente, ou da família que não suporta ver tanto sofrimento.

GRUPOS MULTIDISCIPLINARES PARA DISCUSSÃO ÉTICA NO CONTEXTO HOSPITALAR

A discussão dos temas relacionados com morte e o morrer dentro dos hospitais é de fundamental importância. Entre os principais temas que merecem debate estão: morrer com dignidade, pedidos para morrer, testamentos em vida, não implantação ou não manutenção de tratamentos com objetivo somente de prolongamento de vida, eutanásia, distanásia, suicídio assistido e sedação paliativa. A maioria dos hospitais tem seus comitês de ética, favorecendo a discussão, enfatizando sua característica multidisciplinar, estimulando o questionamento, desencorajando respostas rápidas e simplistas, respeitando-se os princípios da bioética, observando-se várias visões sobre um mesmo tema, aceitando-se diferenças e conflitos, buscando-se a definição e clarificação da situação sob discussão. Os locais por excelência para estas discussões são os hospitais, pela ocorrência de mortes em suas dependências, por vezes, com sofrimento e dor e porque profissionais se sentem perdidos em como lidar com a aproximação da morte. A supervisão de casos difíceis pode servir como base para uma discussão calcada na bioética. Além dos hospitais, fóruns de discussão sobre bioética podem ser propostos em universidades, escolas e outras instituições de saúde e educação.

PROJETO *FALANDO DE MORTE*

O projeto *Falando de Morte*[1] é composto de quatro filmes, instrumentos facilitadores da comunicação em relação ao tema da morte para crianças, adolescentes, adultos e idosos, famílias e profissionais de saúde

---

[1] Equipe do Projeto Falando de Morte: Maria Julia Kovács, Ingrid Esslinger, Nancy Vaiciunas, Jussara Marques e Maria Helena Pereira Franco (Bromberg).

e educação. Os filmes têm caráter preventivo, abordando questões pouco faladas, proporcionando, nas imagens criadas, contato com experiências vividas e, às vezes, não elaboradas. Eles têm caráter educativo, já que propõem informação e orientação para pessoas nas diversas fases do desenvolvimento e subsídios para profissionais, fundamentando seu trabalho com pacientes que estão vivendo experiências de morte.

Há vários livros para crianças, adolescentes e adultos que abordam o tema da morte com diversos enfoques. Juntamente com livros, os recursos audiovisuais podem ser formas de comunicação importantes para as pessoas em diferentes fases do desenvolvimento. Os sistemas de comunicação, que usam os canais visual e auditivo, abordam as esferas cognitiva e emocional, incluindo conteúdos informativos e de sensibilização pessoal.

O projeto *Falando de Morte* compõe-se de quatro filmes: "Falando de morte: a criança" (1997), "Falando de morte com o adolescente" (1ª versão – 1999, 2ª versão – 2003); "Falando de morte com o idoso" (2002) e "Falando de morte com profissionais de saúde"[2] (2004). O projeto tem como objetivos principais: a construção de filmes com roteiros de texto e imagens que facilitem a sensibilização e a comunicação sobre o tema da morte e a investigação da possibilidade dos filmes serem de fato instrumentos facilitadores para a discussão do tema da morte no domicílio, nas escolas, hospitais e em outras instituições de saúde e educação.

Falando de Morte: a Criança

O primeiro filme da série *Falando de morte* foi elaborado pensando-se em como as crianças experienciam e compreendem a morte, e como os familiares e profissionais de saúde e educação lidam com elas. A resenha que acompanha o filme apresenta suas principais características. Ela enfoca dois aspectos da morte (a morte do outro/luto e a morte de si mesmo), procurando familiarizar as crianças com os sentimentos, dúvidas, angústias decorrentes dessas situações, mostrando que tais experiências podem ser compartilhadas e, consequentemente, elaboradas.

No que se refere à morte do outro, procuramos mostrar que ela ocorre com todos, de várias formas. São abordados os inúmeros sentimentos que podem existir em tal situação. Procuramos também destacar o sentimento de culpa com relação à morte de alguém amado, presente em adultos e crianças. Nas crianças, pela onipotência e

---

[2] Para maiores referências sobre os filmes consultar KOVACS, M.J. Educação para a morte: desafio na formação de profissionais de saúde e educação. São Paulo: Casa do Psicólogo, 2003.

pensamento mágico típicos dessa fase, a culpa pode gerar sofrimento e dúvidas, principalmente quando aprendem que a morte é irreversível. Frequentemente, surge o desejo de acompanhar a pessoa morta.

Com relação à morte de si mesmo (principalmente nos casos em que a criança é obrigada a conviver por longos períodos com a doença), nosso objetivo é fazer com que possa atribuir significado à doença, entrando em contato com seus sentimentos. Há o medo natural da morte; dos procedimentos hospitalares, muitas vezes invasivos ou dolorosos; da separação dos entes e coisas queridas. O sistema familiar, nesse momento em desequilíbrio, é de extrema importância para a criança, sendo fundamentais as orientações sobre como acolhê-la. Profissionais têm dúvidas sobre como lidar com seus pacientes e são oferecidos subsídios para que possam lidar com a situação das perdas, da doença e da aproximação da morte.

O filme tem duração de 50 minutos, com legendas em inglês, e foi apresentado no Congresso da *Association for Death Education* nos Estados Unidos. Foi enviado para Inglaterra, aos cuidados do Dr. Colin Murray Parkes, especialista em luto, que teceu considerações positivas sobre a abordagem ao tema.

Falando de Morte com o Adolescente

O segundo filme da série, *Falando de Morte com o Adolescente*, tem uma característica muito diferente do primeiro, procurando se adequar à linguagem do jovem, focando principalmente os comportamentos autodestrutivos, que podem estar presentes nessa fase do desenvolvimento.

A adolescência é um período em que rápidas mudanças ocorrem no corpo, no desenvolvimento da sexualidade; no pensamento, que se torna ágil; nas experiências amorosas e na escolha da vocação. É também o período crítico para a consolidação da identidade. Observa-se a necessidade de ter experiências novas, algumas com perigo. Para alguns adolescentes é como se a morte não existisse, é uma vivência de onipotência. Com tal forma de pensar, um carro a 200 km/h jamais se espatifa num muro ou uma pipada de *crack* não vicia.

Infelizmente, estatísticas mostram que é na adolescência que se encontram altos índices de acidentes, de uso de drogas, de suicídios e de contaminação pelo HIV. Serão estas forças de vida ou de morte? Certamente, não é fácil responder!

Este filme apresenta imagens de comportamentos autodestrutivos, para reflexão e discussão. São cenas de esportes radicais, violência, amor, sexo, uso de drogas, acidentes e tentativas de suicídio, buscando trazer uma visão realista da situação, mostrando como a vida do adolescente, às vezes, pode estar por um fio. De uma forma diferente da TV, o filme traz imagens acompanhadas de questões e pontos de reflexão, que permitem aos jovens participarem da discussão. Pais, educadores e profissionais de saúde podem entrar nesse universo, buscando alternativas o modo de lidar com os adolescentes sob seus cuidados.

Longe de trazer receitas, é proposta uma discussão ampla e aberta sobre os referidos temas. Sabemos que soluções não são simples, mas uma comunicação efetiva e clara favorece aprofundamento das relações e melhor qualidade de vida.

O filme tem duração de 20 minutos e pode ser assistido por adolescentes, adultos, profissionais de saúde e de educação. Pode ser utilizado em sala de aula ou domicílio. Por ser um vídeo que objetiva reflexão, sugere-se a interrupção a cada cena que suscite questões. Para maior aprofundamento dos pontos discutidos propomos a leitura do livro *Adolescência: vida ou morte?*, com autoria de Ingrid Esslinger e Maria Julia Kovács (1998).

O patrocínio para a confecção do filme foi da Pró-reitoria de Cultura e Extensão da Universidade de São Paulo e verba da Coordenação de Aperfeiçoamento de Pessoal de Nível Superior (Capes) permitindo a elaboração do roteiro. A TV Cultura cedeu imagens jornalísticas, complementando as cenas gravadas.

Falando de Morte com o Idoso

Terceiro filme do projeto *Falando de Morte*, planejado com a mesma filosofia que embasou a criação dos outros dois da série, trazendo para o idoso, seus familiares, profissionais de saúde e educação um meio para facilitar a comunicação sobre a morte, tema tabu na sociedade ocidental, particularmente para esse grupo.

O filme tem duração de 30 minutos, com foco nas seguintes situações:
- "perda de si" – saúde e doença;
- "perda do outro";
- "perda contra si" – suicídios e comportamentos autodestrutivos.

Criamos, com imagens, situações que favorecem a transmissão daquilo que pretendemos, abrindo canais de comunicação sobre temas relacionados com o envelhecimento e buscando o aprofundamento do significado que possam ter, abrindo espaço para que se fale das perdas de si e de pessoas significativas, assuntos usualmente evitados pelo constrangimento que provocam.

Falando de Morte com Profissionais de Saúde

Este filme traz o aprofundamento de questões abordadas nos outros da série. São apresentados temas como morte no processo do desenvolvimento humano; perdas no ciclo da existência; o luto e suas intercorrências; suicídio e comportamentos autodestrutivos; pacientes enfermos, o agravamento da doença e a proximidade da morte e bioética. Enfoca-se a questão de como a morte afeta os profissionais de saúde na especificidade de suas práticas profissionais. Para aprofundar os conteúdos abordados, foram convidados os seguintes especialistas: Dr. Leocir Pessini (teólogo) para falar de bioética e distanásia; Dr. Vicente Augusto de Carvalho (psiquiatra e psicoterapeuta) para falar de cuidado ao cuidador; Dra. Maria Helena Pereira Franco (professora e psicoterapeuta) para falar de luto; Dra. Adrianna Loducca (psicóloga hospitalar) para falar de dor; Dra. Ingrid Esslinger (psicoterapeuta) para falar de suicídio e Dra. Maria Julia Kovács (psicóloga e professora da Universidade de São Paulo) para falar sobre pacientes terminais.

O filme tem duração de 50 minutos e, como os anteriores, se propõe a criar espaços de facilitação para a discussão do tema em instituições de saúde e educação, para profissionais ou na formação de recursos humanos nessa área, em nível de graduação e pós-graduação.

Todos os filmes do projeto *Falando de Morte* têm sido divulgados entre profissionais e estudantes das áreas de saúde e educação, nas disciplinas de graduação, pós-graduação, cursos de extensão, palestras, congressos, *workshops* e têm sido distribuídos pelo Brasil.

Em continuação ao projeto *Falando de Morte,* temos a intenção de criar outros recursos audiovisuais em forma de filme ou vídeo abordando temas como atitudes e ritos de morte no Brasil; suicídio e comportamentos autodestrutivos; o cuidado a pacientes gravemente enfermos e seus familiares. Pretendemos imprimir nesses projetos a mesma característica que foi desenvolvida no projeto anterior, ser veículo facilitador da discussão, reflexão e aprofundamento, e que possam ser vistos por crianças, jovens, adultos, idosos, leigos e profissionais.

ASSESSORIA AOS MEIOS DE COMUNICAÇÃO

No século XXI estamos convivendo com várias mentalidades da morte: interdita, reumanizada e escancarada. Os meios de comunicação apresentam a morte escancarada, inundando domicílios com uma torrente de imagens envolvendo mortes nas suas mais diversas formas, em noticiários, novelas, filmes e documentários. É inegável que a morte esteja presente nas guerras, nos acidentes e que precisa ser noticiada. O que é importante discutir é como as imagens são veiculadas, repetidas à exaustão e com o texto superficial que as acompanha. Imediatamente após um noticiário sobre guerras, tragédias ou morte de pessoas ilustres, apresentam-se anúncios ou amenidades, podendo dar a ideia de banalização da morte.

Vários jornalistas têm nos procurado para entrevistas e aproveitamos essas ocasiões para debater sobre como são veiculadas notícias envolvendo perdas e morte.

A televisão, além de ser instrumento de entretenimento, é também veículo de formação, por isso é importante discutir com os profissionais de comunicação a possibilidade de abrir espaço para que os temas relacionados com a morte possam ser apresentados com um tempo de reflexão e elaboração das questões veiculadas. É importante pensar numa forma menos escancarada ou invasiva de mostrar situações de perda e morte. Sabe-se que, muitas vezes, a morte é vista como elemento de consumo cujo principal objetivo é o aumento de índices de audiência. Não se trata de eliminar ou ocultar o assunto, e sim tratá-lo de forma mais humana.

FORMAÇÃO DE PROFISSIONAIS DE SAÚDE E EDUCAÇÃO

A diferença entre as pessoas em geral e os profissionais de saúde é que, na vida destes, a morte faz parte do cotidiano, tornando-se companheira de trabalho. Doenças com prognósticos reservados trazem ameaça à vida e um aceno à morte.

Negar a morte é uma das formas de não entrar em contato com experiências dolorosas. A grande dádiva da negação e da repressão é permitir que se viva num mundo de fantasia, no qual surge a ilusão da imortalidade. O ser humano tem o desejo de se sentir único, criando obras que não permitam o esquecimento, criando a fantasia de que a morte e a decadência não ocorrerão. É uma mentira que esconde a fragilidade interna, a finitude e a vulnerabilidade.

Combater a morte pode dar a ideia de força e controle, entretanto, quando ocorrem perdas sem possibilidade de elaboração do luto, não há permissão para expressão da tristeza e da dor, trazendo graves consequências, entre as quais maior possibilidade de adoecimento. O luto não autorizado dos profissionais de saúde é uma das razões pela qual a depressão atualmente, os tem acometido. O luto mal elaborado está se tornando um problema de saúde pública, dado o grande número de pessoas que adoecem em função da carga excessiva de sofrimento sem possibilidade de elaboração. Este mal também está afetando os profissionais de saúde, que cuidam do sofrimento alheio, muitas vezes, sem espaço para cuidar de sua dor.

Segundo Pessini (2001), existem dois paradigmas vinculados à ação de saúde: o curar e o cuidar. No paradigma do curar, o investimento é dado na vida a qualquer preço, na qual a medicina de alta tecnologia se torna presente, e as práticas de cuidado psicossocial ficam em segundo plano. No paradigma do cuidar, há aceitação da morte como parte da condição humana, levando-se em conta a pessoa doente, com ênfase na multidimensionalidade da doença e considerando a dor total, como preconiza Saunders (1991).

Ao se priorizar, no hospital, a ação de salvar o paciente a qualquer custo, a ocorrência da morte ou doença incurável faz com que o trabalho da equipe de saúde seja percebido como frustrante, desmotivador e sem significado. Esta percepção pode ser agravada quando os procedimentos médicos a serem realizados em pacientes fora de possibilidade de cura não são compartilhados com toda a equipe, sendo este fato apontado como uma das razões principais para o estresse. Por outro lado, não conseguir evitar, adiar a morte ou não poder aliviar o sofrimento pode trazer ao profissional a vivência de seus limites, impotência e finitude, o que pode ser extremamente doloroso. (KOVÁCS, 2003)

Educação para a morte é também preparar profissionais de saúde para lidar com a morte. Perguntamo-nos se a escolha da profissão tem relação com a morte, principalmente na área de saúde. Não será a escolha da profissão uma tentativa de preparação para lidar com a própria morte e a daqueles de quem se cuida? Em tempos de interdição muitos jovens não tiveram contato próximo com a morte; esta só foi vista pela tela da TV com algumas distorções e sem a possibilidade de interação.

Os profissionais de saúde em suas formações deveriam ter disciplinas que tivessem no conteúdo a discussão sobre educação para a morte, como forma de se preparar para lidar com a morte daqueles que estão sob seus cuidados. A questão que se coloca é: como oferecer esse preparo?

Atualmente, o que ouvimos nas instituições de saúde e educação é que seus profissionais não foram preparados para lidar com a morte. Como é possível, então, que os cursos de medicina, enfermagem, psicologia e outros não tenham disciplinas que abordem o tema? A segunda questão traz um contraponto a uma falta externa, a qual implica em saber se estudantes e jovens profissionais querem de fato se preparar. Buscando resposta a estas questões podem ser traçadas algumas reflexões. Para alguns é mais fácil dizer que não houve preparo para enfrentar situações desafiadoras, principalmente quando há perspectiva de morte próxima, com sofrimento e familiares exigentes.

De nossa parte, é claro que não pretendemos dar receitas ou respostas fáceis e, sim, abrir possibilidade de reflexão e discussão. Ao longo de nossa experiência em cursos de graduação, pós-graduação e reciclagem de profissionais em serviço, verificou-se que é importante haver disponibilidade para esse preparo, pois se tocará em experiências vividas, eventualmente com dor e sofrimento, olhando para limites, situações desconhecidas e momentos de impotência.

A educação para a morte para profissionais de saúde e educação deverá contemplar os seguintes pontos:

- sensibilização dos alunos para sentimentos e reflexões sobre vários aspectos relacionados com a morte, como por exemplo: luto, suicídio, aproximação da morte, perda de pessoas da mesma faixa etária por acidentes, entre outras;
- apresentação de várias abordagens teóricas sobre a questão da morte;
- reflexões sobre a prática vivida, aprendizagem que envolverá aspectos cognitivos e afetivos buscando o sentido individual e o coletivo. É ter a possibilidade de fazer uma constante revisão de sua prática ou estágio, examinando conflitos, frustrações e levando em conta o ponto de vista do sujeito na construção de seu próprio conhecimento.

Há diversas modalidades que se podem propor para a formação de alunos e profissionais de saúde e educação: cursos de graduação ou de pós-graduação, atualização, especialização, *workshops*, vivências, supervisão e grupos focais. Os grupos multidisciplinares trazem a grande riqueza de múltiplos pontos de vista e de abordagens.

Neste capítulo foram apontadas algumas das possibilidades de educação para a morte, tanto para o público leigo vivendo situações de perda e morte, quanto para profissionais que têm sob cuidados estas pessoas. Esperamos que as propostas tragam inspiração para que novos projetos de educação para a morte se desenvolvam no Brasil.

BIBLIOGRAFIA

ALVES, R. *O médico*. Campinas: Papirus, 2003.
ARIÉS, P. *A história da morte no Ocidente*. Rio de Janeiro: Francisco Alves, 1977.

ESSLINGER, I.; KOVÁCS, M.J. *Adolescência:* vida ou morte. São Paulo: Ática, 1998.

JUNG. C.G. *The soul and death*: collected works. London: Routledge & Keagan Paul, 1960.

KOVÁCS, M.J. *Educação para a morte*: temas e reflexões. São Paulo: Casa do Psicólogo, 2003a.

_____. *Educação para a morte*: desafio na formação de profissionais de saúde e educação. São Paulo: Casa do Psicólogo, 2003b.

PESSINI, L. *Distanásia*: até quando prolongar a vida? São Paulo: Loyola, 2001.

SAUNDERS, C. *Hospice and palliative care*: an interdisciplinary approach. London: Edward Arnold, 1991.

Capítulo 4
A NEGAÇÃO E OUTRAS DEFESAS FRENTE À MORTE

Roosevelt M.S. Cassorla

Os maiores mistérios que assolam o ser humano se referem às suas origens, ao seu papel no mundo e à sua finitude. Para tentar explicar e compreender esses mistérios, a humanidade vem buscando respostas utilizando conhecimentos filosóficos, científicos e religiosos. No entanto, por mais que se pense e se investigue o ser humano, sabe-se que esses conhecimentos em pouco o ajudam frente à imensidão do que não se sabe. Dentre esses mistérios, certamente a morte é o mais aterrorizante, porque implica no desaparecimento e na aniquilação do ser. O terror de tornar-se não existente, pelo menos como forma de vida conhecida, persegue todos os seres humanos e a ansiedade de aniquilamento é descrita, pela psicanálise, como o terror primordial, terror esse que já faz parte do indivíduo ao nascer.

A mente humana tem a capacidade de transformar sensações e experiências em fatos mentais, que podem ser registrados, representados e simbolizados, constituindo o pensamento. No entanto, ela não tem condições de representar e pensar sobre o não existente. Esse não existente apenas emerge por meio de sentimentos aterrorizantes, sinalizadores da impotência e desespero frente aos mistérios relacionados com a finitude, isto é, a própria tomada de consciência da ideia de finitude é, em si, terrorizante. O ser humano se defronta com a ideia do nada, do deixar de ser, e a impossibilidade de representar esse nada é desesperante.

Ainda que o processo do morrer possa ser, em parte, imaginado e representado, isso não será possível com a morte, sua consequência final. O fato de não se poder saber o que ocorre quando a morte chega e, ao mesmo tempo, sentir terror com sua proximidade, acrescenta ao ser humano outro tipo de sofrimento, o de não saber. O não saber é vivenciado também como aterrorizante, um vazio que nos mostra que, ao não sabermos nada, nada podemos fazer. É essa ansiedade que nos impulsiona a buscar respostas e soluções que possam, de alguma forma, preencher algo desse vazio assustador. Uma tática será transpor a experiência da morte para aquilo que a antecede, isto é, o processo de morrer. Por vezes, sobreviventes relatam experiências e vivências que se estendem num espectro que vai desde o terror até visões alentadoras de paz e tranquilidade, passando pela indiferença. A tendência a valorizar boas experiências (com indícios da existência de outra vida em seguida à morte) pode ser tanto resultado da necessidade humana de desacreditar a não existência, como do estudo de relatos de algumas pessoas que vivenciaram situações desse tipo.

O PARADOXO DO SUICÍDIO

Ora, se o nada é insuportável, a mente tem que usar estratégias para que esse sentimento insuportável deixe de o ser. Essas estratégias são conhecidas como mecanismos de defesa, artifícios mentais inconscientes utilizados para evitar que fatos, ideias, fantasias ou sentimentos penosos sejam vivenciados. Na negação, eles não são considerados, ou são postos de lado. Em outras palavras, a mente procura não tomar conhecimento da realidade (interna e/ou externa) ou a deforma a tal ponto que ela deixe de incomodar. Existem várias formas de negação da realidade, desde aquelas em que o fato desagradável é reprimido ou recalcado – isto é, é expulso da consciência, mas persiste no inconsciente – até outros em que o fato sequer é considerado. Outras vezes o fato é acolhido pela mente, transformado e em seguida expulso. Essa expulsão pode incluir funções mentais que tiveram contato com o fato.

Essas estratégias mentais serão estudadas a partir do estudo do suicídio, que nos defronta com um paradoxo: por que o ser humano que vive aterrorizado pela consciência de sua finitude pode buscar, conscientemente, a morte?

Comportamentos variados que levam à morte, muitas vezes, são sentidos como sedutores por certos indivíduos: uso de álcool e drogas, velocidade e perigo, colocar-se em situações arriscadas, sexo sem cuidados, riscos à saúde e à vida (CASSORLA, 1998a, 2005; CASSORLA; SMEKE, 1985). Em alguns casos, esses comportamentos são fruto da necessidade do ser humano de negar sua fragilidade, imaginando-se tão poderoso que pode desafiar a morte e derrotá-la. Essa atração pela morte se torna ainda mais misteriosa quando nos defrontamos com comportamentos manifestamente suicidas. No entanto, adiada ou não, a morte virá em algum momento, já que estamos programados internamente para morrer e alguns fatores externos apenas poderão acelerá-la.

Quando pensamos em pessoas torturadas por motivos políticos, ou em pacientes que sentem dores físicas terríveis, não é difícil imaginar que eles vivenciam sofrimentos que podem ser sentidos como insuportáveis. Esses sofrimentos indicam a proximidade do aniquilamento. Seja o sofrimento inicial vivenciado no corpo ou na mente, será esta última (por ser o instrumento que permite a vivência) que experienciará as ansiedades de desintegração do ser, loucura inominável que precede o aniquilamento. Mesmo que as funções corporais persistam, elas não poderão ser vivenciadas por uma mente que já não existe.

O fato de essas pessoas, por vezes, buscarem a morte pelo suicídio nos obriga a pensar que, na verdade, não é a morte (aniquilamento) que elas procuram, mas sim uma fuga do sofrimento insuportável. É esse mesmo sofrimento que, em última instância, assola os pacientes psicóticos, melancólicos ou aqueles que não suportam as vivências – reais ou imaginárias – de injustiça, rejeição, fracasso, culpa etc. Em outras palavras, o suicida sente que sua mente está sendo destruída e que, por isso, ele deixará de existir (ou de perceber-se) como ser vivo. Ou seja, transformar-se-á em nada. E o suicida se mata para escapar desse sofrimento insuportável.

A FANTASIA DE VIDA APÓS A MORTE

O estudo das fantasias inconscientes que acompanham as ideias e atos suicidas nos mostram como os mecanismos de defesa transformam o sofrimento terrível que assola o indivíduo nas proximidades do nada. Um dos mais importantes mecanismos é transformar o nada em tudo: cria-se a certeza de que após a morte não existem necessidades ou desejos. A satisfação e o preenchimento das necessidades são totais. Logo, não existe sofrimento, isto é, o nada e o não saber sobre o nada são substituídos pela crença de que, fazendo parte do tudo, não há que se preocupar com o nada.

Evidentemente, o tudo tampouco consegue ser representado mentalmente, mas podem ser criadas aproximações, o que não é possível em relação ao nada. A mais interessante, identificada em todos os tempos e culturas, é a de que após a morte se irá para um outro mundo (ou se terá outra vida), um lugar em que todas as necessidades são satisfeitas. Esse tipo de fantasia coincide com a ideia de Paraíso, que com poucas variações faz parte de todos os sistemas religiosos. Nesse Paraíso existe a perfeição absoluta e o indivíduo une-se a Deus, fazendo parte de uma totalidade perfeita, o tudo.

Esta fantasia nos remete, portanto, à crença de que a vida continua após a morte – logo, o ser humano é, de alguma forma, considerado imortal. Estudos históricos e antropológicos nos mostram formas como essa crença se manifesta. Em muitas culturas, os mortos eram enterrados juntamente com alimentos e objetos pessoais que seriam úteis no caminho para o outro mundo. Conhecemos em detalhes os rituais do Egito antigo, onde as pirâmides e os cuidados para evitar a profanação de tumbas (certamente por pessoas imunes a essas crenças) mostram sua importância. Em culturas como a antiga Ur, o rei morto era acompanhado por séquito de servidores que iriam servi-lo no outro mundo. No fenômeno do *suttee*, presente na Índia, mesmo durante o domínio inglês, a viúva era enterrada junto com o marido. O mesmo ocorria com o senhor feudal japonês e seus vassalos. Nas Novas Hébridas, uma criança era enterrada junto com sua mãe ou outro adulto, que cuidaria dela em outro mundo. Nas Ilhas Salomão, somente a esposa favorita tinha o privilégio de acompanhar seu marido após a morte.

Entre as religiões atuais, o Paraíso dos judeus e cristãos difere daquele imaginado por grupos islâmicos, onde os heróis terão a disponibilidade de prazeres imensos similares aos terrestres. Esta crença é associada aos suicídios por eles praticados, com o intuito de eliminar seus inimigos. A oposição ao Paraíso, por vezes, é o Inferno, onde também a vida continua, ainda que seja uma vida cheia de castigos. Há poucos anos ocorreu uma epidemia de suicídio em vários países em consequência da crença que a proximidade do cometa Halley indicaria o fim do mundo. Os suicidas seriam levados pelo cometa para outro mundo e sua outra vida, curiosamente, não dispensava que fossem levados documentos e cartões de crédito.

É possível que a origem da fantasia de Paraíso se relacione ao que se supõe que ocorra na vida intrauterina, na qual todas as necessidades seriam preenchidas. Assim, muitas vezes, a fantasia de morte é vista como uma volta ao útero materno. Essa fantasia se amplia para a ideia de volta à mãe terra. As ideias de reencarnação, de algumas crenças, implicam também na ideia de imortalidade, ainda que com peculiaridades específicas. É possível que o nascimento, por colocar o indivíduo em contato brusco com faltas e necessidades, se assemelhe á ideia de Inferno, que logo será substituído por um Paraíso provisório – o seio materno. O trabalho de tornar-se humano, isto é, poder entrar em contato adequado com a realidade e, se possível, transformá-la criativamente, indica o grau de saúde mental, isto é, de condições de usufruir a vida, como membro da humanidade vivendo na Terra, a qual não é Paraíso nem Inferno.

A fantasia de vida continuando após a morte, sem necessidades e sofrimento, se constitui no oposto da aniquilação. Não somente ocorre negação da morte, como esta se torna sedutora. Entre os antigos cristãos, o martírio teve que ser proibido pela Igreja, já que a morte passou a ser buscada pelos fiéis que acreditavam numa outra vida num mundo melhor. As religiões, em geral, consideram errado o suicídio. No entanto, nas Cruzadas, a morte heroica era aprovada pela Igreja, da mesma forma que ocorre atualmente com os islamitas em relação aos terroristas suicidas.

CULPA, PROJEÇÃO E FANTASIA DE PUNIÇÃO

A culpa é um componente essencial dos sentimentos vivenciados pelo paciente melancólico. Frequentemente, ele se sente responsável pelas desgraças do mundo e de sua família e acredita que o melhor seria morrer, condenando-se à morte. Seu suicídio punitivo o faz imaginar-se num sofrimento eterno, penitencial, em mundos infernais. Na verdade, o melancólico se mata em função dessas fantasias, mas também para fugir do terror do aniquilamento. Outra possibilidade é que busque, em outro mundo, pessoas mortas que o abandonaram. Fantasias contraditórias fazem parte do universo mental de todos os seres humanos.

A ideia de que a morte seja uma punição ocorre, também, no íntimo da maioria dos seres humanos. Punição justa, se a pessoa se imagina culpada ou pecadora. Mas injusta, se o indivíduo não se conforma com a realidade ou supõe que sua morte seja causada por inimigos, humanos ou divinos.

Na verdade, existe uma fantasia universal de que a morte é causada por algo externo. A morte viria sempre de fora e teria que procurar seus responsáveis. Durante as epidemias de peste na Europa da Idade Média, a Igreja escolheu os judeus como culpados. As populações desesperadas, que estavam perdendo a fé num Deus protetor, podiam projetar seu terror nos inimigos judeus, dos quais se livravam e isso era efetuado em autos-de-fé, isto é, rituais vingativos em que se confirmavam as crenças disseminadas pela Igreja. Os seres humanos constantemente necessitam de inimigos, ou bodes expiatórios, nos quais possam projetar toda a destrutividade própria, que dessa forma é negada.

Esses aspectos se manifestam na ideia de feitiço, mau-olhado, quebranto, inveja e outros sentimentos que afloram em situações de desespero, desesperança e não saber. É comum, no estudo das culturas e dos indivíduos, encontrarmos crenças em deuses bons que protegem e deuses maus, demônios, que fazem sofrer. Há que se manter os deuses bons com sacrifícios. Em certas épocas, havia sacrifícios humanos que, posteriormente, foram substituídos por animais. Seus resíduos se mantêm nos rituais e orações de várias religiões, nos quais o fiel se submete, pede perdão ou tenta acalmar os deuses. Os médicos e profissionais de saúde sabem como é difícil fazer com que muitos de seus pacientes deixem de atribuir a doença a pecados, culpas ou punição. Se isso se mantém, o paciente pode deixar de lutar pela vida, acreditando que a doença (ou mesmo a morte) seja merecida.

Dessa forma, dependendo de como o indivíduo lida com suas fantasias, a religião pode tanto consolar as pessoas como fazê-las se sentirem culpadas e dignas de punição. Comumente, o modo como a proximidade da morte será vivenciada dependerá da interação entre as crenças religiosas introjetadas durante a vida do indivíduo e a intensidade e qualidade dos mecanismos projetivos utilizados.

O mecanismo projeção ou, em forma mais estrita, identificação projetiva, se constitui numa negação porque a responsabilidade pelo mal, pela destruição, pela morte, é colocada fora do indivíduo. Ela está nos outros, nos inimigos (e há que os eliminar) ou com os deuses e demônios, tendo-se que os amansar. Por vezes, a projeção violenta leva à barbárie e são eliminados grupos inteiros, responsabilizados e culpados pelo mal, como atualmente pensam os fundamentalistas cristãos e os islâmicos, cada um imaginando que o mundo ficará melhor com a eliminação dos outros.

Quando uma criança é morta em um sequestro; quando balas perdidas atingem inocentes ou quando vivemos a violência cotidiana, não é possível negar que a morte está à nossa frente, aquém dos jornais e da TV. Ocorrem medo, horror, indignação, mas em seguida a vida continua, como se nada tivesse acontecido. Exceto para as vítimas, que viverão traumas permanentes. Na melhor das hipóteses, busca-se um culpado, negando-se que esse culpado apenas é parte de um fenômeno extremamente complexo.

Essa convivência contínua com a violência e a anestesia da sociedade em relação a ela reflete o fato de vivermos numa sociedade em que a vida tem pouquíssimo valor, em que a destrutividade e a morte adquiriram tal poder justamente porque esse poder é negado. Até há pouco tempo a miséria, o desrespeito humano e a falta de cidadania eram problemas dos "outros", daqueles (embora maioria) que viviam nas mais precárias condições de vida. As pessoas economicamente privilegiadas passaram a se esconder em condomínios, viver com seguranças etc. A negação da violência se associa à fantasia de imunidade, quase de imortalidade.

Quando a violência se manifesta, a ameaça de morte é combatida com invasões de favelas, chacinas, esquadrões de morte, morticínios em prisões etc. Tudo isso se torna matéria-prima propícia para manter a negação de que a violência e a morte estão dentro de nós e que, se o indivíduo e a sociedade não se transformarem profundamente, a morte precoce continuará presente, impedindo que a vida se desenvolva. Até que a morte, que faz parte da vida, chegue com naturalidade.

Atualmente, morre mais gente no Brasil, em um ano, do que nas guerras do Iraque e do Vietnã. Aliás, as guerras mostram como a sedução e a negação da morte se aproximam. Os soldados são seduzidos com fantasias de vitória, de heroísmo, sempre manipulados por interesses dos quais não se dão conta, e vão morrer matando os inimigos. Faz pouco tempo que os jovens têm se recusado a servir aos exércitos, nos EUA e em Israel, questionando a guerra; antes eles seriam simplesmente fuzilados. Hoje já podem ser compreendidos, há vitórias da vida sobre a morte.

A guerra das Malvinas foi uma guerra suicida, em que jovens argentinos foram seduzidos a tomar terras onde moravam cidadãos de outra cultura, por muitas gerações, para desviar sua mente da ditadura sob a qual viviam. Era claro que se tratava de suicídio – ou homicídio de uma parte da sociedade por outra. A negação da morte subjazia a tudo isso. Aliás, nas guerras sempre parece que é o outro que será morto, nunca nós. Esta ideia é perene no ser humano.

Estamos programados para morrer. Fatores externos como inimigos, acidentes, catástrofes naturais, guerras, etc., apenas aceleram a morte. Quando a atribuímos apenas a esses fatores negamos que a morte vem, em última instância, de dentro do ser humano.

FANTASIA DE VINGANÇA

Outra fantasia identificada em pacientes suicidas indica que, ao matar-se, o indivíduo se imagina vingando-se do mundo, das outras pessoas que não lhe teriam suprido as necessidades, que não o compreenderam, que não o apoiaram suficientemente ou que o maltrataram. Nessas situações, o suicida não se vê morto, mas se imagina vendo o sofrimento dos demais, produto de sua vingança. As marcas que ele deixará nos sobreviventes são mais importantes que a morte em si.

Em tais situações é evidente que o indivíduo lidou com sua destrutividade por intermédio de dois caminhos: 1. parte se volta contra ele mesmo, mas sem ter muita consciência do fato; 2. parte é projetada identificativamente nas demais, vítimas do ódio do suicida, fazendo com que se sintam responsáveis por sua morte. Essa retaliação, se assumida (introjetada) pelo sobrevivente, pode torná-lo culpado, por vezes tão culpado que fica mais vulnerável a doenças psicossomáticas e mentais, podendo até desenvolver quadros psicóticos e chegar ao suicídio.

A destrutividade do suicida explica porque, muitas vezes, a sociedade se defende retaliando o paciente. Em várias épocas e culturas, o corpo do suicida era ultrajado e sua família punida. Na Inglaterra, mesmo no final do século passado, enfiava-se uma madeira no coração do cadáver. Na Idade Média, em certos lugares, o corpo era desmembrado. Os rituais são negados mesmo em religiões atuais.

Rituais podem ser efetuados para evitar o componente vingativo do suicida. As orações atuais substituem os antigos sacrifícios de animais, que amainariam o espírito raivoso liberado pelo suicida. Entre os antigos chineses, alguns soldados se matavam no campo de batalha, antes que a morte ocorresse e seus espíritos destrutivos atingiriam os inimigos. Em algumas culturas antigas, quando uma pessoa se matava a sociedade se vingava matando aqueles que ela responsabilizara.

Entretanto, a sociedade atual convive com situações similares. Bilhetes suicidas culpam ou "desculpam" determinadas pessoas pelo ato. A incompreensão que certas pessoas que tentam o suicídio recebem em pronto-socorros, sendo hostilizados e ridicularizados por equipes de saúde despreparadas, indica que essas equipes captam o componente agressivo e por vezes manipulativo do ato, ignorando sua complexidade e o fato de que o paciente está, de alguma forma, pedindo ajuda.

A fantasia de vingança pode ser identificada, pelos profissionais de saúde, em pacientes que parecem desejar continuar doentes ou mesmo morrer para culparem ou se vingarem de seus parentes ou de pessoas próximas. Esses pacientes demandam uma abordagem especial, muitas vezes necessitando da ajuda do profissional de saúde mental e do psicoterapeuta.

FANTASIA DE REENCONTRO E FUGA DO SOFRIMENTO

No luto patológico e na melancolia, assim como em todos os seres humanos, identificamos também a fantasia de reencontro com pessoas queridas falecidas. Essa fantasia está associada com a vida em outro mundo sem sofrimento, onde todos se reunirão a Deus, ao tudo.

Ela é mais visível em crianças, que desejam morrer para se encontrar com a mãe ou outro parente falecido, facilitando a ocorrência de doenças e acidentes de cunho suicida.

Sabe-se que a chance de morte de um viúvo no primeiro ano após o falecimento de sua esposa é maior que a da população geral e é evidente que situações de luto, em algumas pessoas, as fazem desistir de continuar vivas.

O profissional de saúde deverá identificar constelações emocionais desse tipo, nas quais lutos patológicos predispõem e mantêm doenças que aparecem principalmente no corpo.

Como vimos, o suicida não quer viver nem morrer. Na verdade ele quer fugir, escapar de um sofrimento imenso. Ninguém sabe o que é a morte. Apenas se sabe o que é uma vida infernal, insuportável. É dessa vida que o suicida foge. Já vimos as situações de tortura ou sofrimento insuportável que vêm de fora. Quando esse sofrimento vem de dentro estamos frente à ameaça de loucura, que pode decorrer tanto de sofrimento mental como da incapacidade de suportar sofrimento corporal, fruto de doenças graves, invalidez, desesperança em relação à sua qualidade de vida, proximidade da morte. Cada paciente lidará de formas peculiares, melhores ou piores, com esse sofrimento e ameaça de morte, e elas dependerão de suas características emocionais e da compreensão e apoio recebido de familiares, amigos e equipe de saúde.

As fantasias estudadas em pacientes suicidas são as mesmas que fazem parte do universo mental de qualquer ser humano e que se tornam mais evidentes em situações críticas. Elas nos mostram como nos defendemos da insuportável ideia de que nada existe para além da vida. Essas defesas nos fazem compreender, também, porque comumente vivemos a vida como se fôssemos imortais. Quando a ideia da morte emerge, é rapidamente afastada, como algo distante no tempo ou no espaçom, ou então negada.

Mas, seria possível viver tendo consciência permanente de nossa finitude? Na verdade, quem se deixa dominar pelo pensamento constante de morte vive sua vida de forma infernal, e está próximo da loucura. Desse modo, somos obrigados a supor que certa negação faz parte do poder de viver. Há fortes indícios, por outro lado, de que a religiosidade faz parte do mais íntimo dos seres humanos.

No entanto, a negação pode ser exagerada, como vimos, impedindo o diagnóstico precoce, dificultando o tratamento e eventualmente impedindo uma morte digna (CASSORLA, 1998b; KOVÁCS, 2002). Talvez o indivíduo sábio seja aquele que consegue viver ciente de sua mortalidade, e por isso mesmo pode aproveitar a vida ao máximo, serenamente.

O MÉDICO E A MORTE

O profissional de saúde vê a morte como inimiga e, não raro, ele escolheu sua profissão influenciado por experiências de doença e morte em si mesmo e em pessoas próximas. Se sentindo inconscientemente culpado, por motivos variados, incluindo sua impotência, a escolha profissional pode constituir-se em forma de reparação sadia.

Se suas fantasias de reparação forem exageradas, tendendo à onipotência, o médico não saberá lidar com a realidade. Ele não aceitará que a morte faz parte da vida e se verá fracassando cada vez que não a conseguir evitar. Na verdade, não é raro que o profissional de saúde também acredite que a morte é causada por doenças, se esquecendo que doença e morte fazem parte da vida e que a doença apenas contribui para a maneira como se morre.

O médico, para evitar a sensação de fracasso, poderá envolver-se em situações em que tenta, desesperadamente, manter vivos pacientes para os quais não há mais nada a ser feito. Outras vezes ele se afastará do paciente de mau prognóstico, que acaba sendo abandonado. Esse abandono é similar ao que ocorre, em nossa sociedade, em relação a pessoas idosas, inválidos e pacientes com doenças crônicas, principalmente com mau prognóstico. O contato com tais casos dificultaria a manutenção dos mecanismos de negação da morte, incluindo a morte própria do médico. O sistema hospitalar facilita essa negação.

A negação do sofrimento e da morte se articula, também, com as características da sociedade atual, que preza o prazer imediato, a rapidez e o consumo e se guia pelo superficial e técnico, em detrimento do pensar e sentir em profundidade. Com isso, é negada a complexidade do ser humano e sua humanidade.

A necessidade de retomar a visão do paciente como ser humano, a chamada Medicina da Pessoa (PERESTRELLO, 2006) é cada vez mais premente. A humanização do atendimento levando em conta fatores psicossociais tem sido um objetivo cada vez mais valorizado pelos profissionais de saúde e, em particular, pelas equipes de cuidados paliativos. Isso tem ocorrido também em função da descrença e cansaço da aplicação exacerbada da tecnologia em detrimento da relação humana, predispondo a sofrimentos desnecessários os pacientes e à frustração os profissionais de saúde. A necessidade de lidar com os aspectos psicológicos do paciente e da equipe, para que se perceba a realidade e se trabalhem perdas e lutos, se associa à indispensável elaboração dos lutos por parte dos sobreviventes, condição básica para que possam retomar suas vidas de forma criativa[1].

Ao lidarmos com a doença e a morte, não podemos deixar de lembrar que o ser humano deve ser respeitado em relação aos mecanismos psicológicos que é capaz de usar. Ele também deve ser considerado em relação a suas crenças, sem as quais muitas vezes a vida se torna intolerável. No entanto, ao mesmo tempo, deve ter um espaço relacional em que possa colocar suas dúvidas, seus medos e ansiedades. A possibilidade de ser ouvido e compreendido permite que o indivíduo possa organizar sua mente de forma que as ansiedades se tornem suportáveis e utilizáveis para melhorar sua qualidade de vida e de morte. É isso que fazem equipes de saúde que lidam com pacientes nas proximidades da morte (KOVÁCS, 2002; CASSORLA, 2006). Essas equipes, por sua vez, podem ser preparadas por meio de processos educativos como os grupos Balint (CASSORLA, 1994), nos quais são discutidas situações clínicas em grupo e com a coordenação de um profissional especializado[2].

Como profissionais de saúde temos o dever de tentar compreender os motivos que têm estimulado a negação da morte em nossa sociedade, para descobrirmos meios para que ela não se torne exagerada, acarretando sofrimentos desnecessários.

LIDANDO COM O MORRER: OS ESTÁGIOS DE KÜBLER-ROSS

Os movimentos de cuidados ao paciente durante a proximidade da morte têm em Kübler-Ross (1998) uma das figuras mais importantes e seu texto deveria ser leitura obrigatória para quem lida com o morrer. Por observação e estudo de entrevistas, ela constatou a existência de padrões de fantasias, comportamentos, ansiedades e defesas que auxiliam o profissional de saúde a perceber os mecanismos que estão sendo utilizados frente a ameaças de morte, e a como lidar com eles. Em sua descrição, ela os agrupou em cinco estágios pelos quais os pacientes passam desde o momento em que se suspeita do mau prognóstico: negação; raiva; negociação; depressão e aceitação. Em vários casos e situações a sequência pode não ser exatamente essa, os estágios mesclando-se, alguns pacientes não podendo passar por um ou outro, e por vezes ocorrendo regressões

---

[1] Este tema é objeto de outro capítulo deste livro.
[2] Trata-se de um processo de ensino-aprendizagem desenvolvido na Inglaterra, por M. Balint, no qual médicos de várias especialidades se reúnem para discutir casos e situações clínicas próprias com a coordenação de um psicanalista, que lhes chamará a atenção para os mecanismos psicodinâmicos que emergem durante os atendimentos e na discussão em grupo.

a etapas anteriores. Por esses estágios também passam pacientes não necessariamente com risco de morte imediata, tais como crônicos e aqueles que perderam órgãos ou funções. Os mecanismos são similares aos que utilizamos diante de qualquer perda, prenúncio da necessidade de trabalhar os lutos envolvidos. Mais ainda, essas etapas também ocorrem com os familiares do paciente. Acrescentamos que acontecem também com os médicos e demais membros das equipes de saúde.

Negação

Quando o paciente recebe a notícia sobre sua doença ou seu prognóstico, a negação costuma ser o primeiro mecanismo emocional utilizado. Como visto, a negação é uma defesa mental que implica em recusar o contato com um fato que promoveria turbulência e sofrimento emocional. Esse fato passa a ser tratado como não existente. Evidentemente, essa defesa não somente é perfeitamente compreensível, como pode ser necessária, por vezes impedindo uma desestruturação mental. Com isso, o mundo interno "ganha tempo" para absorver o impacto e utilizar outras defesas mais adequadas.

A negação é a maior inimiga do diagnóstico precoce, porque o paciente procura não entrar em contato com sintomas e sinais, ou os minimiza, ou ainda adia a busca da opinião médica. Essa mesma negação poderá contribuir para a não adesão ao tratamento e a busca de terapias não científicas.

Já verificamos que o termo negação implica em um conjunto de mecanismos mentais, muitos podendo ser inferidos pelo profissional de saúde e conhecidos em detalhes pela psicanálise. Como o leitor médico não costuma estar familiarizado com conceitos psicanalíticos e comumente se interessa por eles, no próximo parágrafo serão explicados de forma sucinta aqueles vinculados aos vários estágios.

Sabe-se que as ansiedades arcaicas, do início da vida, implicam em terrores de aniquilamento. A forma como se constituirá o mundo interno de qualquer ser humano dependerá, em grande parte, da forma como o bebezinho e seu ambiente foram capazes de lidar com essas ameaças. Pacientes que utilizam predominantemente mecanismos de cisão e identificação projetiva, expulsam os aspectos internos aterrorizantes (objetos maus) de sua mente e o ambiente, onde essa projeção é efetuada, é vivenciado como persecutório. Por isso, o mundo é sentido como ameaçador e há também o risco de desagregação mental. Esses mecanismos são descritos como parte da configuração emocional chamada posição esquizoparanoide. Outros pacientes, em cujas vidas predominam vivências gratificantess (objetos bons internalizados), podem sentir-se menos aterrorizados, os mecanismos involucrados na negação sendo mais evoluídos. Nessas situações, é possível maior contato com a realidade e o uso de outros mecanismos, que não a negação e a projeção. Essa dinâmica emocional permite uma passagem menos sofrida para as etapas seguintes, rumo a uma melhor elaboração. Esses mecanismos fazem parte do que se chama posição depressiva. O termo depressivo, no contexto de posição depressiva, implica em tomar contato com a realidade aceitando a vida como ela é. Não deve ser confundido com a patologia depressiva. No texto subsequente, o leitor encontrará os termos depressão elaborativa e depressão persecutória. A primeira envolve mecanismos da posição depressiva e a segunda inclui as ameaças da posição esquizoparanoide. Este último quadro é, por vezes, chamado de melancolia e é também encontrado nos lutos patológicos.

Raiva

Quando o paciente não pode mais negar, ou o impacto vivenciado foi tão grande que a negação se tornou impossível, ele se sente tomado pelo ódio e pode demonstrar seu inconformismo por meio de condutas violentas. Mostra-se agressivo e desafiador, atacando tudo e todos. Pode recusar-se a efetuar procedimentos médicos e tornar-se um problema para a família e para a equipe de saúde. As questões básicas que o perseguem são do tipo: "por que eu?", "por que agora?"; e as brigas consigo mesmo, com Deus e com quem estiver próximo serão resultado da tomada de uma consciência inconformada da realidade.

Em termos psicanalíticos, observa-se que o paciente está utilizando mecanismos primitivos da posição esquizoparanoide, expelindo seus conteúdos aterrorizantes, "enfiando-os" nas pessoas próximas (identificação projetiva), que passam a ser vivenciadas como responsáveis pelo sofrimento, por isso merecendo ser culpadas e atacadas. Esses mecanismos permitem que o paciente negue, em parte, a responsabilidade por seus terrores internos, atribuindo-os a algo que vem de "fora", conforme já foi assinalado. O mecanismo é similar ao que efetua um paciente psicótico quando, ao expelir seus conteúdos internos, os alucina e delira. Dessa forma seu terror passa a ter uma "explicação" que diminui, por algum tempo, o desespero ligado ao risco terrível da desestruturação psicótica.

A intensidade e a qualidade desses mecanismos vão decorrer também das características individuais do paciente. Aqueles que já usavam mais mecanismos projetivos tenderão a utilizá-los com mais força que outros pacientes que vivenciaram melhor suas experiências vitais.

Os primeiros terão mais dificuldades em ultrapassar este estágio, e alguns poderão ter uma morte penosa, cheia de rancor e de ódio, não podendo reconciliar-se consigo e com os demais. A equipe assistencial, evidentemente, será mais exigida nesses casos, e por vezes necessitará da ajuda do profissional de saúde mental.

Não nos esqueçamos que os vários estágios se interpenetram e alternam, não impedindo que pacientes passem por momento de raiva, em seguida por negação, e depois voltem a este estágio, numa calma aparente. Outros parecerão fenomenologicamente deprimidos, voltando o ódio para si mesmo, o que será explicado logo em seguida como depressão persecutória.

Negociação

Neste estágio o paciente aceita a realidade, mas tenta efetuar barganhas, "acordos", que lhe possibilitem manter uma visão não totalmente realística dos fatos, ou negocia para poder aproveitar melhor o tempo que lhe resta. É a fase de promessas efetuadas a Deus ou outros entes sobrenaturais, de mudanças de vida, de desejos de adiamento da morte até que determinados fatos ocorram etc. Vários mecanismos são mesclados, tais como projeção de aspectos aterrorizantes, idealização, negação maníaca, revisão e tentativas de anulação de culpas, tendências à reparação etc. Certamente ele somente é possível em pessoas que já estão alcançando algum contato razoável com a realidade, somado a algum grau de vitalidade. Pacientes com funcionamento mental predominantemente persecutório terão maior dificuldade em atingir esse estágio.

A observação clínica nos mostra, comumente, que nessa etapa ocorrem processos criativos, ou seja, pessoas usando o tempo para reavaliar suas vidas; preparando-se para um processo de reconciliação com o mundo e consigo mesmas; esboçando mecanismos de reparação; e até conseguindo tempo necessário para realizarem algo que muito desejariam, tal como ver o neto que vai nascer, acabar de escrever um livro, arrumar seus negócios etc. Isso nos mostra que existe um certo controle sobre o momento da morte, se existe força vital para tanto[3].

---

[3] Notícia do jornal *New York Times* de 15/01/2000 mostra, por estatísticas de óbitos nos hospitais da cidade, que muitos pacientes "adiaram" a morte para o ano 2000, possivelmente realizando o desejo de entrar no suposto novo século.

Depressão

Neste estágio a pessoa estará elaborando lutos. O luto pelos entes queridos, pelas vivências agradáveis, pelas oportunidades não aproveitadas, por situações e objetos aos quais se apegou. O paciente apresenta-se retraído, triste, sofrendo intensamente e evitando o contato com pessoas que não respeitam seu momento. Mas necessita muito de companhia, alguém sensível que o acompanhe nesse estágio, sem invadi-lo ou perturbá-lo.

A depressão persecutória deve ser diferenciada, por ser mais própria do estágio de raiva, em que o paciente está rancoroso e agressivamente triste, da depressão elaborativa, na qual se está tentando trabalhar as perdas e ganhos da vida, rumo a uma aceitação mais tranquila do inevitável. Quadros mistos evidentemente serão encontrados, e a equipe assistencial agirá diferentemente, dependendo dos mecanismos predominantes.

Aceitação

A este estágio chegam pacientes que superaram os anteriores, e a chance de que isso ocorra é maior se tiveram ajuda durante todo o processo. Tendo-se realizado a despedida das experiências vividas e dos entes queridos, pode manifestar-se uma grande paz e tranquilidade. O paciente parece desligado, dorme bastante, como que repousando de um sofrido processo, possivelmente preparando-se para outro. É essa tranquilidade que diferencia a fase de aceitação da anterior, a depressão, na qual se percebe ainda existir um sofrimento considerável.

Nem todos os pacientes atingirão esta última fase, ou mesmo algumas das anteriores. Será o apoio emocional que lhes permitirá chegar a ela, caso não tenham recursos próprios. E esse apoio somente poderá ocorrer, conforme vimos, se a Instituição aceitar que o paciente possa participar da própria morte, escolhendo sua forma e seu lugar. Não cabe, portanto, deixar morrer um paciente num hospital se ele prefere a residência, o contato com a família, ou utilizar recursos heroicos que o médico saiba que apenas prolongarão a vida por algumas horas, sem que o paciente seja respeitado em seus desejos.

Exemplo clínico

Uma profissional de saúde consultou um médico amigo que lhe solicitou um exame anatomopatológico em lesão suspeita. O médico estava preocupado com o possível grau de malignidade e, enquanto ganhava alguns dias, imaginava como lidaria com o assunto quando o resultado viesse, já que a paciente parecia exageradamente tranquila. Surpreendeu-se quando, no retorno, a paciente entrou mostrando-lhe o exame, já aberto, com um sorriso nos lábios e dizendo: "Graças a Deus, são células benignas". O médico, desconfiado, foi ler o exame. E, ele indicava malignidade, sem sombra de dúvida. Ficou confuso e já ia refutar, quando percebeu que a paciente talvez não estivesse em condições de ouvir a verdade. Ficou em dúvida se essa percepção decorria de seu medo (do médico) em lidar com a má notícia, ou da percepção contratransferencial do estado emocional da paciente. Optou pela segunda alternativa, sabendo que teria tempo para corrigir-se se sua hipótese estivesse errada. Apenas disse: "bem, tendo em vista o exame, vamos ter que operar". A paciente concordou imediatamente. O médico falou da cirurgia, da necessidade de examinar o comprometimento de certos órgãos e dos tratamentos subsequentes para o câncer, sem usar essa palavra, ao que a paciente aquiesceu.

Logo que iniciou o tratamento quimioterápico, a paciente não mais conseguiu manter a negação e o médico, ainda que experiente e disponível, resolveu solicitar a ajuda de um profissional de saúde mental porque a paciente se encontrava aterrorizada, com risco de se desagregar e com ideias suicidas. Tinha clara consciência do prognóstico e após algumas sessões, quando seu estado geral piorou, passou a atacar violentamente o psicoterapeuta, proibindo-o de retornar (o atendimento era domiciliar). Substituiu-o por ajudas alternativas e religiosas, tornando-se mística, o que lhe possibilitou passar por uma fase de aparente esperança. Mas logo seu estado piorou, ainda que estivesse medicada por psiquiatra. O médico assistente conseguiu convencê-la a rever seu psicoterapeuta e, surpreendente, criou-se um vínculo de confiança, graças ao qual a paciente pôde revisar toda sua vida, reconciliando-se com seus objetos internos e externos. Concomitantemente com a decadência de seu estado físico, foram trabalhados os aspectos emocionais, já num contexto predominante de depressão elaborativa. O mesmo ocorreu com a família, que também era ajudada pelo psicoterapeuta – na verdade, suas duas filhas (oito e seis anos de idade) já haviam se introduzido, espontaneamente, no processo psicoterápico e, aos poucos, o terapeuta passou a dedicar-lhes também um espaço próprio, assim como a toda a família. Essa conjunção de elementos, somada à piora do quadro, permitiu que a paciente e a família, depois de meses, percebessem que o momento da morte estava próximo. Mas uma intercorrência a levou a ser hospitalizada. Era óbvio que a paciente iria morrer, quando ela conseguiu dar a entender que preferiria morrer em casa. A alta somente foi concedida a pedido, os médicos se isentando de qualquer "consequência". A paciente faleceu dignamente, cercada e acarinhada por suas filhas e familiares, com quem conseguiu ter conversas individuais, por palavras e gestos, se despedindo, desculpando, aconselhando e, surpreendentemente, conseguindo ser bastante clara para ser compreendida.

O psicoterapeuta e o médico também receberam a mesma atenção, com demonstrações de gratidão. Tudo isso ocorreu de modo tranquilo, a tristeza de todos sendo vivida concomitantemente com a aceitação de que a despedida, por mais sofrida que estivesse sendo, fazia parte da vida e estava acontecendo da melhor forma possível.

Comentários: Evidentemente, nem todos os pacientes têm essa possibilidade de tratamento e o mais comum é que o médico assistente e a família tenham que lidar sozinhos com todo o processo. Qualquer profissional de saúde pode e deve agir psicoterapicamente, dando apoio e compreendendo o paciente; também deveriam fazer parte dessas atitudes as formas de aprendizagem, como acontece com os grupos Balint (CASSORLA, 1994). Religiosos preparados também podem ser de grande ajuda, conforme o tipo de paciente. O ideal seria que profissionais de saúde mental pudessem apoiar a equipe assistencial e, em determinadas situações, participassem diretamente do acompanhamento. Mas não substituindo totalmente o médico assistente, já que é nele que o paciente originalmente confia.

No caso descrito, verificou-se que após uma fase de negação surgiu o terror da desagregação, a identificação projetiva desse terror no psicoterapeuta (tão violentamente, que ele foi expulso) e nas pessoas em geral e, depois, certo grau de negociação, utilizando-se crenças religiosas e tratamentos alternativos. Após piora sintomática, a paciente permite a retomada da ajuda psicoterápica. Isso ocorre graças a um trabalho inconsciente de elaboração que foi também influenciada pelos contatos acolhedores com o médico assistente, com quem a paciente manteve um vínculo de confiança. Segue-se depressão elaborativa, reparação e reconciliação também no núcleo familiar e, finalmente, a morte tranquila e digna. O desespero da equipe hospitalar, a qual se sente ameaçada com a solicitação de alta, também aparece, talvez por culpa e medo de conscientizar-se de sua impotência.

CONSIDERAÇÕES FINAIS

Se a negação da percepção da morte é compreensível, precisamos conhecer minuciosamente e em profundidade como ela se articula em cada paciente. Assim, a compreensão passa a ser uma valiosa arma para entrarmos em contato com seu funcionamento mental. Captamos como a mente do paciente funciona a partir dos sentimentos que ele nos desperta. O autoconhecimento do profissional de saúde se constitui também num recurso importante (CASSORLA, 1994; 1998b; 2006). Essa compreensão nos fornecerá pistas para saber como o paciente lida com a vida e nos estimulará a pensar sobre os dilemas referentes ao suicídio assistido e à ortotanásia, outros temas deste livro.

O modo de lidar com a vida – usufruindo-a com respeito – determinará também como lidaremos com o desconhecido, o não sabido, a impotência e a maravilha de sermos humanos. Querendo ser deuses e fracassando sempre, mas aproveitando o viver nos damos conta de nossas limitações e de nosso vigor.

BIBLIOGRAFIA

CASSORLA, R.M.S. A morte e o morrer. In: BOTEGA, N.J. (Org.). *Prática médica no hospital geral*: interconsulta e emergência. 2. ed. Porto Alegre: Artmed, 2006. p. 417-439.

_____. *O que é suicídio*. 5. ed. São Paulo: Brasiliense, 2005.

_____. (Org.). *Do suicídio*: estudos brasileiros. 2. ed. Campinas: Papirus, 1998a.

_____. (Org.). *Da morte*: estudos brasileiros. 2.ed. Campinas: Papirus, 1998b.

_____. Dificuldades no lidar com aspectos emocionais da prática médica: estudo com médicos no início de grupos Balint. *Revista ABP-APAL*, v. 16, n. 1, p. 8-24, 1994.

CASSORLA, R.M.S; SMEKE, E.L.M. Autodestruição humana. *Cad. Saúde Pública*, Rio de Janeiro, v.10, supl. 1, p. 61-73, 1985.

KOVÁCS, M.J. *Morte e desenvolvimento humano*. São Paulo: Casa do Psicólogo, 3. ed., 2002

KÜBLER-ROSS, E. *Sobre a morte e o morrer*. São Paulo: Martins Fontes, 1998.

PERESTRELLO, D. *A medicina da pessoa*. 5. ed. São Paulo: Atheneu, 2006.

Capítulo 5
O MÉDICO E SUA RELAÇÃO COM O PACIENTE DIANTE DA MORTE

Lucélia Elizabeth Paiva

Ainda hoje, quando se fala em câncer, existe uma associação com dor, sofrimento, falta de energia vital, morte horrível, apesar dos grandes avanços da medicina. Com os avanços em termos de terapêutica e cura, o câncer deixou de ser uma doença incurável, tornando-se então uma doença crônica, promovendo uma sobrevida e melhor qualidade de vida para o paciente. Entretanto, as pessoas acometidas pelo câncer trazem sempre essa imagem destrutiva que, mesmo após a cura, ficam os medos da possibilidade de recidiva, sofrimento e morte. Por esta razão, muitas vezes fica muito difícil para o paciente buscar ajuda, pois o medo de receber um diagnóstico de câncer é tão grande, fazendo com que muitos indivíduos acabem por negar qualquer alteração em seu organismo; assim como, também em função disso, muitos médicos se esquivem de dar uma notícia dessas ao paciente. (DEITOS e GASPARY, 1997; FAGUNDES, 1981; KOVÁCS, 1996; PAIVA, 2000, 2006; PAIVA e PINOTTI, 1988; SHERMAN, 1993; YAMAGUCHI, 1994)

Sabe-se da importância de o paciente conhecer o diagnóstico e poder discutir abertamente com o médico o tratamento ao qual será submetido. Porém, sabe-se também que o tratamento de câncer não é fácil, tampouco rápido; além das várias alterações que podem ocorrer com o paciente no período de quimioterapia e radioterapia, como por exemplo fadiga, queda de cabelos, mucosite, náuseas etc., atingindo a autoimagem do paciente. Por isso, tanto os pacientes como seus familiares merecem um esclarecimento sobre os riscos e os benefícios dos tratamentos oferecidos, para que se possa conseguir a adesão do paciente. Em função do tratamento, o indivíduo necessita estar frequentemente no hospital, muitas vezes hospitalizado. Porém, de modo geral, os hospitais são lugares que não proporcionam à família um acesso livre a esse paciente, dificultando, assim, o que se refere ao estado emocional. Nos casos de pacientes terminais, essa experiência de afastamento pode ser traumatizante tanto para os pacientes como para os familiares, dificultando o processo de luto.

Com a hospitalização, o paciente é submetido a um espaço estranho, a uma rotina diferente, a contatos com pessoas desconhecidas que vão cuidar dele e, com isso, sofre um processo de despersonalização. Pode tornar-se melancólico, deprimido, desconfiado e, algumas vezes, hostil à abordagem médica. (FAGUNDES, 1981; KLAFKE, 1991; PAIVA, 1993, 2000, 2006; ROCCO, 1992; YAMAGUCHI, 1994)

Pelo exposto, nota-se ser inevitável que a relação do médico-paciente-família seja uma relação verdadeira, fundada em confiança. Paiva (2000) desenvolveu um estudo no qual entrevistou 60 médicos que tinham, em seu cotidiano profissional, contato com pacientes com câncer avançado e em fase terminal. Esse estudo tinha como objetivo detectar diferenças de atitudes entre médicos, oncologistas e não oncologistas, no hospital geral e no hospital de especialidade. Foi desenvolvido no período de 1998 a 1999, por intermédio de uma entrevista estruturada e um questionário. Na entrevista, esperava-se que o sujeito falasse a respeito do seu percurso dentro da medicina, desde o tempo de estudante até o momento; como se sentia trabalhando/cuidando de pacientes com câncer avançado e em fase terminal. O questionário era composto de questões relacionadas com comportamentos adotados a respeito da doença (câncer), pacientes e familiares e à morte.

A entrevista e o questionário foram aplicados individualmente, num único encontro. Durante as entrevistas, ao falarem sobre a opção pela medicina, pôde-se observar que alguns médicos fizeram suas opções em função de uma visão romântica, por doação, com a ideia de ajudar as pessoas. Outros mencionaram a influência de ter médicos na família. Alguns falaram da decepção durante o curso de medicina por excesso de teoria e pouca prática durante muito tempo. Foi mencionado, ainda, que o curso só se torna atraente quando iniciam suas atividades práticas dentro do hospital, no terceiro ano e a partir do internato, ou seja, quinto ano. Sabe-se que, no terceiro ano ou no internato, o "futuro médico" entra em contato com o doente (algo tão desejado e esperado) com suas angústias, sofrimento e até mesmo a morte. Não se deve esquecer que o médico, ao longo do curso, estuda as doenças e seus tratamentos, sendo treinado para salvar e curar, deparando-se com a realidade de não cura e morte no final da faculdade.

Em estudos sobre as motivações que levam a pessoa, no caso, a optar pela medicina, a viver tão próxima da morte, que é o que mais se teme e do que se deseja estar longe, encontram-se motivações conscientes e inconscientes. Estudos mostram que o estudante de medicina entra na faculdade, muitas vezes, mobilizado pelo desejo de ajudar, desejo de ser um cientista, desejo de *status* e/ou um bom salário. Porém, o desejo de ajudar provavelmente seja o fator que mais levará o estudante a escolher esse curso, especialmente quando ele se defrontar com pacientes com suas dores e necessidades.

Uma das melhores táticas de sobrevivência durante a educação profissional é identificar um professor ou outro profissional que desempenhe o modelo que manifesta o espírito de generosidade para tornar-se uma pessoa que ajuda e uma base frequente com aquela pessoa (GAUDERER, 1998; MELEIRO, 1999; PURTILO e HADDAD, 1973). Atualmente, já se fala em tutoria durante a formação acadêmica do médico. Ainda durante as entrevistas, Paiva (2000) constatou que, de modo geral, os médicos expuseram suas dificuldades emocionais em lidar com a finitude, com os limites da medicina, com os desejos e sentimentos dos familiares, com seus sentimentos de onipotência *versus* sentimento de impotência, a formação acadêmica voltada para a cura e não para a não cura, muitas vezes vista como fracasso.

Ficou muito claro como o médico não é preparado, ao longo de sua formação, tanto na graduação como na residência e na especialização em oncologia, no caso, para lidar com essa gama de sentimentos e aspectos psicológicos que estão tão presentes na situação. Quanto à opção pela oncologia, alguns médicos afirmaram que não haviam pensado em trabalhar com essa especialidade, alguns decidiram durante o curso ou até mesmo no último ano da faculdade, assim como existiram aqueles que optaram somente na residência médica. Desses médicos, alguns afirmaram que o caminho não foi propriamente uma opção, mas foi acontecendo ao longo do curso e da residência, ao longo da vida, ou até mesmo avaliando a oncologia como especialidade do futuro.

Existiram aqueles que fizeram suas opções por gostar de desafios, o que não necessariamente fazia com que fossem atraídos pela especialidade em si. Um aspecto muito explorado durante as entrevistas foi o fato de o médico ser preparado para trabalhar com a vida e com a cura de doenças, o que dificulta muito quando há necessidade de lidar com a morte. Os médicos apresentam dificuldade em definir um prognóstico, além de serem treinados para curar e não cuidar de pacientes sem prognóstico. (SECKLER e DEHEINZELIN, 1998). A profissão de médico lida com a doença e a morte, o que ajuda a torná-lo onipotente (MELEIRO, 1999). Em suas respostas, notou-se também a dificuldade em trabalhar a família de pacientes com câncer avançado e em fase terminal. Os médicos mencionaram a necessidade de manter a família sempre informada, a par de toda a situação e, muitas vezes, preservando o próprio paciente de conhecer a realidade, com a justificativa de protegê-lo de um sofrimento maior, de uma possível depressão. Nesse sentido, parece que os médicos estabelecem um vínculo maior com a família do que com o paciente oncológico.

Diante disso, questiono se o médico, ao prevalecer o vínculo com a família, está de fato tentando proteger o paciente ou se está tentando se proteger de um contato maior com alguém que traz consigo a inoxorabilidade da morte e o atestado de que o médico não é um 'Todo-Poderoso' ou um semideus (como muitos mencionaram), que foi treinado para curar e salvar, mas que tem limitações e nem tudo pode. Em relação ao vínculo que se estabelece, é interessante observar o que se passa na questão da comunicação. Fala-se de não se mentir para o paciente, mas omitir, contar "meias-verdades". No entanto, sabe-se que a comunicação acontece em nível verbal e não verbal. Nos dois grupos pesquisados, foi apontada a dificuldade na comunicação.

Quanto à questão de se lidar com pacientes com câncer avançado e em fase terminal, em algumas entrevistas isso apareceu como desafio em ambos os grupos. É interessante notar também que, nos dois grupos, apareceram questões de se deparar com os limites e as limitações, o sentimento de impotência, bem como as dificuldades inerentes às questões sociais, institucionais de saúde e estrutura hospitalar. Observou-se também que os médicos do hospital geral apresentam uma tendência a se sentirem mais impotentes diante de um paciente sem possibilidades terapêuticas de cura do que os médicos do hospital de especialidade, embora, nas entrevistas, ambos os grupos tenham mencionado essa dificuldade. Hoirisch (1993) fala da identidade médica enquanto herói e frustrado, dependendo de quem tenha que atender. Muitos médicos tendem a evitar os pacientes incuráveis, lembrando que tiveram como objetivo central, em sua formação, o curar (SHERMAN, 1993). Para contrapor o sentimento de onipotência, no qual há dificuldade de se lidar com a morte de um paciente, muitas vezes são tomadas medidas heroicas a fim de fugir do contato com esse mesmo paciente.

A ideia de uma aceitação da própria mortalidade seria o passo para superar tal dificuldade (ZAIDHAFT, 1990). Kübler-Ross (1987) também se refere à questão da aceitação da mortalidade. Foi mencionado que a idade do paciente também interfere em como o médico se relaciona com a terminalidade do paciente. Nos dois grupos, apareceu claramente que há maior dificuldade em lidar com a morte de pacientes jovens e crianças do que com a de idosos o que, de certa forma, é esperado social e culturalmente.

Outro aspecto a ressaltar é que, apesar da dificuldade em lidar com o paciente com câncer avançado e em fase terminal, os médicos (principalmente do hospital geral) afirmaram ser uma tarefa privilegiada acompanhar uma pessoa em um momento tão próprio. Já, no hospital de especialidade, talvez porque os médicos acompanhassem com uma frequência maior esses pacientes, o lado psicológico do médico fica mais em evidência, e ele reclamou da falta de preparo para enfrentar tais situações, que são desgastantes. Esse trabalho foi caracterizado como sendo de muito sofrimento, complicado e angustiante. Porém, nota-se que, apesar da frustração de não conseguirem sempre a cura, é um trabalho em que é importante estar atento à qualidade de vida e ser continente. Caracterizam-no, por vezes, como um trabalho que requer humanização, doação e conforto. A necessidade de se ter um preparo melhor no curso de medicina já é discutido há muitos anos. Pesquisas mostram que estudos vivenciais devem ser cada vez mais incentivados, com o objetivo de maior conscientização de melhoria do padrão de ensino, mudanças curriculares e integração da universidade na vida de hoje. (D'ANDREA e SOTELINO, 1987)

Os temas morte e morrer; cuidados no final de vida, manejo da dor e alívio de sintomas devem ser abordados nas disciplinas do curso básico, ao longo do curso médico, num *continuum*, e não em especialidades específicas que lidem com essas questões (BARZANSKY *et al.*, 1999). É importante que haja uma educação longitudinal, ou seja, ao longo da formação médica, voltada para a questão de trabalhar com pacientes terminais, com a morte e o morrer (KAYE *et al.*, 1994). Existem, ainda, autores que afirmam que os anos pré-clínicos da educação médica têm um potencial rico para preparar o estudante para cuidar de pacientes próximos ao final da vida, bem como pacientes em geral. Desta forma, os dois primeiros anos merecem atenção particular porque é durante esses anos que os estudantes desenvolvem seus conhecimentos básicos, habilidades e atitudes e começam a formar suas identidades profissionais. Durante esses anos, a preparação em cuidado de final de vida pode ser aumentada ou minada. Com isso, a morte passaria a ser vista como algo natural e não como atestado de incompetência ou fracasso.

Ensinar a curar e ensinar a cuidar de quem está morrendo fazem parte das atribuições do médico (BARNARD *et al.*, 1999). Nos dois grupos pesquisados por Paiva (2000), verificou-se que trabalhar com pacientes terminais é uma tarefa, embora bastante pesada, difícil e de muito sofrimento, gratificante e de amadurecimento profissional. Foi denominada por vários médicos como "experiência de vida".

Atualmente, apesar de a oncologia ter progredido muito em relação aos avanços científicos e tecnológicos, pode-se observar que os médicos continuam apresentando as mesmas dificuldades. Nesse estudo, Paiva (2000) observou que, em ambos os grupos, a fé religiosa foi mencionada como algo que ajuda a suportar o trato com pacientes com câncer avançado e em fase terminal. Se a questão da morte for pensada do ponto de vista cristão, pode-se supor que a ressurreição, ou seja, acreditar que após a morte algo melhor virá, a eternidade, pode ser um fator que tranquilize a não possibilidade de prolongar a vida. Diante disso, ressalta-se a importância de cuidados com aquele que cuida dos pacientes com câncer avançado e em fase terminal, no caso, o médico.

Estudos mostram que a oncologia carrega consigo tensões básicas sobre os residentes, nas pessoas que escolhem a oncologia como carreira e nos médicos assistentes (KASH e HOLLAND, 1990; MACHADO, 1997). A depressão e a dependência de álcool ou drogas são comuns, tendo o suicídio como resultado em alguns casos, e sugerindo que o apoio para a equipe e os médicos oncologistas é importante. Muito se tem estudado a respeito da formação do médico, desde o momento da escolha profissional, inclusive a questão da vocação, na qual se questiona o que faz com que alguns optem por viver tão próximo à morte, que é algo temido e de que se quer distância. (MILLAN, 1999)

O curso de medicina em si coloca o aluno distante do doente durante boa parte de sua duração, privilegiando estudar doenças e o corpo humano "calado" por meio de cadáveres em livros e peças de anatomia, deixando o doente para a segunda metade do curso. É desta forma que o aluno inicia sua relação com a morte. O choque da morte acontece quando o acadêmico tem suas primeiras aulas de anatomia e é obrigado a se defrontar e a enfrentar o cadáver, que é a personificação da morte, da nossa existência limitada, do nosso fracasso médico de querer vencê-la para sempre. Nesse encontro com o cadáver, inicia-se nos alunos o processo de desenvolvimento de mecanismos de defesa indispensáveis para a futura profissão (ABDO, 1985; GAUDERER, 1998; HOIRISCH *et al.*, 1993; MELEIRO, 1999; NOGUEIRA-MARTINS, 1991; PAIVA, 1993, 2000, 2006; PERAZZO, 1986; ZAIDHAFT, 1990; ZAIDHAFT *et al.*,1992). Rocco (1992) afirma que o estudante de medicina enfrenta duas crises importantes durante sua graduação: a entrada para os hospitais e pronto-socorros e a época da formatura. Ambas mobilizam sentimentos profundos, tais como negação da morte, regressão emocional, sedução, onipotência, vistas ao paciente e a ele próprio quando inicia a relação com o enfermo. O medo da não realização profissional, a incerteza do mercado de trabalho que o espera e a dificuldade de se tornar independente fazem com que muitos queiram continuar como estudantes, sendo esta uma das explicações para a grande procura das residências médicas. Claro que não podemos esquecer que, com a criação das inúmeras especialidades médicas, justifica-se também a necessidade da formação desses especialistas – fragmentando cada vez mais o contato com o indivíduo doente.

Sabe-se que o curso médico mobiliza questões psicológicas importantes do tipo vida/morte, onipotência/impotência, cura/fracasso etc., além de situações de conflito e estresses do dia a dia que o estudante tem que enfrentar. O profissional de saúde apresenta algumas reações emocionais, como negação, minimização, raiva, culpa, rejeição, depressão, pensamento mágico, aceitação, entre outras. A onipotência (fantasia de poder vencer a morte) é a fundamental, que faz com que o médico possa exercer o seu papel de controlar ou dominar a morte; porém esta reação camufla outra emoção importante, a impotência, quando o médico se sente incapaz e limitado em seus recursos diante de algumas situações (GAUDERER, 1998). Millan, Rossi e De Marco (1990) fizeram um estudo, no qual observaram um alto índice de suicídio entre estudantes do curso de medicina da Faculdade de Medicina da Universidade de São Paulo (FMUSP).

A partir disso, eles defendem que a existência de uma comunidade acadêmica receptiva tem um padrão facilitador para a prevenção; com a criação de serviços com a finalidade de oferecer assistência psicológica ao aluno, contribuindo para o trabalho preventivo e ofertando condições ao estudante para enfrentar os inevitáveis conflitos presentes na formação médica. Na época, foi criado, na FMUSP, o Grupo de Assistência Psicológica ao Aluno (Grapal) com o objetivo de oferecer assistência especializada e orientação, principalmente nos momentos de crise. Outras instituições de ensino médico constataram, também, tal necessidade e criaram o Serviço de Apoio ao Estudante. Baseada em sua pesquisa e em estudos anteriores (KASH e HOLLAND, 1990; NOGUEIRA-MARTINS, 1991, 1998; ROCCO, 1992; SAYD, 1993; ZIMERMAN, 1992), Paiva (2000) enfatiza a importância de promover cuidados ao profissional de saúde, principalmente no que se refere aqueles relacionados com sua formação profissional; pensar no currículo médico e proporcionar ao estudante de medicina uma formação na qual ele possa entrar em contato com as questões psicológicas que envolvem a sua relação com a medicina, com a doença, com o doente, com o tratamento e com a morte.

Desde 2007, a FMUSP, através da disciplina de Emergências Clínicas, conta com um curso de extensão: *Tanatologia – Educação para a Morte*, cujo objetivo é refletir/discutir a morte numa visão plural: sob enfoques da medicina, da enfermagem, da psicologia, do direito, da bioética, da sociologia, da antropologia, da filosofia, das religiões, da espiritualidade, das artes, da literatura; na saúde e na educação; além disso, tem uma disciplina na pós-graduação, Tanatologia – Educação para a Morte, que objetiva, entre outros, formar recursos humanos e desenvolver núcleos de pesquisas sobre a temática da morte.

Paiva (2000) salienta a questão da humanização nos hospitais, com grande ênfase nos atendimentos multiprofissionais, porém defende que não é possível crer num trabalho compartimentado, em que cada qual faz a sua parte sem trocas. Nesse caso, o paciente que chega a um hospital e deposita a sua vida e sua morte nas mãos daquele que ele julga poder curá-lo fica sem referencial. Em um hospital, o referencial do paciente ainda deve ser o médico, aquele que é visto pelo paciente como o 'meu' médico. Se, por um lado, isso faz com que o médico se sinta importante, por outro é uma carga muito pesada, pois o paciente deposita no médico todas as suas ansiedades e angústias referentes à doença, à cura ou não cura, à sua vida e sua morte.

Nem sempre o médico consegue manter um relacionamento aberto, com uma comunicação efetiva. O médico, em sua formação, é treinado para curar e salvar e quando isso não é possível, muitas vezes acaba enfrentando a situação de modo a sentir-se impotente e fracassado. Ele, geralmente, não consegue lidar de forma positiva com os limites da medicina e suas próprias limitações. Com isso, fica muito difícil encarar a finitude e os limites do ser humano, pois também acaba por identificar-se com um ser limitado e mortal. Diante do exposto até o momento, Paiva (2000) acredita na importância do cuidado com a formação do médico, assim como de todo profissional de saúde, para que possa cuidar mais adequadamente e, poderia arriscar dizer, cuidar mais livremente dos pacientes, uma vez que tenha contato com suas questões emocionais e psicológicas bem conhecidas, conscientizando-se de suas dificuldades e limitações. Os grupos de reflexão devem ser valorizados, pois se caracterizam como um espaço onde o médico poderá repensar.

As reuniões para discussão de caso clínico também podem ser momentos importantes, nas quais, por intermédio do outro (o paciente), o médico pode perceber o que se passa nessa relação. Seminários com temas referentes a tais questões favorecem o médico a reflitar sobre tais conteúdos emocionais. Como proposta também, acredita ser importante que os hospitais que atendem oncologia tivessem um Serviço de Psicologia, o qual desse conta de trabalhar não somente com as questões referentes aos pacientes e familiares, mas com a comunidade na qual esses pacientes estão inseridos e, ainda, com os profissionais que atendem esse tipo de população. No caso deste trabalho em especial, salienta a preocupação de lidar com os médicos para que eles possam apresentar atitudes mais positivas no trato com tais pacientes. Como já foi dito, o fato de se deparar diariamente com os limites e a finitude traz sofrimento e angústia, conscientes ou não, fazendo com que esses profissionais lancem mão de defesas psicológicas que os ajudem a enfrentar a situação. Ressalte-se que contar com um Serviço de Orientação e Aconselhamento Psicológico e fomentar os grupos de reflexão dentro das instituições, pode ser uma atitude institucional que beneficiaria o bom andamento de um árduo trabalho, bem como daria continuidade a uma proposta de formação profissional, cujo início seria ideal durante a graduação. Ainda, a importância dessa formação nos cursos de especialização e residência em oncologia.

Com isso, crê-se que o médico provavelmente tenha uma conduta diferente e um relacionamento diferente com os pacientes crônicos e terminais se, durante a formação médica, não se privilegiar apenas a doença, mas também o doente; se seu treinamento visar não somente salvar e curar como um Deus, mas tratar a doença encarando os limites da medicina e do corpo humano, percebendo-se humano e mortal. Isto possibilitará o que tem sido buscado quando se fala em humanização do hospital.

BIBLIOGRAFIA

ABDO, C.H.N. O médico e a morte. *Rev. Psiq. Clín.*, v.12, n. 3-4, p. 96-100, 1985.

BARNARD, D.; QUILL, T.; HAFFERTY, F.W.; ARNOLD, R.; PLUMB, J.; BULGER, R.; FIELD, M. Preparing the ground: contributions of the preclinical years to medical education for care near the end of life. *Acad. Med.*, v. 74, n. 5, p. 499-505, 1999.

BARZANSKY, B.; VELOSKY, J.; MILLER, R.; JONAS, H.S. Education in end-of-life care during medical school and residency training. *Acad. Med.*, v. 74, n. 10, p. S102-104, 1999.

D'ANDREA, F.F.; SOTELINO, M.D. Carta ao mestre: vivência em psicologia médica. *J. Bras. Psiq.*, v. 36, n. 1, p. 35-39, 1987.

DEITOS, T.F.H.; GASPARY, J.F.P. Efeitos biopsicossociais e psicoimunológicos do câncer sobre o paciente e familiares. *Rev. Bras. Cancerol.*, v. 43, n. 2, p.117-25, 1997.

FAGUNDES, L.A. Relação médico-paciente no tratamento do câncer. In: MARTINS, C. *Perspectivas da relação médico-paciente*. 2. ed. Porto Alegre: Artes Médicas, 1981.

GAUDERER, C. *Crianças, adolescentes e nós:* guia prático para pais, adolescentes e profissionais. 2. ed. Rio de Janeiro: Revinter, 1998.

HOIRISCH, A.; BARROS, D.I.M.; SOUZA, I.S. *Orientação psico-pedagógica no ensino superior*. São Paulo: Cortez, 1993.

_____. Identidade médica. In: MELLO FILHO, J. *Psicossomática hoje*. Porto Alegre: Artes Médicas, 1992.

KASH, K.M.; HOLLAND, J.C. Special problems of physicians and house staff in oncology. In: HOLLAND, J.C.; ROWLAND, J.H. *Handbook of psychooncology: psychological care of the patient with cancer*. New York: Oxford University Press, 1990.

KAYE, J.; GRACELY, E.; LOSCALZO, G. Changes in students' attitudes following a course on death and dying: a controlled comparison. *J. Cancer Educ.*, v. 9, n. 2, p. 77-81, 1994.

KLAFKE, T.E. O médico lidando com a morte: aspectos da relação médico-paciente terminal em cancerologia. In: CASSORLA, R.M.S. (Coord.). *Da morte:* estudos brasileiros. Campinas: Papirus, 1991. p. 25-49.

KOVÁCS, M.J. A morte em vida. In: BROMBERG, M.H.P.F.; KOVÁCS, M.J.; CARVALHO, M.M.M.J.; CARVALHO, V.A. *Vida e morte*: laços da existência. São Paulo: Casa do Psicólogo, 1996.

KÜBLER-ROSS, E. *Sobre a morte e o morrer*. São Paulo: Martins Fontes, 1987.

MACHADO, M.H. (Coord.). *Os médicos no Brasil*: um retrato da realidade. Rio de Janeiro: Fiocruz, 1997.

MELEIRO, A.M.A.S. *O médico como paciente*. São Paulo: Lemos Editorial, 1999.

MILLAN, L.R.; MARCO, O.L.N.; ROSSI, E.; MILLAN, M.P.B.; ARRUDA, P.C.V. Alguns aspectos psicológicos ligados à formação médica. In: _____. *O universo psicológico do futuro médico*. São Paulo: Casa do Psicólogo, 1999.

MILLAN, L.R.; ROSSI, E.; DE MARCO, O.L.N. O suicídio entre estudantes de medicina. *Rev. Hosp. Clín. Fac. Med. S. Paulo*, v .45, n. 3, p. 145-149, 1990.

NOGUEIRA-MARTINS, L.A. Atividade médica: fatores de risco para a saúde mental do médico. *Rev. Bras. Clín. Terap.*, v. 20, n. 9, p. 355-364, 1991.

NOGUEIRA-MARTINS, L.A.; JORGE, M.R. Natureza e magnitude do estresse na residência médica. *Rev. Ass. Med. Brasil.* v. 44, n. 1, p. 28-34, 1998.

PAIVA, L.E. Aspectos psicológicos relacionados à oncologia. *Rev. Prática Hospitalar*, v. 8, n. 43, p. 124-128, jan/fev, 2006.

_____. *Atitudes de médicos na relação com o paciente com câncer avançado e em fase terminal em um hospital geral e em um hospital de especialidade*. Dissertação (Mestrado) - Fundação Antônio Prudente, São Paulo, 2000.

_____. Aspectos psicológicos e a atuação do psicólogo no pronto-socorro cirúrgico. In: BIROLINI, D.; UTYIAMA, E.; STEINMAN, E. *Cirurgia de emergência*. São Paulo, Rio de Janeiro, Belo Horizonte: Atheneu, 1993.

PAIVA, L.E.; PINOTTI, H.W. Câncer: algumas considerações sobre a doença, o doente e o adoecer psicológico. *Acta Oncol. Bras.*, v. 8. n. 3, set/dez, 1988.

PERAZZO, S. *Descansem em paz os nossos mortos dentro de mim*. Rio de Janeiro: Francisco Alves,1986.

PURTILO, R.B.; HADDAD, A.M. *Health professional and patient interaction*. 5. ed. Philadelphia: W.B. Saunders Company, 1973.

ROCCO, R.P. Relação estudante de medicina-paciente. In: MELLO FILHO, J. *Psicossomática hoje*. Porto Alegre: Artes Médicas, 1992.

SAYD, J.D. A escola médica e seus implícitos sobre a morte. *Rev. Bras. Educ. Méd*, Rio de Janeiro, v. 17, n. 3, p. 1-44, set./dez., 1993.

SECKLER, M.; DEHEINZELIN, D. Pacientes fora de possibilidades terapêuticas. In: BRENTANI, M.M. *Bases da oncologia*. São Paulo: Lemar, 1998.

SHERMAN, C.D. Aspectos psicossociais do câncer. In: HOSSFELD, D.K.; SHERMAN, C.D.; LOVE, R.R.; BOSCH, F.X. *Manual de oncologia clínica*. São Paulo: Fundação Oncocentro de São Paulo, 1993.

YAMAGUCHI, N.H. O câncer na visão da oncologia. In: CARVALHO, M.M.M.J. *Introdução à psiconcologia*. Campinas: Psy II, 1994.

ZAIDHAFT, S. *Morte e formação médica*. Rio de Janeiro: Francisco Alves, 1990.

ZAIDHAFT, S.; BATISTA, A.D.; REGO, G.C.; BINES, J.; RUBINSTEIN, L.; DRUMOND, L.E.F. O estudante de medicina e a morte. In: MELLO FILHO, J. *Psicossomática hoje*. Porto Alegre: Artes Médicas, 1992.

ZIMERMAN, D.E. A formação psicológica do médico. In: MELLO FILHO, J. *Psicossomática hoje*. Porto Alegre: Artes Médicas, 1992.

Capítulo 6
FINITUDE E TERMINALIDADE: UM NOVO OLHAR SOBRE AS QUESTÕES DA MORTE E DO MORRER EM ENFERMAGEM

Ramon Moraes Penha

> *Quando a morte se aproxima do homem,*
> *o que nele existe de mortal desagrega-se,*
> *o que nele há de imortal e de incorruptível,*
> *retira-se intacto.*
> Sócrates

INTRODUÇÃO

Para a enfermagem, enquanto ciência do cuidar, o discurso sobre a morte e o morrer não é tema novo. Existe na literatura dessa área um bom conglomerado de informações vastamente ricas que buscam clarificar os significados da morte, tanto para os profissionais quanto para os pacientes nos mais diversos contextos em que essa ciência se aplica. É interessante notar que muito do que tem sido hoje escrito tem como objetivo aproximar o profissional de saúde, em especial os da enfermagem, da sua própria finitude.

Nas linhas a seguir temos o intuito de propor algumas reflexões no tangente das questões da vida, uma vez que, entre os grandes desafios deste terceiro milênio, se situa o diálogo na intenção de reaproximar o fenômeno morte dos sujeitos que se esforçam em domá-la, bem como reforçar a ideia de homem finito, que todos somos, mas, ao mesmo tempo reiterar a essência de ser infinito e transcendente capaz de construir uma existência mais próspera e mais feliz a partir desta consciência de morte.

Essa necessidade pode ser justificada pelo fato de o paradigma materialista não mais satisfazer às necessidades dos profissionais de saúde, muito menos da enfermagem. A cada dia nos deparamos com verbalizações dolorosas por parte desses profissionais que encontram na morte do outro sua própria finitude, e sentem dificuldade em ser acolhidos para verbalizar suas dores.

É tempo de mudança. É tempo de compreender o cuidar enquanto oportunidade de aprendizado a partir da troca, da sensibilidade e da intenção consciente em estar junto com o outro. Neste aspecto é imperativo pensar tal ideia enquanto uma proposta educativa, uma vez que ela tem como premissa básica permitir a morte de velhos conceitos para que os novos possam ser elaborados e aplicados na lide cotidiana.

Assim, o desafio deste capítulo é de uma perspectiva que não exclui as desenvolvidas até o momento, mas sim posiciona a morte e o morrer em enfermagem balizada pelo mecanismo da observação mais lúcida como potencializadora das possibilidades outrora lançadas, haja vista que, quando a boa prática da observação é apreendida, certamente existe melhora significativa da eficiência das ações comumente desenvolvidas na práxis[1]. Em geral, atuamos na prática clínica do cuidado pautados na consciência comum como modo de interpretar as relações cotidianas, ou seja, me relaciono com o outro e com as coisas do modo como desejo que elas se apresentem e não como elas realmente são. Assim, toda atividade humana é desenvolvida a partir das finalidades humanas e toda ação verdadeiramente humana requer certa consciência de uma finalidade.

Não obstante, essa finalidade é a expressão de certas atitudes do sujeito face à realidade que, por sua vez, é adotada de acordo com os objetivos inquiridos. Desta forma, mesmo quando não mais houver a vontade, haverá ainda uma essência de alegria que nos permitirá estar com o outro de maneira integral e percebê-lo como ser único, construtor de uma história que, assim como a nossa, terá um desfecho e a dignidade será atingida quando o auxiliarmos a assinar, com dignidade, a última página do livro da vida.

As Velhas Histórias

Todos possuímos muitas histórias de morte para compartilhar. No cotidiano do trabalho em enfermagem, a morte conta sempre várias histórias. São inúmeros causos entre uma quantidade significativa de

---

[1] Práxis – atividade material do homem social. De acordo com Adolfo Sánchez Vásquez, no livro *Filosofia da Práxis*, editado pela Paz e Terra (1968), o verdadeiro sentido da práxis, como atividade real, objetiva o material do homem, que só é homem – socialmente – em e pela práxis, não pode ser conseguido através do retorno do ponto de vista comum.

"casos". Todavia, percebemos que o profissional de enfermagem nem sempre consegue compartilhar suas histórias. Nesse silêncio oculto das palavras ficam grandes lições. E sabemos que lições são criadas para ser divididas. Quantas oportunidades de aprendizados tivemos sobre paciência, raiva, culpa, entrega, medo, tempo, quem sabe até mesmo sobre o amor e a solidariedade?

Tão importante seria reaprendermos a contar essas histórias para nossos pacientes, familiares e outros companheiros de equipe. Mas por que dividir experiências tem sido tão doloroso para nós, profissionais?

Em enfermagem, de maneira muito peculiar, essa experiência tem sido vivida em contextos de dor e sofrimento do outro. E pelo que nos parece, não tem sido fácil crescer em meio ao sofrimento. A morte traz sofrimento: os sintomas, a família, os amigos e, em boa parte das vezes, a solidão. Morrer também é solitário. Contudo, de tudo que se manifesta em uma existência podem-se contar histórias. A solidão também conta belíssimas histórias, quase tão belas quanto a "Ausência" do autor Carlos Drummond de Andrade[2]:

> *Por muito tempo achei que a ausência é falta*
> *E lastimava, ignorante, a falta.*
> *Hoje não a lastimo.*
> *Não há falta sem ausência.*
> *A ausência é um estar em mim.*
> *E sinto-a branca, tão pegada, aconchegada em meus braços,*
> *Que rio e danço e invento exclamações alegres,*
> *Porque a ausência, essa ausência assimilada,*
> *Ninguém a rouba mais de mim.*

Ter a oportunidade de estar junto ao outro que perpassa com maior proximidade pelo fenômeno do morrer exige uma habilidade que pouco aprendemos nos cursos de formação profissional: A arte do silêncio. O silêncio, aliado à escuta terapêutica, proporciona o contato com a essência do outro. Este contato permite a percepção de algo que teremos como verdadeiro, e que sempre existe o encontro com aquilo que identificamos como verdade, existe a necessidade de compartilhar sentimentos que nos entristecem, pois é preciso se desfazer de antigos conteúdos que não mais nos têm proporcionado felicidade.

Na presença desses sentimentos inóspitos, existe a dificuldade em perceber necessidades. Nós, da Enfermagem, prestamos cuidados

---

[2] Poema disponível em: http://www.memoriaviva.digi.com.br/drummond/index2.htm

pautados em necessidades. Araújo e Silva (2004) desconfiaram disso. Em uma pesquisa, as autoras identificaram tal limitação na percepção dos profissionais na lide com pacientes moribundos em Unidades de Terapia Intensiva, onde, ante o paciente terminal, os profissionais demonstraram inquietudes e inabilidade em acolher sentimentos, uma vez que, à manifestação destes pela expressão não verbal especialmente, a ansiedade dos cuidadores associada com a limitação na capacidade de decodificar mensagens emitidas pelo corpo e até mesmo verbalizações, prejudicava de modo significativo a potencialidade do cuidar.

Em congruência com essa experiência, Loftus (1998) notou que, desde a formação, os profissionais de enfermagem demonstram dificuldades em se aproximarem de pacientes terminais. A autora identificou que, nos cursos de graduação em enfermagem, a maioria dos alunos tem uma infância privada do contato com a morte do outro e na adolescência a morte é assistida de modo distante (pela televisão, internet etc.) e quando podem experienciar o fenômeno da morte com maior proximidade, ela se apresenta de modo violento.

Ainda para Loftus (1998), o contato com pacientes que perpassam pelo processo de morrer é fundamental para despertar o real sentido do cuidar em enfermagem, uma vez que é nesse momento que existe o contato emocional verdadeiro e este proporciona a aproximação e o desenvolvimento de amorosidade entre duas individualidades que se complementam e cujo objetivo maior é a troca de experiências da vida.

É importante atentar que toda experiência tem a capacidade de gerar bons sentimentos, sempre. Compete a cada um o esforço em localizá-los em meio ao emaranhado de conceitos que levamos durante boa parte da vida. Logo, colher experiências e formular novas estratégias para lidar com as situações cotidianas de maneira mais saudável e capaz de gerar felicidade para que se possa compreender a beleza da vida em suas múltiplas manifestações, é o desafio de todo ser humano.

Parece coerente observar e aprender no cuidado com o outro uma boa maneira de viver uma boa vida, a fim de que, no desfecho final da existência humana, exista serenidade e aproveitamento para resoluções de pequenas pendências. Quando esta finitude é lucidamente concebida, o sentimento de transcendência é verdadeiro.

Mas cuidar em enfermagem daqueles que morrem tem sido ainda um fardo demasiadamente pesado. Não tem sido fácil contar histórias de morte. Elas têm sido compostas em cenários de sofrimento, medo e angústias, pois a morte do outro nos deixa a mercê de conflitos íntimos, situações geradoras de culpa. A culpa de não cuidar para cura, do fracasso na realização do trabalho, que foi aprendido para a única finalidade de assistir os sujeitos a fim de que eles recuperem a saúde. A partir desta realidade é possível considerar o desafio de repensar essas velhas histórias, no sentido de aprender a acolhê-las de modo mais carinhoso e menos punitivo.

Em uma de suas mais importantes obras, o filósofo Friedrich Nietzsche, apesar de muito criticado em diversas linhas filosóficas espiritualistas e religiosas, propõe o desafio de as pessoas questionarem se, na presença da oportunidade de viver novamente, levariam exatamente a mesma vida. Nietzsche (2006) problematiza que as pessoas que desejariam realizar algumas modificações, por menores que fossem, não aproveitariam a oportunidade dessa vida, uma vez que não a provaram por inteiro e lúcidas de viverem exatamente do modo como necessitavam para ser felizes. A boa vida seria encontrada a partir do momento que as pessoas se desvinculassem do que é supérfluo e aprimorassem a capacidade de propor a si um bom modo de terminar a existência física, projetando uma nova maneira de manifestar-se na vida cotidiana.

Nesse sentido, permitir que a vida penetre pelas janelas da alma, aprender com a experiência de morrer do outro (e nós da enfermagem somos privilegiados nisto) e a repensar os valores que nos constroem são práticas primordiais para a construção de novas maneiras de sentir ou viver a vida. E sentir a vida não quer dizer que não exista o caos, como já dizia o Zaratustra[3] de Nietzsche (2006, p. 28):

> *E Zaratustra falava assim ao povo:*
>
> *É tempo que o homem tenha um objetivo.*
> *É tempo que o homem cultive o germe da sua mais elevada esperança.*
> *O seu solo é ainda bastante rico, mas será pobre, e nele já não poderá medrar nenhuma árvore alta.*
> *Ai, aproxima-se o tempo em que o homem já não lançará por sobre o homem a seta do seu ardente desejo e em que as cordas do seu arco já não poderão vibrar.*
> *Eu vô-lo digo: é preciso ter um caos dentro de si para dar à luz uma estrela cintilante.*

---

[3] Personagem profético criado por Friedrich Nietzsche, possuidor de grande sabedoria e que, após 30 anos de isolamento em uma montanha, se dedicou à peregrinação pelas terras da Pérsia no intuito de despertar a humanidade para novas verdades.

UMA BREVE HISTÓRIA DAS VELHAS HISTÓRIAS

A compreensão da morte e do morrer está particularmente relacionada como contexto em que o fenômeno ocorre. Pensar na morte no atendimento de emergência é um tanto quanto diferente de pensar na morte em leitos de internação para cuidados paliativos, por exemplo. Contudo, morrer também significa manifestar a vida no momento derradeiro de existir. Entretanto, o movimento comunicativo manifesto durante o processo que identificamos como morrer pode ser percebido por diversos modos.

Alterações na frequência cardíaca, associadas à sudorese, pele fria e pegajosa e hipotensão arterial, em uma unidade de emergência cardiológica, por exemplo, é interpretado como condição aguda de risco à vida, logo, entram em ação protocolos de suporte básico e avançado de manutenção à vida.

Estas mesmas condições, em contexto diferente, como em locais que prestam cuidados paliativos, podem ser interpretadas como condições naturais e esperadas. Todavia, isto não implica que os indivíduos são acolhidos em suas necessidades.

Este medo da morte, para o homem ocidental, tem raízes históricas delimitadas por Ariés (2003) entre o fim do século XVIII e começo do século XIX. O rompimento da familiaridade com a morte, que era tão familiar quanto à própria vida, se dá com a mudança da morte no imaginário dos homens, com o receio de serem enterrados vivos, já que:

> *Entendia-se por morte aparente um estado muito diferente do nosso atual de coma. Era um estado de insensibilidade que se assemelhava tanto à morte quanto à vida. Vida e morte eram então igualmente aparentes e confundíveis. [...]. Eis o que provocou grande medo [...]. O medo da morte aparente foi a primeira forma reconhecida e aceitável do medo da morte. (ARIÉS, 2003, p.157-58)*

Se a morte significa também ruptura com o mundo, e se compreendermos que vivemos num mundo imaginário, então "[...] as imagens da morte traduzem as atitudes dos homens diante da morte [...]" (ARIÉS, 2003, p. 158). Impossível discursar sobre o medo da morte sem associá-lo ao medo do sofrimento, pois a própria terminologia "ruptura" vislumbra um processo traumático, independentemente das consequências posteriores, sejam elas positivas ou negativas, boas ou más. O fato é que durante o processo existe sofrimento, em maior ou menor grau, de acordo com a visão de mundo de cada indivíduo.

Com o passar do tempo, principalmente após a revolução industrial, o homem fica cada vez mais mecanicista e, a partir desse momento, perde a sensitividade para a morte, passando a caracterizá-la como doença. Este fato ocorre primeiramente na França, onde os cemitérios são um grande problema de saúde pública. Ali confundia-se o cheiro da peste, a terrível doença que assolou a Europa, com o odor da morte, denominados nesse período de "odores pestilentos" (ARIÉS, 2003, p. 206). Com tal fato, os cemitérios foram afastados das cidades, distanciando o homem da consciência da sua finitude e a caracterizando como doença. Frente à morte o homem modificou radicalmente suas atitudes, uma vez que houve, com o avanço nos recursos que sustentam a vida, maior variação no tempo de morrer, e isso tem reforçado nos indivíduos uma sensação de imortalidade física.

Estas atitudes frente à morte sofreram sutis mudanças no decorrer dos séculos ocidentais, uma vez que, conforme caracterizado por Ariés (2003, p. 27), durante o período medieval "[...] não se morre sem se ter tido tempo de saber que se vai morrer". Muitos observavam os "avisos" fornecidos pelos "signos naturais". Uma característica marcante é que, sabendo que se estava no fim, o moribundo tomava algumas providências, como separar bens e presidir a cerimônia de sua morte.

Sob este prisma, é possível afirmar que nem sempre o homem teve medo da morte. Mas também nem sempre o homem teve obsessão pela vida. Vida e morte se confundem em um movimento único, cujas tênues linhas que dividem as duas dimensões da existência humana, por diversas vezes se entrelaçam.

Se a morte faz parte da vida
E se vale a pena viver
Então morrer vale a pena.
(Gilberto Gil[4])

Assim começa esta história. O motivo pelo qual refletimos que vale a pena viver, mas também vale a pena morrer. Morrer é o gesto final de mais uma existência repleta de realizações, vontades conquistadas, sonhos alcançados. Mas também, muitos sonhos nos perturbaram nas noites e, por diversas vezes, também nas manhãs e tardes. Esses sonhos sempre nos ficam fixos na memória mas, para muitos, ficam ali, perpetuando-se em um lugar tão escondido que o medo de acossá-los

---

[4] Música composta por Gilberto Gil, com o nome "Então Vale a Pena Viver. Letra na íntegra dispnível em- http://letras.terra.com.br/gilberto-gil/576797/

nos bloqueiam a experiência de uma existência ainda mais feliz e mais repleta de alegrias.

Na fala de Riobaldo, em *Grandes Sertões: Veredas*, Guimarães Rosa nos lembra que "viver é perigoso". E tudo o que é perigoso parece ser mais prazeroso. Rubem Alves também reflete que nós, seres humanos, gostamos mesmo do proibido, daquilo que nos dá "frio na barriga". De burlar normas, rotinas, leis. O ditado popular afirma: a fruta do vizinho é sempre melhor do que a nossa. Assim parece ser a vida: perigosa. Vivemos para ser felizes, e isso já é motivo para termos "frio na barriga".

"Frio na barriga", a mesma sensação quando existe o medo da morte. Mas é a mesma que se apresenta quando existem novos desafios na vida. A vida é perigosa, a morte não. A morte é um ente carente. Uma entidade dessas que vagam pelos tempos e deseja fazer amigos. Um ente ambíguo, que de vez em quando tenta fazer amizade. Quantas vezes a morte perpassou, curiosa, por tantas dessas pessoas que nós conhecemos, e por vezes, até por nós mesmos?

No fundo, a morte sempre se aproxima das pessoas, especula, aprende! Gosta de um sombrio entardecer, mas também aprecia um belo amanhecer. É bom ouvir as histórias que a morte conta. Aprender com as histórias nos permite repensar nosso final. Toda história tem um final. Nossa experiência humana também terá um final.

Se a gente teve o tempo para crescer
Crescer para viver de fato
O ato de amar e sofrer
Se a gente teve esse tempo
Então vale a pena morrer

Quem acordou no dia
Adormeceu na noite
Sorriu cada alegria sua
Que andou pela rua
Atravessou a ponte
Pediu a benção à lindinha lua
Não teme a sua sorte

Abraça a sua morte
Como a uma linda ninfa nua. (Gilberto Gil[5])

---
[5] Idem cit. Pg. 95.

RELENDO VELHAS HISTÓRIAS

Quando aprendemos que a morte ensina, as lições são sempre muito boas. Após pesquisar mais de vinte mil pessoas em leito de morte, Elisabeth Kübler-Ross entendeu o fato como ninguém:

> *Depois de se sentar no leito de morte de crianças e idosos por vários anos, e de ouvir atentamente o que tem a dizer, você perceberá que elas sabem quando a morte está se aproximando. Se você não ignorar o fato, mas continuar sentado e ouvindo, a pessoa moribunda lhe dirá tudo o que deseja partilhar. Depois que ela morrer, você terá uma sensação boa, por ter sido a única pessoa a levá-la a sério. (KÜBLER-ROSS, 1991, p. 9-10)*

Kübler-Ross (1991) refere ainda que estar junto aos que partem lhe proporcionou aprender muito sobre a sua própria morte. O suficiente para afirmar que ela não existe. Indubitavelmente, uma das maiores contribuições da autora, muito além da identificação das fases do morrer, são suas valiosas reflexões transcendentes sobre esse fenômeno. Talvez seja por tal visão que suas histórias sobre morte e morrer são expressas de modo natural, sem traumas ou angústias.

De acordo com a autora,

> *um modo de não sentir medo é saber que a morte não existe.[...] A morte nada mais é do que o abandono do corpo físico, assim como a borboleta abandona o casulo. (KÜBLER-ROSS, 1991).*

Nesse sentido, nosso modo de contar histórias sobre a morte do outro revela como ela se manifesta em nós e para nós.

Ao pensar na questão, Kovács (1992) indica que, de modo geral, o ser humano possui dois medos fundamentais: o da vida e o da morte. Desafios, conquistas e realizações geralmente são experienciadas com grande teor de medo, pois implicam em risco. Tudo o que coloca em cheque nossas convicções, certezas e situações de risco tem a capacidade de gerar medo.

Nesses casos, para Kovács (1992), a expressão daquilo que é identificado como medo, insegurança e ansiedade frente à morte do outro deve ser acolhida, para que haja o reconhecimento dos fatores que desestabilizam os sujeitos, a fim de que o relacionamento entre profissionais e pacientes seja sempre mutuamente terapêutico. Para tal, a autora aponta a necessidade de criação de espaços que proporcionem aos profissionais de saúde a livre manifestação das inquietações sobre a morte e o morrer e que sejam acolhidos em suas dificuldades em lidar com esses "fantasmas" que habitam no imaginário.

Para Torres (1999, p. 55), "[...] embora reconhecendo a morte como natural e inevitável, o homem é, paralelamente, incapaz de imaginar a sua própria morte", fazendo assim um distanciamento de si para o outro. Durante a juventude e idade adulta, pela busca de realizações pessoais, os viventes pensam pouco na morte, pensam em alcançar os objetivos materialistas que a sociedade estabelece. Porém, ainda segundo Torres (1999, p. 60.), "[...] a morte desempenha um papel como fator do desenvolvimento" e, para tal, os sujeitos necessitam manter certo domínio da vida.

Hennezel (2004) também é uma das pessoas que aprendeu muito com a experiência de morte dos outros. Ela conta belas histórias sobre a finitude humana a partir de um olhar transcendente à morte vergonhosa, magra e feia que tem sido ainda predita no campo da saúde, principalmente. Para Hennezel (2004) temos, no íntimo, a ideia de que um dia deixaremos de viver; entretanto, isso só nos é revelado à consciência no momento em que estamos frente àquele que morre. E isso nos atinge fulminantemente. Inquieta, incomoda e gera sofrimento. Entretanto, quando existe a disposição de compreender melhor o fenômeno definido como morte, essa aproximação pode conduzir os sujeitos da superficialidade nas relações à intimidade de sua própria existência.

Praticamente todas as histórias narradas por Hennezel (2004) dizem respeito a um tipo de transcendência existente no momento da morte. E transcender implica em deixar velhos valores, estes que fomentam a simbiose materialista na qual a humanidade está envolvida, para que haja o acolhimento de sentimentos de medo e dor, para que estes possam ser mais bem elaborados e utilizados como mecanismo de sublimação.

Entendendo a morte como parte da vida e o corpo como instrumento da inteligência, no qual o corpo sofre ações das leis biofísicas de degeneração celular, processo também entendido como envelhecimento, tem se tornado cada vez mais difícil observar a vida pautada em conceitos mitológicos e sobrenaturais de morte, muito menos nos mágicos milagres e na ilusão corporificada de vida eterna, visto que, enquanto estivermos na condição de homem, estamos sujeitos às leis naturais que proporcionam o desgaste físico (FLAMMARION, 1989).

Entretanto, pela conscientização de si, conseguida por um processo de autoeducação, cuja premissa básica é a melhoria do processo de observação, é possível obter a serenidade necessária para que haja melhores condições de lidar com as significações arcaicas da morte, transformando a proximidade desse instante, em oportunidade evolutiva. É relevante pensar que esse processo compete com o apego à vida, à juventude, aos amores, enfim, a toda forma de prazer, e não são poucos, que a materialidade oferece (PIRES, 1996).

Uma boa maneira de disciplinar sentimentos é pela educação direcionada para a morte e o morrer que, para Gonçalves e Alvarez (2002, p. 144):

> *[...] constitui-se um empreendimento complexo, pois envolve valores, crenças e sentimentos pessoais, geralmente muito arraigados, de difícil interferência às mudanças.*

Contudo, faz-se necessário reconstruir o sentido da dor, do sofrimento e do destino do ser através de um processo, não resumido apenas em crenças religiosas, mas numa proposta pedagógica que permeie todas as fases da vida, visto que "é curioso notar que em nosso tempo só cuidamos da educação para a vida".

Recompondo a discussão acerca do sentido da vida frente à certeza da morte, podemos pensar que, de acordo com as significações que temos a respeito da morte e do morrer, lidamos com a nossa vida, dado o mundo imaginário em que vivemos (SEMINERIO, 1998) e esse processo está explícito no conteúdo deste trabalho, culminado no silêncio composto de significações de medo, sofrimento, enfim, figuras imaginárias que nos fazem reprimir os significados da vida e dos seus diversos sentidos.

Nesta proposta de compreensão da morte, é preciso que haja um processo educativo que instrumentalize não o ser profissional, mas o eu sujeito, individualidade, fonte de manifestação da vida, para que este possa lidar com as representações emanadas das significações da morte, conforme elucida Garcia (*apud* PIRES, 1996, p. 7) ao dizer que:

> *O homem nasce e ensinam-lhe a educação para a vida. Não obstante, a morte é o certo-cego negado, omitido sempre que possível, pintado nas ocres do vazio misterioso. Por isso, nem há vida plena nem morte tranquila. Tudo se resume num viver em sobressaltos que as próprias religiões alimentam.*

Obviamente, apenas a religião não será capaz de "religar" o homem com a vida, consigo e com Deus. O sublime mecanismo de conexão com a vida para compreensão da morte está muito além da complexidade tecnológica, a qual atualmente cerceia os profissionais de saúde.

Tal mecanismo pode ser denominado de modos diversos na literatura, mas nós optamos por entendê-lo como relações interpessoais, que na atualidade têm exigido um novo dimensionamento de entendimento a fim de contemplar com melhor propriedade as questões acerca da espiritualidade em saúde. (PENHA e SILVA, 2007)

Aprender a ler a história de finitude do outro, de modo carinhoso, menos punitivo e com mais nobreza requer atenção focada naquilo que sobrevive ao corpo que fica para reintegrar-se à natureza atômica a qual ele pertence. Esta natureza espiritual tem feito com que diversos estudiosos sobre assuntos de morte e morrer transcendam os limites físicos do outro e penetrem em uma dimensão mais singular da vida.

Talvez não seja possível ainda compreender e palpar o que seja esta espiritualidade com a clareza que gostaríamos, mas, certamente, podemos, quando atentos, identificar traços de sua manifestação, olhando o corpo, os gestos e a presença do outro – e o nosso próprio – como manifestação desta inteligência imaterial e transcendente.

De acordo com Watson (1981), uma visão metafísica à enfermagem é capaz de resgatar ideias fundamentais que emergem a alma humana do abismo aberto pelos excessos tecnológicos, tratamento robótico, para uma pretensa cura que tem resultado no superficial envolvimento homem a homem. O desenvolvimento de um conjunto teórico e filosófico fundamentado nos princípios transcendentes é capaz de despertar a necessidade de integração e harmonização entre mente, corpo e alma.

Assim, a partir dessa premissa, a natureza da vida humana é tida sob a noção de que um espírito habita um corpo, e que não é restrito por um entendimento de espaço/tempo material e cronológico. Esta noção permite a compreensão de um ser que interage por dimensões próprias, com capacidade de coexistir com passado, presente e futuro e que continua a existir no tempo, cujo corpo pode desfalecer, mas a essência e o espírito continuam sua jornada de vida, em outras dimensões. (WATSON, 2007)

Observa-se hoje que existe uma preocupação com as várias formas de cuidar em enfermagem, percebidas nas diversas teorias dessa ciência; então, o cuidado a partir de um olhar espiritualizado talvez possa estimular uma prática assistencial mais humana e integral. Se compreendida a dimensão espiritual do cuidado humano, talvez o auge da compreensão do outro, o processo do cuidar transcenda os limites fórmicos e limitados da matéria, para o cuidado da essência do ser, no qual este, mesmo vivenciando o processo de morrer, encontre em si um projeto infinito e, se houver mesmo um sentido transcendente para a existência, este provavelmente não seja um sentido humano, e sim um sentido espiritual. (PENHA, 2008)

O que é humano é efêmero. É passado, tal qual o tempo, o *Khronos*. Gostaria de um dia dizer menos sobre o sentido da vida. Na verdade, de aprender sobre o sentido do existir. A vida que conhecemos, ao menos a grande maioria, é a vida humana. O existir é pôr-se para fora. É ter a consciência de que vida é a projeção dos movimentos do *anima*, do sopro divino que corporifica a vida, ou seja, é espiritual. (PENHA, 2008)

Assim, estar mais atento às questões da morte e do morrer nos conduz ao caminho da vida. Para tal, reaprender a estar sensível aos fatos cotidianos pode nos revelar a beleza do "estar vivo".

BIBLIOGRAFIA

ARAÚJO, M.M.T.; SILVA, M.J.P. Communication with dying patients: perception of ICU nurses in Brazil. *J. Clin. Nurs.*, v. 13, n. 2, p. 143-149, 2004.

ARIÉS, P. *História da morte no ocidente*. Priscila Viana de Siqueira (Trad.). Rio de Janeiro: Ediouro, 2003.

ALVES, R. *As cores do crepúsculo: a estética do envelhecer*. Campinas: Papirus, 2001.

FLAMMARION, C. *A morte e o seu mistério*. 3. ed. Rio de Janeiro: FEB,1989.

GONÇALVES, L.H.T.; ALVAREZ, A.M. O cuidado na enfermagem gerontogeriátrica: conceito e prática. In: FREITAS, E.V.; PY, L.; NERI, A.L.; CANÇADO, F.A.X.; DOLL, J.; GORZONI, M.L. *Tratado de geriatria e gerontologia*. Rio de Janeiro: Guanabara Koogan, p. 756-761, 2002.

HENNEZEL, M. *A morte íntima:* aqueles que vão morrer nos ensinam a viver. (Trad.) Olga de Sá. Aparecida: Ideias e Letras, 2004.

KOVÁCS, M.J. (Coord.) *Morte e desenvolvimento humano*. São Paulo: Casa do Psicólogo, 1992.

KÜBLER-ROSS, E. *A morte:* um amanhecer. Rio de Janeiro: Pensamento, 1991.

LOFTUS, L.A. Student nurse's lived experiences of the sudden death of their patients. *J. Adv. Nurs.*, v. 27, p. 641-648, 1998.

NIETZSCHE, F. *Assim falou Zaratustra*. São Paulo: Martin Claret, 2006.

PENHA, R.M. *A expressão da dimensão espiritual do cuidado de enfermagem em UTI* (Dissertação de mestrado) – Programa de Pós-graduação em Enfermagem na Saúde do Adulto da Escola de Enfermagem da Universidade de São Paulo. São Paulo. Universidade de São Paulo, 2008. Disponível em <http://www.teses.usp.br/teses/disponiveis/7/7139/tde-15052008-161922/>.

PENHA, R.M.; SILVA, M.J.P. Do sensível ao inteligível: novos rumos comunicacionais em saúde através do estudo da teoria quântica. Rev. Escola de Enfermagem da USP, v. 43, p. 208-214, 2007.

PIRES, J.H. *Educação para a morte*. 3. ed. São Bernardo do Campo: Correio Fraterno do ABC, 1996.

SEMINERIO, F.L.P. Existência e finitude. In: PY, L. (Org.). *Finitude: uma proposta de reflexão e prática em gerontologia*. Rio de Janeiro: Nau, 1998. p. 21-30.

TORRES, W.C. Morte e desenvolvimento humano. In: PY, L. (Org.). *Finitude: uma proposta de reflexão e prática em gerontologia*. Rio de Janeiro: Nau, 1999. p. 21-30.

WATSON, J. Watson's theory of human caring and subjective living experiences: carative factors/caritas process as a disciplinary guide to the professional nursing practice. Texto e Contexto Enferm, Florianópolis, v. 16, n. 1, p.129-135, jan/mar, 1981.

_____. *Nursing*: human science and human care: a theory of nursing. New York: National League for Nursing, 1981.

Capítulo 7
TERAPIA OCUPACIONAL E CUIDADOS PALIATIVOS

Mariela Besse

> *Onde e como estejamos só uma coisa importa:*
> *que escutemos a música da vida.*
> Theodor Fontane

INTRODUÇÃO

O objetivo deste capítulo é descrever a contribuição da terapia ocupacional, durante a abordagem dos cuidados paliativos aos indivíduos e seus familiares que enfrentam problemas associados com doenças que ameaçam a vida, tendo como princípio proporcionar qualidade de vida durante esse período. Para isso, optamos, num primeiro momento, por apresentar um breve relato da história e dos conceitos teóricos da terapia ocupacional, com o objetivo de contextualizar sua inserção na prática de cuidados paliativos e morte.

A terapia ocupacional, embora recente no Brasil, onde foi inserida a partir de 1957, com o surgimento das primeiras escolas para formação profissional, respectivamente no Instituto de Reabilitação da Faculdade de Medicina da Universidade de São Paulo (FMUSP), em São Paulo, e na Associação Brasileira Beneficente de Reabilitação no Rio de Janeiro, não é uma prática nova em saúde, já que entre os séculos XVIII e XIX na França a ocupação começou a ser largamente aceita para o tratamento do doente mental (FRANCISCO, 2001).

Ainda segundo Francisco (2001), em 1915, na América do Norte, William Rush Dunton publicou o livro *Occupational Therapy: a manual of nurses*, propondo princípios de aplicação da ocupação no tratamento de doentes mentais. Nascia, então, o termo terapia ocupacional e, simultaneamente, a primeira escola dentro de uma instituição acadêmica, no Welwaukke Dower College, em 1918.

De acordo com Siedel (2002), nos EUA a terapia ocupacional foi formalizada como profissão em 1922; entretanto, foi no período entre 1942 e 1960 que ganhou maior destaque com o movimento de reabilitação, tendo como um dos fatores desencadeantes o número massiço de veteranos incapacitados que retornavam da Segunda Guerra Mundial e precisavam ser reabilitados para se tornarem pessoas produtivas, diminuindo assim os gastos com a previdência social daquele país. Desta forma, nesse período, os EUA investiram de maneira maciça em capacitação de mão-de-obra e estruturação de centros de reabilitação.

Segundo a American Occupational Therapy Association (1999), a terapia ocupacional é uma profissão da saúde e reabilitação que ajuda o indivíduo a recuperar, desenvolver e construir habilidades para sua independência funcional, sua saúde, sua segurança e sua integração social.

A ênfase da profissão está na capacidade de desempenho funcional das pessoas, compreendida nos aspectos sensório-motores, cognitivos e psicossociais, os quais são essenciais para a realização das atividades cotidianas (autocuidado, trabalho e lazer).

Contudo, o foco principal da atuação do terapeuta ocupacional é a vida ocupacional do indivíduo, isto é, de que forma a atividade humana e a participação ativa no meio em que ele está inserido refletem em seu bem-estar e qualidade de vida.

Para tanto, o profissional poderá lançar mão do referencial teórico mais apropriado à sua prática clínica (Tabela 7.1). Cada paciente apresenta uma nova situação; entre as teorias disponíveis, pode-se selecionar a que melhor se ajusta ao caso. Alguns profissionais, no entanto, acabam adotando um único quadro de referência ou modelo referencial para fundamentar sua prática, sendo esta dirigida pela teoria, pois o planejamento das ações que abordarão os problemas dos indivíduos será orientado segundo o referencial seguido.

Entretanto, o referencial teórico mais utilizado pelo terapeuta ocupacional é a abordagem centrada no cliente, citada como um dos pilares da prática em cuidados paliativos. Conforme a Associação Canadense de Terapeutas Ocupacionais (1998), tal abordagem permite ao terapeuta ocupacional dar informação, conforto físico e suporte emocional enfatizando a comunicação centrada na pessoa; facilitar a participação do cliente nos serviços de terapia ocupacional em todos os aspectos; oferecer serviços de terapia ocupacional individualizado e flexível, bem como o enfoque na relação pessoa/ambiente/ocupação.

Tabela 7.1. Referencial Teórico

Quadro de referência aplicado	Abordagem
Biomecânico	Atividades graduadas Atividades da vida diária Compensatória
Neurodesenvolvimentista	Bobath PNF (proprioceptive neuromuscular facilitation) Rood Educação condutiva Integração sensorial Espaço-temporal Estimulação sensorial
Comportamental	Modificação comportamental
Cognitivo-comportamental	Cognitivo-comportamental
Congnitivo-perceptivo	Cognitivo-perceptiva
Analítico	Freudiana/neofreudiana Relações objetais
Trabalho grupal	Psicoterapêutica Interativa/atividades
Humanista	Centrada na pessoa Centrada no estudante

Fonte: HAGEDORN, 2001.

TERAPIA OCUPACIONAL E CUIDADOS PALIATIVOS

Segundo Cicely Saunders, pioneira da concepção do moderno *hospice*, os

> [...] cuidados paliativos iniciam-se a partir do entendimento de que cada paciente tem sua própria história, relacionamentos, cultura e que merece respeito como um ser único e original. Esse respeito inclui proporcionar o melhor cuidado médico disponível e disponibilizar a ele as conquistas das últimas décadas, de forma que todos tenham a melhor chance de viver bem o seu tempo. (PESSINI, L. e BERTACHINI, L, 2006)

Tradicionalmente, os cuidados paliativos eram vistos como aplicáveis exclusivamente no momento em que a morte era iminente. Hoje, são oferecidos no estágio inicial do curso de uma determinada doença progressiva, avançada e incurável (SEPÚLVEDA, 2005).

A Organização Mundial da Saúde (OMS), em 2002, redefiniu o conceito de cuidados paliativos:

> *Cuidados paliativos é uma abordagem que aprimora a qualidade de vida dos pacientes e famílias que enfrentam problemas associados com doenças ameaçadoras de vida, através da prevenção e alívio do sofrimento, por meios de identificação precoce, avaliação correta e tratamento da dor e outros problemas de ordem física, psicossocial e espiritual. (WHO, 2002)*

De acordo com esta definição, seguem alguns dos princípios fundamentais em cuidados paliativos, preconizados por Council of Europe, 2005 (PESSINI, 2006, p. 362).

- Os cuidados paliativos visam assegurar aos doentes condições que os capacitem e os encorajem a viver suas vidas de uma forma útil, produtiva e plena, até o momento de sua morte. A importância da reabilitação, em termos de bem-estar físico, psíquico e espiritual, não pode ser negligenciada.
- Oferecem um sistema de apoio para ajudar os pacientes a viver tão ativamente quanto possível, até o momento de sua morte. É importante ressaltar que o paciente estabelece os objetivos e prioridades.
- Exige uma abordagem em equipe. Fica evidente que nenhuma pessoa ou especialidade por si só prepara, adequadamente, profissionais para lidar com a complexidade das questões pertinentes ao período dos cuidados paliativos. É necessária uma equipe maior composta de médicos, enfermeiros, assistentes sociais, fisioterapeutas, psicólogos e terapeutas ocupacionais.

Mediante tais princípios, podemos concluir que o terapeuta ocupacional é parte integrante da equipe de cuidados paliativos, por avaliar o impacto da doença na atividade humana no que diz respeito aos efeitos na funcionalidade do indivíduo e nas atividades cotidianas como autocuidado, trabalho e lazer.

Para isso, é necessário que a atividade humana seja entendida como espaço para criar, recriar e reproduzir um mundo humano. Que seja repleta de simbolismo, isto é, que a ação não seja meramente um ato biológico, mas um ato cheio de intenções, vontades, desejos e necessidades. Não basta fazer, acreditando que o simples curso das coisas com isso se modifique. O "fazer" deve acontecer por intermédio do processo de identificação das necessidades, problematização e superação do conflito e, para isso é necessário um profissional preparado, cuja tarefa é a de se dispor, também, como instrumento ou recurso terapêutico, com o propósito de incomodar, ativar e revelar o conflito para a sua superação (FRANCISCO, 2001).

Devemos considerar que o fazer do sujeito sustenta a construção de seu cotidiano, no qual a rotina existe, mas é singular, pois vivida e realizada de modo pessoal; podemos pensar que a assistência em terapia ocupacional contribui para a construção desse cotidiano interrompido ou inexistente, a partir de situações que se transformam em experiências significativas para o paciente na relação terapeuta/paciente/atividade. Ao invés do enfrentamento ou do aplacamento de sintomas, na terapia ocupacional propõe-se o "... fazer, para construir ou reconstruir cotidianos (...) apesar da doença ou da deficiência". (BENETTON, 2000, *apud* TAKATORI 2001)

Pesquisas têm explorado o significado da ocupação na experiência de indivíduos e equipes em *hospice*. Foram identificados quatro domínios como fundamentais, durante o processo de morte para a ocupação, os quais foram fazer coisas importantes, ou seja, continuidade da vida; deixar todas as coisas em ordem: preparação para morrer; demorar muito para morrer: espera e um gentil adeus: morte e pós-morte. (JACQUES e HASSLKUS, 2004, p. 48-50)

A investigação concluiu que a ocupação é uma experiência positiva no processo de morrer e que as habilidades ocupacionais no desenvolvimento dos cuidados no final da vida podem ajudar a trazer uma experiência positiva, uma vez que possibilitam um envolvimento em todo o processo de morrer.

Sabe-se que, no Brasil, há vários profissionais com a prática clínica envolvida nos cuidados paliativos, porém de forma individual. Dessa maneira, surgiu a necessidade de criar um grupo, em 2003, com profissionais oriundos de diversas instituições formando um grupo denominado Terapia Ocupacional em Cuidados Paliativos e Dor (TOCPD). O grupo, além de outras ações, desenvolveu em conjunto com outros serviços uma proposta de formação do profissional terapeuta ocupacional para o cuidado à dor e para os cuidados paliativos, para ser inserida na grade curricular da graduação (CARLO, 2005). Essa contribuição é extremamente importante para que a formação profissional seja cada vez mais próxima das necessidades dessa clientela.

PROCESSO DE TERAPIA OCUPACIONAL

O processo de terapia ocupacional pode ser composto de uma série de passos: triagem, entrevista, avaliação, intervenção, reavaliação e alta (resultados). Cada etapa é interligada dando continuidade ao trabalho que se propõe a desenvolver com o paciente.

O terapeuta ocupacional deve criar cuidadosamente um programa que satisfaça às necessidades individuais do paciente, determinando a conduta apropriada a cada indivíduo. A intervenção inicia-se com o planejamento terapêutico, o qual é estruturado a partir dos resultados obtidos nas avaliações, em conjunto com os referenciais teóricos adotados pelo terapeuta e as expectativas do paciente.

Segundo Holm, Rogers e James (2002, p. 294), a primeira etapa crítica é o estabelecimento dos objetivos razoáveis e passíveis de serem alcançados. Isto exige a análise dos dados de avaliação em conjunto com os fatores adicionais que influenciam o resultado, a saber, a capacidade de aprendizado, o prognóstico e a capacidade de o cliente empreender novas rotinas ou técnicas.

Ao reconhecermos que o processo de morrer faz parte do processo normal de desenvolvimento da vida e a terapia ocupacional tendo como foco principal a atividade humana, a qual está presente ao longo de todo esse percurso, o terapeuta ocupacional lançará mão de diversos recursos terapêuticos para estruturar o dia-a-dia do indivíduo, a fim de possibilitar uma participação ativa e efetiva na sua própria vida, tentando preservar suas habilidades remanescentes, minimizar as consequências dos déficits causados pela doença e criar um ambiente favorável à sua interação social (Tabela 7.2).

Tabela 7.2. Áreas funcionais afetadas e sintomas em várias fases da doença

Fases da doença	Sintomas	Áreas funcionais afetadas
Avaliação	Dor, ansiedade, depressão	Atividades de vida diária, sono e cansaço
Tratamento	Dor, ansiedade, perda da mobilidade, cuidados com a pele	Atividades de vida diária, sono, comunicação
Pós-tratamento	Dor, ansiedade, depressão, perda da mobilidade e resistência, edema, fadiga	Sono, fadiga, atividade de vida diária
Recidiva	Dor, ansiedade, depressão, fadiga, edema, instabilidade óssea, anorexia	Sono, fadiga, incapacidade, perda da rotina
Terminalidade	Dor, fadiga e anorexia	Dependência e imobilidade

Adaptada de GERBER; HICKS; SHAH, 2001.

Após a avaliação, o terapeuta desenha o tratamento bem como as estratégias necessárias para o indivíduo superar ou compensar os déficits, por meio da reabilitação ou desenvolvimento de novas habilidades que permitam participação nas atividades, respeitando suas próprias expectativas, desejos e interesses (Tabelas 7.3 e 7.4).

Tabela 7.3. Exemplos de adaptação e intervenções preventivas

Adaptação	• Adequação do ambiente para que o paciente possa continuar participando das atividades de autocuidado, trabalho e lazer • Utilização de equipamentos de tecnologia assistiva para diminuição do esforço e tempo na realização das atividades de vida diária • Ajustes na rotina diária, intercalando momentos necessários de descanso para maior tolerância na realização das atividades
Prevenção	• Prevenir o isolamento, estimulando o indivíduo a manter suas habilidades e engajamento no contexto social • Prevenir danos ou ferimentos no indivíduo ou nos cuidadores, durante as atividades de cuidado • Prevenir a exacerbação de sintomas durante os cuidados • Prevenir riscos associados com o declínio da capacidade física, a qual leva à diminuição da mobilidade, culminando na total imobilidade e resultando em contraturas e úlceras de pressão

Adaptada de Trump, M.S, 2005.

Para que tudo isso ocorra, é necessária uma boa comunicação com o paciente; podemos dizer que a comunicação é um dos principais pilares em cuidados paliativos, funcionando como uma estratégia terapêutica de intervenção no sofrimento e controle de sintomas associados com a doença avançada e terminal.

A comunicação deve ser eficaz, principalmente nas situações mais difíceis, como no momento da comunicação do diagnóstico e prognóstico. Porém, qualquer estratégia adotada, deve ter em conta que cada doente é único, assim como é única e particular a situação que está vivendo. Em cuidados paliativos, a abordagem dos problemas das pessoas deve ser centrada nestas e nas suas necessidades globais, incluindo, as dos familiares e/ou dos cuidadores principais.

DELIRIUM

Um sintoma que merece atenção é o *delirium*, pois dados indicam uma incidência de 10 a 27% no início da doença e 85% na fase próxima à morte, sendo o maior componente de agitação terminal. (FLATOW e LONG, 2001)

É definido como síndrome cerebral orgânica sem etiologia específica, caracterizada pela presença aguda e simultânea de perturbações da consciência e da atenção, da percepção, do pensamento, da memória, do comportamento psicomotor, das emoções e do ciclo sono-vigília. Decorre da perda da homeostase cerebral e da desorganização da atividade neural. Tem início geralmente agudo, duração variável (de horas a meses, até anos, em alguns casos), curso flutuante dos sintomas durante o dia e sua gravidade varia de leve a muito grave.

O manejo dessa síndrome deve ser realizado em colaboração com todos os profissionais da equipe por meio de abordagens não farmacológicas, com o objetivo de minimizar os efeitos deletérios referentes à piora do quadro. A seguir, alguns recursos utilizados e que vem apresentando respostas significativas nessa fase.

- Terapia de orientação para a realidade (TOR): visa a orientar o paciente no tempo e no espaço, por meio de pistas ou auxílios externos, com o objetivo de reduzir a confusão. Utilização de marcadores de tempo, como relógios e calendários que facilitem a orientação temporal.
- Presença de um membro da família que possa ficar ao lado do paciente durante todo o período de internação, para dar-lhe segurança.
- Humanização do ambiente hospitalar com objetos pessoais, tornando o ambiente menos hostil.
- Evitar uso de contenção física.
- Manutenção de hidratação e nutrição.
- Proteção das vias aéreas, prevenindo aspiração, por meio de posicionamento adequado na administração de dieta por via oral ou enteral, manobras facilitadoras da deglutição, oferta de alimentos por pessoa treinada e orientada.
- Posicionamento e manejo adequados do paciente para prevenção e tratamento de úlceras por pressão e trombose venosa profunda.
- Favorecer ciclo sono-vigília.
- Encorajar mobilidade.
- Evitar tratamento farmacológico, quando possível.

RECURSOS TERAPÊUTICOS

Atividades Expressivas

De acordo com o dicionário da língua portuguesa, atividade expressiva é quando o indivíduo se ocupa de maneira a exteriorizar sentimentos e pensamentos por meio de diversas formas de comunicação explícitas ou implícitas.

Em meados de 1940, a psiquiatra e terapeuta ocupacional Nise da Silveira ou inicia um trabalho de reformulação do tratamento com o uso de atividades plásticas (expressivas), sob a óptica da terapia ocupacional.

TERAPIA OCUPACIONAL E CUIDADOS PALIATIVOS

Tabela 7.4. Suporte e reabilitação durantes as fases da doença de indivíduos com câncer

Fases da doença	Questões e abordagens
Diagnóstico e planejamento do tratamento	Antecipar o impacto do tratamento (exemplo: quimioterapia) na funcionalidade: avaliando e preservando a funcionalidade, usando recursos de prevenção e reabilitação para atividades de vida diária
Tratamento	Avaliação dos efeitos do tratamento (cirúrgico, quimioterápico, radioterápico) na funcionalidade: preservando e restaurando a funcionalidade por meio de exercícios, controle de edema e treino das atividades
Pós-tratamento	Desenvolvendo um programa de suporte para restaurar a rotina diária, promover qualidade de vida, educação ao paciente acerca do monitoramento da própria saúde, supervisão e manutenção de um programa de atividades que estimule a mobilidade
Recidiva	Educação ao paciente acerca do impacto da recidiva e os efeitos na funcionalidade, orientações sobre monitoramento da nova condição clínica, desenvolver programa de restauração da funcionalidade e presença de declínio mais acentuado e manutenção da qualidade de vida
Terminalidade	Treino de mobilidade e manutenção da funcionalidade o maior tempo possível

Adaptada de GERBER; HICKS; SHAH, 2001

Nise apontava que a principal função da atividade em terapia ocupacional era a de possibilitar que o indivíduo expressasse suas "imagens do inconsciente", através da materialização destas por meio da atividade expressiva, ou seja, elas permitem ao homem agir frente ao que lhe era significativo tanto nas relações internas como externas.

Segundo tal compreensão, as atividades expressivas permitem ao doente viver um processo que lhe possibilitará dar forma às desordens internas vividas, uma vez que são instrumentos que permitem, ao mesmo tempo, organizar a desordem interna e reconstruir a realidade.

O uso de atividades expressivas (pintura, escultura etc.) auxilia o indivíduo a exteriorizar suas emoções, sentimentos e conflitos, como também pode ser utilizado como recursos de atividades de lazer que possibilitem momentos de descontração, desenvolvimento de potencialidades e recuperação de capacidades prejudicadas com a doença.

Tecnologia Assistiva

Historicamente, a terapia ocupacional utiliza o equipamento de adaptação para estimular as capacidades funcionais dos pacientes nos cuidados pessoais, no trabalho e lazer. Com os avanços na tecnologia, surgiram novos aparelhos de assistência que podem aumentar, manter e melhorar as capacidades funcionais e oferecer independência. (BAIN, 2002, p. 463)

Dentro da tecnologia assistiva, segundo Teixeira (2003), temos a adaptação, que se define como a modificação da tarefa, método e meio ambiente, promovendo independência na função. A autora afirma que "o ato de adaptar promove ajuste, acomodação e adequação do indivíduo a uma nova situação".

Atualmente, há uma infinidade de equipamentos utilizados para possibilitar ao paciente a realização de suas atividades de vida diária (AVD), desde adaptações que permitam uma mobilidade independente durante as transferências do leito para cadeira ou chuveiro, como barras de segurança; até equipamentos para alimentação como talheres, copos e pratos adaptados, e utensílios para higiene pessoal, vestuário e atividades de trabalho e lazer.

O uso de tecnologia assistiva nos cuidados paliativos poderá devolver ao indivíduo a capacidade perdida, mediante a doença, de realizar as suas atividades de autocuidado de uma forma independente e autônoma, devolvendo-lhe a autoestima e melhora da qualidade de vida. Cabe ao terapeuta ocupacional, avaliar e indicar as adaptações corretas e necessárias para uma vida mais independente.

Adaptação Ambiental

O ambiente domiciliar é construído ao longo da vida levando-se em conta expectativas pessoais, normas sociais e culturais, padrões estéticos, funcionalidade e condições econômicas. Desta forma, antes de realizar qualquer adaptação no domicílio, é imprescindível considerar os seguintes fatores:
- As necessidades e habilidades específicas de quem vai atuar no ambiente, maximizando seu desempenho.
- Ambientes amigáveis aos seus usuários gera autonomia e independência.
- Condizer com os aspectos socioculturais do indivíduo, não impedir o uso social por outros.
- Coerência nas adaptações para possibilitar interação do meio com a funcionalidade do indivíduo.
- NBR 9050 da Associação Brasileira de Normas Técnicas são as utilizadas para os portadores de deficiência em geral.
- Avaliação ambiental, com observação detalhada da edificação, do mobiliário e do indivíduo desempenhando as atividades no ambiente.
- Sempre deve ser discutida com o usuário (e outros, como cuidadores, familiares etc.) qualquer tomada de decisão antes de aplicá-la.

- Nenhuma intervenção é recomendada sem a concordância do usuário, para uma efetiva utilização funcional e adesão.

As propostas aqui apresentadas, sobre a atuação do terapeuta ocupacional em cuidados paliativos, não esgotam todas as possibilidades de atuação na área, mas têm como objetivo mostrar sua contribuição do mesmo, por meio de ações que propiciem melhora da qualidade de vida e do sofrimento relacionado ao processo de morte dessas pessoas, num trabalho em conjunto com outros profissionais.

BIBLIOGRAFIA

AMERICAN OCCUPATIONAL THERAPY ASSOCIATION. Occupational Therapy practice framework: domain and process. *Amer. J. Occupat. Ther.*, v. 56, n. 6, p. 609-639, 2002.

BAIN, B.K. Tratamento dos contextos de desempenho. In: NEISTADT, M.E.; CREPEAU, E.B. *Terapia ocupacional*. 9. ed. Rio de Janeiro: Guanabara Koogan, 2002, p. 463-482.

CARLO, M.R.P.C.; QUEIROZ, M.E.G.; SANTOS, W.A.; BARREIRA, K.S.; PACKER, M.P. Terapia ocupacional em dor e cuidados paliativos – constituição do campo e formação profissional. *Rev. Dor – Pesq., Clín. Terap.*, v. 6, n. 2, abr./mai./jun., 2005.

FLATOW, F.A.; LONG, S. Specialized care of the terminally III. In: VICENTE, T.V.; HELLMAN, S.; ROSENBERG, S.A. *Cancer*: principles and practice of oncology. 6. ed. Philadelphia: Lippincott Willians & Wilkins, 2001, p.3077-3087.

FRANCISCO, B.R. *Terapia ocupacional*. Campinas: Papirus, 2001.

GERBER, L.; HICKS, J.; SHAH, J. Rehabilitation of the cancer patient. In: VICENTE, T.V.; HELLMAN, S.; ROSENBERG, S.A. *Cancer*: principles and practice of oncology. 6. ed., Philadelphia: Lippincott Willians & Wilkins, 2001, p. 3089-3109.

HOLM, M.B.; ROGERS, J.C.; JAMES, A.B. Tratamento das atividades de vida diária. In: NEISTADT, M.E.; CREPEAU, E.B. *Terapia ocupacional*. 9. ed. Rio de Janeiro: Guanabara Koogan, 2002.

JACQUES, J.K.; HASSLKUS, B.R. The nature of occupation surrounding dying and death. *OTJR: Occupation, Participation and Health*, v. 24, n. 44-53, 2004.

KUHL, D. Facing death: embracing life. *Canadian Family Physician*, v. 51, n. 12, p. 1606-1608, 2005.

PESSINI, L.; BERTACHINI, L. O que entender por cuidados paliativos? São Paulo: Paulus, 2006.

PESSINI, L.; BERTACHINI. L. Novas perspectivas em cuidados paliativos: ética, geriatria, gerontologia, comunicação e espiritualidade. In: PESSINI, L.; BARCHIFONTAINE, P. C. Bioética & Longevidade Humana. São Paulo. Ed. Loyola. 2006. Cap. 23, p 353-391.

HAGEDORN, R. As Bases filosóficas e teóricas da prática. In:HAGEDORN, R. Fundamentos da Prática em Terapia Ocupacional. Editora Dynamis. 2001.

SEPULVEDA, C. Los cuidados paliativos: perspectiva de la Organización Mundial de la Salud. Dolentium Ominum, v. 58, n. 1, p. 16-19, 2005.

SIEDEL, A.C. Teorias derivadas das perspectivas de reabilitação. In: NEISTADT, M.E; CREPEAU, E.B. *Terapia ocupacional.* 9. ed. Rio de Janeiro: Guanabara Koogan, 2002.

TAKATORI, M.A Terapia ocupacional no processo de reabilitação: construção do cotidiano. *O Mundo da Saúde*, São Paulo, v. 25, n. 4., out./dez. 2001.

TEIXEIRA, E.; ARIGA, M.Y.; YASSUKO, R. Adaptações. In: TEIXEIRA, E.; SAURON, F.N.; SANTOS, L.S.B.; OLIVEIRA, M.C. *Terapia ocupacional na reabilitação física.* São Paulo: Roca, 2003.

TRUMP, M.S. Occupational Therapy and Hospice. Amer. J. Occupat. Ther. v. 59. n. 6, nov/dec. 2005.

WORLD HEALTH ORGANIZATION. Definition of Palliative Care. OMS 2002. Disponível em: www.who.int/cancer/palliative/definition/en. Acessado em: 10 de maio de 2008. .

Capítulo 8
O SERVIÇO SOCIAL E A MORTE

Naira Dutra Lemos

> *A ética da vida e da morte é única. O cuidado que damos ao nascer deve ser dado ao morrer, pois nascer e morrer fazem parte de um mesmo fenômeno: o da vida humana.*
> Mauro Antonio Pires D. da Silva

O SERVIÇO SOCIAL

Para que se possa compreender o papel do assistente social na atenção àqueles pacientes sem possibilidade terapêutica de cura ou mesmo em fase terminal é fundamental conhecer as características do exercício profissional dessa categoria no campo da saúde.

> *Nessa área, a atuação do Serviço Social configura-se a partir das condições e da capacidade do profissional em responder às demandas teóricas técnico-operativas, éticas e/ou políticas da instituição.* (LEMOS, 2007)

A área da saúde tem sido apontada, nos últimos anos, como um dos maiores campos de atuação do Serviço Social, porém ainda muitas vezes pouco explorada ou pouco aproveitada pelos profissionais como um caminho que pode ir além da assistência imediata.

Como profissional de saúde, o assistente social tem o papel já definitivamente estabelecido, devendo levar em conta a percepção de que a sua intervenção pode ser ampliada se considerarmos a ideia de que o processo saúde-doença é determinado socialmente.

É possível, assim, identificar algumas funções do Serviço Social na área da saúde:

- Intervenção social: sempre de forma articulada com outras áreas, o assistente social desenvolve sua ação junto aos usuários dos serviços e seus familiares, individualmente, em grupo ou em ações comunitárias. Sua intervenção depende do objetivo do serviço no qual se insere.
- Educação social: promove ações que visam ao engajamento dos usuários ou à sua aproximação com a realidade estabelecida a partir do processo saúde-doença.
- Prestação de auxílios concretos: com o objetivo de solucionar problemas imediatos, o assistente social busca a articulação com outros setores da instituição ou serviços externos facilitando, assim, o acesso aos bens e serviços necessários aos tratamentos.

Ainda cabem ao assistente social as funções de coordenação, equipes de assistentes sociais ou interdisciplinares e de assessoramento, quando o assistente social presta assessoria técnica para elaboração de programas e projetos da área.

Partindo dessas funções, são definidas as especificidades da ação profissional, ou seja, as atribuições específicas de cada modalidade de serviço na qual se insere o profissional.

É comum que nos deparemos, no contexto desses serviços de saúde, com a dualidade de "poderes", ou seja, o "poder burocrático" e o "poder técnico". Nessa contradição, o assistente social tem que buscar a integração das dimensões da vida humana, atuando de modo a contemplar a prestação de cuidados tanto de natureza promocional quanto curativa e paliativa.

A atuação do assistente social deve ter, portanto, sua atenção voltada para dois importantes focos: o paciente e sua situação social e de saúde e a família e seu perfil assistencial, levando em conta o pós-alta e o tratamento em domicílio.

O CUIDAR EM SITUAÇÃO DE MORTE

A forma como o ser humano tem compreendido o fenômeno da morte vem sofrendo transformações ao longo da história da humanidade.

Philipe Ariés, historiador francês, amigo e contemporâneo de Michel Foucault, foi um estudioso da mudança dessas transformações, e por fim apontou a modernidade como sua grande vilã. Para ele "a ansiedade com a morte começa a surgir na literatura e nos epitáfios do século XVII". O medo e a recusa a representá-la teriam surgido no século XIX e chegaram aos extremos nas sociedades mais avançadas do século XX. (ARIÉS, 2003)

Independentemente de seus estudiosos, das diversas crenças que tentam compreendê-la ou explicá-la, do tempo em que ela se apresenta, a morte veio, ao longo dos séculos, vestida e "revestida" de várias faces.

Por vezes oculto de crianças e jovens, por outras camuflado em teias fantasiosas ou, ainda, demasiadamente exposto pela mídia, o fenômeno morte vem sempre carregado de mitos e estereótipos difíceis de ser compreendidos em sua plenitude.

Entendo que cabe aos profissionais da área da saúde buscar alternativas de enfrentar a situação de morte da maneira mais adequada possível.

Habilitados que somos para zelar de alguma forma pela saúde dos seres humanos, quando nos deparamos com as situações de morte iminente, sentimentos como impotência e frustração comumente se tornam presentes em nossas vidas.

Às vezes ignoramos o fato de que, independentemente de todos os esforços que possamos empreender e das mais avançadas medidas hoje utilizadas pela medicina, o paciente pode morrer.

Em nossa atuação profissional em hospitais, unidades básicas ou domicílios de nossos pacientes, presenciamos quase diariamente situações de morte ligadas às já quase "tradicionais" doenças dos séculos XX e XXI, câncer ou Aids, mas não podemos afastar a presente hipótese de morte pela violência urbana. Assim, chegam ao Serviço Social as mais diferentes demandas, quer nos momentos que antecedem a morte do paciente, quer depois.

Porém, muitas vezes o assistente social não se apropria (ou não lhe é proporcionada essa possibilidade) de situações nas quais sua intervenção seria fundamental. Parece-nos que a nossa função se resumirá nas ações burocráticas, tais como remoção do paciente, orientações quanto aos procedimentos legais, dentre outras. Não pretendemos aqui desvalorizar essas ações, pois historicamente de responsabilidade do Serviço Social, elas são fundamentais e estão intimamente ligadas aos direitos dos usuários. O que pretendemos com essas observações é o reconhecimento da importância do Serviço Social junto a pacientes em situação de pré ou pós-morte.

É fundamental lembrar que uma das figuras mais importantes no conhecimento dos cuidados paliativos foi uma assistente social, Cicely Saunders, também com formação em enfermagem e medicina. Essa mulher e suas concepções acerca da morte e do morrer, pode-se dizer que transformou e criou conceitos, procurando aliar as possibilidades de alívio da dor e dos sintomas ao "cuidado integral" do indivíduo, levando em conta suas necessidades sociais, psicológicas e espirituais. É verdade que a proximidade da morte dos pacientes, a vivência desses momentos, o envolvimento com as famílias, por vezes nos despertam sentimentos que se confundem entre o nosso "eu profissional" e o "eu pessoal". A situação e a instituição exigem de nós uma atitude explicitamente profissional, mas nosso íntimo, como seres humanos que somos nos envolvem de maneira a extrapolar esse "profissional".

> *As dificuldades advindas do despreparo de lidar com a finitude humana no cotidiano das instituições são muitas, mas apresentam um ponto em comum: a concepção fragmentada entre corpo e espírito, ou seja, o corpo físico como única fonte de conhecimento e o não reconhecimento da subjetividade própria ou do outro como um fenômeno passível de compreensão e entendimento. (NOGUEIRA; OLIVEIRA; PIMENTEL, 2006)*

Estamos nesse momento, portanto, diante de um dilema. A totalidade do ser humano parece ser negada por nós, profissionais da saúde e corremos o risco de agir de forma mecanicista, deixando de lado o sentimento de humanidade, aquele mais profundo que une o profissional e o paciente.

> *Priorizando os caminhos da objetividade científica frente à cura, os profissionais se distorciam da postura ética do cuidar. Por outro lado, acreditar que se possa assegurar a dignidade da morte através da participação puramente emotiva pessoal gera, por sua vez, uma postura acrítica em relação aos desígnios já estabelecidos pela ciência, sem poder, portanto, reconsiderá-la e questioná-la. (NOGUEIRA; OLIVEIRA; PIMENTEL, 2006)*

Assim, pode-se admitir que os sentimentos despertados pela morte de um paciente exigem, de nós profissionais de saúde, a clareza de que temos que desenvolver estratégias que nos auxiliem no enfrentamento da situação que se apresenta.

Por mais que possam parecer semelhantes, encontramos diferenças bastante significativas entre os cenários nos quais se dá a situação de morte, e que podem influenciar diretamente a atuação profissional, especialmente para os assistentes sociais: uma unidade de internação ou o domicílio do paciente.

A Morte em uma Unidade de Internação

Buscar conhecer os fatores institucionais e emocionais que evoluem os pacientes em estado avançado de suas doenças, talvez seja o primeiro passo. Para tanto, é fundamental retornarmos à ideia de que o trabalho interdisciplinar seja o único caminho para uma atuação coerente e que vise ao nível de qualidade de atenção ao paciente. Cada um dos profissionais assume em cada "tempo e espaço", significativo papel diante daquele ser humano em seus últimos momentos de vida. A fragilidade imposta pela doença deve ser considerada como o ponto principal de atenção que vamos lhe dar.

> *A nossa experiência com as situações de morte e morrer, advém da morte do outro, que nos remete à percepção de que também somos seres para a morte e que, em algum momento de nossa existência, passaremos pelo processo do morrer. (SOUZA e BAUMER, 2005)*

O espaço da unidade de internação pode, sem dúvida, apresentar-se "frio e desumano", desprovido de objetos e carregado de significados muito mais pertencentes à equipe que ao doente ou seus familiares. Isto se traduz na forma como por vezes a equipe age exclusivamente sob o padrão tecnicista, desvalorizando aquilo que, aos nossos olhos, pode parecer "pequeno" diante do quadro clínico do paciente, mas que para ele é carregado dos mais profundos significados.

Nossa experiência se dá no âmbito da atenção a idosos e isso nos reporta ao contato bastante próximo de famílias e cuidadores. Até mesmo pela possível presença de um cuidador durante o período de internação, explicitada no Estatuto do Idoso e assegurada pela Portaria MS-GM nº 280, de 7 de abril de 1999, nossa possibilidade de contato com as famílias se acentua. Os vínculos vão se formando ao longo do período de internação, o que pode significar mais facilidade para o enfrentamento dos momentos finais do paciente ou também dificultar nossa atuação, já que todo o processo vivenciado possibilitou uma troca afetiva mais intensa.

Para os próprios idosos, o período de internação pode significar a probabilidade de não retornarem às suas casas. Assim, as relações familiares de uma forma ou de outra se transformam em aspectos determinantes no que diz respeito à autonomia dos pacientes em situação de internação por uma doença grave.

As relações estabelecidas no contexto hospitalar são, portanto, quase sempre ambivalentes e, ao mesmo tempo, profissionais e pessoais. Aquele paciente, aquela família ou aquele cuidador tornam-se parte de nossas vidas por certo período de tempo e, no instante em que se aproxima uma situação de morte, vem à tona a necessidade de, enquanto profissionais, agirmos o menos passionalmente possível.

> *É impossível negar que se trata de uma relação profunda, em alguns casos, importante em outros, que está pontuando um universo amplo de relações entre vida e morte. (FRANCO, 2004)*

A busca pelo equilíbrio é, portanto imprescindível ao profissional, para que ele possa, então, desenvolver com mais tranquilidade seu papel dentro da equipe assistencial.

Algumas práticas facilitadoras à expressão do sentimento da família devem ser, portanto, desenvolvidas pelo assistente social, especialmente o apoio emocional e a escuta. A partir daí, se torna mais fácil a intervenção do Serviço Social naquela função, anteriormente citada, ou seja, a prestação de auxílios concretos e as orientações burocráticas necessárias.

O processo de humanização pelo qual passam (ou devem necessariamente passar) os hospitais é, sem dúvida, um grande desafio para qualquer profissional, porém entendemos que o assistente social é peça fundamental nesse processo.

Contribuir com nosso conhecimento para a prática efetiva de condutas humanizadas, levando em conta a autonomia dos pacientes, é papel do Serviço Social.

Muitas vezes observamos, nos pacientes lúcidos e autônomos, preocupações com os filhos, a angústia de como lidar com seus problemas mais concretos (finanças e documentos, por exemplo). O assistente social atua, então, no sentido de ajudá-los a lidar com questões de ordem financeira, familiar e social, às vezes retomando o elo entre paciente e família.

Prestar alguns esclarecimentos aos outros membros da equipe, especialmente quando atuamos em hospitais-escola e, então lidarmos com uma equipe mais jovem e ainda inexperiente faz parte do campo de atuação do assistente social.

Enfim, como em quase tudo o que se refere à morte, não há receitas prontas para a atuação do Serviço Social em uma unidade de internação.

Sabemos que encarar tais situações de frente não é tarefa fácil, tampouco manter com tranquilidade uma relação com o paciente que vai morrer.

Talvez o primeiro passo seja reconhecermos a finitude da vida como um acontecimento que não exclui nenhum de nós; assim, de alguma forma poderá buscar unir competência técnica ao cuidar com sensibilidade, ternura e ética.

A Morte no Domicílio

O maior foco de atuação tem sido a assistência domiciliária aos idosos, trabalho no qual convive-se com frequência com situações de morte, motivo pelo qual desenvolveremos nosso texto tendo como pano de fundo nossa prática cotidiana.

A atenção às questões relativas às situações de um paciente fragilizado no domicílio, especialmente idosos, e a consequente necessidade de um trabalho de assistência domiciliária não é e nem pode ser considerada exclusividade do assistente social.

A prática da assistência domiciliar é, certamente, aquela que mais exige uma abordagem verdadeiramente interdisciplinar. É imprescindível que a realidade do paciente seja abordada por profissionais de diversas áreas.

> *Compreender e trabalhar todas as facetas da vida de um indivíduo, especialmente aqueles mais velhos, que são parte de um contexto maior e não só recebem impacto do ambiente, como e principalmente atuam sobre ele, só é possível através de uma abordagem interdisciplinar. (LEMOS, 2005)*

O assistente social, como membro de uma equipe, de forma integrada aos demais, atua principalmente como "facilitador" nas relações interpessoais, sempre com o objetivo de sedimentar uma base de sustentação para que possam ser prestados todos os serviços pressupostos em um programa de assistência domiciliária. Assim, além de ter seu olhar voltado para o paciente, no domicílio esse profissional terá outros dois focos de atenção: a família e o cuidador. No caso de pacientes com prognóstico reservado ou em fase terminal, o assistente social assume um papel fundamental. A especificidade de sua ação o permite intervir não somente no contexto familiar, como no social, econômico e legal, levando em consideração as relações que permeiam a história de vida daquelas pessoas.

As questões práticas assumem também uma dimensão muito importante quando o doente vem a falecer no domicílio.

A quem recorrer para o atestado de óbito? Quais as providências mais imediatas a serem tomadas pela família? Estas e outras questões surgem com frequência.

Nesse caso, o assistente social deve prestar todas as orientações e, sendo o paciente atendido por um serviço de assistência domiciliária, o médico responsável deve verificar o óbito e fornecer o atestado com base na legislação vigente.

Podemos então questionar: como trabalhar de fato com uma família que tem em casa um paciente terminal? Quais implicações toda a situação traz para o seio daquela família?

O assistente social trabalha alguns aspectos que podemos aqui indicar, tais como:

- a estimulação de canais de comunicação que favoreçam a convivência, fortalecendo os vínculos afetivos;
- a reorganização dos papéis sociais da família;
- a busca pela retomada da sinergia da família;
- a promoção da melhoria e adaptação do paciente e da família em relação à situação como um todo.

Não podemos ignorar que atuar no domicílio significa compreendê-lo sob os três aspectos que o envolvem: legal, social e cultural. É importante que ele seja compreendido como o "espaço do outro", bastante diferente dos hospitais onde nós, profissionais, ditamos as regras. É o domicílio o local onde as famílias vivem suas tradições, sua religiosidade, seus mitos e ritos.

O aspecto social, ou seja, a intimidade daquela família leva por vezes a equipe a um exercício que passa pela percepção do ambiente, mas principalmente pela sensibilidade em atuar sobre ele.

Elisabeth Kübler-Ross (1979) coloca o "eu" em situações de morte, é fundamental que o profissional possa auxiliar a família a trazer à tona suas necessidades e anseios. No nosso entender, o assistente social é o profissional habilitado para essa intervenção.

Trabalhar com a realidade dessa fase difícil junto à família se traduz num dos momentos mais delicados da intervenção do assistente social. Lidar com a morte é sempre algo muito complexo e nossa experiência tem nos mostrado que, quando isso se dá longe do espaço institucional no qual estamos até certo ponto "protegidos" pelas regras e normas institucionais, pode ser ainda mais difícil.

Todas as questões, desde as mais concretas como finanças, às mais profundamente escondidas na alma dos seres humanos, quer sejam relações mal resolvidas, quer sejam afetos mal trabalhados, podem vir à tona e ser capazes de redimensioná-los, de forma a promover os ajustes necessários, o que é quase sempre muito difícil.

Assim, nos resta apenas dizer que o assistente social deve sempre estar pronto a rever seus sentimentos, medos e expectativas frente a esse tipo de atuação. A "medida certa" da nossa atuação pode estar em balancear a técnica e a emoção, pois a par de utilizarmos quaisquer recursos necessários, instrumentais, financeiros ou emocionais, o que ficará presente para as famílias será a marca de nossa presença naquele que, sem dúvida, se constitui num dos mais significativos momentos de suas vidas, aquele que define um destino sem retorno de um ente querido.

Auxiliar as famílias a lidar com a proximidade da morte não é tarefa fácil. Exige de nós maturidade, profissionalismo, conhecimento mas, antes de tudo, sensibilidade. Sensibilidade para compreender que ela é um acontecimento único para cada ser, especificamente.

A qualidade de nossa ação se pauta, certamente, pelo respeito ao outro em seu final de vida. Humanizar e tornar mais "leve" esse momento é fundamental. O cuidado diante das relações que se estabelecem pode transformar momentos de dor e angústia em momentos de grande riqueza de sentimentos entre quem cuida e quem é cuidado.

Ouvir o que nos dizem sentir, o que de mais profundo emerge naquele instante e dar voz àquele que está se calando definitivamente, talvez seja o momento mais importante de nossa atuação profissional.

BIBLIOGRAFIA

ARIÉS, P. História da morte no ocidente, Ediouro, 2003.
BRASIL. Estatuto do Idoso. Lei no 10.741 de 1o de outubro de 2003. Cap. IV, art. 16.
FRANCO, M.H.P. Cuidados paliativos e o luto no contexto hospitalar. In: PESSINI, L.; BERTACHINI, L. (Org.). Humanização e cuidados paliativos. São Paulo: Loyola, 2004.
KÜBLER-ROSS, E. Perguntas e respostas sobre a morte e o morrer. São Paulo: Martins Fontes, 1979.
LEMOS, N.D. Avaliação do Serviço Social. In: NETO, J.T.; PINTARELLI, V.L.; YAMATTO, T.H. À beira do leito: geriatria e gerontologia na prática hospitalar. Barueri: Manole, 2007.
LEMOS, N.D. Cuidados domiciliares. In: RAMOS, L.R.; NETO, J.T. Geriatria e gerontologia. Barueri: Manole, 2005.
NOGUEIRA, A.C.C.; OLIVEIRA, L.M.; PIMENTEL, V. O profissional da saúde e a finitude humana: a negação da morte no cotidiano profissional da assistência hospitalar. Revi. Virtual Textos e Contextos, v. 5, n. 6, p. 1-11, 2006.
SOUZA, L.G.A.; BOEMER, M.R. O cuidar em situação de morte: algumas reflexões. Medicina (Ribeirão Preto), v. 38, n. 1, p. 49-54, 2005.

Capítulo 9
A MORTE NAS DIFERENTES FASES DO DESENVOLVIMENTO HUMANO

Lucélia Elizabeth Paiva

NTRODUÇÃO

Este capítulo é uma reflexão sobre o que seria a vida de um indivíduo ao encontro de sua morte.

Afinal, como diz Schopenhauer, o homem é o único animal que tem consciência de sua condição existencial: é o único animal que sabe por antecipação da própria morte. Ao contrário de todos os outros animais, o homem busca o sentido de sua existência, uma vez que sua única certeza é estar destinado a morrer.

Segundo Heidegger, a morte é uma possibilidade que está presente, determinando a vida, desde o nascimento. Afirma, ainda, que o homem é um "ser para a morte". E a morte é uma possibilidade de nossa existência com a qual convivemos cotidianamente. (PENHA, 1996)

Apesar de a morte nos rondar ao longo dos dias, continua sendo um temor diário e, ao mesmo tempo, um tabu. Não se fala da morte. É ela que nos assalta e nos persegue em nosso cotidiano. Mas dela fugimos e fingimos sua não existência.

Não tenho a pretensão, aqui, de me aprofundar em estudos das diferentes fases do desenvolvimento vital, mas sim de levantar algumas considerações que possam promover indagações, reflexões, críticas e, quem sabe, novos olhares para ressignificar a vida e a morte.

A CRIANÇA

Morte: Assunto para Crianças?

O senso comum nos mostra que a morte não faz parte do universo infantil.

Vivemos em uma sociedade consumista, que cultua a beleza e a juventude eterna, parecendo deixar a morte de lado, como se nunca fôssemos encontrá-la. Mas a morte é real e faz parte do cotidiano de todos nós, inclusive de nossas crianças. Estamos expostos à morte, a qualquer hora do dia ou da noite, nas ruas (a violência, homicídios, acidentes etc.), por intermédio dos meios de comunicação, dentro de nossas próprias casas (rádios, jornais e nos noticiários na TV: nas cenas de violência física e social, nas cenas de acidentes, catástrofes, homicídios, guerras, atentados etc.). Apesar de tão perto, insistimos em mantê-la tão longe, com a ilusão de que não irá nos atingir.

Passa a ser um assunto negado, e, por ser desconhecido e trazer angústias e sofrimento, é comum mantermos as crianças afastadas dele. É como se criança fosse apenas alegria. Calamos! Engolimos!

É comum ouvirmos que morte e criança não combinam. Mas Rubem Alves[1] nos diz que o mundo das crianças não é tão risonho como se pensa. É repleto de medos e muitas experiências de perdas. Os adultos não gostam de falar disso, muito provavelmente para escaparem dessa dor.

Entretanto, a criança tem uma curiosidade natural e procura respostas para suas dúvidas e inquietações. Ela busca a verdade não só sobre a vida, mas também sobre a morte. A criança pode expressar sua curiosidade e seu sofrimento por meio de linguagem verbal (falada ou escrita), como também por linguagem não verbal (jogos, brincadeiras, gestos, desenhos etc.). Nós, os adultos, é que precisamos saber ouvi-la, entendê-la e acolhê-la.

Ricardo Azevedo diz:

> *[...] falar sobre a morte com crianças não significa entrar em altas especulações ideológicas, abstratas e metafísicas. Nem em detalhes assustadores e macabros. Refiro-me a simplesmente colocar o assunto em pauta. Que ele esteja presente, através de textos e imagens, simbolicamente, na vida da criança. Que não seja mais ignorado. Isso nada tem a ver com depressão, morbidez ou falta de esperança. Ao contrário, a morte pode ser vista, e é isso o que ela é, como uma referência concreta e fundamental para a construção do significado da vida. (AZEVEDO, 2003, p.58)*

---

[1] Mensagem aos contadores de histórias, contida nos livros da coleção "Estórias para Pequenos e Grandes".

No entanto, sentimo-nos embaraçados diante desse tema e, muitas vezes, optamos pelo silêncio, com a desculpa de querer proteger a criança de um sofrimento. O que não percebemos é que, com essa atitude, tiramos a oportunidade de fazer com que a criança possa olhar para a vida com a realidade de suas perdas. Assim, reforçamos a dificuldade de lidar com as várias perdas ao longo da vida, sejam elas quais forem: um brinquedo quebrado ou perdido, a morte de um bichinho de estimação, mudanças de casa ou de escola, um amiguinho que se mudou, a professora que saiu da escola, mudanças na família pela separação dos pais, perda de emprego, morte de alguém muito querido, ou, até mesmo, a própria morte.

Na verdade, subestimamos a criança. Afinal, não é fácil falar de morte, principalmente falar de morte para e com as crianças. Falar com elas e ouvi-las, também.

É muito comum percebermos que os adultos demonstram dúvidas em relação a como falar sobre a morte com a criança de modo que ela possa entender. Claro que é preciso respeitar a idade e a forma como o assunto será tratado. Por exemplo, quando se fala em morte, a associação imediata é com perda e sofrimento, dor e separação. Embora se use muito a célebre frase "esta é a única certeza que temos na vida", não é comum pensar na morte como parte de um ciclo vital, como algo natural e inerente ao ser vivo e, a partir disso, pensar no significado e na qualidade de vida e das relações humanas.

Não estamos acostumados com isso; somos imediatistas e saudosistas. Temos uma vida *fast* e acabamos por não a saborearmos como deveríamos, nos prendendo ao tempo que passou, ao que poderíamos ter feito e ao que não fizemos.

Como Falar de Morte com Crianças?

O entendimento do conceito de morte para crianças depende não somente da idade, mas de aspectos variados, tais como: questões sociais, psicológicas, intelectuais e experiências de vida.

Diaz diz que a morte é um tema que deve ser abordado nos livros para crianças. É como escrever sobre o amor, sobre o nascimento ou sobre outro assunto qualquer. Fala, ainda, que não há limites de idade e nem diferenças de outro tipo para que se aborde esse tema. O importante é a maneira como é apresentado. (DIAZ, 1996)

Quando falar com a criança, é importante que se utilize uma linguagem simples e direta, bem como uma informação real acerca da morte, pois ela tem uma compreensão literal da linguagem.

Estudos mostram que a compreensão de morte pelas crianças envolve a compreensão de quatro componentes:
- Irreversibilidade: a morte não é reversível.
- Inevitabilidade: todos os seres vivos (incluindo ela mesma) irão morrer um dia (e ninguém escapará da morte).
- Não funcionalidade: reconhecimento que, com a morte, cessa todo o funcionamento do corpo, ou seja, não há mais movimentos, sentimentos, sensações, pensamentos.
- Causalidade: envolve a compreensão da razão da morte (KOVÁCS, 1992; PRISZKULNIK, 1992; NUNES et al.,1998; TORRES, 1999)

Antes dos três anos, não há conceito de morte. A morte é sentida como ausência e falta. Crianças pequenas (entre os três e cinco anos) costumam ter uma visão mágica e egocêntrica. Sentem como se seus pensamentos e palavras pudessem magicamente solucionar problemas, até mesmo causar a morte de uma pessoa. Acreditam que a morte acontecerá aos outros, mas nunca com elas. Também assemelham a pessoa morta a uma pessoa dormindo.

Vários estudos mostram que, entre cinco e sete anos, a criança já tem condições de compreender a ideia de morte no que se refere à irreversibilidade, inevitabilidade e não funcionalidade. Já existe a compreensão de que a morte acontece para qualquer um, mas a causalidade é mais difícil de ser compreendida, pois necessita de um conhecimento de biologia e de pensamentos abstratos.

Crianças mais novas tendem a atribuir a morte a causas externas (acidentes ou assassinatos), enquanto as mais velhas já reconhecem causas internas, como idade avançada, doenças ou outros fatores biológicos.

Dos 10 ou 11 anos em diante, a criança já tem condições de formular hipóteses considerando muitas variáveis simultaneamente. Nessa fase, já consegue ter o conceito de morte mais abstrato. Entende-a como inevitável e universal, irreversível e pessoal. Consegue dar explicações do ponto de vista natural, fisiológica e tecer argumentos com hipóteses teológicas. (KOVÁCS, 1992; PRISZKULNIK, 1992; NUNES et al.,1998; TORRES, 1999)

No entanto, percebe-se certa dificuldade na comunicação entre os adultos e as crianças, o que pode resultar num sentimento de solidão.

Sunderland salienta que as crianças costumam expressar seus sentimentos de formas pouco elaboradas e que os adultos costumam ter dificuldade para compreendê-las. As crianças costumam usar a linguagem da imagem e da metáfora, como em histórias e sonhos. Por essa razão, muitas vezes, as crianças acabam por não receber a ajuda de que necessitam por não serem compreendidas pelos adultos (que estão mais habituados com a linguagem cotidiana – a linguagem do pensamento), e também porque os adultos, na tentativa de ajudar as crianças, utilizam a linguagem cotidiana, não conseguindo atingir o universo infantil (que emprega a linguagem da imaginação). (SUNDERLAND, 2005)

Desta forma, a literatura infantil pode ser um recurso para conversar sobre a morte com as crianças. As histórias falam de sentimentos com muita riqueza. É como sonhar acordado.

Voltando a Rubem Alves[2], ele diz que o objetivo da história é poder dar às crianças símbolos que lhes permitam falar sobre seus medos, fazendo de conta que se está falando sobre bichos, por exemplo. Isso facilita. Porém, é importante que a criança não esteja sozinha nessa aventura. É necessário que ela faça essa caminhada com um adulto de sua confiança, que esteja junto com ela, para que se sinta segura.

No entanto, deve ser feita uma seleção cuidadosa de livros que abordem o tema a ser trabalhado, que apresentem tópicos e eventos apropriados às necessidades emocionais das crianças e características do ambiente. (HEATH *et al.*, 2005)

A seguir, algumas sugestões de livros infantis que abordam o tema morte:

- A história de uma folha (BUSCAGLIA, 1982)
- Tempos de vida (MELLONIE e INGPEN, 1997)
- A sementinha medrosa (OLIVEIRA, 2003)
- O medo da sementinha (ALVES, 1999)
- A montanha encantada dos gansos selvagens (ALVES, 1999)
- O dia em que a morte quase morreu (BRANCO, 2006)
- O teatro de sombras de Ofélia (ENDE, 2005)
- Os porquês do coração (SILVA e SILVA, 1995)
- Ficar triste não é ruim (MUNDY, 2001)
- Quando seu animal de estimação morre (RYAN, 2004a)
- Quando seus avós morrem (RYAN, 2004b)
- Quando os dinossauros morrem (BROWN e BROWN, 1998)
- Conversando sobre a morte (HISATUGO, 2000)
- O dia em que o passarinho não cantou (MAZORRA e TINOCO, 2000)
- Por que vovó morreu? (MADLER, 1996)
- Vó Nana (WILD, 2000)
- Menina Nina (ZIRALDO, 2002)
- Morte: o que está acontecendo? (BRYANT-MOLE, 1997)
- O decreto da alegria (ALVES, 2004)

---

[2] Mensagem aos contadores de histórias, contida nos livros da coleção "Estórias para Pequenos e Grandes".

- Cadê meu avô? (CARVALHO, 2004)
- O anjo da guarda do vovô (BAUER, 2003)
- Vovô foi viajar (VENEZA, 1999)
- Emmanuela (CARVALHO, 2003)
- A história de Pedro e Lia (ADORNO, 1994)
- Eu vi mamãe nascer (EMEDIATO, 2001)
- Não é fácil, pequeno esquilo (RAMON, 2006)
- Fica comigo (MARTINS, 2001)
- Dona Saudade (PESSOA, 2001)
- Corda bamba (BOJUNGA, 2003)
- Sadako e os mil pássaros de papel (COERR, 2004)
- Oscar e a Senhora Rosa (SCHMITT, 2002)
- Através do espelho (GAARDER, 1998)

O ADOLESCENTE

A adolescência é uma etapa de aquisições tanto das operações formais, como da internalização da moralidade e de um novo modo de consciência. Nessa fase, o indivíduo passa por importantes e significativas mudanças tanto físicas e sexuais, como emocionais, sociais e culturais. Consequentemente, a autoimagem e as expectativas pessoais, familiares e sociais também sofrem alterações.

É o momento da busca pela independência e o temor do fracasso, quando normas e valores passam a ser questionados e transgredidos. Pode-se perceber, com isso, que a adolescência é um momento de contradição e busca da identidade, na tentativa de encontrar um novo sentido para si, mas carregado de muitas angústias.

A adolescência é um momento especial na vida do indivíduo, por ser o período transitório para entrar na vida adulta, quando terá poder e controle sobre si mesmo. Nessa fase, o jovem não aceita orientações, pois está se testando, tem um afastamento natural da família, aderindo ao seu grupo de iguais, buscando sua identidade. Nessa fase, de maior vulnerabilidade, não é raro entrar em contato com as drogas e se expor a muitos riscos.

O jovem vive uma fase de novas conquistas e descobertas, sonhos, na qual a morte passa a ser um desafio. Nessa época, acabam por viver em grupos e enfrentam situações de risco: a descoberta sexual, experimentação de drogas (lícitas e ilícitas), prática de esportes radicais, comportamentos de risco e outras situações-limite (por exemplo, rachas no trânsito). Com a busca da "beleza ideal", podem surgir os distúrbios alimentares. Para se sentirem vivos e donos de suas vidas, parecem desafiar a própria vida. (ESSLINGER e KOVÁCS, 2004; KOVÁCS, 2003; MARIN e QUEIROZ, 2000; MARIN-LEÓN e VIZOTTO, 2003).

A adolescência é uma época marcada por mortes inesperadas e, geralmente, violentas.

Marques e Cruz demonstraram que é principalmente na passagem da infância para a adolescência que o uso de drogas lícitas e ilícitas se inicia. No Brasil, as drogas lícitas mais utilizadas por crianças e adolescentes são o álcool e o tabaco.

O adolescente, por viver em grupo, acaba se envolvendo nessa mentalidade, pois necessita ser aceito pelo grupo. Nessa convivência grupal, ele pode se deparar com uma gama de situações que podem levá-lo a correr riscos mesmo sem perceber, especialmente se estiver inserido num grupo que utiliza drogas. (MARQUES; CRUZ, 2000)

Uma das drogas mais comuns e mais utilizadas é o álcool, principalmente por estar inserido na cultura. Está presente na família, nas comemorações, no lazer... Sendo assim, passa a ser "normal" beber. Ou seja, é uma droga socialmente aceita. Na fase da adolescência é muito corrente o uso de álcool por ser visto como indispensável em festas, no grupo de amigos, como se tivesse um "poder mágico" de alegrar o ambiente.

O álcool também é empregado pelo adolescente como um meio de minimizar momentos de angústias, o que pode passar a ser incorporado como indispensável na resolução de conflitos e como incentivador de enfrentamento de situações difíceis (por exemplo, sucesso com o sexo oposto, desempenho sexual, aumento de poder e de agressividade, loquacidade, habilidade) e mesmo como uma forma de relaxamento e redução de tensão. (ARAUJO e GOMES, 1998)

Além das alterações comportamentais, o álcool provoca lentidão do pensamento, prejuízo da concentração, do raciocínio, da atenção e do julgamento. É uma droga denominada sedativo-hipnótica, pois, em baixas doses, reduz a ansiedade e, em doses médias, seda o usuário. Em altas doses, pode levar à anestesia, ao coma e até mesmo à morte. É uma droga que causa respostas cada vez mais fracas de acordo com o consumo repetitivo, ou seja, causa uma tolerância no indivíduo, que necessitará de doses cada vez maiores para atingir a sensação de prazer, relaxamento e para baixar a ansiedade, efeito da abstinência da bebida. O consumo de álcool está relacionado com comportamentos de risco, tais como: atividade sexual desprotegida, beber e dirigir, estupro ou abuso de parceiro, e outras formas de agressão e crime. (ORSATI et al., 2002)

Por questões de tolerância orgânica e psicológica, o álcool é uma substância com risco de criar dependência que, somado ao seu uso habitual no contexto social, passa a ser uma droga altamente perigosa.

Fora isso, o uso abusivo de álcool associado com outras substâncias pode levar a uma dependência maior para obtenção de prazer, além de possibilidade de tentativas de suicídio. (FERREIRA *et al.*, 2000)

Os jovens almejam à realização pessoal, amorosa e vocacional. É uma fase de construção de identidade, experimentação e construção de um lugar no mundo. A adolescência é uma época em que o indivíduo experimenta muitas situações de risco, mas não há espaço para pensar ou falar da morte. (KOVÁCS, 2003)

O adolescente vivencia a morte da infância - uma fase muito difícil: além das mudanças corporais (físicas e hormonais), ele sai de um lugar conhecido e seguro, protegido e começa a adentrar uma vida de "gente grande", com outras responsabilidades e com a liberdade para fazer suas próprias escolhas. É esta liberdade de escolhas, próprias do adolescente, que o faz estar mais perto da vida ou da morte. (DOLTO, 1990; TORRES, 1999)

O adolescente necessita romper os limites estabelecidos pelos pais e pela sociedade a fim de construir os seus próprios.

Nos jovens, a tomada de decisões é marcada por impulsividade, ousadia, confiança excessiva em sua própria destreza. É muito comum o envolvimento em acidentes de trânsito por causa de velocidade (que oferece ao condutor a oportunidade de experimentar sentimentos de grandeza e fantasia de onipotência), pela música em alto volume no carro (que favorece a sensação de isolamento, com maior sensação de grande independência), bem como o consumo de álcool. Este é o fator mais associado com acidentes de trânsito, pois dificulta a tomada de decisões e entorpece as habilidades psicomotoras. (MARIN e QUEIROZ, 2000; MARIN-LEÓN e VIZZOTTO, 2003)

O adolescente já tem possibilidade cognitiva de compreender o conceito de morte em suas quatro dimensões (irreversibilidade, universalidade, não funcionalidade e causalidade), como também tem condições de levantar hipóteses e discutir sobre a morte. Porém, do ponto de vista emocional, a morte é algo que fica muito distante. (KOVÁCS, 1992)

Apesar de já poder ter vivenciado perdas de parentes e/ou amigos, em seu pensamento não é concebível a própria morte.

O ADULTO

Os estudiosos da psicologia do desenvolvimento costumam dividir o ciclo de vida adulto em duas fases: o adulto jovem (que vai, aproximadamente, dos 20 aos 40 anos) e o adulto na meia-idade (dos 40 aos 60/65 anos).

O adulto jovem está em pleno vigor físico e em fase produtiva da vida. Porém, nessa fase, geralmente está saindo da casa dos pais para construir sua própria vida, para morar sozinho ou constituir família. É, também, a fase que o indivíduo constrói sua vida profissional.

Apesar de ser um momento de construção, também sofre mudanças que são vivenciadas como perdas: separação física e emocional dos pais, estilo de vida, rede social, entre outras. Uma mudança muito importante é a própria maternidade ou paternidade.

Já com o avançar da idade, o adulto começa a perder seu vigor físico e problemas de saúde começam a surgir. Muitas mudanças ocorrem nessa etapa da vida: a própria aparência física, perda da acuidade visual, a menopausa e a perda da capacidade de reprodução para as mulheres e as taxas de doenças e mortalidade se elevam.

Uma grande perda nessa fase é a saída dos filhos de casa (o "ninho vazio"). Porém, surgem os netos, o que pode trazer grande satisfação.

Nessa fase, entretanto, a perda de emprego e a dificuldade de recolocação profissional pode ser um agravante na vida do adulto que se encontra na meia-idade. A perda da segurança econômica e da autoestima podem contribuir para deterioração das relações conjugais e para a possibilidade de surgimento de doenças físicas e perturbações emocionais. (BEE, 1997; PAPALIA, 2000)

Como é possível perceber, a concepção de morte para o indivíduo adulto é algo vivenciado cotidianamente, tanto do ponto de vista concreto como simbólico: doenças, perdas de parentes e/ou amigos, perda de emprego, separações. A forma como lida com as várias perdas que sofre ao longo da vida vai influenciar diretamente na forma como encara a morte em si.

O VELHO OU IDOSO

A velhice, ou terceira idade (como alguns preferem), é a etapa final do ciclo vital. Na sociedade ocidental, a ideia de morte parece ser mais aceita para o idoso, já que tem maior probabilidade biológica de ocorrência.

No senso comum, o idoso é aquele que já viveu tudo o que tinha para viver, já cumpriu sua jornada de vida e, consequentemente, estaria pronto para morrer. (BOEMER; ZANETTI; VALLE, 1991)

Percebe-se que quando a pessoa viveu a sua vida plenamente (chamo aqui de vida plena aquela vivida intensamente, em seus ganhos e suas perdas, nas alegrias e nas tristezas), sente-se realizada, com a sensação de dever cumprido, não é a morte que a assusta. É mais comum ouvirmos que o velho tem mais medo de perder a saúde e depender de outros do que, exatamente, da morte.

Falar de vida plena me faz lembrar a letra da música *O Velho*, composição de Chico Buarque de Holanda (1968).

O VELHO
Chico Buarque de Holanda

O velho sem conselhos
De joelhos
De partida
Carrega com certeza
Todo o peso
Dessa vida

Então, eu lhe pergunto pelo amor
A vida inteira, diz que se guardou
Do carnaval, da brincadeira
Que ele não brincou

Me diga agora
O que é que eu digo ao povo
O que é que tem de novo
Pra deixar

Nada
Só a caminhada
Longa, pra nenhum lugar

O velho de partida
Deixa a vida
Sem saudades
Sem dívida, sem saldo
Sem rival
Ou amizade

Então, eu lhe pergunto pelo amor
Ele me diz que sempre se escondeu
Não se comprometeu
Nem nunca se entregou

*Me diga agora
O que é que eu digo ao povo
O que é que tem de novo
Pra deixar*

*Nada
E eu vejo a triste estrada
Onde um dia eu vou parar*

*O velho vai-se agora
Vai-se embora
Sem bagagem
Não sabe pra que veio
Foi passeio
Foi passagem*

*Então eu lhe pergunto pelo amor
Ele me é franco
Mostra um verso manco
De um caderno em branco
Que já se fechou*

*Me diga agora
O que é que eu digo ao povo
O que é que tem de novo
Pra deixar*

*Não
Foi tudo escrito em vão
E eu lhe peço perdão
Mas não vou lastimar*

Com base em estudos do desenvolvimento humano (BEE, 1997; PAPALIA, 2000) e da geriatria (CANÇADO, 1994), alguns aspectos serão levantados.

Com os avanços médicos, tecnológicos e científicos, presenciamos uma realidade na qual as pessoas estão vivendo mais tempo. Chegar aos 70, 80 e 90 anos em boa forma e lúcido é mais comum atualmente. Parece que a tentativa de empurrar a morte para cada dia mais longe está sendo alcançada.

Nessa época, um fator muito importante é a perda de uma função social. É comum o indivíduo estar aposentado e isso interferir, não só no seu poder aquisitivo, mas também em seu círculo social.

Vivendo em uma sociedade que cultua a beleza e a juventude, a mudança do corpo pode ser motivo de vergonha e dificuldades. Confirmar-se dono de um corpo envelhecido pode ser fonte grande de sofrimento.

Nessa fase da vida, a sexualidade também fica alterada. Embora o desejo possa estar muito presente, o corpo não responde prontamente e, muitos têm dificuldades para aceitar lançar mão dos avanços farmacológicos. (BEE, 1997; PAPALIA, 2000; CANÇADO, 1994)

Podemos falar aqui de uma morte simbólica: daquilo que não se é mais, ou seja, de um ser potente e em pleno vigor, viril, que já se sente limitado.

As pessoas estão vivendo mais, mas, com que qualidade de vida? A qualidade de vida na velhice depende, também, de alguns cuidados básicos, que incluem a convivência familiar.

O mundo moderno não oferece muito espaço para os velhos na família quando estes começam a necessitar de alguns cuidados especiais, devido às suas limitações. Limitações não necessariamente de saúde, mas limitações do próprio avançar da idade.

Vivemos no mundo "*fast*", no qual tudo tem de ser rápido, não há tempo a perder. E o velho, que é mais lento, é mais limitado também.

Com o avançar dos anos, deparamo-nos com pessoas que, além de suas limitações, já sofreram muitas perdas. Tiveram que elaborar muitos lutos: aposentadoria, saúde, prestígio, amigos, parentes, muitas vezes o(a) companheiro(a) e até filhos. Não é fácil enterrar pessoas e deparar-se com a possibilidade de ser o próximo.

Uma grande perda para o velho, além da saúde, é a perda da autonomia e da independência. É muito comum ouvirmos de pessoas que estão entrando na tão famosa terceira idade que a maior preocupação é perder a saúde e depender de alguém. Poder cuidar-se e realizar tarefas cotidianas é imprescindível para quem está nessa etapa da vida.

Muitas vezes, o velho necessita de ajuda para essas tarefas ou até mesmo para se cuidar, mas ao invés de ajudá-lo a executar suas tarefas dentro de suas condições, as pessoas tendem a fazê-las por eles. É mais fácil e mais rápido para quem está ajudando, mas é mais humilhante para o velho, que se sente improdutivo, incapaz e dependente, até infantilizado pelas pessoas que o cercam. Afinal, existe uma frase famosa, que atravessou os tempos: "Quando a gente fica velha, volta a ser criança".

Outro ponto que fica muito marcante nessa fase é a solidão. Os familiares têm seus afazeres; os amigos, muitos já estão doentes ou morreram e o velho fica em contato consigo mesmo e sua rede social fica quase nula.

Para suprir essa necessidade, surgem os *Programas da Terceira Idade*, com encontros, festas, passeios, atividades de lazer e cultura, viagens. Promove-se um espaço de encontro e compartilhamento, pensando no bem-estar e na qualidade de vida do idoso.

Mas, apesar de tudo isso, é muito comum ainda verificarmos que muitos sofrem de depressão. Como qualificar a depressão do velho?

Com a idade avançada, o corpo já não responde da mesma forma, o metabolismo é mais lento e geralmente se utilizam vários medicamentos combinados. Tudo isso pode levar a uma mudança no funcionamento do organismo, provocando um tipo de depressão. É uma depressão endógena, diferente daquela que está relacionada com o comportamento da pessoa.

Com a viuvez, por doenças ou pelas restrições que vão surgindo com a velhice, é comum o idoso mudar-se para a casa de um familiar (perda de seu espaço) ou para um lar de idosos (espaço de muitos) e ter sua vida administrada por um cuidador. E, consequentemente, não é raro, sua solidão tende a se intensificar.

Já sem prestígio, sem uma vida ativa, o velho busca atenção e aproximação afetiva, mas é muito comum não encontrar. Vivemos num mundo em que ninguém tem tempo. Ninguém tem tempo para visitas, para boa conversa ou para contar histórias. E o velho é cheio de "No meu tempo...".

O velho adora contar seus feitos, lembrar o passado, contar suas histórias, mas é muito difícil encontrar pessoas dispostas a ouvi-las. De seus familiares, é mais comum ouvir: "De novo? Essa o senhor já contou inúmeras vezes... Ah! Agora, não! Não tenho tempo! Conta algo mais recente!".

Mais recente? Mas, muitas vezes, está tão sem vida, sua vida está tão longe que pode não ter nada para contar. Não tem novidades!

Muitas vezes, essas mudanças, somadas à idade, fazem com que a pessoa fique mais reflexiva, lembrando de como foi sua vida, suas realizações e, nessas horas, o velho necessita de um bom ouvinte.

Benjamim enfatiza que, numa sociedade onde a arte da narração está em extinção, também se perde a capacidade de ouvir no sentido de experimentar o outro. Ouvir é trabalhoso e é um constante processo de aprendizagem; exige preparação para um desprendimento de si que permite encontrar o outro. (BENJAMIN, 1994)

Ecléa Bosi afirma que a formação de um vínculo de amizade e confiança com os recordadores é resultado de um amadurecimento de quem deseja compreender a própria vida revelada do sujeito. A narrativa, dentre tantas outras funções, pode configurar-se como espaço para a elaboração de lutos. (BOSI, 1995)

Utilizarei um caso clínico para ilustrar a importância da memória do velho diante da morte.

A senhora X, com 81 anos, tinha câncer de útero que se espalhou, invadindo o reto. Sem prognóstico de cura, ficou aos cuidados da equipe de cuidados paliativos durante seis meses.

Depois de três meses sendo acompanhada em cuidados paliativos, encontrava-se bastante debilitada fisicamente. Em uma visita médica domiciliar, falou ao médico que não queria morrer. O médico, sem entender o que se passava (afinal, ela não parecia angustiada e nem referia medo da morte), pediu-me para fazer uma avaliação psicológica.

Em minha primeira visita domiciliar, fui acompanhada do médico, que me apresentou a ela. Do ponto de vista psicológico, a Sra. X. me pareceu bem e nada angustiada.

Encontrei uma senhora miúda, pele corada, cabelos grisalhos, olhos claros muito vivos por trás dos óculos; poucas rugas para a sua idade, coisas que apenas caracterizavam as marcas do tempo.

Sra. X. morava com a filha única e com uma neta. Ambas saíam para trabalhar e só retornavam à noite. Durante o dia, esta ficava em casa, muito sozinha, aos cuidados da empregada, que tinha seus afazeres domésticos.

A senhora era uma mulher cheia de vida e de histórias. Contou-me, com entusiasmo, sobre suas atividades quando era jovem (e muito bonita, segundo ela) em sua terra natal, uma cidade do interior do estado de São Paulo. Foi uma mulher muito ativa e dinâmica para a sua época. Organizava festas e desfiles, gostava de cantar e dançar, era colunista social de um jornal local. Mostrou-me recortes de jornais, já amarelados em decorrência do tempo. Falou, também, das músicas de sua época, que alegravam os bailes da cidade. A conversa foi saborosa, um verdadeiro retorno ao túnel do tempo!

Diante de uma mulher tão cheia de histórias e de energia de vida, atravessando sua fase de final de vida, num processo de morrer, foi oferecida à paciente a possibilidade de uma escuta a tantos fatos de sua vida, uma escuta à sua história de vida. Sugeri que deixasse registradas suas lembranças e memórias, com o intuito de rememorar sua vida, brincar com suas lembranças e, assim, fechar seu ciclo. Deixar sua eternidade registrada ou algo escrito ou gravado, para que ela mesma pudesse se ouvir e outros pudessem ter a lembrança viva de tantas experiências vividas por essa mulher. Ao nos despedirmos, foi muito gentil e convidou-me a voltar para conversarmos mais.

Voltei à casa da Sra. X. 15 dias após esse nosso encontro, novamente acompanhada do médico, munida de um gravador. Essa visita tinha o intuito de recolher histórias de Sra. X., que rememorou novamente um passado rico de emoções, de lembranças alegres de festas, que contracenava com sua realidade de caminhar em direção à morte. Desde o início, pedia-nos desculpas, pois dizia sentir-se cansada, por isso não podia gravar.

Falou sem parar, sempre mostrando entusiasmo a cada lembrança, mas, de repente interrompeu a fala e pediu desculpas, pois disse estar com a voz fraca, cansada, sem condições de dar uma entrevista. Afinal, para quem entrevistou pessoas ilustres, desta vez seria ela a ocupar o lugar de pessoa ilustre e ser entrevistada.

Nesse encontro, falou dos grandes bailes, demonstrou seu imenso apreço por Frank Sinatra e Glenn Miller, o quanto era gostoso dançar, rosto colado com os rapazes, em sua mocidade. O entusiasmo foi tanto que, dentro de cada um de nós, bailamos ao som da orquestra da vida, das lembranças rememoradas de Sra. X.

Nossa! Quanta vida foi lembrada quando a morte era seu próximo destino.

E, cada vez que se empolgava nos perguntava se estávamos cansados de suas histórias e justificava-me o quanto lhe seria difícil dar uma entrevista, pois se sentia sem forças e sua voz estava fraca.

Na verdade, acredito que ela realmente devia estar se sentindo enfraquecida, pois o câncer estava, cada vez mais, judiando de seu corpo (embora não estivesse fazendo uso de morfina), porém libertando sua alma.

Era dia 23 de junho e a Sra. X. nos contou sobre como era bom pular a fogueira na noite de São João. Garantiu-nos que, se pulássemos a fogueira, nossos pés não se queimariam. Ao perguntar-lhe se ela havia feito isso em alguma ocasião, respondeu-me que nunca se arriscou, mas garantiu que isso era verdade.

Nesse encontro, lembrei-me de certa vez em que fui chamada de Morgana por um médico que trabalhava comigo no hospital[3], referindo-se à personagem de *As Brumas de Avalon*, ora fada, ora bruxa.

Era assim que me sentia diante de Sra. X., uma fada que lhe segurava a mão durante um precioso passeio pela sua vida, ou seja, uma bruxa que não lhe oferecia magia alguma, nenhum encanto para desviar-lhe do caminho da morte.

E assim nos despedimos, com a certeza de ainda nos encontrarmos, mesmo que não fosse para uma "entrevista", como assim entendeu nossa querida paciente, mas para simplesmente ouvirmos mais um pouco de suas histórias.

---

[3] Pronto-socorro do Hospital das Clínicas da Faculdade de Medicina da Universidade de São Paulo.

Dias mais tarde, nosso médico foi sozinho à casa da Sra. X. para administrar-lhe morfina, pois nossa amiga apresentava dores abdominais e diarreia com sangue. O câncer estava agredindo seu corpo de forma mais intensa.

Nesse dia, porém, o médico ofereceu-lhe de presente um CD com músicas por ela citadas em visitas anteriores. Sugeriu que a filha o colocasse no aparelho de som para que a Sra. X. pudesse desfrutar um pouco das músicas que tanto lhe agradaram um dia. Na semana seguinte, voltamos à casa da Sra. X. Apesar do seu desconforto físico, que já não era mais motivo de queixa, ela continuava bonita, de olhos vívidos, com a face corada e pele macia. Logo que chegamos, demonstrou contentamento com a visita, ofereceu-nos café e, sentados na sala, conversamos incansavelmente por uma hora e meia. Ela referiu que se sentia cansada ao ouvir o CD.

Lembrar, rememorar, reviver, remexer na vida e dançar hoje, no compasso da morte, as músicas vivas em suas lembranças da juventude implacável de desafios. Agora, desafiar a morte!

Durante nossa conversa, perguntei-lhe sobre as músicas e ela deixou escapar: "Tenho medo de ouvir! Será que não vai ser ruim?".

Quando lhe questionei sobre esse medo, ela negou ter dito isso. Na verdade, ouço esse medo, como que uma súplica de quem não sabe muito bem se, ao ser embalada pela música, não cairia no acalanto dos braços do sonho eterno.

De fato, não é fácil encarar, de frente, o fim da vida, de maneira tão lúcida, com tanto humor, calor e vida.

Demoramo-nos em nossa despedida. Ela segurou firmemente em minha mão, dizendo que desejava ainda um novo encontro, quando me contaria muitas histórias.

Quatro dias mais tarde, a Sra. X. morreu em sua casa, acompanhada de sua única filha e uma de suas netas. Sua filha disse que, nos últimos dias de vida, a velha senhora cantou a música: "A saudade mata a gente...".

Pois é, a Sra. X. nos disse, mesmo sem querer, que tinha medo de ouvir suas músicas prediletas e que as lembranças lhe traziam certa tristeza. Ela só não se dava conta de que não se cansava de lembrar. E, daí nos perguntava se já estávamos cansados de ouvi-la. Dizia que sua voz estava fraca, que não conseguiria gravar sua "entrevista", mas falou com muita energia dos bailes e das fogueiras.

As lembranças da vida trazem saudade e a saudade mata. A morte traz a saudade (para quem fica, mas também para quem morre), e a saudade mata.

A saudade mata a gente, morena...
A saudade é dor pungente...
A saudade mata a gente

Rememorando a letra dessa música:

A SAUDADE MATA A GENTE
João de Barro / Antonio Alves

Fiz meu rancho na beira do rio
Meu amor foi comigo morar
E na rede nas noites de frio
Meu bem me abraçava pra me agasalhar
Mas agora, meu Deus, vou-me embora
Vou-me embora e não sei se vou voltar
A saudade nas noites de frio
Em meu peito vazio virá se aninhar

A saudade é dor pungente, morena
A saudade mata a gente, morena
A saudade é dor pungente, morena
A saudade mata a gente.

A senhora do exemplo utilizou, com muita sensibilidade, puxando em suas lembranças, uma música de sua época, para anunciar sua despedida.

E, assim, morreu a Sra. X., numa noite de frio, aninhada em suas lembranças, embalada por uma vida muito vivida, levando muito carinho e deixando a saudade. Foi assim que me despedi da Sra. X.

BIBLIOGRAFIA

ARAUJO, L.B.; GOMES, W. B. Adolescência e as expectativas em relação aos efeitos do álcool. *Psicologia: Reflexão e Crítica*, v. 11, n. 1, p. 5-33, 1998.
AZEVEDO, R. *Contos de enganar a morte*. São Paulo: Ática, 2003.
BEE, H. *O ciclo vital*. Tradução de Regina Garcez. Porto Alegre: Artes Médicas, 1997.
BENJAMIN, W. O narrador: Considerações sobre a obra de Nikolai Leskov. In: _____. *Magia e técnica, arte e política*. São Paulo: Brasiliense, 1994.
BOEMER, M.R.; ZANETTI, M.L.; VALLE, E.R.M. A ideia de morte no idoso: uma abordagem compreensiva. In: CASSORLA, R.M.S. (Coord.) *Da morte:* estudos brasileiros. Campinas: Papirus, 1991.

BOSI, E. *Memória e sociedade: lembranças de velhos*. 4. ed. São Paulo: Companhia das Letras, 1995.

CANÇADO, F.A.X. *Noções práticas de geriatria*. Coopmed: Belo Horizonte, 1994.

DIAZ, F.H. O tema morte na literatura infantil. *Latino Americana de Literatura Infantil e Juvenil*, n. 4, jul./dez., 1996.

DOLTO, F. *Causa dos adolescentes*. Rio de Janeiro: Nova Fronteira, 1990.

ESSLINGER, I.; KOVÁCS, M.J. *Adolescência*: vida ou morte. São Paulo: Ática, 2004.

FERREIRA, M.G.; GIKAS, R.M.C.; GRAFF, S.; SCIVOLETTO, S. Abordagem epidemiológica das intoxicações em crianças e jovens em diversas circunstâncias, notificadas ao Centro de Controle de Intoxicações de São Paulo, no período de janeiro de 1993 a dezembro de 1997. *Rev. Psiq. Clín. (edição internet)*, v. 27, n. 2, mar./abr., 2000. Disponível em: <http://www.hcnet.usp.br/ipq/revista/vol27/n2/art71.htm>. Acesso em: 25/05/2009

HEATH, M.A.; SHEEN, D.; LEAVY, D. et al. Bibliotherapy: A resource to facilitate emotional healing and growth. *School Psychology International*, v. 26, n. 5, p. 563-580, 2005.

KOVÁCS, M.J. *Educação para a morte*: desafio na formação de profissionais de saúde e educação. São Paulo: Casa do Psicólogo – Fapesp, 2003.

_____. *Morte e desenvolvimento humano*. São Paulo: Casa do Psicólogo, 1992.

MARIN, L.; QUEIROZ, M.S. A atualidade dos acidentes de trânsito na era da velocidade: uma visão geral. *Cad. Saúde Pública*, v. 16, n. 1, p. 7-21, jan./mar., 2000.

MARIN-LEON, L.; VIZZOTTO, M.M. Comportamentos no trânsito: um estudo epidemiológico com estudantes universitários. *Cad. Saúde Pública*, v. 19, n. 2, p. 515-523, mar./abr., 2003.

MARQUES, A.C.P.R; CRUZ, M.S. O adolescente e o uso de drogas. *Rev. Bras. Psiq.*, v. 22, n. 2, p. 32-36, dez., 2000.

NUNES, D.C.; CARRARO, L.; JOU, G.I. et al. As crianças e o conceito de morte *Psicologia: Reflexão e Crítica*, v.11, n. 3, p. 579-590, 1998.

ORSATI, F.T.; MACHADO, F.S.; KITAYAMA, M.M.G. et al. Estudo da população fraturada, devido a acidentes de trânsito, internada na Santa Casa de São Paulo. *Psicol. Hosp.* São Paulo, v. 2, n. 2, dez. 2004. Disponível em: <http://pepsic.bvs-psi.org.br/scielo.php?script=sci_arttext&pid=S1677-74092004000200008&lng=pt&nrm=is>. Acesso em 25/05/2009.

PAPALIA, D. *Desenvolvimento humano*. Trad. Daniel Bueno. 7. ed. Porto Alegre: Artes Médicas Sul, 2000.

PENHA, J. *O que é existencialismo*. 12. ed. São Paulo: Brasiliense, 1996.

PRISZKULNIK, L. A criança diante da morte. *Pediatr. Moderna*, vol. 28, n. 6, p. 490-496, 1992.

SUNDERLAND, M. *O valor terapêutico de contar histórias*. São Paulo: Cultrix, 2005.

TORRES, W.C. *A criança diante da morte*. São Paulo: Casa do Psicólogo, 1999.

BIBLIOGRAFIA DOS LIVROS INFANTIS

ADORNO, I. *A história de Pedro e Lia*. Campinas: Editorial Psy, 1994.
ALVES, R. *O medo da sementinha*. São Paulo: Paulus, 1999.
ALVES, R. *A montanha encantada dos gansos selvagens*. São Paulo: Paulus, 1999.
ALVES, R. *O decreto da alegria*. São Paulo: Paulus, 2004.
BAUER, J. *O anjo da guarda do vovô*. Trad. Christine Röhrig. São Paulo: Cosac & Naify, 2003.
BOJUNGA, L. *Corda bamba*. São Paulo: Casa Lygia Bojunga, 2003.
BRANCO, S. *O dia em que a morte quase morreu*. São Paulo: Salesianas, 2006.
BUSCAGLIA, L. *A história de uma folha*. Trad. A. B. Pinheiro de Lemos. 9. ed. Rio de Janeiro: Record, 1982.
BROWN, M; BROWN, LK. *Quando os dinossauros morrem:* um guia para entender a morte. Trad. Luciana Sandroni. Rio de Janeiro: Salamandra, 1998.
BRYANT-MOLE, K. *Morte*: o que está acontecendo? São Paulo: Moderna, 1997.
CARVALHO, I. *Emmanuela*. São Paulo: Saraiva, 2003.
CARVALHO, L.I. *Cadê meu avô?* São Paulo: Biruta, 2004.
COERR, E. *Sadako e os mil pássaros de papel*. Trad. Ernesto Cohn. São Paulo: Ed. Z, 2004.
EMEDIATO, L.F. *Eu vi mamãe nascer*. 7. ed. São Paulo: Geração Editorial, 2001.
ENDE, M. *O teatro de sombras de Ofélia*. Trad. Luciano Vieira Machado. 12. ed. São Paulo: Ática, 2005.
GAARDER, J. *Através do espelho*. Trad. Isamara Lando. São Paulo: Cia. das Letras, 1998.
HISATUGO, CLC. *Conversando sobre a morte*. São Paulo: Casa do Psicólogo, 2000.
MADLER, T. *Por que vovó morreu?* Trad. Fernanda Lopes de Almeida. 4. ed. São Paulo: Ed. Ática, 1996.
MARTINS, G. *Fica comigo*. Trad. Jacqueline Mendes. São Paulo: Difusão Cultural do Livro, 2001.
MAZORRA, L; TINOCO, V. *O dia em que o passarinho não cantou*. Campinas: Livro Pleno, 2000.
MELLONIE, B; INGPEN, R. *Tempos de vida*: uma bela maneira de explicar a vida e a morte às crianças. Trad. José Paulo Paes. São Paulo: Global, 1997.

MUNDY, M. *Ficar triste não é ruim*. Trad. Euclides Luiz Calloni. São Paulo: Paulus, 2001.

OLIVEIRA, M. *A sementinha medrosa*. Curitiba: Cultur, 2003.

PESSOA, C. *Dona Saudade*. 2. ed. São Paulo: Callis, 2001.

RAMON, E. *Não é fácil, pequeno esquilo*. Trad. Thais Rimkus. São Paulo: Callis, 2006.

RYAN, V. *Quando seu animal de estimação morre*. Trad. Alexandre da Silva Carvalho. São Paulo: Paulus, 2004a.

RYAN, V. *Quando seus avós morrem*. Trad. Edileuza Fernandes Durval. São Paulo: Paulus, 2004b.

SCHMITT, E.E. *Oscar e a senhora rosa*. Trad. Bluma Waddington Vilar. Rio de Janeiro: Nova Fronteira, 2002.

SILVA, C.C; SILVA, N.R. *Os porquês do coração*. São Paulo: Ed. do Brasil, 1995.

VENEZA, M. *Vovô foi viajar*. 2. ed. Belo Horizonte: Compor, 1999.

WILD, M. *Vó Nana*. Trad. Gilda de Aquino. São Paulo: Brinque-Book, 2000.

ZIRALDO. *Menina Nina*: duas razões para não chorar. São Paulo: Melhoramentos, 2002.

Capítulo 10
A FAMÍLIA, A MORTE E A EQUIPE: ACOLHIMENTO NO CUIDADO COM A CRIANÇA

Jussara de Lima e Souza
Silvia Maria Monteiro da Costa
Elaine Aparecida de Carvalho Salcedo
Lia Franco Serrou Camy
Fabiana Lima Carvalho
Claudia Aparecida Marchetti Duarte
Elisa Maria Perina
Flávia de Souza Barbosa Dias
Paula Maria Cintra Batista
Priscila de Paula C. Petreca
Yolanda Maria Braga Freston

INTRODUÇÃO

A morte é uma ocorrência frequente em Unidades de Terapia Intensiva (UTI) Neonatal. Os profissionais da saúde precisam estar preparados para lidar com a perda e com o grande sofrimento que isso acarreta para as famílias que perderam o filho e para com eles próprios.

Os pais projetam nos filhos seus desejos de vida e de futuro. A sensação real de perda de parte de si, bem como o confronto da finitude numa fase tão precoce da vida, são situações de grande conflito interior. O luto de um filho é complicado e muito difícil de ser superado.

Se por um lado não há muito que fazer para aplacar a dor da perda, por outro, os profissionais da saúde que estão acompanhando esse processo podem tentar fazer com que isso não tenha sua magnitude ampliada. As ações ou omissões como o distanciamento da família nesse momento difícil, a falta de suporte e apoio, podem ser um fator a mais para o desenvolvimento de um luto patológico. Mas, para que esse processo seja modificado deve haver preparo dos profissionais envolvidos na assistência direta para acolhimento a essas famílias.

Na UTI Neonatal do Centro de Atenção Integral à Mulher da Universidade Estadual de Campinas (Caism/Unicamp), desde 2002 foi formado o Grupo de Cuidados Paliativos em Neonatologia (GCPN); um grupo interdisciplinar com médicos, enfermeiras, assistentes sociais, psicólogas e, posteriormente, fisioterapeutas. O objetivo do grupo foi reunir os profissionais envolvidos diretamente com os casos sem prognóstico e a possível morte dos internados no setor.

O grupo de profissionais iniciou o estudo do tema e elaborou protocolos assistenciais que foram incorporados ao dia a dia de trabalho. A rotina foi alterada para que houvesse o acolhimento às famílias cujos filhos estavam morrendo e as mudanças foram acontecendo aos poucos.

A alteração na rotina do serviço evidenciou a necessidade de que essas famílias voltassem a se reunir com o grupo de paliativos e, assim, reestabelecer o vínculo, esclarecer dúvidas sobre as causas da morte e, principalmente, dar suporte ao processo de luto.

COMO A EQUIPE MULTIPROFISSIONAL E INTERDISCIPLINAR ENTENDE A MORTE E SEU PROCESSO

Interdisciplinaridade não se ensina, não é aprendizado teórico, mas, sim, uma vivência singular. Cada grupo constrói a própria interdisciplinaridade, utilizando a linguagem adequada para que se estabeleça a comunicação. A formação de grupo em torno de um objetivo comum e o intercâmbio de saberes são desafios que devem ser superados.

A formação do grupo, inicialmente multidisciplinar, se deu por um interesse comum: falar da morte e o que fazer quando os pacientes morrem ou estão no processo de morte; como lidar com a perda de um paciente quando o início e o fim estão próximos demais, fazendo com que a história de vida seja curta; como conversar com os familiares e como trabalhar com as dificuldades da própria equipe cuidadora frente a essa perda.

Assim, o que motivava era falar do que não se podia falar e ouvir o que cada profissional, em seu conhecimento e ações entendia e, principalmente, sentia em relação à morte e perda de um paciente; o que era o processo de morte e luto. Cada profissional aceitou o desafio de fazer parte de um grupo que "quebraria" o tabu da morte em uma UTI Neonatal.

Ao falar da morte, falamos da nossa finitude e, ao falar da morte de um paciente, falamos de nossa impotência. Atentamos em como, usualmente, nos comunicamos e descobrimos "jargões" que estão presentes na dinâmica profissional quando ocorre um óbito: "constatar", "encaminhar", "comunicar", "intervir", "presenciar", "óbito".

A relação didático-acadêmica é feita por meio de ações isoladas, com a ilusão de que, desse modo, podemos afastar o sofrimento. Nesse modelo cada profissional tem seu papel bem definido em relação ao óbito: o enfermeiro presencia e confirma; o médico constata; o psicólogo faz sua intervenção por intermédio da conversa; o assistente social entra em contato com a família e comunica os fatos e o técnico ou auxiliar de enfermagem encaminha o corpo.

Ao falarmos da vida, da tecnologia e das doenças, aprendemos a cuidar delas; e ao falarmos da morte, do morrer e da perda, aprendemos a cuidar de quem morre e de quem perde. Vivenciamos a realidade com a presença da morte em nosso dia a dia, em nosso fazer profissional e, assim, diminuímos o medo de aceitá-la.

O não se envolver emocionalmente age como uma defesa ao sofrimento que impede o acolhimento e não promove a saúde de quem cuida, de quem fica vivo: os profissionais, os pais e os familiares.

A equipe multidisciplinar pôde, aos poucos, perceber mudanças na prática de cada profissional do grupo interdisciplinar de cuidados paliativos, principalmente em relação à diminuição de angústias e de sentimentos de fracasso. As dificuldades existiram e existem, porém, apesar disso, e por isso, é necessária a existência do grupo aceito e legitimado como uma equipe que faz circular a comunicação, o conhecimento e o fazer com repercussão nas práticas profissionais e transformações pessoais. Atualmente, os diversos profissionais da equipe multiprofissional trabalham de forma conjunta e interativa.

Relação Interdisciplinar

União e Integração nas Ações

Compreendemos que sentimentos e emoções estão presentes em todo ato humano e é nessa relação entre pensar, sentir e agir que poderemos fazer mudanças significativas e humanizadas.

Durante o processo de morte de um recém-nascido na UTI Neonatal existem sentimentos de raiva e impotência que podem desencadear conflitos entre a equipe de profissionais e os pais.

Somente após entender o que acontece e o aprendizado sobre o que inicialmente motiva os vários profissionais a se unirem é que as mudanças nas rotinas hospitalares e nos protocolos médicos podem ser efetuadas.

A equipe interdisciplinar de cuidados paliativos, ciente das propostas de inter-relação de saberes acadêmicos, começou a atuar na mudança de comportamentos e atitudes diante do processo de morte de um paciente e no acolhimento de pais e familiares dentro da UTI.

Dentre os desafios mais importantes enfrentados pela equipe estão as mudanças no ambiente hospitalar e o saber de como "cuidar de quem cuida". A comunicação é, assim, fator preponderante.

Alguns resultados alcançados com essas modificações proporcionam atualmente um suporte emocional aos pais e familiares, um fortalecimento do vínculo profissional-família, maior e transparente fornecimento de informação das equipes para os pais, gerando uma elaboração do luto menos traumática. E o principal, aprendemos a nos comunicar sobre a morte e o morrer.

Os profissionais não perdem seus referenciais teóricos ou práticos; apenas acrescentam mais recursos para serem disponibilizados em suas vivências profissionais. É interessante observar a produtividade do trabalho harmônico da equipe interdisciplinar e verificar o isolamento da pessoa que trabalha individualmente.

A AÇÃO DOS PROFISSIONAIS FRENTE À MORTE

O Médico, a Morte e a Família

Para os médicos, aceitar a morte é parte de um processo difícil que se inicia na própria família, na formação universitária, na residência médica. Faz parte desse processo dissimular o ocorrido. Porém, para o profissional médico, a morte é sempre vinculada à perda e ao insucesso, gerando a sensação de impotência.

Na UTI Neonatal do Caism/Unicamp, até pouco tempo, o médico atestava o óbito e o corpo (fato consumado) era encaminhado o mais rápido possível para o setor de óbito. Lá era realizado o contato com a família que, não raro, ficava sabendo somente no dia seguinte à morte, quando vinham cheios de esperança para a visita ao bebê. Os médicos se eximiam em dar a notícia aos familiares e a comunicação ficava a cargo dos menos experientes, ou seja, dos residentes iniciantes. A situação ficava mais difícil, pois naquele momento era necessário falar sobre a realização de necropsia. Num momento como esse, a família não tem condições emocionais para entender o procedimento e mesmo obter respostas sobre o porquê daquela morte prematura.

A mudança das rotinas, possibilitando a presença contínua das famílias dentro da UTI Neonatal, permitindo a manutenção do corpo por mais tempo no local, fez com que os médicos tivessem de lidar com a morte num outro contexto e com uma nova abordagem. O contato mais próximo com a família, a clareza da comunicação e o acompanhamento do processo da morte vêm auxiliando na compreensão da realidade dos pais.

Já o que dizer e o que não dizer, a sabedoria e a sensibilidade ao acolher passaram a fazer parte da assistência médica. A compreensão da reação da família no momento do choque e a oportunidade de um encontro futuro em grupo, com esclarecimentos das dúvidas pendentes contribuem para a elaboração do luto e a retomada da vida pelos pais. Esse retorno também se mostrou importante para o resgate da realização profissional e o fortalecimento da relação médico-paciente.

Enfermagem e Morte

A equipe de enfermagem encarava o bebê recém-nascido apenas como um paciente que era admitido na unidade; um paciente que necessitava de cuidados, sem reclamar; que não possuía família próxima às incubadoras e berços e que poderia morrer. A equipe pautava suas atividades na realidade concreta: aparelhagem, medicação, normas e rotinas – sem possibilidade de "exceção à regra". Havia inúmeras restrições à presença dos pais e familiares, pois o risco do vai e vem de mães e familiares poderia pôr em risco a vida do bebê, por eles serem muito vulneráveis a infecções – visão essa organicista ao extremo. A rotina do hospital e da UTI Neonatal não favorecia, portanto, a integração mãe-bebê-equipe. Não podemos negar que a prática da enfermagem exige que o controle das variáveis nos cuidados assistenciais seja considerado de suma importância; qualquer deslize pode induzir a erros e a consequências irremediáveis. Diga-se, no entanto, que dificuldades em rever rotinas e normas preestabelecidas são comuns na maioria dos hospitais.

Surgiu, então, a necessidade de ouvir e dar atenção à equipe de enfermagem e reavaliar o processo de trabalho nos casos em que o bebê evoluía para a morte.

A enfermagem da neonatologia do Caism demonstrava, a cada instante, sensibilidade quanto à importância da presença dos pais e familiares. Com a permanência maior deles na unidade, essa relação mobilizou, na equipe, sentimentos de angústia e impotência quando um bebê morria.

O bebê deixou de ser visto como um paciente que não reclama, e passou a ser visto como um ser humano com uma história significativa de vida; pertencente a uma família que reivindica, sofre e chora. A relação da equipe de enfermagem deixou de ser com "um" paciente e se ampliou para "três": o bebê, a mãe e o pai.

Quando refazemos nosso processo de trabalho, vamos encontrando lacunas a serem preenchidas e, nesse caminho, nos deparamos com a questão: "O que fazer quando morre não somente o paciente, mas o filho de alguém sob os meus cuidados?".

A morte faz parte do cotidiano de um grupo hospitalar e não há como não falar dela quando a equipe começa a apresentar angústias e dificuldades para lidar com esse sentimento e com a necessária notícia da morte.

Foi preciso, então, reunir toda a equipe de enfermagem de cuidados paliativos para modificar rotinas de técnicas e normas. A participação da supervisão de enfermagem no grupo facilitou o envolvimento da equipe nas mudanças. A partir dos conhecimentos em cuidados paliativos, nortearam-se as modificações quanto à técnica e atenção ao emocional para que a equipe realizasse a mudança, entendendo a razão de estar fazendo de outra maneira o mesmo procedimento.

A equipe entendeu os mecanismos de negação que permearam muitas das atitudes do grupo diante do bebê que morria. Até então, o bebê que morria era rapidamente enviado para o "serviço de óbito", localizado em outro prédio, bem longe, como se a morte viesse a contaminar o ambiente. Os pais eram pegos de surpresa, a morte impessoal, fria e distante predominava e não existia na unidade um local adequado onde o corpo do bebê pudesse ficar por algumas horas, para que os familiares pudessem velá-lo.

Tudo isso foi revisto, a equipe se empenhou em buscar alternativas; as reflexões com o grupo de cuidados paliativos se intensificaram no sentido de compreender a nova relação com a morte e haver comprometimento com as mudanças em relação à morte e ao morrer na UTI Neonatal.

Podemos vivenciar algo que nos traga mais compreensão sobre o viver, o que, fatalmente, inclui a morte. Com medo de morrer não falamos sobre a morte e, muito menos, a elaboramos. Ao aceitarmos a realidade, transformamos a perda em algo mais tranquilo para nós e para o outro.

Psicólogo e Morte

O psicólogo hospitalar inserido em uma equipe multiprofissional que cuida da saúde materno-infantil, tido como referência para atendimento à gestação de alto risco, é capaz de acompanhar a evolução da gestação, o período pré, peri e pós-parto, o puerpério e a evolução do bebê, mesmo quando ele necessita de internação em neonatologia.

No Caism, quando existe a possibilidade de uma gestação evoluir para um prognóstico como malformação fetal ou qualquer outra complicação obstétrica, o acompanhamento psicológico se inicia o mais precocemente possível, o que facilita o acolhimento das angústias presentes nesse processo, tais como inconformidade com a gravidade do caso, sentimentos de culpa, de menos valia, medo da perda da criança, dentre outros. Esse atendimento psicológico acontece nos ambulatórios e na unidade de internação do hospital, e evolui de acordo com a necessidade de cada paciente. Os familiares são informados de que existe um espaço no hospital em que podem trabalhar seus conflitos em relação à gestação, internação da criança em neonatologia, óbito, e podem procurar pelo atendimento psicológico espontaneamente.

A equipe multiprofissional, valorizando esse espaço de escuta e elaboração de conflitos, encaminha os pais quando avalia a necessidade de um atendimento psicológico.

Em Cuidados Paliativos, o atendimento psicológico às famílias pode ser feito desde o agravamento do quadro, o óbito da criança e, se necessário, após a perda, no período de luto.

É relevante destacarmos ainda que, apesar de a morte fazer parte da rotina diária do psicólogo hospitalar, participar de uma equipe de cuidados paliativos obriga esse profissional a uma aventura para dentro de si mesmo, a fim de clarear dificuldades e preconceitos presentes na atividade profissional. É somente com esse tipo de investimento que o profissional se torna capaz de relacionar-se adequadamente com a equipe, o paciente e seus familiares, e lidar de forma madura com as dores relacionadas com o adoecimento e a morte.

A Visão do Fisioterapeuta sobre a Morte

A palavra fisioterapia vem do grego e significa tratamento das doenças mediante agentes naturais, no qual *phýsis* significa natureza, e *therapeía*, tratamento. O fisioterapeuta trabalha principalmente com as mãos, tocando e manipulando o paciente. Esse agente poderoso, a "mão terapêutica", se refina com a experiência e a sensibilidade do profissional que tem afinidade com a sua terapia, favorecendo uma atmosfera de envolvimento na interação terapeuta e paciente.

Para os fisioterapeutas que trabalham em uma UTI Neonatal, a convivência com a morte é algo muito presente. Contudo, apesar de todo o envolvimento com o paciente ao longo do seu tratamento, a maioria desses profissionais não está preparada para lidar com o processo da morte e do morrer. Muitas vezes sente-se frustrado ao observar que todo o seu conhecimento acadêmico de traçar uma conduta para alcançar determinado objetivo não será primordial naquele momento. Por isso, é muito importante a participação do fisioterapeuta em uma equipe de cuidados paliativos, discutindo e se preparando melhor para lidar com esse processo de forma padronizada, estruturada, organizada e, principalmente, humana.

A equipe de fisioterapia do Caism/Unicamp participa do grupo de cuidados paliativos desse centro desde 2006, inserindo-se de forma mais organizada, e possibilitando o aprimoramento de sua equipe na formação de novos profissionais para lidar com toda a complexidade que envolve os cuidados paliativos e a morte.

O principal objetivo da fisioterapia em relação ao paciente paliativo é a terapia focada no conforto, sem a ansiedade da busca de melhora clínica do tratamento tradicional, já que esses indivíduos estão em processo natural de morte. Destaca-se, assim, a importância da adaptação das condutas para cada caso específico de paciente, inserindo-se, por exemplo, novas modalidades de toques terapêuticos como a *shantala* (massagem desenvolvida na Índia, específica para bebês, que pode ser adaptada ao ambiente hospitalar).

O fato de o paciente ter morrido não significa que o fisioterapeuta deva sair de cena e deixar o consolo e apoio necessários aos familiares por conta dos médicos e de outros profissionais da equipe. O fisioterapeuta pode atuar no processo de acolhimento à família, colocando-se à disposição para ouvir, esclarecer dúvidas pertinentes à sua profissão, encaminhá-los para os outros profissionais da equipe quando necessário, dar apoio e confortar os familiares. O fato de simplesmente ficar próximo pode representar algum alento no momento da perda.

Essa ação de amparo emocional deve ser realizada por toda a equipe em conjunto, a qual deve estar bem preparada e orientada para lidar com a situação.

Atuação do Serviço Social

O Serviço Social realiza sua intervenção junto aos usuários do Caism com base no apoio e na ação educativa, levando em consideração os aspectos relacionados à dinâmica familiar, a dificuldades sociais e econômicas, entre outras.

A entrevista e os contatos com os familiares permitem o acolhimento e a criação de vínculo que facilita a orientação das rotinas institucionais, ou seja, dos direitos trabalhistas e benefícios previdenciários, bem como os encaminhamentos para que a concessão seja efetivada.

O trabalho integrado e constante com a equipe fornece subsídios para definições de condutas mais adequadas e possíveis, considerando o contexto socioeconômico no qual a família está inserida.

Nesse contexto, o Serviço Social aciona a rede de serviços nas situações em que a vulnerabilidade social é detectada e há dificuldade para manter a constância dos familiares nas visitas, entre outras situações. Na articulação com prefeituras e outros serviços de saúde, busca parcerias para viabilizar o tratamento e fornecimento de recursos, tais como: inserção em programas sociais, complementação de renda, bolsa-escola, cesta básica, concessão de transportes e passes de ônibus.

No decorrer dos anos, com a implantação de protocolos na unidade, o processo de trabalho envolvendo, inclusive, a situação de óbito, foi repensado e aprimorado, o que resultou em melhor solução na assistência.

No complexo hospitalar da Unicamp existe um setor responsável pelos trâmites do óbito e o sepultamento é assumido pelo serviço funerário externo, conforme indicação do usuário.

Sendo assim, o Serviço Social fornece suporte aos familiares e auxilia, por contatos telefônicos, os serviços funerários, as prefeituras, envolvendo toda uma rede de relacionamento, para poder viabilizar as providências quanto à documentação e sepultamento do recém-nascido.

Outro recurso existente na unidade é a Seção de Apoio Social (SAS), situada próximo ao hospital para estada das pacientes com recém-nascidos internados, com os custos assumidos pelo Caism.

Na situação em que o recém-nascido tem prognóstico reservado, é oferecida hospedagem para que a mãe permaneça com ele de acordo com seu desejo e disponibilidade, o que facilita o compartilhamento nos cuidados e a vivência da maternidade, muitas vezes fragmentada pela longa distância entre a cidade de residência e a unidade.

Existe, ainda, um quarto de alojamento tardio localizado na UTI Neonatal cujo uso, dependendo da demanda e sempre respeitando o desejo da mãe, pode, também, ser disponibilizado.

Essa proposta de atenção à saúde de forma constante vem consolidando as ações, com foco no cuidado e na promoção da saúde, em consonância com a proposta do Ministério da Saúde que preconiza a humanização dos serviços de saúde e incentiva a assistência aos recém-nascidos e familiares.

PROTOCOLO DE ACOLHIMENTO AO ÓBITO

A partir do trabalho do grupo (GCPN) foi desenvolvido protocolo de acolhimento ao óbito da unidade com ações que modificaram a rotina do serviço. As regras a serem seguidas são:

- Assegurar a permanência da família junto ao bebê o maior tempo possível, estimulando o contato físico e encorajando a visita de outros membros da família, inclusive dos irmãos. Quando o paciente evoluir com piora clínica e possibilidade de morte, é importante iniciar o cuidado com os familiares antes mesmo do óbito, para que eles possam estar mais bem amparados quando a perda ocorrer. Nessa situação, os pais são convidados a ficar um tempo maior junto ao filho, inclusive com a presença dos irmãos. Para isso, é dada para a mãe a possibilidade de reinternação, ficando no hospital em quarto reservado para as mães de bebês internados. Também é liberada a visita de familiares como avós, tios e irmãos, que habitualmente têm horários restritos. Facilita-se o contato físico entre os pais e o filho, o que nem sempre era possível durante a internação pela instabilidade clínica da criança. Nesse processo de final de vida dos bebês, os pais podem pegar seus filhos no colo, acompanhados de profissionais da equipe da UTI, mesmo que as crianças estejam em ventilação mecânica. Para alguns pais esta pode ser a primeira oportunidade de terem contato físico mais próximo com o filho.
- Realizar treinamento da equipe profissional. Os familiares necessitam de apoio dos profissionais no momento da morte de seu filho e podem se beneficiar de um acompanhamento profissional atencioso para que seu luto possa seguir um caminho apropriado. Isso é mais benéfico do que quando têm o sofrimento tratado com medicamentos. O cuidado com familiares que perderam os filhos na UTI deve incluir compassividade. É importante que os profissionais observem que os pais não respondem da mesma forma às perdas e que, assim, precisam proporcionar um espaço acolhedor para que cada familiar possa ser amparado em suas necessidades no momento da perda. Para que tudo isso seja possível, também é importante que seja feito o treinamento da equipe, uma vez que lidar com a morte é um assunto difícil tanto para os pais quanto para os profissionais.
- Fornecer orientações clínicas, claramente, sobre o estado e a evolução do bebê. Estudos também mostram que os pais desejam informações adequadas a respeito da doença e morte de seu filho, suporte emocional e um acompanhamento adequado do profissional que cuida da criança. As orientações podem necessitar de repetições durante a internação e é conveniente não minimizar as situações graves nem omitir informações relevantes.

- Assegurar que os pais sejam comunicados tão logo possível, no caso de súbita piora e/ou morte. A informação da piora da criança deve ser feita antes que o óbito ocorra, mas em casos de piora inesperada e com evolução muito rápida, nem sempre é possível que a família chegue ao serviço antes. Se a família não estiver presente no momento do óbito, devemos aguardar sua chegada e não encaminhar o corpo antes que isso aconteça; de tal modo, que os pais possam reconhecer o filho, realizar suas despedidas e seus rituais religiosos, se assim o desejarem. Para isso, a criança precisa estar vestida, diferentemente de como os pais a viam nas incubadoras – desnuda e ligada à aparelhagem, com sondas e acessos venosos para soros e medicações.
- Assegurar privacidade aos familiares do bebê no processo do luto com a disponibilização de espaço específico na unidade, com acompanhamento da equipe de profissionais. As despedidas do ente querido são necessárias para a elaboração do luto. O serviço de saúde deve disponibilizar um espaço privativo onde as famílias possam fazer seus rituais de despedida, com ou sem os profissionais religiosos. Em algumas situações especiais, como quando o óbito ocorre logo após o nascimento ou em casos de natimortos, esse espaço pode ser no próprio centro obstétrico. Alguns profissionais, nesse momento, podem tentar medicar o sofrimento, administrando sedativos à mãe e, com isso, impedi-la de ver seu filho, já que muitas vezes o sepultamento ocorrerá ainda durante o período de internação. Nos casos em que a mãe não vê seu filho, pois tanto o médico quanto os familiares tentaram protegê-la desse sofrimento, o processo de luto pode tornar-se mais longo e doloroso.
- Disponibilizar apoio espiritual de acordo com concordância e opção religiosa dos responsáveis. É liberada para os familiares, a presença de um profissional da capelania do hospital ou a de qualquer outro religioso de sua escolha para o apoio espiritual, de grande importância para a amenização do sofrimento.
- Disponibilizar lembranças significativas da vida do bebê. Pesquisas mostram que as memórias têm um papel importante na elaboração do luto. Os profissionais podem auxiliar na validação do luto, facilitando rituais e promovendo lembranças. Nos óbitos ocorridos no período neonatal, muitas vezes, todo o tempo de vida da criança foi passado dentro do ambiente hospitalar e as recordações estão ligadas a esse período, po-

dendo ser obtidas com o auxílio da equipe cuidadora: cartão de nascimento com a marca do pé, identificação da incubadora, desenhos feitos pelos irmãos durante a internação, mechas de cabelos e fotografias.

Nos séculos XVI e XVII, as famílias podiam guardar a imagem de seus bebês mortos na forma de pinturas; elas davam aos pais a possibilidade de que as crianças fossem incluídas na família. A partir do século XX passou a ser aceita a prática de fotografar o bebê que morreu. Muitos pais esperam as crianças melhorarem para poder fazer as fotos quando não estiverem mais nos aparelhos da terapia intensiva e, às vezes, elas morrem antes que isso aconteça. Em nosso serviço, as fotos de bebês mortos começaram a ser feitas por solicitação de um pai que não havia fotografado o filho enquanto ele ainda estava vivo. Posteriormente, a equipe passou a oferecer a possibilidade para os pais após o óbito.

- Orientar a família sobre rotinas e procedimentos na ocasião do óbito, encaminhando-a aos serviços competentes para sua regularização. As orientações eram realizadas pelo setor de óbito, de forma impessoal, por profissionais que não conheciam os familiares, e passaram a ser feitas pela equipe multiprofissional do serviço.
- Esclarecer aos pais ou responsáveis a necessidade e o procedimento de necropsia, de maneira que eles possam decidir livremente e não se sintam pressionados a autorizar o procedimento. Infelizmente, é nesse momento delicado e difícil que é realizada a abordagem para autorização de necropsia. Devemos compreender que a necropsia facilita posteriormente o entendimento das causas da morte e orientações futuras para a própria mãe ou seus descendentes sobre os riscos de determinada patologia ocorrer novamente.
- Retorno em reunião no grupo de pais enlutados. No momento do óbito, é entregue aos pais o convite agendado para retorno à reunião de pais enlutados com o grupo de cuidados paliativos, que será realizado cerca de três meses após o óbito.

Reunião com Familiares Enlutados

Os trabalhos em grupo têm espaços possíveis dentro da área hospitalar e podem ser realizados como forma de prevenir e promover saúde. Chiattone (2000) comenta que esse tipo de intervenção justifica-se, nessas instituições, pela necessidade de se proporcionar um espaço para reflexão e expressão de sentimentos. Tais espaços podem auxiliar na diminuição das angústias surgidas com a rotina da internação hospitalar, dada a possibilidade de expressão de sentimentos vinculados à hospitalização, ao adoecimento e à morte.

Uma pesquisa de Meert *et al.* (2007) fala da importância de haver encontros, nos hospitais, com pais em processo de elaboração do luto. A pesquisa conclui que os pais necessitam de *feedback* em relação à internação ocorrida, bem como de suporte emocional após a morte de seu filho.

Portanto, a abordagem grupal com pais, especialmente aqueles que perderam seus filhos após internação em UTI Neonatal, mostra-se como uma estratégia de atuação eficaz, pois permite que esclarecimentos médicos sobre o óbito da criança sejam dados, bem como suporte emocional adequado para auxiliá-los a lidar com os sentimentos característicos do processo de enlutamento, diminuindo, assim, as angústias referentes à perda ocorrida.

Esse espaço de escuta diferenciada é primordial, pois possibilita que a família reviva, reconheça e nomeie os afetos relacionados com sua dor, conforme enfatiza Bromberg (2000). Dessa maneira, o papel de continência do grupo favorece a família a lidar com o luto, além de detectar fatores de risco que possam impedir a reorganização emocional adequada para a retomada da vida cotidiana.

O grupo de pais enlutados da equipe de cuidados paliativos da neonatologia do Caism/Unicamp é realizado desde 2003 e, até o momento, foram atendidas 90 famílias, sendo a média de retorno de famílias enlutadas em torno de 40%.

Antes de cada reunião, a equipe de cuidados paliativos se reúne para discutir profundamente todos os casos convocados para o grupo. Do encontro com os pais enlutados participam os seguintes profissionais: assistente social, enfermeira, médico, fisioterapeuta, psicóloga. Em algumas reuniões outros profissionais e médicos residentes são convidados como ouvintes.

Mensalmente, são convocadas para a reunião seis ou sete famílias, cujos bebês morreram na Unidade de Internação da Neonatologia. Atualmente, as famílias são convocadas três meses após o óbito dos bebês por considerarmos que, nesse momento, os familiares encontram-se mais organizados emocionalmente para voltarem ao hospital e enfrentarem as questões que ficaram pendentes em relação à perda da criança.

Durante as reuniões com os pais, realizadas em um único encontro com duração de uma hora e meia, respeitam-se o sigilo das informações e sentimentos trabalhados. Atentamos, nesse momento, para o fato de que o encontro com os pais é transcrito por algum membro da equipe e passa a ser de conhecimento geral do grupo. A autorização da divulgação de parte do conteúdo trabalhado nas reuniões é feita pelos pais, com assinatura de um termo de consentimento.

Ao final de cada reunião, os familiares são convidados a expor sua opinião a respeito do serviço prestado pela equipe da UTI Neonatal no momento da internação e acolhimento ao óbito do bebê. Essa ação permite que o trabalho da equipe de cuidados paliativos seja constantemente repensado e reavaliado. Além disso, são feitos os encaminhamentos às outras especialidades médicas, quando necessário, bem como aos atendimentos da equipe do serviço social e da psicologia. Vale ressaltar também que toda a equipe multiprofissional responsável pelo atendimento se coloca disponível para retirada de dúvidas que eventualmente possam surgir após o encontro.

Para finalizar nossa reflexão, seguem abaixo algumas frases ditas por pais ou familiares que, além de ilustrarem a dinâmica do grupo de pais enlutados, permitem interpretar alguns dos sentimentos presentes no contexto da reunião a que estão relacionados durante o período de enlutamento.

Ontem chorei ao pensar em voltar ao hospital, não é fácil. Relembrei de tudo, bateu uma saudade[...]

[...] para ser sincera eu não queria vir. Cheguei no estacionamento e lembrei tudo de novo. Achava que estava preparada e não estava [...]

[...] eu não falo porque é difícil, quanto mais eu falo, mais eu sinto dor.

A família enlutada precisa, segundo Bromberg (2000), perceber a realidade da morte para que a perda possa ser absorvida e elaborada por todos. Dessa forma, todos os envolvidos nesse acontecimento podem seguir o curso normal de suas vidas sem que a perda os assombre ou os paralise.

[...] o problema patológico é genético, é problema dos pais?

[...] por que aconteceu? tivemos dois perfeitos. Claro, depois de 13 anos, e então veio o P. com esse problema, por quê? Aconteceu alguma coisa nesse tempo?

Defey (1985) faz referência ao processo de elaboração do luto pela morte de um bebê, em que o sentimento de culpa geralmente encontra-se presente, acompanhado da vontade de entender as causas da perda ocorrida.

> *[...] eu ainda não consigo ver crianças da mesma idade, é difícil [...]*

> *No dia do óbito nasceu um dos bebês, que é filho de um sobrinho. Mas eu não fui ver não, só depois de 20 dias [...]*

A mesma autora atenta para o fato de que a inveja em relação às famílias que puderam ter filhos vivos e saudáveis também pode aparecer.

> *Mas, procuro não sair de casa, pois as pessoas perguntam muito, muita gente me viu grávida e a pergunta, é difícil!*

> *[...] não aceito a morte dela [...]*

> *[...] tenho vontade de morrer, chorar, fico agressiva com as pessoas. Nada está bom.*

Além disso, Defey (1992) comenta que no processo de enlutamento é comum certo afastamento social acompanhado de ensimesmamento. A autora observa também que a angústia pela morte do bebê se expressa pelas repetidas provas de realidade. Nessa fase, manifesta-se a depressão, que assusta os familiares e os médicos. É importante que a família possa vivenciar este momento para poder reorganizar-se emocionalmente, integrando a perda à sua vida, como parte da própria história.

> *[...] já superei essa fase, agora estou triste, quando chega o dia 7, quando vejo um bebê, fico triste [...]*

É comum, no processo de enlutamento, de acordo com Bromberg (2000), ressurgirem sintomas que já estavam ausentes, principalmente perto de datas que reativam lembranças. A autora observa que esse fenômeno leva o nome de "reação de aniversário".

> *[...] parece que o vazio só vai sarar com outra gravidez [...]*

A mesma, autora citada, chama atenção para o fato de que a família tende a pressionar o casal que perdeu uma criança a engravidar novamente, o mais rápido possível, na tentativa de reposição do filho perdido, o que evidencia a negação como defesa, negando-se a morte e repondo-a com uma nova vida.

[...] quero uma foto dele para não esquecer [...]

A fotografia é uma prova inquestionável da existência dessa criança e auxilia os pais no processo de elaboração do luto pela perda da criança.

[...] estar consciente dos riscos do bebê ajuda a conformar, dá sossego ao coração [...]
[...] ficou um pedacinho de mim em cada canto do Caism. Gosto de retornar na Unicamp e ver as pessoas que me atenderam bem [...]

É necessário enfatizarmos o papel dos profissionais de saúde no momento caótico representado pela perda de um bebê. Num estudo realizado por Säflund, Sjögren e Wredling (2004), os pais relatam a importância dos profissionais na reorganização de suas vidas, nas explicações sobre a perda e sobre o processo de enlutamento, no contato com o corpo do bebê e em sua despedida definitiva. O estudo salienta também a importância de o hospital manter e favorecer o contato dos pais com os profissionais de saúde com os quais estabeleceram vínculos significativos.

FALANDO DE MORTE COM A CRIANÇA

Ao pensarmos no trabalho com crianças em situações de risco de vida ou com doença, sem chance de cura, as primeiras questões que surgem são: a criança tem consciência de sua própria morte? Como a representa? É possível falar de morte com a criança terminal?

Na busca de representações e significados que a morte tem para a criança, vários autores realizaram pesquisas na área da tanatologia infantil, o que permitiu que vivências, medos, fantasias e angústias da criança diante da gravidade da doença e da ameaça real de morte, fossem compreendidas à luz de diferentes referenciais teóricos. Foi possível identificar, por meio desses estudos, que as crianças percebem o perigo de morte quando está doente, com ou sem esperança de cura e utilizam linguagem simbólica verbal ou não verbal para expressar o conhecimento da realidade. Uma criança de cinco anos, com câncer em progressão, hospitalizada, após fazer um desenho, disse:

> *Uma criança de cinco anos vai morrer, não vê mais, depois enterra, não é bonito morrer. Agora, vou acostumar 'dormir' no hospital, não vou nunca mais para casa. Não pude sair do hospital porque as portas estavam trancadas, fiquei lá presa, sozinha [...]*

Pode-se perceber nesse relato, que apesar da pouca idade, a criança já tem a noção de irreversibilidade, o que demonstra que a experiência vivencial traz uma consciência precoce da finitude, da solidão e do desamparo que a morte nos traz.

As sensações e mudanças corporais provocadas pela progressão da doença se refletem no seu senso subjetivo, provocando alteração na imagem corporal e intensa angústia de aniquilamento do *self*. É preciso dar à criança um lugar de continência e de escuta à dor e ao sofrimento psíquico diante da inevitabilidade da morte. Assim, através do brincar, a criança vai encontrando formas de nomear ou representar o inominável, a morte. Como diz Rubem Alves em vários livros de estórias que escreveu sobre o tema da morte, separação e perda "da morte, nada sabemos, a não ser as palavras que colocamos sobre ela". Por isso, brincadeiras, desenhos, filmes, estórias, música, poesia etc., têm o poder de ajudar no processo de enfrentamento, elaboração e aceitação da difícil realidade.

Além disso, a comunicação adequada das informações a respeito da doença e do tratamento, nas diferentes etapas de progressão da doença, permite aos pacientes e familiares a assimilação, integração e sintetização das informações de maneira gradual e de acordo com a capacidade egoica do sujeito. A verdade sendo dita de maneira suportável irá permitir o fortalecimento da relação médico-paciente, estimulando a colaboração e participação nas decisões finais da vida da criança. Apesar de existirem algumas recomendações ou mesmo protocolos para comunicação de más notícias, permitindo aos profissionais uma atitude e manejo adequado das informações e dos sentimentos, temos que estar sempre atentos à subjetividade e especificidade de cada situação.

Wilma da Costa Torres, em seu livro *A criança diante da morte*, faz uma excelente revisão bibliográfica da morte enquanto desafio cognitivo e afetivo e apresenta as contribuições de vários estudiosos de como dialogar com a criança sobre a morte. Confirma a importância da ruptura do silêncio e do respeito à criança enquanto sujeito de sua história, reconhecida em suas necessidades biopsicossociais e espirituais e, principalmente, em seus desejos – desejo de saber ou não a verdade a respeito de sua condição e de sua morte. A autora diz que, para dialogar com a criança sobre a morte, o adulto precisa ter sensibilidade e deve estar aberto aos questionamentos, dúvidas, angústias e medos e fazer com que a criança perceba que o silêncio não lhe é imposto e que é possível compartilhar. Deve comunicar de modo simples, direto e objetivo, usando a própria linguagem da criança; estar atento aos sinais e signos presentes na linguagem verbal e não verbal; ser franco e honesto nas respostas e explicações e não se preocupar em esconder dúvidas ou mesmo dizer "não sei", algumas vezes.

A espiritualidade é outro ponto importante a ser trabalhado nas situações de terminalidade. Devem-se respeitar e resgatar as crenças de cada criança e de seus familiares, pois pesquisas têm demonstrado que esse elemento é de extrema importância no processo de enfrentamento e aceitação da morte.

Enfim, tornar-se presente em todo processo do morrer, ajudando a resgatar o sentido da vida e da morte dentro do contexto existencial de cada um, é a nossa tarefa enquanto equipe multiprofissional na assistência humanizada à criança terminal.

CONSIDERAÇÕES FINAIS

A proposta "Cuidados Paliativos" exige uma equipe sensível e atenta para executar cuidados com a constante integração entre os profissionais, visando efetivar condutas mais humanizadas na assistência.

Para viabilizar essa proposta de atenção à saúde é preciso expandir conceitos, integrar os saberes e isso se constitui num desafio pessoal e profissional pela necessidade constante de interagir com pessoas, suas perspectivas de vida associadas aos conflitos pela eminência da morte.

Nesse processo, é fundamental buscarmos capacitação e termos conhecimento dos nossos limites para assumir posturas, lidar com angústias e com os embates existentes nesse cotidiano para dar o suporte aos familiares.

Outro aspecto de extrema importância é o processo de comunicação estabelecido entre a equipe e os familiares, que deve ser realizado sempre respeitando o momento e as necessidades, com clareza, ética e solidariedade, para proporcionar espaços de escuta e amparo no momento de fragilidade e de dor.

Essas atitudes favorecem as condições necessárias para o estabelecimento dos vínculos com a proximidade dos familiares, a compreensão da doença e, consequentemente, a elaboração do luto e reflexão sobre a assistência prestada e condições de trabalho.

BIBLIOGRAFIA

BROMBERG, M.H.P.F. *A psicoterapia em situações de perdas e luto*. Campinas: Livro Pleno, 2000.

BÜCHI, S.; MÖRGELI, H.; SCHNYDER, U.; JENEWEIN, J.; HEPP, U.; JINA, E.; NEUHAUS, R.; FAUCHÈRE, J.C.; BUCHER, H.U.; SENSKY, T. Grief and post-traumatic growth in parents 2-6 years after the death of their extremely premature baby. *Psychoth. Psychosom.*, v. 76, n. 2, p. 106-114, 2007.

CAMON, A.A. *Urgências psicológicas no hospital*. São Paulo: Pioneira, p. 31-58, 1998.

FETUS AND NEWBORN COMMITTEE, CANADIAN PAEDIATRIC SOCIETY. Guidelines for health care professionals supporting families experiencing a perinatal loss. *Paediatr. Child Health*, v. 71, n. 6, p. 469-477, 2001.

CAPITULO, K.L. Evidence for healing interventions with perinatal bereavement. *American J. Maternal Child Nursing*, v. 30, n. 6, p.389-396, 2005.

CHIATTONE, H.B.C. A significação da psicologia no contexto hospitalar. In: CAMON, V.A.A. *Psicologia da saúde*: um novo significado para a prática clínica. São Paulo: Pioneira, 2000.

COSTA, S.M.M.; DUARTE, C.A.M.; SALCEDO, E.A.C.; PERINA, E.M.; SOUZA, J.L.; BIANCHI, M.O.; SETUBAL, M.S.V.; BATISTA, P.M.C.; FERRAZ, R.S.M.; MARBA, S.T.M.; CARDOSO, S.M.S. Cuidados paliativos em neonatologia: implementação de um programa multiprofissional. *O Mundo da Saúde*, v. 27, n. 1, p.171-176, 2003.

DEFEY, D.; ROSSELLO, J.L.D.; FRIEDLER, R.; NUÑEZ, M.; TERRA, C. *Duelo por un niño que muere antes de nacer*: vivencias de los padres y del equipo de salud. 2. ed. Montevideo: CLAP, 1985.

FRISHER, L.A. Morte de um lactente em uma Unidade de Terapia Intensiva Pediátrica. *Clín. Pediátr. Am. Norte*, v. 3, p. 229-237, 1998.

GARROS, D. Uma "boa" morte em UTI pediátrica: é isso possível? *J. Pediatr. do Rio de Janeiro*, v. 79, n. 8, p.243-254, 2003.

GEERINCK-VERCAMMEN, C.R.; DUIJVESTIJN, M.J. Coping with grief following perinatal death: a multifaceted and natural process. *Ned Tijdschr Geneeskd*, v.148, n. 25, p. 1231-1234, 2004.

HUTTI, M.H. Social and professional support needs of families after perinatal loss. *J. Obstetr. Gynecol. Neonatal Nursing*, v. 34, n. 5, p. 630-638, 2005.

KÜBLER-ROSS, E. *Sobre a morte e o morrer*. São Paulo: Martins Fontes, 1981.

MACDONALD, M.E.; LIBEN, S.; CARNEVALE, F.A.; RENNICK, J.E.; WOLF, S.L.; MELOCHE, D.; COHEN, S.R. Parental perspectives on hospital staff members' acts of kindness and commemoration after a child's death. *Pediatrics*, v. 116, n. 4, p. 884-890, 2005.

MANDER, R.; MARSHALL, R.K. An historical analysis of the role of paintings and photographs in comforting bereaved parents. *Midwifery*, v. 19, n.3, p. 230-242, 2003.

MEERT, K.L.; EGGLY, S.; POLLACK, M.; ANAND, K.J.; ZIMMERMAN, J.; CARCILLO, J.; NEWTH, C.J.; DEAN, J.M.; WILLSON, D.F.; NICHOLSON, C.; NATIONAL INSTITUTE OF CHILD HEALTH AND HUMAN DEVELOPMENT COLLABORATIVE PEDIATRIC CRITICAL CARE RESEARCH NETWORK. Parents' perspectives regarding a physician-parent conference after their child's death in the pediatric intensive care unit. *J. Pediatr.*, v. 151, n. 1, p. 50-55, 2007.

MELNYK, B.M.; ALPERT-GILLIS, L.; FEINSTEIN, N.F.; CREAN, H.F.; JOHNSON J.; FAIRBANKS, E.; SMALL, L.; RUBENSTEIN, J.; SLOTA, M.; CORBO-RICHERT, B. Creating opportunities for parent empowerment: program effects on the mental health/coping outcomes of critically ill young children and their mothers. *Pediatrics*, v. 113, n.6, p. e597-607, 2004.

RINI, A.; LORIZ, L. Anticipatory mourning in parents with a child who dies while hospitalized. *J. Pediatr. Nursing.* v. 22, n. 4, p. 272-282, 2007.

SÄFLUND, K.; SJÖGREN, B.; WREDLING, R. The role of caregivers after a stillbirth: views and experiences of parents. *Birth*, v. 31, n. 2, p. 132-137, 2004.

WHITFIELD, J.M.; SIEGEL, R.E.; GLICKEN, A.D.; HARMON, R.J.; POWERS, L.K.; GOLDSON, E.J. The application of hospice concepts to neonatal care. *Am. J. Diseases of Children*, v. 136, n. 5, p. 421-424, 1982.

Capítulo 11
QUANDO QUEM MORRE É A CRIANÇA

Paulo Roberto Antonacci Carvalho
Nára Selaimen Gaertner de Azevedo

Para o homem, o problema não é a morte, mas o fato dele, como sujeito, morrer. A morte parece ser a eterna consciência da humanidade. Sendo assim, os homens produziram, continuarão produzindo, as mais diversas formas de representar a morte, sua morte e a morte dos outros. Estamos falando de uma consciência que abre o pensamento humano não somente para a morte, mas para a vida e para o mundo. Segundo Varella (2004), nada transforma tanto o homem quanto a constatação de que seu fim pode estar perto. Sabemos que este tema tem sido discutido amplamente na mídia e despertado interesse nas áreas das ciências, contudo não abranda as ideias e os conceitos que o homem tem construído em torno do morrer, independentemente do seu momento de vida. A morte nasce com o próprio homem.

A humanidade constantemente vem sofrendo transformações ao longo da história. Mas, embora contrárias, duas verdades seguem sempre em paralelo e permanecem imutáveis através dos tempos: os homens nascem, os homens morrem. Rodrigues (2006) afirma que, nas escalas das existências individuais, a morte é a única certeza absoluta no domínio da vida. A morte sempre existiu e sempre existirá. Ela é parte integral da existência humana. Segundo esse mesmo autor, a morte não é apenas a destruição do estado físico e biológico. É, também, o desaparecimento de um ser que interage, pois o vazio da morte é um vazio interacional e, sendo assim, a ideia da morte traz consigo ruptura da interação da pessoa como sujeito, consigo mesma, da privação de quem está morrendo com sua comunidade e com a sua cultura.

O PARADOXO DA MORTE NA INFÂNCIA

Os períodos de infância e de adolescência sempre são representados ou lembrados como os tempos de mais saúde e vitalidade da existência humana. Representam a continuidade e a perpetuação de pessoas, famílias, culturas e nações. Diz-se que povos que não tratam bem suas crianças não têm futuro. Verdadeiros ou não, esses conceitos caem por terra quando ocorre a morte de uma criança ou de um adolescente. Esse final prematuro e extemporâneo tem o significado de uma trajetória que não atingiu o objetivo ou de um projeto não concretizado. Mesmo como desfecho de doenças ainda incuráveis ou, pior ainda, de eventos agudos e imprevisíveis, a morte tão precoce de um indivíduo é inaceitável e irreparável.

Para os pais, que cultivam planos e idealizações para sua prole, a morte de um filho é um acontecimento indescritível. Como escreveu Rubem Alves (2005), "a morte de um filho é uma mutilação". É como se, de repente, todos esses sonhos simplesmente desaparecessem, tal como folhas levadas pelo vento. Manifestações como "o que será das nossas vidas sem ele ou ela" ou "nada mais terá sentido nas nossas vidas", dão uma dimensão dessa perda avassaladora. Além do imensurável sofrimento, ocorre nesses pais todo tipo de sentimento: culpa, impotência, fracasso, raiva e punição. Para os demais cuidadores, o significado da morte de uma criança ou de um jovem geralmente envolve também sentimentos de fracasso, impotência e culpa, mesmo naqueles que vivenciam mais frequentemente eventos desafiadores (médicos, enfermeiros, bombeiros). Também passam a experimentar um grande sentimento de pena para com aqueles pais que sofrem essa perda devastadora.

> *Ver uma criança morrendo é uma coisa horrível para mim, sabe. É muito horrível... Eu fico com pena dos pais, sabe! É uma situação horrível. Porque é natural no curso da vida, e triste, mas é natural, tu veres teus pais morrendo. Agora, um pai ver o filho morrer? (fragmento de entrevista com interno de medicina).* (AZEREDO, 2007)

O RESPEITO À INFÂNCIA E ADOLESCÊNCIA

Numa perspectiva histórica, o respeito pela criança e a sua proteção, embora apareçam em documentos de civilizações antigas (egípcios, assírios e hindus), não era exercido de forma regular. Em épocas mais remotas da história, o infanticídio era relativamente comum nas sociedades primitivas. As crianças eram oferecidas aos deuses em ritos religiosos para aplacar a sua ira e a escassez de alimentos. Os jovens eram enviados à guerra como linha de frente em campos de batalha. Na Grécia antiga, recomendava-se o infanticídio em situações de nascimento de crianças malformadas. Em Roma, o pai tinha direito de decidir sobre a vida dos filhos. Portanto, isso faz crer que aqueles povos lidavam melhor com a morte, inclusive de crianças, que ocorria diariamente, e era encarada com mais naturalidade e fatalismo do que nos dias atuais (CARNEIRO, 2000). Na Idade Média, a perda de crianças em situação de abandono, de cuidados negligenciados ou de doenças era banalizada. Nos dias atuais, em algumas culturas e por inúmeras razões, o infanticídio ainda ocorre.

A importância da criança somente começou a ser resgatada em meados do século passado, quando a Organização das Nações Unidas ratificou a Declaração de Genebra sobre os Direitos da Criança (1924) e passou a adotar a Declaração Universal dos Direitos da Criança (1959), como documento oficial de reconhecimento da criança como o elemento mais vulnerável da sociedade e, portanto, merecedora de direitos fundamentais – direitos civis e políticos, e também direitos econômicos, sociais e culturais. No seu preâmbulo, essa carta faz importantes considerações sobre a criança:

> *Visto que a criança, em decorrência de sua imaturidade física e mental, precisa de proteção e cuidados especiais, inclusive proteção legal apropriada, antes e depois do nascimento, visto que a necessidade de tal proteção foi enunciada na Declaração dos Direitos da Criança em Genebra, de 1924, e reconhecida na Declaração Universal dos Direitos Humanos e nos estatutos das agências especializadas e organizações internacionais interessadas no bem-estar da criança, visto que a humanidade deve à criança o melhor de seus esforços [...]. (UNICEF, 1959)*

Foi novamente lembrada e adotada na Assembleia Geral das Nações Unidas (Unicef, 1989), como Convenção sobre os Direitos da Criança, tendo sido ratificada pelo Brasil no ano seguinte. Na mesma época, o nosso país, pela Lei nº 8.069, de 13 de julho de 1990, passou a adotar o Estatuto da Criança e do Adolescente, que teoricamente dá proteção integral à criança e ao adolescente brasileiro. (BRASIL, 1990)

A HOSPITALIZAÇÃO DA MORTE DA CRIANÇA

Até pouco tempo atrás, o homem enfrentava a morte em casa. Estavam junto a ele a família e os amigos. Seus desejos e vontades eram respeitados, pois lhe era permitido expressá-los. Era raro o doente ser encaminhado ao hospital para morrer. Hoje, não se morre em casa, entre os seus entes queridos. Assim, na casa não existe mais a emoção e a perturbação da morte. Em geral, o homem morre sozinho, longe dos familiares, na solidão de um leito hospitalar. O hospital passa a ser o novo local para morte e dá um novo sentido ao ato morrer.

Para Pitta (1994), ao transformar o hospital no local onde as pessoas adoecem e morrem, as questões inerentes a este ato, que antes eram compartilhadas socialmente, pois a morte era domiciliar, ficam restritas ao âmbito hospitalar. No entanto, essa transferência do local no qual se morre vem sendo vivenciada de forma rotineira pelos profissionais que lidam com o paciente que está morrendo.

Talvez por isso morrer seja tão duro e difícil, porque para muitos a morte se tornou um ato solitário. Para Esslinger (2004), essa solidão, a não possibilidade de comunicação ou de despedida, deve ser pensada como parte integrante do processo de morte. E, para o doente, essa solidão pode aumentar a angústia diante do mistério da morte. Elias (2001) afirma que nunca antes as pessoas morreram de forma tão silenciosa e higiênica como na nossa sociedade. Mas, também, nunca em condições tão propícias à solidão. Como diz Eizirick, Polanczyk e Eizirick (2000), a morte representa, essencialmente, o poder sobre o qual não temos nenhum controle: invisível, inatingível, indomável e desconhecido.

> *Uma das coisas que fico pensando: O quê significa a morte? Porque esta pessoa está morrendo?[...]O O que a morte significa para quem está morrendo? Muitas vezes é o descanso. Aquilo que a pessoa está pedindo, sabe? E o que a morte significa para a gente? A morte é difícil de lidar, porque é a gente que está aqui. É a gente que está sofrendo. É a gente que vai ter que elaborar a ausência da pessoa. E tentar tocar adiante. (fragmento de entrevista com interno de medicina). (AZEREDO, 2007)*

No caso da criança, também a doença e a morte foram levadas para dentro dos hospitais, justificadas por necessidades diagnósticas e terapêuticas de tecnologia mais avançada. A criança deixa o seu *habitat* natural, o seu pequeno mundo, para coabitar com pessoas estranhas, muitas vezes até sem a companhia dos pais ou familiares, e submetida a atitudes restritivas e dolorosas. Nas Unidades de Tratamento Intensivo (UTI), então, a situação tende a ser mais penosa e despersonalizada. Frente ao risco de morte, e ao medo da perda e do fracasso, as decisões e atos médicos podem assumir proporções imprevisíveis, impingindo grande sofrimento, e pouco ou nenhum resultado para pacientes e familiares. E, quando sobrevém a morte, em geral, a manifestação do médico à família é padronizada: "O que a medicina (ciência) podia fazer foi feito..." Perdeu-se muito do lado "afetivo e humano" do cuidado médico (arte), como o confortar e o consolar. No hospital, transfere-se isso a outros profissionais disponíveis – o enfermeiro, o psicólogo ou o assistente social. É como se tudo o que é científico e racional fosse da competência do médico, e o que é empírico e emocional não fosse mais.

CARACTERIZANDO A MORTE DA CRIANÇA

A criança adoece e morre mais comumente por problemas do sistema respiratório, porque ainda não está completamente desenvolvida comparada ao adulto que adoece e morre mais frequentemente por doença cardiovascular. Neste, a parada cardiorrespiratória acontece de forma súbita e a morte biológica sobrevém em poucos minutos se não houver intervenção imediata. Na criança, a parada cardiorrespiratória resulta de um sofrimento progressivo do coração, pela privação continuada de oxigênio decorrente da dificuldade respiratória. A morte vai se instalando gradativamente de tal forma que, quando surge a parada cardiorrespiratória, mesmo um socorro imediato costuma ser incapaz de interromper ou reverter o processo de morte em evolução (CARVALHO, 2005). Tudo tem a ver com o desenvolvimento anatômico e funcional que ainda está ocorrendo na criança. Ela é um ser ainda em evolução; o adulto é um ser acabado. A criança tem características e necessidades muito peculiares.

Na metade do século passado, em função dos avanços do conhecimento e da tecnologia na medicina, passou a ser possível dar suporte aos órgãos vitais (coração e pulmões) por meios artificiais. Com a ressuscitação cardiorrespiratória e os cuidados intensivos, o critério exclusivamente cardiorrespiratório de morte ficou relativamente ultrapassado em circunstâncias de manutenção artificial de vida em pacientes de UTI. No final da década de 1960, a comunidade médica mundial conheceu um novo critério para caracterizar a morte dos indivíduos naquelas circunstâncias, a morte encefálica, isto é, a morte determinada pela ausência de atividade de córtex e de tronco cerebral (estruturas responsáveis por toda a atividade neurológica do ser humano). Dessa forma, pacientes mantidos em suporte artificial de órgãos e com ausência de atividade encefálica passaram a ser dados como em morte clínica irreversível.

Após a aplicação de rigoroso protocolo médico, referido no artigo 3º da Lei nº 9.434 (BRASIL, 1997) e regulamentado pela Resolução do Conselho Federal de Medicina (CFM) nº 1.480/97 (BRASIL, 1997), sendo confirmada a morte encefálica, todos os recursos de manutenção artificial de vida poderão ser interrompidos (exceto nas situações de doação de órgãos para transplantes) e o paciente dado como morto. Hoje, isso se aplica a qualquer indivíduo com idade superior a sete dias de idade, tendo o referido protocolo inúmeras especificidades próprias das faixas etárias pediátricas.

A MORTE NAS UTI

Após mais de 30 anos da criação das primeiras UTI pediátricas no Brasil, aprendemos muito com a vida e com a morte de crianças. Indubitavelmente, na UTI a ocorrência da morte é maior do que em outras áreas do hospital, isso porque são admitidos pacientes mais doentes e mais instáveis, mas com maior potencial de sobrevivência. Pela frequência de situações difíceis e desafiadoras, como também de desfechos letais, a passagem na UTI de médicos residentes ou de acadêmicos do curso médico que ainda estão despreparados, é um período bastante estressante e penoso. Uma prova disso são algumas manifestações deles:

> *uma criança morrendo é uma coisa muito horrível para mim, sabe. É muito horrível. Ver uma criança muito, muito mal é muito diferente de um adulto que está doente. Teoricamente na criança há vida, é uma criança bonita, brincando e tudo mais. Então, por isso, eu acho essa parte pior do que a parte adulta sabe. Na parte adulta eu acho que faz parte. Agora, na criança é ruim. A UTI pediátrica é uma tristeza. Uma tristeza só (fragmento de entrevista com interno de medicina). (AZEREDO, 2007)*

Elias (2001) afirma que nunca antes as pessoas morreram de forma tão silenciosa e higiênica como na nossa sociedade. Mas também, nunca em condições tão propícias à solidão. Nas UTI pediátricas, em geral o acompanhamento dos pais é restrito, ainda que muitas destas já tenham adotado uma permanência mais liberal junto à criança, de até 24 horas por dia. Assim, as notícias e informações dadas aos pais pela equipe médica são diárias ou mais frequentes, dependendo da gravidade dos pacientes e da necessidade de atualização. E, no agravamento do paciente, torna-se muito importante o acompanhamento "hora a hora" da sua condição clínica pelos familiares.

Nem sempre os cuidados médicos vencem a morte, embora sejam os médicos os guardiões da morte. Na morte hospitalar, o doente está sozinho, porém rodeado de aventais brancos. Parece que a pessoa que está morrendo não consegue encarar ou introduzir a morte nos seus horizontes, pois não teve oportunidade de discutir esse assunto durante a vida. Por outro lado, também a família e os amigos não encaram a morte como parte da vida, podendo assim desenvolver longos processos de lutos.

Cabe então um questionamento: Como a equipe se comporta quando ocorre a morte de um paciente? Tal como é referido na literatura, ainda que a situação de morte seja a mais difícil e estressante para os membros da equipe, inúmeras outras situações são encaradas como de difícil manejo, especialmente aquelas relacionadas com más notícias que muitas vezes é preciso repassar aos pais (mau prognóstico, mutilações, decisões de parar tratamentos fúteis). (GARROS, 2003) Em geral, essas conversas se dão com mais de um membro da equipe presente, especialmente aquele mais experiente, em ambiente privado, inicialmente com o pai e a mãe juntos. Frequentemente, outros membros da família (rede de apoio) são solicitados a participar da conversa, desde que os pais estejam de acordo.

Na situação de morte da criança, a família (especialmente os pais) é solicitada a conversar com dois ou mais membros da equipe (médicos e enfermeiros), em ambiente privado e confortável. O médico mais experiente se apresenta e toma a iniciativa de falar; faz um pequeno preâmbulo sobre a gravidade do paciente, em linguagem acessível, diz literalmente que o paciente morreu (procura usar os termos "morte" ou "morreu", evitando outras palavras de difícil entendimento) e assume uma postura de condescendência. Depois, é dado um tempo de silêncio para que a família eventualmente se manifeste e faça perguntas (em geral, relacionadas com os momentos finais do paciente – se sofreu, sentiu dor, recebeu todo o atendimento necessário). (GARROS, 2003) Todos permanecem na sala por algum tempo, e é perguntado se a família deseja chamar mais algum familiar ou amigo. Depois, pergunta-se se os pais querem ver e/ou permanecer um tempo com o paciente falecido.

OS MODOS DE MORRER DA CRIANÇA

Os modos de morrer são hoje entendidos como formas de dar assistência à morte dos pacientes hospitalizados, especialmente nas UTI , com algum tipo de intervenção, por exemplo, medidas de ressuscitação cardiorrespiratória e outras terapias de suporte de órgãos – morte "com embate"; ou aceitando-a como desfecho esperado da doença que o levou a UTI – morte permitida ou "sem embate", dando ao paciente apenas medidas de conforto. Na maioria dos países ocidentais, mais de 50% das mortes que ocorrem nas UTI são do tipo "sem embate", seja por não adoção ou retirada de medidas de suporte de vida, seja por determinação de não realizar a ressuscitação cardiorrespiratória. Em 2001, descrevemos pela primeira vez os modos de morrer de pacientes pediátricos em uma UTI brasileira: observou-se que 41% dos pacientes que haviam morrido na UTI em determinado período o haviam feito passando por uma morte "sem embate", cifra inclusive muito inferior àquela observada em UTI norte-americanas ou europeias. (CARVALHO et al., 2001)

Na situação de morte de criança internada, cada caso pode ter uma particularidade, mas algumas atitudes são enfatizadas e aplicadas pela equipe, de acordo com o modo de morrer:

- quando a morte é "sem embate" (isto é, esperada e previsível), e se decide que nenhuma medida de ressuscitação será tomada, pode ser permitida a permanência dos pais com a criança. Em geral, a criança estará com sedação e analgesia por ocasião dos momentos finais. Frequentemente se pergunta a eles se querem ter a criança no colo;
- quando a morte é "com embate" (isto é, com terapêutica ilimitada), à medida que se antevê o desfecho para a morte, ainda durante o processo de ressuscitação, a família é gradativamente informada sobre a evolução desfavorável para a morte por um médico da equipe.

A morte "com embate" muitas vezes ultrapassa os limites do razoável, isto é, trava-se uma batalha contra a morte à custa de muito sofrimento para o paciente (distanásia) e para a família, e frequentemente já tendo clara a impossibilidade de obter êxito ou cura (tratamento fútil). A distanásia surge num contexto da medicina avançada que, diante de uma doença incurável, transforma em obsessão a "cura da morte", como se isso fosse possível, negando-se a dimensão de finitude do ser humano. Cabe ressaltar, no entanto, que a crítica ao tratamento fútil não significa matar o paciente, nem abandoná-lo à própria sorte. (PESSINI apud KOVÁCS, 2003)

As decisões de optar pela morte "sem embate" são permeadas por muita discussão entre os membros da equipe médica e compartilhadas com os pais. Nesses casos, toma-se um cuidado muito grande em dar conforto e não prolongar o sofrimento do paciente sem possibilidades terapêuticas, procurando não o abandonar, como também a sua família.

Por esses motivos, o sofrimento de fim da vida, mais ainda quando o fim se dá no início dela, é um desafio que se apresenta à medicina nesta era tecnológica. O processo de morrer traz à tona a questão sobre qual aspecto da vida deve ser priorizado: a qualidade ou o tempo. A ideia de viver está agregada à de bem-estar, de bem-querer.

Um dos testemunhos mais claros e mais comoventes do papel que o sofrimento causa ao fim da vida é aquele relatado por Tolstoi (2002) em "A morte de Ivan Ilich":

> *Em alguns momentos, depois de um período prolongado de sofrimento, desejava, mais do que outra coisa – envergonhava-se de confessá-lo –, alguém que sentisse pena dele como se tem pena de uma criança doente. Ansiava ser cuidado e beijado como as crianças são cuidadas e confortadas quando doentes. (p.80)*

Para Kübler-Ross (2002), há um momento na vida dos pacientes em que a dor cessa, as palavras não são mais necessárias e é tarde demais para intervenções médicas. Para aquela autora é o "momento de estar ao lado", no qual o silêncio vai além das palavras, sem medo e sem dor, permitindo que o processo de morrer ocorra em paz.

A DIFICULDADE MÉDICA DE LIDAR COM A MORTE

Segundo Morin (1997), a existência da morte faz com que nossa vulnerabilidade seja explicitada. Sendo assim, ela nos aproxima da nossa porção mortal, independentemente da condição social, não admitindo suborno ou concessões. E, pela simples razão de que muitas vezes ela não pode ser vencida a despeito de todo o avanço científico e tecnológico, a morte pode apenas ser retardada.

Também Becker (1976) e Kovács (2003) nos dizem que, negar a morte é uma maneira de não entrar em contato com experiências dolorosas. Isto faz com que se viva num mundo de fantasia onde há a ilusão da imortalidade. Existe no homem um desejo de sentir-se único, dando a ilusão de que a decadência e a morte não o atingirão. Essa couraça de força cria uma fantasia na qual se esconde nossa fragilidade, finitude e vulnerabilidade. Talvez, a grande dádiva da negação da morte seja viver num mundo onde exista a ilusão da imortalidade. Também é verdade que, caso o medo da morte estivesse constantemente presente, não conseguiríamos realizar nossos sonhos e projetos. Existe em nós o desejo de nos sentir únicos, criadores de obras inesquecíveis, dando a ilusão de que a morte não ocorrerá.

Trazemos, dentro de nós, nossos próprios referenciais da morte, que formamos ao longo das experiências pessoais e profissionais. Iniciamos nossa caminhada para a morte quando nascemos. Falamos da morte de forma generalizada. Contudo, a morte é sempre um assunto evitável e ignorado. Para Eizirik, Polanczyk e Eizirik (2000), é muito difícil falar da morte em uma sociedade que a nega e tenta desesperadamente esquecer sua finitude. Para muitos, a morte é somente sofrimento.

A formação médica sempre primou pela defesa da vida e contra a morte dos pacientes. Nos últimos cem anos houve um importante avanço na redução da mortalidade em todos os níveis, objetivo este atingido em função de importantes medidas de saúde pública, bem como de grandes progressos nos recursos diagnósticos e terapêuticos. De acordo com Kovács (2003), a morte no século XXI é vista como tabu, interdita, vergonhosa.

Desde a grande mudança de paradigma das escolas médicas norte-americanas, o ensino médico tem enfatizado muito mais a informação científica e a pesquisa biológica como bases para o conhecimento científico aplicável à atividade médica em contraposição ao conhecimento empírico até então prevalente nos cursos do início do século passado. Este modelo de ensino médico introduziu ganhos expressivos na eficácia e eficiência de tratamentos, bem como contribuiu para a melhoria dos indicadores de saúde das comunidades.

Como resultado, houve uma fragmentação do conhecimento dentro da formação médica que induziu às especialidades médicas em múltiplas disciplinas, que ainda hoje apresentam grande dificuldade de comunicação entre si. Ocorreu uma desintegração do indivíduo como paciente, uma abordagem de órgãos ou sistemas que pouco interage entre si, e que tem levado a uma desumanização do ensino médico. A dor, a ansiedade, o sofrimento e a morte são conceitos que não se incluem no processo diagnóstico-terapêutico do ensino médico e que, portanto, não tem lugar em seu currículo. Enfatizam-se apenas as técnicas e tratamentos médicos para salvar vidas e pouco ou nada sobre o desenvolvimento de aptidões para lidar com a dor, com o sofrimento, com a morte de pacientes e sobre o apoio a familiares que enfrentam a perda de um ente querido. (HOFFMANN, 1993)

Na maioria das vezes, forma-se um profissional tecnicamente muito competente em discussões diagnósticas, em desafios terapêuticos, racional, seguro e categórico em afirmações com base científica, adotando cada vez mais posturas autoritárias e claramente defensivas. A morte é tratada como algo da realidade cotidiana, tentando banalizá-la. Quando colocado frente ao paciente terminal, e está despreparado, passa a encarar a morte como incapacidade, erro ou falha em atitudes tomadas. Afetivamente muito rígido e intransigente, e com extrema dificuldade de reconhecer as suas limitações, não consegue lidar com a frustração da perda de pacientes. (EIZIRIK; POLANCZYK; EIZIRIK, 2000)

Dentro da formação médica, ainda hoje, segue-se o discurso da impessoalidade e do distanciamento daqueles sentimentos e vivências que, cotidianamente, enfrentamos nas nossas práticas diárias, ou seja: a dor, o sofrimento e, principalmente, a morte. Para Esslinger (2004), os cursos de formação de profissionais da saúde estão carentes, em seus currículos, de disciplinas que abordem a morte, o luto e o processo de morrer. A morte, no sentido de sua inexorabilidade, não como uma inimiga a ser vencida, mas como uma etapa da vida que necessita ser cuidada.

Depoimentos sobre a morte de pacientes dados por internos de medicina em final de curso mostram claramente essa situação:

> *Não me sinto preparada para lidar com a morte. Acho muito difícil ver alguém morrer. Todas as minhas experiências com a morte foram muito ruins. Meu primeiro contato com a morte na graduação foi no quinto semestre. Foi horrível, não conseguia nem entrar no quarto. Ficava me perguntando: o que mesmo eu estou fazendo aqui (fragmento de entrevista com interno de medicina).* (AZEREDO, 2007)

O médico e o acadêmico de medicina, em sua formação, aprende a comprometer-se com a vida. Toda a sua capacitação é orientada para a cura e para salvar o paciente. A formação acadêmica traz sempre a proposta de curar e de não deixar morrer. A cura é a gratificação do aprendizado ou a recompensa do esforço. Quando a morte se apresenta, traz consigo a frustração para o médico, o sentimento de incapacidade e de limitação. Existe um despreparo para lidarmos com as frustrações do tratamento e da cura e de nos defrontarmos com a morte.

> *Tem muita coisa que tem que ser revista na formação médica. Estou saindo da faculdade sem me sentir preparada. A morte é ape-*

nas uma delas. A morte é banalizada porque assim é mais fácil de ser encarada. É preciso de um espaço na formação para lidar com essas coisas (fragmento de entrevista com interno de medicina). (AZEREDO, 2007)

Em relação à morte de uma criança, uma vez que se trata de um evento relativamente raro, a maioria dos médicos tem experiência muito limitada em lidar com situação tão desconfortável e estressante. Assim, o despreparo, os sentimentos de incapacidade e de fracasso levam os médicos e professores a se distanciarem dos pacientes que estão à morte e de suas famílias. Isso também aparece com muita intensidade nos depoimentos dos internos:

> *Eu fico com pena dos pais, sabe. É uma situação muito horrível. Porque é natural no curso da vida, e triste, mas é natural tu veres teus pais morrerem. Agora, um pai ver o filho morrer...? Tipo assim [sic], é antibiológico. É o oposto do que deveria acontecer. Então, é muito ruim. Isso eu acho muito pesado, muito triste. E, a gente não está preparado para isso. Também não sei que preparação pode se oferecer, sabe. Como é que tu vais acostumar as pessoas com isso. Não é uma coisa que se acostume assim (fragmento de entrevista com interno de medicina)* (AZEREDO, 2007)

Kübler-Ross (1998) também afirma que a morte não deveria ser encarada como um inimigo a ser combatido. Ela é parte integral da vida que realça a existência humana. Ela delimita o tempo de vida e nos impulsiona a realizar algo produtivo nesse espaço de tempo.

A morte desperta no homem, múltiplas emoções e sentidos. Maffesoli (1999) nos diz que o aprendizado se completa quando conseguimos enxergar a multiplicidade de sentidos de um mesmo objeto, valorizando seus ritmos variados e respeitando sua concretude.

BIBLIOGRAFIA

ALVES, R. *O médico*. 5. ed. Campinas: Papirus, 2005.
AZEREDO, N.S.G. *O acadêmico de medicina frente à morte*: questões para se (re)pensar a formação. Porto Alegre (Mestrado) – Universidade Federal do Rio Grande do Sul, 2007.
BECKER, J. *A negação da morte*. Rio de Janeiro: Nova Fronteira, 1976.

BRASIL. Presidência da República. *Estatuto da criança e do adolescente*, 1990. Disponível em: <http://www.planalto.gov.br/ccivil/LEIS/L8069.htm>. Acesso em 31 jul. 2007.

_____. Lei nº 9.434. Disponível em: <http://www.planalto.gov.br/ccivil_03/LEIS/L9434.htm>. Acesso em 31 jul. 2007.

_____. Conselho Federal de Medicina. Resolução CFM nº 1480/97. Disponível em: <http://www.portalmedico.org.br/resolucoes/cfm/1997/1480_1997.htm>. Acesso em 31 jul. 2007.

CARNEIRO, G. *Um compromisso com a esperança*: história da Sociedade Brasileira de Pediatria, 1910 – 2000. Rio de Janeiro: Expressão e Cultura, 2000.

CARVALHO, P.R.A.; ROCHA, T.S.; SANTO, A.E.; LAGO, P. Modos de morrer na UTI pediátrica de um hospital terciário. *Rev. Assoc. Méd. Bras.*, v. 47, n. 4, p. 325-331, 2001.

CARVALHO, P.R.A. Parada cardiorrespiratória na criança e no adolescente. In: FERREIRA, J.P. (Org.). *Pediatria*: diagnóstico e tratamento. Porto Alegre: Artmed, 2005.

EIZIRIK, C.L.; POLANCZYK, G.V.; EIZIRIK, M. O médico, o estudante de medicina e a morte. *Rev. AMRIGS,* Porto Alegre, v. 44, n.1-2, p. 50-55, 2000.

ELIAS, N. *Solidão dos moribundos*. Rio de Janeiro: Jorge Zahar, 2001.

ESSLINGER, I. *De quem é a vida afinal?* São Paulo: Loyola, 2004.

GARROS, D. Uma "boa" morte em UTI pediátrica é possível? *J. Pediatr.*, Rio de Janeiro, v. 79, Supl.2, p. S243-S254, 2003.

HOFFMANN, L. A morte na infância e sua representação para o médico – reflexões sobre a prática pediátrica em diferentes contextos. *Cad. Saúde Públ.*, Rio de Janeiro, v. 9, n. 3, p. 364-374, 1993.

KOVÁCS, M.J. Bioética nas questões da vida e da morte. *Psicologia USP*, v. 14, n. 2, p.115-167, 2003.

KÜBLER-ROSS, E. *Sobre a morte e o morrer*. 8. ed. São Paulo: Martins Fontes, 2002.

_____. *A roda da vida*. 8. ed. Rio de Janeiro: Sextante, 1998.

MAFFESOLI, M. *No fundo das aparências*. 3. ed. Petrópolis: Vozes, 1999.

MORIN, E. *O homem e a morte*. São Paulo: Imago, 1997.

PITTA, A. *Hospital*: dor e morte como ofício. 3. ed. São Paulo: Hucitec, 1994.

RODRIGUES, J.C. *Tabu da morte*. 2. ed. Rio de Janeiro: Fiocruz, 2006.

TOLSTOI, L. *A morte de Ivan Ilitch*. 1. ed. Porto Alegre: L&PM, 2002.

UNICEF. Declaração Universal dos Direitos das Crianças, Assembleia Geral das Nações Unidas, 1989. Disponível em: <http://www.unicef.org/brazil/pt/resources_10120.htm.> Acesso em 6 maio 2009.

VARELLA, D. *Por um fio*. São Paulo: Companhia das Letras, 2004.

Capítulo 12
MORTE NA VELHICE

Ligia Auxiliadora de Oliveira Py
Jaime Lisandro Pacheco
José Francisco P. Oliveira

> *Uma coisa dentro de mim,*
> *contagiosa e mortal,*
> *perigosíssima,*
> *chamada vida,*
> *lateja como um desafio.*
> Herbert Daniel

INTRODUÇÃO

Ao longo do tempo, o desenvolvimento do ser humano, como um ciclo de vida que se inicia com o nascimento e termina com a morte, tem sido base de estudos em diversas áreas do conhecimento, na tentativa de se compreender como o biológico, o psíquico e o social interagem durante o processo da formação e da existência do sujeito.

A última etapa desse processo, a velhice, cada vez mais longa pelo aumento considerável da longevidade, conduz o sujeito à plataforma de embarque da viagem derradeira a outra dimensão da vida – a morte – que antevemos e negamos, mas não nos é dada a conhecer. De acordo com Torres (1999), é na velhice que a morte se apresenta em estado bruto, como uma ameaça objetiva da morte pessoal, radicalizando a consciência da finitude que coroou os tempos da maturidade.

O entendimento da dinâmica da vida como um ciclo, em que pese a crítica sobre as cargas ideológicas que carregam essas construções teóricas, permite-nos uma leitura do desenvolvimento humano integrado ao conjunto da sociedade.

Cabe destacar que Mannheim (1962), entre outros autores, acredita que o conceito de ciclo de vida como geração não está somente ligado à questão etária. Entende, o autor, esse espaço de geração durante as diversas fases do ciclo de vida como a fonte de troca social. Os indivíduos podem ser membros de diversas gerações, por terem vivido diferentes experiências, em vários momentos do seu processo de socialização, desde a infância até a velhice. A velhice seria, assim, uma etapa natural do desenvolvimento do homem, pautada "geneticamente para a espécie e para cada indivíduo, ganhando significados particulares em contextos históricos, sociais e culturais distintos". (DEBERT, 1998, p. 50)

Muitas teorias buscam explicar como se dá o desenvolvimento do ser humano ao longo da vida. A primeira teoria relevante sobre o ciclo de vida, que ainda mantém grande influência no estudo do desenvolvimento do homem é a teoria dos estágios psicossexuais, de Freud, do início do século XX (1905). Mais tarde, Erikson (1976), ampliando a leitura de Freud, desenvolveu sua teoria, descrevendo o desenvolvimento humano em um ciclo de oito idades ou estágios. Esta teoria foi posteriormente revisada, quando o autor já nonagenário e com sua mulher Joan juntou uma nova etapa, ou nono estágio.

Para o autor, a vida do homem move-se ao redor de uma série de idades vistas como unidades temporais da vida humana, desde a infância até a velhice. Em cada um desses estágios ou fases, duas forças antagônicas se contrapõem e, para assegurar o crescimento do indivíduo, o elemento sintônico mais adaptativo deve absorver o distônico, gerando uma virtude básica que o acompanha por todo o percurso das fases da sua vida. Esta virtude permite ao ser humano trabalhar, de forma mais segura, o desenvolvimento da sua personalidade, numa busca persistente da integridade do ego, quando, ao final da velhice, fecha o seu ciclo vital. Os três primeiros estágios são inteiramente baseados na teoria freudiana. Os outros ampliam a interpretação do desenvolvimento individual, entendendo-o como um contínuo e permanente processo de relação do indivíduo com as instituições sociais e com a cultura, considerando a dinâmica e os conflitos próprios de cada estágio. (ERIKSON, 1976; 1989; 1998)

O foco do nosso interesse neste capítulo são a velhice e a morte, como fechamento de um ciclo de vida. Sem perder a perspectiva de que o envelhecimento é um processo, estaremos trabalhando o oitavo e o nono estágio na perspectiva de Erikson – a velhice – e as forças antagônicas que se fazem neles presentes. Seguiremos pensando a condição de desamparo no adoecimento que marca o percurso dos idosos até a morte; o medo, a tristeza e a necessidade da presença do outro. Encerraremos estas reflexões abordando a condição humana confrontada com o sofrimento e a dor, na doença, na velhice e na morte. Não como fatalidade, mas como um estado a ser ultrapassado em um movimento de transcendência, em direção ao alcance da totalidade humana. Totalidade que significa o desafio maior de o homem reencontrar as raízes de si mesmo e assumir o máximo de humanidade possível, condição essencial de sua dignidade e liberdade.

VELHICE E MORTE NO CICLO VITAL

A velhice traz a angústia do encontro com o nada, com o não ser, sentimento antecipatório da ausência do próprio ser, do vazio da existência que se apaga. A pergunta de Wilma Torres (1999, p. 61), então, é: "como esta fase pode ser, ainda assim, uma oportunidade de crescimento e de desenvolvimento?"

Erikson (1998, p. 96) observa que "sem um ideal culturalmente viável de velhice, a nossa civilização realmente não possui um conceito de totalidade da vida."

Na perspectiva do autor, o ser humano se desenvolve à medida que, a partir da sua força interior, consegue absorver e contrapor o que o meio lhe fornece, numa relação dialética entre o fixar-se e o avançar, no transcurso de uma série de idades discerníveis e cruciais. Cada uma delas carrega possibilidades próprias de crescimento e realização, embora a infância, por sua longa duração, deixe marcas profundas no desenvolvimento de cada indivíduo.

A grande contribuição da teoria de Erikson é a de nos fazer entender que o processo de tornar-se sujeito – que se dá na relação com o outro – acontece ao longo de toda sua existência de uma forma integrada e contínua, com virtudes básicas geradas nas primeiras fases de desenvolvimento do sujeito e que o acompanham ao longo da vida.

Em nossa cultura, a velhice se apresenta com maior fragilidade social e solidão, além da acelerada transformação física, redundante em perdas ou diminuição das capacidades funcionais. Também, é nesta etapa que o sujeito percebe e toma a consciência de que há pouco tempo para se refazer e resgatar o que ficou perdido ao longo da caminhada.

O ciclo de vida é integrado e dinâmico e, para os princípios psicanalíticos em que se apoia a teoria de Erikson, a infância tem um papel fundamental no processo de desenvolvimento do sujeito. Infância e velhice são as pontas do processo: alfa e ômega.

Nos primeiros dias de vida, o primeiro estágio de desenvolvimento, felizes são os bebês com pais e avós amorosos que prontamente se relacionam e estabelecem com esse ser uma relação de atenção. Nesse estágio, as duas forças antagônicas, desconfiança e confiança básica, se fazem presentes. Espera-se, para o bom desenvolvimento, que a confiança seja a tônica da construção desse momento pelo bebê, que pode se sentir atendido pelos seus provedores e confiar que seus anseios terão respostas satisfatórias, gerando, assim, a virtude da esperança que funciona como consistente proteção contra todas as provas e atribulações da vida. A desconfiança básica, numa dose mínima, apesar de ser importante para a sobrevivência do sujeito, pode contaminar todos os aspectos da vida social e privá-lo do amor e companheirismo, fundamentais na relação humana.

A fase inicial do processo de desenvolvimento tem uma influência marcante na fase final. Os velhos são focados em desconfiar de suas próprias capacidades, pois o tempo cobra um preço até mesmo daqueles que foram fortes e sadios, porque o corpo inevitavelmente enfraquece. Contudo, o maior perigo não é a desconfiança, mas o fato de que a esperança pode dar lugar ao desespero diante da contínua e crescente desintegração física e social e a presença próxima da morte.

Nesse momento, a questão fundamental que se interpõe é: como a perspectiva de não ser é trabalhada pelo sujeito na fase da velhice cada vez mais alargada em número de anos?

Na velhice, muitas atividades simples da vida cotidiana podem apresentar-se difíceis e conflitivas, levando os velhos a se sentirem cansados e deprimidos. Mas, a presença da esperança lhes possibilita aceitar o sol que se põe e se alegrar com o dia que amanhece. A velhice poderá ser, nessa perspectiva, o topo de um processo de desenvolvimento, que possibilita ao sujeito perceber-se o produto das suas vivências nas etapas anteriores, habilitando-o a avaliar sua vida como um todo. A esta capacidade gerada ao longo da vida, Erikson chama de sabedoria.

Já nonagenário, revisando sua teoria, o autor acrescenta a última fase, uma nova etapa, a nona. As forças antagônicas, integridade *versus* desespero, presentes nesta fase e a virtude esperada, ou seja, a sabedoria, são as mesmas. O que diferencia a oitava e da nona etapa é a forma como o idoso lida com a realidade frente ao lapso de tempo, cada vez menor, diante da aproximação da sua morte.

A sabedoria é a capacidade de o ser humano olhar em retrospectiva e entender a vida como processo. A sabedoria depende da sua capacidade de ver, olhar, escutar, ouvir e lembrar. A integridade exige aptidões que demandam paciência e habilidade e isso pode cansar e desencorajar o idoso. Aos 90 anos, o simples fato de procurar os óculos é um desafio; as habilidades de escuta e de visão já não são tão boas.

Aos 90 e tantos anos, o desespero pode refletir uma experiência diferente dos 80 anos. O oitavo estágio, na oitava década de existência, inclui uma revisão de vida como tendo sido bem vivida, numa oposição ao lamento das oportunidades perdidas. "O desespero expressa o sentimento de que o tempo agora é curto, curto demais para a tentativa de iniciar uma outra vida e experimentar caminhos alternativos" (ERIKSON, 1989, p.269). Aos 90 anos, muda o referencial, pela proximidade percebida da morte. As perdas sociais e a desintegração física podem exigir toda a atenção: o importante é chegar intacto ao final do dia.

Neste momento, ao lidar com todos os obstáculos e perdas inerentes à idade física e ao processo social, o velho tem um firme apoio: a confiança básica. Aquela força positiva desenvolvida na primeira infância, e que gerou a esperança. Ela, mesmo desafiada pela morte próxima e pelo medo do não ser, não abandona o sujeito, pois a vida sem esta é impensável.

VELHICE, DOENÇA E MEDO DA MORTE

Doença e morte são condições próprias dos seres humanos, em qualquer idade. Entretanto, existem evidências de que o envelhecimento celular humano torna o organismo mais suscetível a doenças. (JECKEL-NETO e CUNHA, 2006)

A epidemiologia atual mostra que a maioria dos idosos sofre de doenças crônico-degenerativas, percorrendo um processo de adoecimento e mal-estar expresso numa condição crescente de fragilidade, descrevendo um longo caminho para a morte. (BURLÁ; PY, 2004)

O reconhecimento da fase final da vida das pessoas idosas é essencial para a realização de um atendimento pertinente e digno. Sabemos, desde Mauksch (1975) que, na cena da morte, há uma singularidade reafirmada pela ideia de que, no morrer, o órgão comprometido é o que menos importa, dadas a amplitude, profundidade e delicadeza do momento. E, na verdade, a vida se sobrepõe à incapacidade: nas situações mais adversas, precisamos e devemos ser cuidados uns pelos outros.

A doença é uma habitante misteriosa do corpo a que se integra e o transforma persistentemente. A relação de dependência passa a ser uma constante nos cuidados com os velhos doentes (PY e OLIVEIRA, 2004). Nesta relação, o paciente idoso pode sustentar-se, amparado no sentimento de confiança básica (ERIKSON, 1989) que o manterá numa perspectiva de esperança: não do prolongamento da vida, mas na certeza de ser cuidado, amado e protegido até o final.

No entanto, o medo da morte e o pavor da aniquilação nos são intrínsecos, como seres humanos, únicos da natureza com a consciência da própria mortalidade. A capacidade de representação da mente humana não alcança qualquer possibilidade de representar o não existente, que só pode surgir por meio do terror, da impotência e do desespero. (CASSORLA, 2007)

Curiosamente, os resultados da pesquisa *Idosos no Brasil: vivências, desafios e expectativas na terceira idade,* realizada pela Fundação Perseu Abramo em parceria com o Sesc Nacional e o Sesc São Paulo (2006), mostram que a maioria dos idosos entrevistados (81%) não teme a morte. Dentre as principais razões apontadas, destacam-se a inevitabilidade da morte e a falta de domínio sobre ela. Houve também respostas centradas na determinação divina e no fato de a morte ser uma passagem para uma outra vida. Mas, o medo da morte referiu-se, principalmente, à dependência do outro (80%) e ao medo da dor e do sofrimento (87%). Destacamos, ainda, dentre os dados da pesquisa, o percentual de 75% dos idosos que associaram o medo da morte ao medo de estarem sozinhos na hora de morrer.

Pensando sobre esses resultados, recorremos ao trabalho de Goldfarb (2006), que é ensinamento e convite à nossa reflexão: no desamparo e na dependência

> *que o humano sente em relação às outras pessoas (...). A maior ameaça então será a fragilidade dos vínculos e a possível perda do amor do outro que o deixará no maior desamparo e sem proteção ante uma série de perigos e sofrimentos. (p. 36)*

Diz-nos a autora que Freud (1930]1929]), além de atribuir às indomáveis forças da natureza uma grande ameaça à precariedade humana, revela, ainda, as vicissitudes do corpo singular, individual, inapelavelmente destinado à decadência e à finitude.

Assim, cremos que, na aproximação da morte, se radicaliza um grande desafio para o paciente idoso. Não raro, abalam-se as suas crenças, vulnera-se o sentido da sua vida. Algo parece ruir no seu mundo interno, já revelando fragilidades para suportar a entrega à morte. Para lidar com o que parece se tornar insuportável, o paciente idoso revela a verdade que ilumina a existência de todos os seres humanos: precisamos uns dos outros, assegurados pela afeição que nos une nos laços familiares, comunitários e sociais. No pensar de Rodrigues (2007, p. 131), "a ruptura dos laços afetivos é a mais verossímil metáfora do nada."

De acordo com Breitbart (2008), uma abordagem profissional voltada para os aspectos existenciais do paciente idoso ao fim da vida deve centrar-se em prover suporte e assegurar a presença junto a ele.

O suporte é o apoio incondicional que inclui a atenção constante do profissional, que deve aliar as defesas do paciente a uma possível negação da chegada da morte que venha a acontecer.

Por presença, entende-se a criação de uma fonte de permanente companhia, caracterizando o não abandono ao paciente no seu processo de morrer.

Para o autor, uma das questões mais interessantes da finalidade do atendimento às questões emocionais dos idosos ao fim da vida é a interpelação que devemos nos fazer, se é possível realizarmos algo mais ambicioso: a aceitação da vida que foi vivida, ajudando o paciente a alcançar um sentido coerente de acabamento e significação. Como no dizer de Oliveira (1999, p. 46), vidas

> *acabadas, sim, mas como uma obra de mão, em absoluta depuração, toda uma força voltando a ser origem, os seres repletos de suas próprias substâncias, como poetou Pablo Neruda.*

Breitbat (2008) nos lembra os quatro domínios existenciais básicos descritos por Irvin Yalom: morte, liberdade, isolamento e ausência de sentido da vida. A morte carrega o sentido trágico da inexorabilidade.

A liberdade envolve a necessidade de respondermos ao fato de que estamos vivos e temos que buscar a satisfação dos nossos desejos, num mundo onde as estruturas estão para sempre inacabadas, à espera da nossa persistente criação. O isolamento se refere à solidão última do ser humano: o ato radicalmente pessoal e intransferível de nascer e morrer. E a ausência de sentido refere-se a uma condição básica do ser humano, condenado a buscar insistentemente uma significação para a sua vida, como nos ensina Viktor Frankl (1985), busca empreendida nas incertezas do mundo externo, exímio em apresentar-se sem sentido.

Uma boa morte pressupõe uma vida que se pôs ao trabalho do acabamento possível. Seguindo os ensinamentos de Breitbart (2008), observa-se que os pacientes idosos ao fim da vida querem: tomar suas próprias decisões; estar sem dor, podendo respirar sem esforço; manter-se limpos e confortáveis; saber quais são as expectativas acerca da sua condição física e se os familiares estão cientes e tranquilos sobre sua morte; profissionais que os vejam como seres humanos por inteiro, com quem possam partilhar seus medos obscuros, dúvidas, estranhezas, perplexidades e inquietações; a presença de pessoas importantes na sua vida; e querem finalizar suas pendências.

Então, dedicados a um atendimento que se faça entrega aos pacientes idosos ao fim da vida, encontramos a orientação de Breitbart (2008) a partir da proposta de Ira Byock, que aponta as manifestações de profunda tristeza, expressões de perdão e revelações de gratidão como antecedentes facilitadores do adeus final. Na síntese que é oferecida pelo autor, o paciente idoso deve estar aberto a cumprir o fechamento do seu ciclo de vida, tendo sido possível um nível de elaboração psíquica e uma resolução de pendências que lhe permitam, agora, a abertura nas suas relações para a expressão da sua despedida, sofrida, sim, mas, como nos diz Pessini (2006), elegante e em paz:

Eu te perdoo.
Perdoe-me.
Eu te amo.
Obrigado por me amar.
Adeus!

A DOR DE ADOECER E MORRER NA VELHICE

A dor, o adoecimento e a morte não acontecem no vazio. A velhice é sua confluência. É ela que integra tempo e consciência; desigualdades e desafios; sucessos e fracassos; desenvolvimento e decadência; tudo em um estatuto maior, a própria condição humana.

Assim, o sentido dessa dor, que se faz sofrimento, vai muito além do âmbito das sensações. Os argumentos que a podem explicar vêm cheios de pontos cegos que a razão não consegue desvendar.

Quando a gente percorre as enfermarias ou "visita" a intimidade do doente sofredor ou quando consegue ouvir a voz lamento menos superficial e mais funda do doente sofredor, descobre a importância essencial do mistério.

Na verdade, assumir os desalentos da aventura humana em sua curva descendente, tais como a dor que não passa, o sofrimento que se mantém meio sorrateiro no cotidiano, o cansaço que reaparece em cada empreitada, a doença que não quer curar, o envelhecimento que vai provocando privações e aumentando as insuficiências é experimentar uma espécie de desconfiança nos grandes núcleos de onipotência que sustentam o desenvolvimento, sobretudo as conquistas – sem dúvida inegáveis – da ciência e da tecnologia.

Assumir isso tudo, correndo os riscos aí implicados, é deixar aberta a porta para uma nova dimensão; a esfera do mistério.

A gente passa a descobrir, então, que o mistério não é o denunciador de uma obscuridade desconhecida. É, sim, uma grande metáfora da esperança humana, como será também uma grande metáfora de outros segmentos da vivência nossa de cada dia.

É que o mistério não é um túnel escuro, mas, sendo a grande metáfora da esperança humana é, extensivamente, a metáfora da luz no final do longo túnel escuro. A gente não sabe como e quando vai chegar lá, o que está por lá, ou quais surpresas pode encontrar. Mas vislumbra aquela luzinha que nossos olhos, pernas, corações, enfim, todo o nosso ser busca alcançar.

A experimentação da precariedade humana, da fragilidade de nosso corpo nos dirige a outra vivência; à vivência da finitude humana. E aí, de alguma forma, reencontramos o mundo que a ciência encantou, desencantado em nossa própria decadência física. E, neste desencanto, também mora o mistério.

Nesse sentido, o mistério se liga ao comportamento místico. É que o comportamento místico indica uma transcendência. Não uma transcendência que pressupõe uma oposição filosófica – ontológica – entre Absoluto (com letra maiúscula, Ser Supremo, Infinito) e relativo (finito e contingente). Trata-se, ao contrário, de uma visão de transcendência como insatisfação de base – algo semelhante ao coração inquieto do filósofo Agostinho de Hipona, século IV depois de Cristo – que busca um "para-mais", capaz de superar a fugacidade do tempo. Algo que se possa esperar e esperando, saciar, ao menos mais duradouramente, a sede originária de nossa incompletude.

Continuamos, então, ousando considerar que, ao vivenciar os desalentos da aventura humana, estampados nos mais sutis sinais da fragilidade e decadência do corpo, reinauguramos o tempo de retorno aos subterrâneos do espírito.

Japiassu (1996) descreve o que o grande Newton sensibilizou-se por uma sabedoria primordial revelada aos antigos por intuição. Assim, também, o metódico Descartes, impregnado de um misticismo mais "operativo" que "especulativo" fala de uma ciência acessível à intuição. Mesmo Leibniz, defendendo uma espécie de filosofia eterna, procurava a ciência oculta dos antigos. Mais próximo de nós, Einstein crê que a certeza da existência das leis matemáticas na natureza só pode fundar-se numa outra certeza: a da existência de um Deus racional. É de forma tão incisiva quanto tocante que Japiassu (1996) encerra o capítulo "O mundo reencantado":

> *são as raízes mitológicas, míticas, religiosas que os cientistas, principalmente os físicos, não conseguiram exumar de sua ciência. E, agora, elas estão sendo desocultadas. Porque a ciência se faz também com "sonhos". É nas profundezas do "inconsciente" que se encontram as fontes da ciência, da religião, da filosofia. (p. 107-108)*

Reinaugurar, pois, um tempo de retorno aos subterrâneos do espírito quer dizer também que a vida humana não pretende se ver ameaçada por aquilo que a deveria proteger. Para que nós nos sintamos em casa ao lado dos laboratórios de pesquisa e submetidos a monitores e tubos, é preciso que nos sintamos em casa na cama da enfermaria.

Cremos que ninguém, em sadia consciência, há de querer simplesmente dispensar, sem alguma razão preponderante, as máquinas, os exames, os tubos, as agulhas, os estetoscópios e demais providências curativas médico-científicas. Isso tudo faz parte de uma dolorosa realidade que não oferece muita alternativa. Mesmo gerando uma submissão meio incondicional. Como quer que seja, tudo isso é também instrumento de esperança.

Há, entretanto, outra instância pela qual o corpo implora: a presença solidária; é o olhar desvelado; a mão estendida; o toque reconfortante; o ouvido perscrutador; a palavra amiga e o silêncio profundamente eloquente.

É nesse quadro de dor e de espera que se faz presente a abertura ao mistério da vida, da finitude; da frágil esperança da luz bem sumida lá no final do túnel.

É com essa frágil esperança, misturada com vestígios de fé, moradores no fundo do espaço do mistério, que é possível encher o oco de vida, que, na solidão da cama, passa a ser como que vivida lentamente ao avesso.

No bojo do mistério, acontece, então, uma surpreendente aproximação entre o visível e o invisível. Quase fusão. Um "visível (que) está prenhe de invisibilidade". É que visível e invisível já não são momentos da vida. Não se negam, nem se afirmam mutuamente.

> *São dois lados do (mesmo) ser, direito e avesso. (...) Coextensivo ao visível, o invisível não constitui uma outra ordem de realidade, mas é o forro que atapeta o visível. (CHAUÍ, op.cit. p. 256-257)*

Na dor de adoecer e morrer, espera-se o milagre dos novos tempos: o de o *homo tecnicus et producens* (homem técnico e produtor) transformar-se em o *homo solidarius et vere humanus* (homem solidário e verdadeiramente humano); a eficiência desumana tornar-se bondade acolhedora e solidariedade amorosa e o egoísmo desenfreado tornar-se entrega abnegada.

CONSIDERAÇÕES FINAIS

Ao fim deste capítulo, encontra-se o homem reduzido à sua condição mais original. Como queriam os existencialistas, o homem largado a si mesmo, convivendo com suas limitações e divisando, lá na frente, a morte como decisão e definição.

E nesse contexto, o acometimento por uma doença incapacitante é um intenso agravo à condição de velho, quando o sentimento das perdas se expande e se aprofunda, confrontando a crua aproximação da morte. E, se o envelhecimento se traduz no contexto sociocultural como negatividade, agrava o que é sentido como perda e torna vulneráveis os recursos internos do indivíduo, construídos no percurso da vida inteira. Funde-se, então, o medo da velhice no medo da morte.

Nessa fase, a presença das outras virtudes geradas ao longo da vida, em especial a esperança, resultado da confiança básica desenvolvida na primeira infância, compõe o cenário do desenvolvimento individual e a garantia de entender a velhice e a morte – apesar de não desejada e esperada – como parte do processo de quem parte: vela que some no horizonte quando se está partindo é a mesma que reaparece quando se está chegando.

O senso de integridade decorre da capacidade do indivíduo de apreciar, em retrospectiva, toda a sua vida e entender que as falhas, as faltas e o que não foi realizado são partes do seu processo de desenvolvimento, como ser inacabado.

Erikson (1976) nos diz que, quando o idoso, por essa interação e compreensão de sua caminhada, encara a morte como a etapa derradeira, permite-se por interação que crianças sadias e idosos, amanhã, não temam a vida, pois seus antepassados tiveram integridade bastante para não temer a morte.

Concluindo, cremos que é muito oportuno lembrar a forma singela como Henri e Walter, citados por Oliveira (2004), propõem o processo de envelhecimento com tudo o que nele está inserido, comparando-o ao girar de uma roda de carroça: "Nenhum dos seus raios é mais importante do que os outros, mas, juntos, eles completam o círculo e revelam o cubo da roda como o núcleo de sua força". E, continuando com o mesmo vigor lírico-filosófico, afirmam que:

> *A roda da carroça nos lembra que as dores do envelhecer valem a pena. A roda gira da terra para a terra, mas sem deixar de mover-se para a frente [...]. De fato vamos de pó a pó, subimos e descemos, mas o primeiro pó não precisa ser o mesmo que o segundo, a descida pode se transformar na subida. (p. 14)*

Pois aí está o homem! Em sua condição mais original de homem: largado a si mesmo, exposto ao fluxo do tempo, que é também fluxo de consciência. Vivendo-se como totalidade que, apesar de toda a precariedade que o limita, faz-se impulso de liberdade.

E, assim sendo, impulso de dignidade: tanto "ser para a morte", como "ser para mais". Simultaneamente, imanência e transcendência. Sujeito e objeto de seu próprio projeto de vida, liberdade.

Segundo Heidegger, "a morte é o sinal da finitude e da individualidade humana, que o homem precisa assumir para escapar da alienação de si e da banalidade do cotidiano". Talvez por isso, Platão tenha proclamado que "filosofar é aprender a morrer", mas que a imortalidade da alma é "um belo risco a ser corrido". (JAPIASSU e MARCONDES, 1996, p.188)

BIBLIOGRAFIA

BREITBART, W. Palliative care for the psycho oncologist. Disponível em: <http://www.ipos-society.org/professionals/meetings-ed/core-curriculum/palliative/en/player.html>. Acesso em 8 set. 2008.

BURLÁ, C.; PY, L. Humanizando o final da vida em pacientes idosos: manejo clínico e terminalidade. In: PESSINI, L.; BERTACHINI, L. (Org.). *Humanização e cuidados paliativos*. São Paulo: Loyola, 2004. p. 125-134.

CASSORLA, R. A negação da morte. In: INCONTRI, D.; SANTOS, F. S. (Org). *A arte de morrer*: visões plurais. Bragança Paulista: Comenius, 2007. p. 271-279.

CHAUÍ, M. S. *Da realidade sem mistérios ao mistério do mundo*. 3. ed. São Paulo: Brasiliense, 1983.

DEBERT, G. G. Antropologia e o estudo dos grupos e das categorias de idade. In: BARROS, M. L. (Org.). *Velhice ou terceira idade?* Rio de Janeiro: FGV, 1998. p. 49-67.

ERIKSON, E. H. *O ciclo de vida completo*. Porto Alegre: Artes Médicas, 1998.

_____. *Vital involvement in old age*: the experience of old age in our time. New York: Norton, 1989.

_____. *Infância e sociedade*. 2. ed. Rio de Janeiro: Zahar, 1976.

FRANKL, V. *Man's search for meaning*. New York: Simon & Schuster, 1985.

FREUD, S. O mal-estar na civilização (1930[1929]). In: *Obras psicológicas completas de Sigmund Freud*. Edição Standard Brasileira. Rio de Janeiro: Imago, 1980. p. 81-171.

_____. Três ensaios sobre a teoria da sexualidade (1905). In: *Obras psicológicas completas de Sigmund Freud*. Edição Standard Brasileira. Rio de Janeiro: Imago, 1980. p. 159-162.

FUNDAÇÃO PERSEU ABRAMO. *Idosos no Brasil: vivências, desafios e expectativas na 3ª idade*. (Pesquisa de opinião realizada em parceria com o SESC Nacional e SESC São Paulo), 2006. Disponível em: <www.fpabramo.org.br>. Acesso em 5 out. 2008.

GOLDFARB, D. C. *Demências*: clínica psicanalítica. 2. ed. São Paulo: Casa do Psicólogo, 2006.

HENRI, J.M.N.; WALTER, J.G. *Envelhecer*: a plenitude da vida. São Paulo: Paulinas, 2000.

JAPIASSU, H. *A crise da razão e do saber objetivo*. São Paulo: Letras & Letras, 1996.

JAPIASSU, H.; MARCONDES, D. *Dicionário básico de filosofia*. 3. ed. Rio de Janeiro: Zahar, 1996.

JECKEL-NETO, E. A.; CUNHA, G. L. Teorias biológicas do envelhecimento. In: FREITAS, E. V.; NERI, A.L. *Tratado de geriatria e gerontologia*. 2. ed. Rio de Janeiro: Guanabara Koogan, 2006. p. 13-22.

MANNHEIM, K. *O homem e a sociedade*: estudos sobre a estrutura social moderna. Rio de Janeiro: Zahaar, 1962.

MAUKSCH, H. O contexto organizacional do morrer. In: KÜBLER-ROSS, E. (Org.). *Morte*: estágio final da evolução. Rio de Janeiro: Record, 1975. p. 33-52.

OLIVEIRA, J. F. P. O mistério e a fé nos caminhos do cotidiano. 2008. No prelo: In: PY, L. (Org.). *Finitude:* uma proposta de reflexão e prática em gerontologia. 2ª ed. Holambra/SP:Setembro, previsto para 2010.

_____. *Marcas do tempo - envelhecimento: a família e sua trajetória entre valores e gerações. Documenta*. UFRJ - Programa de Pós-graduação em Psicossociologia de Comunidades e Ecologia Social, v. 9, n.14-15, 2003/2004, p.19-35.

_____. Finitude na experiência religiosa. In: PY, L. (Org.) *Finitude*: uma proposta de reflexão e prática em gerontologia. Rio de Janeiro: Nau, 1999. p. 45-54.

PESSINI, L. Bioética, envelhecimento humano e dignidade no adeus à vida. In: FREITAS, E. V.; NERI, A.L. *Tratado de geriatria e gerontologia*. 2. ed. Rio de Janeiro: Guanabara Koogan, 2006. p. 154-163.

PY, L.; OLIVEIRA, A.C. Humanizando o adeus à vida. In: PESSINI, L.; BERTACHINI, L. (Org.). *Humanização e cuidados paliativos*. São Paulo: Loyola, 2004. p. 135-147.

RODRIGUES, J.C. A morte numa perspectiva antropológica. In: INCONTRI, D.; SANTOS, F. S. (Org.). *A arte de morrer*: visões plurais. Bragança Paulista: Comenius, 2007. p. 129-136.

TORRES, W. C. Morte e desenvolvimento humano. In: PY, L. (Org.) *Finitude*: uma proposta de reflexão e prática em gerontologia. Rio de Janeiro: Nau, 1999. p. 55-63.

Capítulo 13
COMUNICAÇÃO E RELACIONAMENTO COLABORATIVO ENTRE PROFISSIONAL, PACIENTE E FAMÍLIA: ABORDAGEM NO CONTEXTO DA TANATOLOGIA

Regina Szylit Bousso
Kátia Poles

INTRODUÇÃO

Os avanços da medicina aumentaram a sobrevivência de pacientes com doenças graves consideradas anteriormente irrecuperáveis; entretanto, em muitos casos, levaram ao prolongamento do processo de morrer à custa de sofrimento adicional para o paciente e seus familiares (LAGO *et al.*, 2005; MORITZ e NASSAR, 2004; SCHRAMM, 2002).

Segundo Horta (1999), quando a vida física é considerada como bem supremo e absoluto, acima da liberdade e da dignidade, sua manutenção a todo custo se transforma em idolatria. Muitas vezes, a medicina promove implicitamente esse culto de idolatrar a vida, organizando a fase terminal como uma luta desmedida contra a morte.

Nos dias atuais, a doença e a morte residem no hospital, deixando de ocupar, como outrora, o aconchego do lar. Há uma particularidade a ser destacada nesse ponto: a partir de meados do século passado, começam a surgir as modernas terapias intensivas, locais em que os objetivos primários de tratamento, por intermédio de sofisticados recursos terapêuticos, tornaram-se qualificar, quantificar e controlar uma ampla variedade de fenômenos biológicos. Tais preocupações fazem esquecer que na outra extremidade dos tubos, cabos e drenos, atrás de alarmes e restrito ao leito, encontra-se um ser humano. (MORITZ e NASAR, 2004).

Até os anos 1960, os profissionais de saúde agiam com uma conduta mais paternalista nas situações de final de vida. Os médicos tomavam as decisões quanto ao tratamento e comunicavam a seus pacientes ou, em algumas situações, a familiares bem próximos. (GLASER e STRAUSS, 1968).

O desenvolvimento de estudos sobre essa temática se deu a partir de um esforço, ou da necessidade da prática clínica, em oferecer maior autonomia e garantir que o cuidado recebido pelo paciente estivesse de acordo com os seus desejos. Assim, talvez pela influência da bioética, os trabalhos mais atuais focalizam aspectos da determinação pessoal e a preservação da autonomia do indivíduo. Esses estudos relacionam-se principalmente às tomadas de decisões quanto ao suporte de vida, especialmente aqueles que se referem à ressuscitação cardiopulmonar e ventilação mecânica. Foram, com maior frequência, estudadas as áreas do adulto e do idoso. (BLATT, 1999; DITTO et al., 2001; OUSLANDER et al., 1989; SWIGART et al., 1996; TILDEN et al., 1995; WEISSMAN, 2004)

Conversar com a família sobre esses aspectos pode ajudar a equipe a compreender como a experiência está sendo vivenciada e, assim, auxiliá-la na tomada de decisões (SHARMAN et al., 2005). Promover reuniões com a família, assumindo o papel de mediador, para que ela expresse suas crenças sobre as decisões de final de vida, pode aliviar o estresse durante o processo de tomada de decisão. Esta estratégia ajuda os membros da equipe a conhecerem as diferentes perspectivas dentro da unidade familiar e, ao mesmo tempo, auxiliam-nos a decidir qual interesse será privilegiado quanto à decisão. (LEICHTENTRITT e RETTIG, 2002)

Nesta experiência, temos sistematicamente observado um fato há tempos apresentado por Frank (1995):

> *Uma das mais difíceis tarefas como ser humano é ouvir as vozes daqueles que sofrem. A voz do doente é fácil de ser ignorada, pois estas vozes são frequentemente em tom de hesitação e com mensagens confusas [...]. As pessoas contam histórias para dar sentido a seu sofrimento; quando elas transformam suas doenças em histórias, elas encontram a recuperação.*

O processo de dar informações à família de pacientes criticamente enfermos tem sido tratado na literatura. Esses trabalhos são unânimes em afirmar a dificuldade dos profissionais, sejam eles médicos, sejam enfermeiras, no relacionamento com a família, principalmente quando precisam dar más notícias. Vários trabalhos argumentam a necessidade de se repensar a formação (SELLERS e LONEY, 2002; AZOULAY et al., 2004; MCDONAGH et al., 2004; STARZEWSKI JÚNIOR; ROLIM; MORRONE, 2005; ZAFORTEZA et al., 2005), ou oferecem recomendações para a redução da ansiedade do paciente (BAILE e BEALE, 2003).

Programas de treinamento que abordem a comunicação, estimulando o respeito e dignidade em relação aos pacientes e familiares nesse contexto são indicados na literatura (JACOBY; BREITKOPF; PEASE, 2005).

Este capítulo tem como objetivo apresentar alguns dos aspectos mais importantes da comunicação e interação profissional – paciente – família. Os conceitos que serão apresentados têm como princípio um modelo de cuidado colaborativo cujo foco está no paciente e sua família, e não mais no modelo médico tradicional que, em diferentes níveis, está focalizado no médico.

PRINCÍPIOS BÁSICOS DO CUIDADO COLABORATIVO

A escolha de uma determinada abordagem ou concepção de cuidado decorre dos valores e crenças pessoais e profissionais, da teoria explicativa sobre saúde e dos recursos disponíveis (ELSEN e PATRÍCIO, 1984). Entendemos que todo profissional baseia-se em uma abordagem à assistência que, mesmo não sendo explicitada por ele, pode ser facilmente identificada pelas suas ações no cuidado. Sem uma compreensão clara sobre a abordagem utilizada pelo profissional no contexto de cuidados paliativos, morte e luto, pouco pode ser realizado para promover um avanço no atendimento e cuidado ao paciente e a família.

Há tempos, os profissionais de saúde têm buscado uma prática assistencial com abordagem sócio-humanística, visando desenvolver um cuidado denominado holístico ou humanizado. No entanto, tem sido um grande desafio esses profissionais a efetivação dessa prática. A escolha de um modelo de cuidado pautado em princípios e crenças que direcionam esta abordagem precisa estar explicitada.

O modelo de cuidado mais comum, utilizado pelos profissionais de saúde é direcionado por uma abordagem "tradicional centrada no médico" (BAILE e BEALE, 2003) ou centrada na doença, conforme referem Elsen e Patrício (1984). Nessa abordagem, todo o esforço profissional se volta para a obtenção de informações referentes aos problemas de saúde do indivíduo, a identificação de um diagnóstico e a instalação da conduta que será tomada para o tratamento da doença. Este modelo não considera importantes as preferências pessoais e escolhas do paciente e/ou da família para definição das condutas.

A comunicação entre profissionais de saúde, paciente e família tende a ser do tipo vertical, cabendo a eles informar à família quando e o que julgar necessário. (ELSEN e PATRÍCIO, 1984) Como dissemos anteriormente, é um modelo que, em diferentes níveis, está focalizado no médico.

A abordagem colaborativa que temos como perspectiva de cuidar tem seu foco no paciente e sua família. Nessa concepção, o papel do médico é de, também, atuar como um cuidador e, assim, ele é visto como um importante instrumento de suporte no relacionamento com o paciente e sua família. Em tal modelo, o objetivo do cuidado inclui compreender as preocupações do paciente e sua família, bem como seus valores. É preciso avaliar junto com os membros da família a sua condição e capacidade para lidar com a situação de doença. O profissional deve convidar o paciente e a família a participarem na tomada de decisão e implementação dos cuidados, acomodando e ajustando suas habilidades para construir um bom relacionamento baseado em confiança.

Nesse contexto de relacionamento entre médico, paciente e família, com base na comunicação, o desenvolvimento do relacionamento interpessoal complementa as habilidades do profissional para atingir o objetivo de oferecer um cuidado integral ao paciente e sua família. Por tal razão, as habilidades de comunicação são consideradas o alicerce de um cuidado colaborativo e centrado no paciente e sua família.

PADRÕES DE CONHECIMENTO QUE COMPÕEM O CUIDADO

Consideramos relevantes algumas reflexões acerca da compreensão e ampliação do conhecimento e habilidades da comunicação no contexto da doença e da morte e de como este conhecimento se compõe. Até pouco tempo, o desenvolvimento empírico do conhecimento era a abordagem que prevalecia e, assim, não houve um desenvolvimento formal de outros elementos que compõem o corpo de conhecimentos da área da enfermagem e, a nosso ver, também a da tanatologia.

Carper e Kramer (1978) apresentam algumas considerações sobre como se dá a criação, o desenvolvimento, a expressão e a transmissão do conhecimento da enfermagem. Segundo as autoras, o conhecimento da área pode ser dividido em quatro elementos:
- empírico ou a ciência da enfermagem;
- ético ou o componente moral do conhecimento;
- conhecimento pessoal;
- estético ou a arte da enfermagem.

Vamos explorar sucintamente cada um deles, apresentados por Carper e Kramer (1978) e posteriormente atualizados por Chinn e Kramer (2004), pois consideramos o quatro elementos importantes para o avanço do conhecimento e, principalmente, da prática na área de tanatologia.

Empírico ou a Ciência da Enfermagem

É o conhecimento geral sistematicamente organizado em torno de teorias e afirmações com o propósito de descrever, explicar ou predizer fenômenos que interessam à ciência da enfermagem. Chinn e Kramer (2004) ampliam esta definição, afirmando que este conhecimento é expresso também por meio de fatos, modelos e descrições, pois desta forma, inclui também o conhecimento gerado a partir do paradigma interpretativo englobando a noção de múltiplas realidades.

O componente empírico na área da morte e morrer já está fundamentado em várias teorias. (BOWLBY, 1961; KÜBLER-ROSS, 1969; WORDEN, 1982; RANDO,1984)

Especificamente em relação à comunicação no contexto de cuidados paliativos e decisões de final de vida, os dados empíricos trazem aspectos importantes que justificam a necessidade de investimento deste conteúdo na formação dos profissionais (MORITZ e NASAR, 2004). A boa comunicação com o paciente e sua família propicia um melhor ajuste psicológico à situação de doença e morte, melhor compreensão de informações complexas; redução da ansiedade, na medida em que existe um plano de ação para o futuro, o que permite a família sentir-se mais no "controle" da situação quando são convidados a discutir o tratamento e opções de cuidado. A boa comunicação faz com que o paciente e/ou família percebam que existe um interesse do profissional por suas preocupações. Assim, as habilidades de comunicação estão associadas a resultados ou consequências importantes do cuidado (DITTO *et al.*, 2001; YELLEN; BURTON; ELPERN, 1992).

No entanto, o conhecimento empírico reflete apenas parte do conhecimento desta área. Quando vamos além dos limites tradicionais do conhecimento empírico, é possível apresentar um panorama sobre o conhecimento da área como um todo. Carper (1978) defende a ideia de que outros padrões de conhecimento tornaram-se necessários ao se buscar uma visão holística do cuidado quais sejam: conhecimento pessoal, ético e estético. Segundo a autora, estes são os elementos ou padrões fundamentais de conhecimento para a área da saúde.

Chinn e Kramer (2004) afirmam que, até então, negligenciar os aspectos éticos, pessoais e estéticos do conhecimento refletia uma hipervalorização do modelo empírico do conhecimento mas, no momento atual, tornam-se essenciais para o avanço de perspectivas humanísticas e subsidiam as habilidades para o desenvolvimento da comunicação e relacionamento interpessoal. No entanto, é importante ressaltar que métodos para o desenvolvimento do conhecimento com base nos padrões, especialmente pessoal e estético, estão bem no início de uma descrição sistemática na literatura. (CHINN e KRAMER, 2004)

Ético ou o Componente Moral do Conhecimento

O componente ético tem sido bastante explorado nos últimos anos. Com este elemento as autoras ressaltam a importância do conhecimento das normas e do código de ética, tendo como foco a obrigação ou o que deve ser feito (CHINN e KRAMER, 2004). Várias publicações abordam a área do conhecimento moral não só para a área da enfermagem, mas para a saúde de forma geral (LUTZEN *et al.*, 2006; TARLIER, 2004).

As discussões relacionadas com os processos de decisão no final da vida compõem grande parte da literatura atual. Chinn e Kramer (2004) ressaltam que o componente moral não diz respeito apenas ao que é certo, mas deve incorporar o que é bom para o paciente e para a família. Nesse sentido o conhecimento não está só nos livros ou outras formas de publicações, mas também nos processos de reflexão, discussão e narrativas de histórias de vida. Assim, a boa comunicação é fundamental no processo de tomada de decisão sobre cuidados paliativos e decisões quanto ao final de vida.

Conhecimento Pessoal

O conhecimento pessoal refere-se ao "encontro verdadeiro com o próprio *self*" (CARPER, 1978). Para a autora, o desenvolvimento pessoal é desenvolvido

> *quando a enfermeira aborda o paciente não como um objeto ou uma categoria de doença, mas sim, com o esforço de gerar um verdadeiro relacionamento entre duas pessoas. (p.19)*

Nesse processo, o profissional se abre para o encontro para tornar-se uma pessoa inteira, atenta, ciente e verdadeira na relação com o outro. Conhecimento pessoal inclui autoconhecimento e conhecimento do outro. Vários autores apontam ser o componente mais difícil de ensinar e de se aplicar. Ao mesmo tempo, é o componente essencial para a compreensão dos significados de saúde, vida, morte e sua relação com o cuidado. (CARPER, 1978)

Desenvolver o autoconhecimento do próprio *self* permite à pessoa maior aproximação ao *self* do outro. É o que torna possível compartilhar a experiência humana. Conhecimento pessoal se torna mais profundo por meio dos encontros de cuidado com os outros. Assim, ele emerge de forma mais completa ao longo dos anos. O conhecimento pessoal pode se dar ao ouvirmos e refletirmos sobre as histórias das famílias e dos pacientes. As famílias constroem suas realidades e dão significados a suas experiências, ao compartilharem as histórias. Ouvir as narrativas da família gera reflexões e auxilia o profissional a conectar-se a uma relação com ela. (CHINN e KRAMER, 2004)

Nos nossos encontros com famílias que vivenciam a morte do filho, por suas narrativas aprendemos que "a morte do filho não é só um processo biológico, mas também um processo cognitivo e emocional. A construção de uma nova realidade para a família que vivencia o luto do filho significa a transformação de ter uma criança que viverá uma longa vida, para ter uma criança que está morrendo, ou que já está morta. Há uma dormência para esta nova realidade" e devemos respeitar esse tempo da família. (BOUSSO, 2006)

Estético ou a Arte da Enfermagem

Segundo Carper (1978), conhecimento estético, ou a arte do cuidado, envolve uma apreciação profunda do significado de uma situação e aponta para o avanço inerente a recursos criativos que transformam a experiência no que ainda não é real, trazendo para a realidade coisas que não poderiam ser possíveis de outra forma. O conhecimento estético torna possível mover-se da superfície da experiência para a compreensão do significado daquele momento para o paciente e família, que são únicas para cada pessoa.

Assim como o conhecimento pessoal, o conhecimento estético na prática é expresso por ações, atitudes, narrativas e interações do profissional com os outros que vivenciam a experiência. Ele não pode ser expresso em palavras (CHINN e KRAMER, 2004). Ele é o que possibilida saber o que fazer e como se comportar em determinados momentos, instantaneamente, sem uma deliberação consciente, por exemplo, ao nos depararmos com o familiar chorando.

Esse conhecimento conduz a ação do profissional agregada a um elemento artístico e criativo, mudando profundamente as interações com os outros. Ele é essencial no processo de comunicação a partir de estratégias como simpatia, piedade, compaixão, amizade e humor (CHINN e KRAMER, 2004). Oferecer livros, cartas e desenhos, fotografias, músicas, exemplifica de ações pautadas num elemento estético do conhecimento.

Estes quatro elementos essenciais que compõem o conhecimento geram questionamentos e oferecem direções para uma prática humanística.

COMPONENTES ESSENCIAIS PARA A BOA COMUNICAÇÃO

É interessante e útil esboçar os componentes essenciais de muitas entrevistas clínicas. As conversas com o paciente e a família precisam ser direcionadas por objetivos claros. Nem todos os objetivos serão pertinentes para todos os encontros, mas para muitos deles um ou outro objetivo ou meta a ser atingida com a família ou paciente será importante. (BAILE e BEALE, 2003).

Comprometer-se com a Família e o Paciente

Primeiro passo para se estabelecer um relacionamento interpessoal, ajudando a família a sentir-se confortada e segura. O paciente e família sentem-se inseguros, tensos e mais estressados quando não conseguem ou não têm um bom relacionamento com os profissionais de saúde (THORNE e ROBINSON, 1989). O primeiro contato é fundamental para se estabelecer um bom relacionamento e se aplica, especialmente, a pacientes e familiares que estão amedrontados e procurando por ajuda.

As famílias são capazes de revelar em detalhes o quanto foram bem ou mal tratadas ao terem seus familiares admitidos nos hospitais, anos após terem vivenciado a experiência. (BOUSSO, 2006)

Entender que as Famílias Têm suas Próprias Ideias e Crenças sobre a Natureza da Doença

Além disso, podem ter recebido opiniões ou informações de outras pessoas como fatos ilusórios sobre o prognóstico. Muitas vezes, essas informações podem ter sido dadas por outros profissionais que relutam em dizer a verdade.

As histórias revelam crenças da família sobre a morte, a doença e o corpo. Tais crenças têm implicações nas decisões do paciente e familiares. As crenças podem diferir entre os membros da família, bem como entre a família e a equipe. A capacidade da família para uma comunicação interna e a forma como a equipe trabalha essas diferenças podem, ou não, gerar conflitos e devem ser discutidas abertamente. O profissional, quando necessário, deve mediar a conversa aberta em família.

Wright, Watson e Bell (1996) nos trazem importantes contribuições sobre o assunto. O livro *Beliefs – The heart of healing in families and illness* tem servido de instrumento para o trabalho com famílias que experienciam a doença. A essência do modelo proposto pelas autoras é o pressuposto filosófico de que não é a doença ou as dificuldades decorrentes dela que são problemas, mas sim as crenças das pessoas a respeito desses aspectos. A maneira como a família conduz a experiência de doença é fortemente influenciada por suas crenças sobre esta.

Determinar o Conhecimento e as Informações que o Paciente e/ou Família Têm sobre a Doença

A família tende a minimizar aspectos ameaçadores da doença como um prognóstico ruim e a iminência da morte. Determinar o conhecimento e as informações que eles têm permite que o profissional descubra a compreensão que eles têm da enfermidade – trata-se de perguntar antes de "orientar ou falar". Se este passo for negligenciado, equívocos ou enganos podem surgir nas situações em que médicos, pacientes e/ou familiares tiverem diferentes concepções como, por exemplo, quanto à gravidade da doença ou diferentes expectativas sobre o tratamento. Essa desconexão entre as expectativas da família e os fatos médicos pode, posteriormente, resultar em raiva ou desconfiança. (BAILE *et al.*, 1999)

Dar Explicações ao Paciente e à Família

É uma habilidade que requer do profissional uma avaliação das reais necessidades, capacidade de compreensão e nível de ansiedade do paciente e familiares, já que a alta ansiedade inibe a lembrança das informações recebidas. Não é doutrinar a família.

É importante ressaltar que as palavras utilizadas nas conversas com as famílias são extremamente importantes. Elas são recursos poderosos de esperança, informações e encorajamento e, assim, podem ser confortantes. Entretanto, quando utilizadas sem sensibilidade, podem funcionar como "fisgadas" na alma dos pacientes e familiares. É comum acontecer quando más notícias são dadas bruscamente, sem empatia e sensibilidade (BAILE e BEALE, 2003). Uma atitude atenta e cuidadosa de autoconhecimento, procurando observar como nos comunicamos, é um exercício de reflexão sobre o significado que as nossas palavras podem ter para os pacientes e familiares. Além disso, pode nos ajudar a estruturar nossos diálogos visando ao verdadeiro cuidado ao paciente e família na experiência de doença e morte.

Atualmente, o paciente e familiares buscam conhecimento sobre a doença, pois isso os ajuda a lidar com a experiência e a ter certo controle da situação (BOUSSO, 2001; BOUSSO, 2006). Sem informação sobre a enfermidade eles não podem participar do processo de decisão ou autorizar o tratamento ou sua interrupção. O modelo de cuidado colaborativo, que tem como foco o paciente e a família e que engloba suas escolhas e seus desejos, não é compatível com o desconhecimento.

Reconhecer Emoções

As reações emocionais são comuns em pacientes sob estresse e em crise. Emoções que surgem, especialmente quando eles as expressam, deixam o profissional desconfortável e sem saber como lidar com eles. Ao receber más notícias, pacientes e familiares podem reagir e suas reações podem deixar o profissional frustrado, defensivo e irritado. Então, é importante ter uma estratégia para lidar com tais reações. (PHIPPS e CUTHILL, 2002)

Reconhecer emoções é uma intervenção que pode oferecer apoio à família, pois reduz a sensação de isolamento ou choque pela inesperada má notícia. As emoções podem ser trabalhadas ao fazermos afirmações empáticas que demonstrem interesse pela pessoa, incluindo os seus sentimentos. (BAILE e BEALE, 2003)

Elogiar as Forças da Família

É frequente que as famílias que se deparam com a terminalidade de um de seus membros sintam-se derrotadas, desanimadas ou fracassadas nos esforços de superar a doença. Além disso, é comum terem elogiadas suas forças ou qualidades. É recomendável enfatizar as forças e não déficit, disfunção e deficiências dos integrantes da família. Ao elogiar a competência e as forças do grupo, cria-se um contexto para a mudança, permitindo que as famílias descubram suas próprias soluções para os problemas. (WRIGHT; LEAHEY, 2002)

Estabelecer um Cuidado Colaborativo

Pacientes em estado grave e familiares sentem que perderam o controle de suas vidas ou sobre as decisões em relação ao tratamento. Sentem-se às margens do cuidado, sem poder ajudar. Tanto o paciente quanto a família sentem-se mais seguros quando percebem que, de alguma forma, estão contribuindo ou ajudando no cuidado. Para o estabelecimento do cuidado colaborativo é importante abrir espaço para a participação do paciente e da família no cuidado. É preciso estimulá-los mostrando que de algum modo estão ajudando. Formar uma aliança com a família pode ajudar em todo o processo terapêutico. Identificar os papéis que cada um pode desempenhar na experiência de doença – médico, paciente e família – impele uma relação colaborativa e não autoritária ou de liderança do profissional.

OS ERROS MAIS COMUNS PARA SE ESTABELECER O RELACIONAMENTO COLABORATIVO

Os profissionais de saúde que trabalham com pacientes e famílias diante da possibilidade de morte têm como objetivo aliviar ou reduzir o sofrimento, tanto quanto possível. Entretanto, a despeito do engajamento do profissional em oferecer apoio, podem ocorrer alguns erros que impedem o desenvolvimento do relacionamento colaborativo. A seguir, destacam-se os erros mais comuns identificados em nossa prática com pacientes e famílias no final da vida.

- **Ouvir pouco** – sabemos que uma das formas de oferecer suporte à família é incentivar as narrativas; então, o profissional deve estar inteiramente aberto e disposto a realmente querer conhecer a experiência do outro, lembrando sempre que a família e o paciente são *experts* em suas experiências. É importante que o profissional procure compreender a experiência de sofrimento de cada uma das pessoas envolvidas na situação de doença, pois quando as pessoas percebem que o profissional está engajado em suas histórias, elas frequentemente revelam seus medos e preocupações.
- **Falar demais** – os profissionais de saúde estão sempre prontos a oferecer informações e orientações sobre os problemas de saúde e manejo da doença. Entretanto, cada família é única, assim como cada situação de doença e sofrimento, e isso deve ser considerado na interação com a família (WRIGHT e

LEAHEY, 2005). Portanto, antes de fazer qualquer comentário, é importante reconhecer a percepção dos membros da família sobre a situação. Quando o profissional se antecipa em suas afirmações, pode estar equivocadamente fazendo julgamentos da realidade e das necessidades da família.

- **Não ser curioso, acreditar que sabe o que a família e/ou o paciente sentem** – uma das intervenções mais simples, porém poderosa para as famílias, são as perguntas, pois elas convidam o grupo a refletir sobre seus problemas, repensando estratégias eficazes para superá-los. Para que o profissional seja um bom "questionador" é imprescindível que mantenha uma postura de curiosidade em relação à experiência da família, mostrando interesse e respeito por cada integrante.
- **Não valorizar as diferenças** – cada membro da família constrói sua própria realidade; a mesma situação pode ser percebida de forma totalmente diferente por eles. Diante disso, é extremamente importante que reconheçamos o significado da experiência para cada um dos familiares. Uma das armadilhas mais comuns é aceitar a percepção de "verdade" ou a decisão do que está "certo", sob o ponto de vista de um deles. É claro que não existe a "verdade" ou a "realidade" de um indivíduo, ou talvez seja mais correto dizer que existem tantas "verdades" ou "realidades" quantos sejam os membros da família (WRIGHT e LEAHEY, 2005). O desafio para o profissional é aceitar a percepção de todos, compreendendo cada perspectiva do problema ou doença e como isso afeta o todo e suas relações.
- **Não se cuidar** – esse elemento é fundamental quando se trata do cuidado de pacientes e famílias no final de vida, pois é essencial que o profissional reflita sobre seu papel e suas limitações diante da doença potencialmente fatal. É desejável que essa reflexão não passe exclusivamente pelo domínio cognitivo e intelectual, mas também pelo domínio emocional e afetivo. Um dos erros mais comuns dos profissionais de saúde é negligenciar a necessidade de autocuidado, restringindo sua capacidade de cuidar do outro.

CONSIDERAÇÕES FINAIS

Precisamos nos concentrar mais na formação dos profissionais, quando precisam lidar com famílias em situações de morte e luto.

O encorajamento e a reflexão de histórias de experiências pessoais de doença, bem como a demonstração de como essas experiências podem servir de recursos para o trabalho com famílias é uma estratégia de treinamento para os profissionais. A capacidade de o profissional de saúde ser consciente das histórias de sofrimento de seus pacientes e familiares é essencial para promover o cuidado; com frequência, é o caminho para a recuperação, se não for a própria cura. (KLEINMAN, 1988)

Um estudo sobre o enfrentamento de enfermeiras com o atendimento de pacientes e familiares no processo de morrer em hospitais recomenda a necessidade de um novo modelo de cuidar que reconheça a parceria entre enfermeiras, médicos e família nas situações de cuidados no final da vida. (HOPKINSON; HALLETT; LUKER, 2005)

Há quase duas décadas, narrativas ou histórias de doença têm se mostrado como um recurso indispensável no trabalho com indivíduos e famílias que experienciam doenças. Vários autores têm explorado o tema e trazem contribuições ao contexto (KLEINMAN, 1988; WRIGHT, 1989; FRANK, 1995; MCDANIEL; HEPWORTH; DOHERTY, 1997; PENN 2001; WRIGHT, 2005). Esses autores afirmam que é preciso dar voz à experiência humana de sofrimento e sintomas, assim como às experiências de coragem, amor e esperança. "A voz da família precisa ser cultivada e não cortada" (WRIGHT, 2005). "Contando suas histórias, a família pode interpretar seu próprio sofrimento" (FRANK, 1995). Além disso, ao prestar atenção à linguagem, estamos atentos para a prevalência social de metáforas negativas que cercam e devoram a pessoa doente e familiares. (PENN, 2001)

Um artigo recente indica que esse pode ser um caminho para a formação dos profissionais. O trabalho focaliza a influência negativa dos aspectos socioculturais no relacionamento médico-paciente, especialmente quando escutam ou relatam histórias de doenças. O autor reporta sua experiência com a inclusão das competências do uso do modelo de narrativas no currículo médico, em Nova York, ressaltando que tal modelo permite acessar as necessidades da pessoa que está doente, ou fragilizada, e ter suas emoções e *status* existencial reconhecidos. O modelo possibilita o acesso à particularidade do indivíduo e do contexto da doença. Destaca-se que o modelo pode ser especialmente fortalecedor nos casos em que os pacientes se encontram frustrados quando não existe cura, ou quando os diagnósticos são pouco compreendidos. (AULL, 2005)

É preciso reconhecer que a própria realidade não tem valor maior do que a realidade da família. Na verdade, se queremos nos abrir para a experiência da família, é essencial não ter medo de caminhar por essa trajetória. O desafio do trabalho com pacientes e famílias que vivenciam o processo de morte é desenvolver e os aspectos emocionais que guiam e desafiam sua própria vida e manter-se atento a eles; é manter-se conectado com a experiência do outro sem impor seus próprios medos, sobrecarregando-os. Tal procedimento exige que a pessoa esteja internamente disponível para se comprometer, arriscando-se a abrir em si mesma dores e dúvidas que a podem levar a uma transformação pessoal.

BIBLIOGRAFIA

AULL, F. Telling and listening: constraints and opportunities. *Narrative*, v. 13, n. 3, p. 281-293, 2005.

AZOULAY, E., POCHARD, F.; CHEVRET, S.; ADRIE, C.; ANNANE, D.; BLEICHNER, G. *et al.* Half the family members of intensive care unit patients do not want to share in the decision-making process: a study in 78 French intensive care units. *Critical Care Medicine*, v. 32, n. 9, p. 1832-1838, 2004.

BAILE, W.F.; BEALE, E.A. Giving bad news to cancer patients: matching process and content. *J. Clin. Oncol.*, v. 21, n. 9 Suppl, p. 49-51, 2003.

BAILE, W.F., *et al.* Communication skills training in oncology: description and preliminary outcomes of workshops on breaking bad news and managing patient reactions to illness. *Cancer*, v. 86, n. 5, p. 887-897, 1999.

BLATT, L. Working with families in reaching end-of-life decisions. *Clinical Nurse Specialist*, v. 13, n. 5, p. 219-223, 1999.

BOUSSO, R.S. Um tempo para chorar: a família dando sentido à morte prematura do filho. Tese (Livre-docência) – Escola de Enfermagem da Universidade de São Paulo, 2006.

_____. Buscando preservar a integridade da unidade familiar: a família vivendo a experiência de ter um filho na UTI. *Rev. Escola de Enfermagem da USP*, v. 35, n. 2, p. 172-179, 2001.

BOWLBY, J. *Attachment and loss.* New York: Basic Books, 1961.

CARPER, B. Fundamental patterns of knowing in nursing. *Advances in Nursing Science*, v. 1, n. 1, p.13-23, 1978.

CHINN, P.L.; KRAMER, M.K. Replicating and validating empiric knowledge using research. In: CHINN, P.L.; KRAMER, M.K. *Integrated knowledge development in nursing.* 6. ed. Missouri: Mosby: 121-143, 2004.

DITTO, P.H., DANKS, J.H.; SMUCKER, W.D.; BOOKWALA, J.; COPPOLA, K.M.; DRESSER, R. *et al.* Advance directives as acts of communication: a randomized controlled trial. *Arch. Internal Medicine*, v. 161, n. 3, p. 421-430, 2001.

ELSEN, I; PATRÍCIO, Z.M. Assistência à criança hospitalizada: tipos de abordagens e suas implicações para a enfermagem. In: SCHMITZ, E.M.R. *Enfermagem em pediatria e puericultura.* Rio de Janeiro: Atheneu, 1984. p.169-179

FRANK, A.W. *The wounded storyteller*: body, illness, and ethics. Chicago: The University Chicago Press, 1995.

GLASER, B.G.; STRAUSS, A.L. *Time for dying*. Chicago: Aldine Publishing Company, 1968.

HOPKINSON, J.B.; HALLETT, C.E.; LUKER, K.A. Everyday death: how do nurses cope with caring for dying people in hospital? *Internat. J. Nursing Studies*, v. 42, n. 2, p. 125-133, 2005.

HORTA, M.P. Eutanásia – problemas éticos da morte e do morrer. *Bioética*. v. 7, n. 1, p. 27-33, 1999.

JACOBY, L.H.; BREITKOPF, C.R.; PEASE, E.A. A qualitative examination of the needs of families faced with the option of organ donation. *Dimensions of Critical Care Nursing*, v. 24, n. 4, p. 183-189, 2005.

KLEINMAN, A. *The illness narratives*: suffering, healing, and the condition human. New York: Basic Books, 1988.

KÜBLER-ROSS, E. *On death and dying*. New York: Macmillan, 1969.

LAGO, P.M.; PIVA, J.; KIPPER, D.; GARCIA, P.C.; PRETTO, C.; GIONGO, M., et al. Limitação de suporte de vida em três unidades de terapia intensiva pediátrica do sul do Brasil. *J. Pediatr.*, v. 81, n. 2, p. 111-117, 2005.

LEICHTENTRITT, R.D.; RETTIG, K.D. Family beliefs about end-of-life decisions: an interpersonal perspective. *Death Studies*, v. 26, n. 7, p. 567-594, 2002.

LUTZEN K., et al. Developing the concept of moral sensitivity in health care practice. *Nursing Ethics*, v. 13, n. 2, p.187-196, 2006.

MCDANIEL, S.H.; HEPWORTH, J.; DOHERTY, W.J. The shared emotional themes of illness. In: MCDANIEL, S.H.; HEPWORTH, J.; DOHERTY, W.J. *The shared experiences of illness*: stories of patients, families and their therapists. New York: Basic Books, 1997.

MCDONAGH, et al. Family satisfaction with family conferences about end-of-life care in the intensive care unit: increased proportion of family speech is associated with increased satisfaction. *Crit. Care Medicine*, v. 32, n. 7, p.1484-1488, 2004.

MORITZ, R.D.; NASAR, S.M. A atitude dos profissionais de saúde diante da morte. *RBTI*, v. 16, n. 1, p.14-21, 2004.

MOULES, N.J.; STREITBERGER, S. Stories of suffering, stories of strength: narrative influences in family nursing. *Journal of Family Nursing*, v. 3, n. 4, p. 365-377, 1997.

OUSLANDER, J.G., et al. Health care decisions among elderly long-term care residents and their potential proxies. *Arch. Intern. Medicine*, v.149, n. 6, p. 1367-1372, 1989.

PENN, P. Chronic illness: trauma, language, and writing: breaking the silence. *Family Process*, v. 40, n. 1, p. 33-52, 2001.

PHIPPS, L.L.; CUTHILL, J.D. Breaking bad news: a clinician's view of the literature. *Annals (Royal College of Physicians and Surgeons of Canada)*, v. 35, n. 5, p. 287-293, 2002.

RANDO, T.A. *Grief, dying and death*: clinical interventions for caregivers. Champaing: Research Press, 1984.

SCHRAMM, F.R. Morte e finitude em nossa sociedade: implicações no ensino dos cuidados paliativos. *Rev. Bras. Cancerol.*, v. 48, n. 1, p.17-20, 2002.

SELLERS, J.B.; LONEY, M. Speaking the unspeakable for end-of-Life patients: Lisa's story illustrates how nurses facilitate communication. *Amer. J. Nursing*, v. 102, n. Suppl 4, p. 43-46, 2002.

SHARMAN, M.; MEERT, K.L.; SARNAIK, A.P. What influences parents' decisions to limit or withdraw life support? *Pediatr. Crit. Care Medicine*, v. 6, n. 5, p. 513-518, 2005.

STARZEWSKI JÚNIOR, A.; ROLIM, L.C.; MORRONE, L.C. O preparo do médico e a comunicação com familiares sobre a morte. *Rev. Assoc. Méd. Bras.*, v. 51, n. 1, p. 11-16, 2005.

SWIGART, V. et al. Letting go: family willingness to forgo life support. *Heart Lung*, v. 25, n. 6, p. 483-494, 1996.

TARLIER, D.S. Beyond caring: the moral and ethical bases of responsive nurse-patient relationships. *Nursing Philosophy*, v. 5, n. 3, p. 230-241, 2004.

THORNE, S.E.; ROBINSON, C.A. Guarded alliance: health care relationships in chronic illness. *Image – J. Nursing School*, v. 21, n. 3, p.153-157, 1989.

TILDEN, V.P., et al. Decisions about life-sustaining treatment: impact of physicians' behaviors on the family. *Arch. Intern. Medicine*, v. 155, n. 6, p. 633-638, 1995.

WEISSMAN, D.E. Decision making at a time of crisis near the end-of-life. *JAMA*, v. 292, n. 14, p. 1738-1743, 2004.

WORDEN, J.W. *Grief counseling and grief therapy*: a handbook for mental health practitioner. New York: Springer Publishing Co, 1982.

WRIGHT, L.M. When clients ask questions: enriching the therapeutic conversation. *Fam. Ther. Networker.*, v. 13, n. 6, p. 15-16, 1989.

WRIGHT, L.M. *Spirituality, suffering, and illness*: ideas for healing. Philadelphia: FA Davis, 2005.

WRIGHT, L.M.; LEAHEY, M. Three most common errors in family nursing: how to avoid or sidestep. *J. Family Nursing*, v. 11, n. 2, p. 90-101, 2005.

_____. *Enfermeiras e famílias*: um guia para avaliação e intervenção na família. São Paulo: Roca, 2002.

WRIGHT, L.M.; WATSON, W.L.; BELL, J.M. *Beliefs*: the heart of healing in families and illness. New York: Basic Books, 1996.

YELLEN, S.B.; BURTON, L.A.; ELPERN, E. Communication about advance directives: are patients sharing information with physicians? *Camb. Q. Healthc Ethics*, v. 1, n. 4, p. 377-387, 1992.

ZAFORTEZA, C. et al. The process of giving information to families of critically ill patients: a field of tension. *Internat. J. Nursing Studies*, v. 42, n. 2, p. 135-145, 2005.

Capítulo 14
A COMUNICAÇÃO NO PROCESSO DE MORRER

Monica Martins Trovo de Araújo

> *A comunicação é parte do tratamento do paciente
> e ficar conversando com ele, muitas vezes, é o próprio remédio.*
> Rebecca Bebb

A COMUNICAÇÃO ENQUANTO FUNDAMENTO DO RELACIONAMENTO HUMANO

Em uma época que os avanços científicos impressionam e surpreendem o ser humano a tal ponto de achar que a ciência pode encontrar solução para todos os problemas, os pacientes que vivenciam o fim da vida nos ensinam uma lição sábia:

> *A gente precisa de uma pessoa que segure na sua mão e diga: "Olha, você vai tomar o medicamento, vai melhorar, você vai se sentir melhor, isso é passageiro, seja forte, ponha um brilho no olhar [...]" Geralmente a pessoa que vai à tua casa fica com aquela cara de triste, se lamentando [...]. Você vê, eu acho que se você falar uma palavra de carinho, vai confortar mais do que se você pôr um medicamento. A gente já ta [sic] deprimida pela doença, ainda vê que ninguém te dá uma atenção! Então o meu conselho é: se a pessoa por em todo o tratamento o amor, já é suficiente. (ARAÚJO, 2006)*

Esta fala é de uma mulher que vivenciava o processo de morrer. Aos 46 anos, consciente de sua doença e prognóstico e sem poder mais deambular, ela se submetia à quimioterapia paliativa, em decorrência de metástases ósseas de um câncer de mama.

É possível perceber em seu discurso a importância da relação humana em um contexto em que a morte é uma certeza iminente. Ela nos mostra que o relacionamento com base na empatia e compaixão é o principal subsídio esperado para o seu cuidado. E este não é um desejo isolado dessa paciente, mas sim uma necessidade universal de todos aqueles que vivenciam a terminalidade.

O relacionamento interpessoal é dimensão fundamental da experiência humana, pois confirma a existência do indivíduo, sendo essencial para a vida. Nos relacionamentos, os seres humanos compartilham elos comuns por entre suas experiências ao longo da vida, sendo que cada uma destas experiências revela ao homem que somos todos iguais.

Para os pacientes que vivenciam o processo de morrer, o relacionamento humano é a essência do cuidado que sustenta a fé e a esperança nos momentos mais difíceis. Expressões de compaixão e afeto na relação com o outro trazem a certeza de que somos parte importante de um conjunto, o que traz sensação de consolo e realização, além de paz interior. (HAWTHORNE e YURKOVICH, 2003)

O relacionamento humano também é importante no fim da vida porque é na jornada ao longo do processo de morrer que, tanto o paciente quanto o profissional ou cuidador que o assiste, pode deparar-se com sua própria finitude. Assim, a relação interpessoal neste contexto oferece a seus atores a oportunidade de reafirmar o propósito da vida e ser profundamente transformado (HAWTHORNE; YURKOVICH, 2003). Nenhum ser humano é capaz de encarar a finitude própria ou do outro sem se modificar.

Uma vez que relacionar-se é estar com o outro, fazendo uso de habilidades de comunicação verbal e não verbal para emitir e receber mensagens (SILVA, 1996), a comunicação é um elemento fundamental na relação humana e um componente essencial do cuidado ao fim da vida. Seu emprego adequado é uma medida terapêutica comprovadamente eficaz (ARAÚJO; SILVA, 2003), capaz de diminuir o estresse psicológico do paciente à medida que também lhe permite compartilhar suas angústias, medos, dúvidas e sofrimento. (HIGGINSON e CONSTANTINI, 2002)

O QUE PRECISAMOS SABER SOBRE COMUNICAÇÃO?

Comunicar-se é intrínseco à natureza humana. Desde os mais remotos primórdios de sua existência, o homem interpreta o mundo por meio da observação de seus sinais. Utilizando seus instintos e habilidades de caçador, decifrava os sinais impressos por sua presa na areia ou na terra e, a partir de sua interpretação, identificava informações tais como tamanho e proximidade de seu potencial alimento. (GINZBURG, 1990)

À medida que percebia a natureza por observação, o homem inferiu em determinado momento que as marcas deixadas pelas presas sobre o barro também podiam ser feitas por ele. Iniciou-se, então, uma revolução na história da humanidade com o advento da grafia: dos sinais no barro para as inscrições na pedra e na madeira. Desenvolvia-se o simbolismo. Quando o homem aprendeu a atribuir som aos sinais, surgiu a fala. (GINZBURG, 1990)

A comunicação, expressa pela linguagem, representa um meio de compartilhamento entre indivíduos que, embora sejam semelhantes e pertençam a grupos com interesses similares, diferenciam-se entre si por seus pensamentos. Isso ocorre por intermédio de signos verbais, escritos, sons, gestos, expressões, postura corporal e espaço físico que o homem utiliza e que revelam não apenas aquilo que o indivíduo pensa, mas também seus sentimentos.

Comunicação interpessoal não se resume apenas em troca de mensagens entre duas ou mais pessoas. Trata-se de um processo complexo que abrange a percepção, a compreensão e a transmissão de mensagens por parte de cada sujeito envolvido na interação (LITTLEJOHN, 1988). Também se constitui um processo subjetivo, à medida que se dá entre pessoas que possuem experiências, cultura, valores, interesses e expectativas diferentes e, assim, expressam seu pensamento de modo desigual.

Ao se pensar em comunicação interpessoal é necessário lembrar que todo processo de comunicação possui duas dimensões, a verbal e a não verbal. Verbal é aquela por meio de palavras, com o objetivo de expressar um pensamento, clarificar um fato ou validar a compreensão de algo. (SILVA, 1996)

Contudo, a comunicação verbal é insuficiente para caracterizar a complexa interação que existe no relacionamento humano. É necessário qualificá-la, dar a ela emoções, sentimentos e adjetivos, um contexto que permita ao homem perceber e compreender não só o que significam as palavras, mas também o que o emissor da mensagem sente.

Para permitir a demonstração e compreensão dos sentimentos nos relacionamentos interpessoais é primordial a dimensão não verbal do processo de comunicação. A qualificação da linguagem verbal é dada pelo jeito e tom de voz com que as palavras são ditas, por gestos que acompanham o discurso, por olhares e expressões faciais, pela postura corporal, pela distância física que as pessoas mantêm umas das outras, e até mesmo por suas roupas, acessórios e características físicas.

A comunicação não verbal pode ser estudada de acordo com a classificação adotada por Silva (1996): paralinguagem, cinésica, proxêmica, características físicas, fatores do meio ambiente e tacêsica. A paralinguagem refere-se ao modo como falamos, a qualquer som produzido pelo aparelho fonador e utilizado no processo de comunicação. Representam-na os ruídos, a entonação da voz, o ritmo do discurso, a velocidade com que as palavras são ditas, o suspiro, o pigarrear, o riso e o choro. É também chamado paraverbal e confere emoção às informações transmitidas verbalmente.

Cinésica diz respeito à linguagem do corpo. O termo foi criado por Ray Birdwhistell, precursor no estudo da fala e dos sinais emitidos pelo corpo durante as interações. Caracteriza-se por gestos, expressões faciais, olhar, características físicas e postura corporal. Conhecer a linguagem do corpo é importante não apenas por trazer informações sobre o outro, mas também para o autoconhecimento.

A proxêmica trata das teorias referentes ao uso que o homem faz do espaço físico dentro do processo de comunicação. O neologismo "proxêmica" foi criado por Edward Hall, ao identificar os fatores envolvidos na distância que o indivíduo mantém do outro na interação.

O toque e todas as características que o envolvem são estudados pela cinésica. O contato físico é capaz de provocar, por meio de seus elementos sensoriais, alterações neuromusculares, glandulares e mentais. Na área da saúde, o toque é importantíssimo. Não apenas em seu caráter técnico e instrumental, mas também como forma de oferecer apoio e demonstrar afeto. (SILVA, 1996)

É essencial para o cuidado do paciente, sem possibilidades de cura, que o profissional perceba, compreenda e empregue adequadamente a comunicação não verbal. Isto porque ela permite a percepção e compreensão dos sentimentos, dúvidas e angústias do paciente, assim como o entendimento e clarificação de gestos, expressões, olhares e linguagem simbólica, típicos de quem está morrendo. (SILVA, 2003; CALLANAM e KELLEY, 1994)

Do mesmo modo, a comunicação não verbal também se faz necessária para o estabelecimento do vínculo que embasa o relacionamento interpessoal, imprescindível na relação cuidador e ser cuidado (ARAÚJO, 2006; SILVA, 2003; CARVALHO, 2003). É por meio da emissão dos sinais não verbais pelo profissional de saúde que o paciente desenvolve confiança, uma vez que devem demonstrar empatia e transmitir segurança.

Ao cuidar do paciente em processo de morrer, uma das principais habilidades de comunicação necessária ao profissional é a escuta. Sentar-se ao lado do paciente, mostrando-se interessado por sua história e disponível para ouvi-lo e compreendê-lo é uma maneira comprovadamente eficaz de assisti-lo emocional e espiritualmente. Ser ouvido é uma importante demanda de quem vivencia a terminalidade. (CARVALHO, 2003)

Ao utilizar adequadamente a comunicação, quase sempre é possível decifrar informações essenciais e assim diminuir a ansiedade e a aflição de quem está próximo da morte, proporcionando maior qualidade ao nosso cuidar e conquistando maior satisfação pessoal.

A COMUNICAÇÃO NOS ÚLTIMOS DIAS DE VIDA

Vivenciar o processo de morrer é uma experiência nova e única para qualquer ser humano. A maneira como o indivíduo lida com a morte iminente na fase final desse processo é um reflexo de suas vivências, seu grau de maturidade, seus valores culturais, espirituais e religiosos.

Alguns pensamentos e sentimentos são frequentes em quem vivencia a terminalidade, independentemente de sexo, idade, raça ou credo. A preocupação com os familiares que ficam, o medo do desconhecido perante a morte, do sofrimento intenso no momento da morte e de estar sozinho quando tudo isso acontecer são comuns e geram intenso sofrimento psíquico para o doente. Quando ainda é capaz de verbalizar, ele pode desejar compartilhar com alguém da equipe ou com algum familiar seus sentimentos e anseios. Reflexões sobre o processo de revisão de sua vida também são frequentemente realizados e podem trazer angústias para o paciente que tem assuntos inacabados ou conflitos a serem resolvidos.

Em pacientes próximos à morte, não é sempre possível a completa preservação da capacidade de comunicação, entendida como a habilidade do indivíduo em compreender as circunstâncias e expressar apropriadamente as intenções (MORITA; TEI; INOUE, 2003). A alteração na capacidade de comunicação é frequente em consequência da alteração do nível de consciência, devido à terapia medicamentosa, ou mesmo por complicações da própria doença.

De acordo com um estudo retrospectivo realizado no Japão (MORITA *et al.*, 2001), com análise do prontuário de 284 pacientes na última semana de vida e aplicação de uma escala de capacidade de comunicação que avaliou a comunicação verbal voluntária do paciente, há diminuição da capacidade de comunicação verbal por frases simples e curtas na última semana de vida em 70 e 50% dos pacientes, respectivamente cinco e três dias antes da morte, independentemente do uso de sedativos.

Em relação à comunicação voluntária clara, mais elaborada e com temas complexos, o mesmo estudo (MORITA *et al.*, 2001) mostra que, ainda dentre os pacientes que não recebiam sedativos em cinco, três e um dia antes da morte, respectivamente 46, 35 e 15% apresentavam essa habilidade diminuída.

Mesmo quando não é mais possível verbalizar seus anseios, o paciente terminal demonstra, de maneira não verbal e fisiológica, seu sofrimento e ansiedade. Nesse sentido, é necessário que os profissionais de saúde percebam tais sentimentos e, juntamente com os familiares, ofereçam compreensão e um forte apoio emocional.

Nesse contexto, as palavras tornam-se secundárias e a comunicação não verbal assume o papel de instrumento do cuidado nessa fase final. Tocar, expressar empatia e compaixão com gestos de carinho, atender aos desejos do paciente e seus familiares, escutar, confortar, encorajar e estar presente são formas simples e eficazes de oferecer suporte emocional (SILVA, 2003; CALLANAM e KELLEY, 1994; CARVALHO, 2003; KUUPPELOMÄKI, 2003). É fundamental que o paciente não se sinta abandonado, saiba que tem alguém olhando por ele e pessoas cuidando dele.

A COMUNICAÇÃO EM CADA ETAPA DO PROCESSO DE MORRER

Ao receber o diagnóstico de uma doença cuja cura não é possível e vivenciar a ameaça ou a concretude das perdas inerentes à condição, o paciente pode percorrer fases ou estados psicológicos. Elisabeth Kübler-Ross (2002) identificou e descreveu, nesses pacientes, cinco estágios: negação, raiva, barganha, depressão e aceitação.

Tais fases constituem mecanismos de defesa ou de enfrentamento para os pacientes e seus familiares, têm durações variáveis, não são estanques, tampouco sequenciais. Desse modo, podem substituir-se no decurso do processo de morrer ou se mostrarem concomitantemente, sem seguir padrões (KÜBLER-ROSS, 2002). Nem todos os pacientes que demonstram raiva chegarão à aceitação de sua condição, do mesmo modo que nem todos que se encontram na fase de aceitação passaram pela raiva. Contudo, os estágios descritos podem ser identificados nos pacientes que vivenciam a terminalidade, uma vez que em cada uma das fases o indivíduo pode apresentar comportamentos verbais e não verbais típicos.

Quando o paciente nega sua doença e terminalidade, geralmente seu discurso verbal é intenso e supérfluo, focado em assuntos variados, evitando falar sobre o diagnóstico, sintomas ou qualquer outra coisa relacionada à doença. É comum que nesta fase haja a busca por "uma segunda opinião" ou pela resolução mágica para os problemas, que muitas vezes são simplificados ou subestimados. Trata-se de um mecanismo de defesa utilizado pelos pacientes, que lhes permite não entrar em contato, ao menos temporariamente, com os problemas e o sofrimento consequente aos mesmos (KÜBLER-ROSS, 2002).

A fase da raiva é marcada pelo discurso verbal inflamado, ríspido, às vezes grosseiro do paciente, que direciona seu sentimento de raiva e inconformismo a toda e qualquer pessoa que interaja com ele, dos familiares e amigos ao profissional de saúde que dele cuida (KÜBLER-ROSS, 2002). Seu comportamento e postura não verbal são defensivos e desafiadores, seu olhar tem um quê de impaciência, intolerância e até mesmo arrogância.

Para o profissional de saúde que assiste um paciente em tal condição, manter uma adequada interação é difícil, uma vez que ele também sofre as consequências dos sentimentos expressos pelo doente. É, sem dúvida, uma das situações mais difíceis de compreensão por parte de quem está sendo ferido; contudo, torna-se necessário lembrar que o paciente tem raiva de sua condição enferma e não do profissional.

Na fase da barganha, o paciente assume uma relação de troca com Deus ou um Ser Supremo no qual creia, que a esperança de cura ou melhora é negociada em troca de mudança de hábitos e atitudes (KÜBLER-ROSS, 2002). O indivíduo reafirma e/ou reencontra sua fé religiosa, utilizando-a como força propulsora para enfrentamento e superação de dificuldades. Desse modo, o paciente passa a fazer um discurso otimista, de uma pessoa melhor, mais forte, que prega a solidariedade. Contudo, seus sinais não verbais podem ser contraditórios ao que expressa seu discurso verbal. Olhares que remetem dúvidas podem estar associados a um discurso verbal otimista e confiante.

Ao caracterizar a fase que denomina estado de depressão, no paciente que vivencia o processo de morrer, Kübler-Ross a diferencia da depressão enquanto psicopatologia: trata-se de sentimentos de pesar e angústia, aos quais o paciente é obrigado a se submeter ao se deparar com as perdas iminentes e inerentes à sua condição. Constitui um instrumento necessário à preparação da perda de seus projetos de vida, sonhos, trabalhos, familiares, amigos, vitalidade, independência e relacionamentos. É uma experiência necessária para a metabolização psíquica de sua real condição, facilitando o alcance da fase de aceitação. (KÜBLER-ROSS, 2002)

Muitos pacientes que vivenciam a doença em fase irreversível demonstram de modo não verbal e comportamental sua condição deprimida. Esse estado de depressão geralmente é silencioso e reflexivo; o paciente pode evitar estabelecer contato visual, pode emitir respostas curtas e reticentes, permanecer longos períodos em silêncio e até apresentar acessos de choro. Sentimentos de baixa autoestima, impotência, sensação de abandono e culpa também podem ser evidenciados em seus discursos (ARAÚJO, 2006; SILVA, 2003; KÜBLER-ROSS, 2002).

Quando o paciente compreende e aceita sua condição, o discurso verbal torna-se menos intenso. Assim, ele expressa sua compreensão por meio de olhares que demonstram resignação, de expressões faciais típicas, linguagem gestual e longos períodos de silêncio, nos quais perguntas e respostas são silenciosamente emitidas. Ao contrário do estado de depressão, de modo geral o paciente demonstra tranquilidade e serenidade nessa fase (CALLANAM e KELLEY, 1994; KÜBLER-ROSS, 2002).

Independentemente da fase que o paciente esteja vivenciando, é dever do profissional de saúde ouvi-lo e percebê-lo, identificando qual o estágio do processo de morrer em que ele se encontra e quais são as suas necessidades, para então orientar seu fazer, de modo que as demandas possam ser supridas.

COMUNICAÇÃO DE NOTÍCIAS DIFÍCEIS

O paciente gravemente enfermo sabe, no íntimo, o que está acontecendo com ele, percebendo sua finitude. Evitar conversar com o doente e com seus familiares sobre tal condição ou fingir que nada está acontecendo pode criar uma situação conhecida como "cerca" ou "conspiração de silêncio" (KOVÁCS, 2004). Essa condição se manifesta com a transmissão de mensagens ambivalentes, nas quais o discurso verbal otimista e focado em assuntos diversos e superficiais é contradito pela linguagem não verbal, que expressa claramente o agravamento da situação.

Os profissionais e familiares evitam falar sobre a terminalidade e a morte para poupar o paciente, por achar que poderão aumentar sua dor, sofrimento e deprimi-lo. O paciente, visando proteger as pessoas queridas, também evita abordar o assunto. Assim, cria-se uma espécie de isolamento emocional, de um lado o paciente e de outro a família, todos com sentimentos, dúvidas e anseios semelhantes, mas não compartilhados.

O desejo de receber informações de boa qualidade (honesta, clara e compassiva) é considerado universal em pacientes em estado avançado da doença, conforme evidencia a literatura (STEINHAUSER *et al.*, 2000a; STEINHAUSER *et al.*, 2000b; ASPINAL *et al.*, 2006; GULINELLI *et al.*, 2004; VOOGT *et al.*, 2005). Um estudo realizado no Brasil, com 363 pacientes, divulgou que a maioria (mais de 90% dos entrevistados) deseja ser informada sobre suas condições de saúde, incluindo eventuais diagnósticos de doenças graves. (GULINELLI *et al.*, 2004)

Outro estudo europeu (VOOGT *et al.*, 2005), realizado com 128 pacientes que tiveram o diagnóstico de câncer incurável, revelou que grande parte deles gostaria de ser informado sobre opções de tratamento, efeitos colaterais, sintomas físicos, sobre como e onde encontrar ajuda e aconselhamento referentes a dietoterapia, cuidados psicossociais e complementares.

Contudo, o paciente também tem o direito de não querer saber sobre sua condição. Nesse caso, seu desejo precisa ser respeitado e é necessário identificar um familiar ou alguém próximo a ele que possa receber as informações e ser seu interlocutor.

Quanto à comunicação no processo de morrer, uma das dimensões na qual o profissional de saúde mais almeja desenvolver habilidades é a comunicação de notícias difíceis, tais como informar o diagnóstico de uma doença sem possibilidades de cura, a piora irreversível do quadro ou comunicar a morte para os familiares.

Comunicar notícias difíceis ou más notícias é uma das mais penosas tarefas do profissional de saúde. Isso porque aprendem nos bancos da academia a salvar vidas e buscar a saúde, e não a lidar com situações de perdas de saúde, vitalidade, esperança e morte.

Muitas vezes o questionamento do profissional de saúde é: "Devo ou não contar ao paciente?". E por não encontrar a resposta, utiliza a mentira piedosa ou o silêncio cheio de significados dúbios. Contudo, há outras alternativas para esse tipo de situação. À medida que é direito do paciente saber sobre sua real condição, o uso de habilidades de comunicação pode auxiliar o profissional a modificar o foco da questão de "contar ou não" para "como informar".

Ao invés da mentira piedosa, utiliza-se a sinceridade prudente, transmitindo ao paciente as informações de acordo com suas condições emocionais, de modo progressivo e suportável. Nesse contexto é essencial a adequada percepção e interpretação dos sinais não verbais do paciente, pois são eles que vão permitir a identificação do estado emocional e permitir ao profissional perceber até onde ir naquele momento.

É importante também que o profissional mostre atenção, empatia e carinho com o comportamento e sinais não verbais. A expressão facial, o contato visual, a distância adequada e o toque nas mãos, braços ou ombros ajudam a demonstrar empatia, oferecer apoio e conforto. O paciente precisa sentir que, por pior que seja sua situação, ali se encontra alguém que não o irá abandonar à própria sorte, alguém em quem ele pode confiar e que poderá cuidar dele.

COMUNICAÇÃO COM OS FAMILIARES

No contexto dos cuidados ao fim da vida, embora as necessidades dos pacientes que vivenciam o processo de morrer sejam classificadas como prioritárias, a atenção aos familiares também deve ser considerada importante devido ao grande impacto emocional que estes sofrem ao acompanhar a terminalidade de um ente querido. O conhecimento das necessidades e das respostas psicológicas mais frequentes dos familiares em tal situação pode ser útil para melhorar a qualidade da assistência.

A família fornece proteção psicossocial ao paciente, sendo seu principal apoio durante o processo de adoecimento e hospitalização. É praticamente impossível cuidar do indivíduo de forma completa sem considerar seu contexto, dinâmica e relacionamento familiar. A rede familiar que apoia o paciente compreende não apenas os consanguíneos, mas também as pessoas próximas com as quais o mesmo possui um relacionamento mais estreito, como amigos e vizinhos.

Quando os familiares recebem a informação de que um ente está morrendo, geralmente experienciam um turbilhão de sentimentos, combinação de choque, incerteza, tristeza, confusão, estresse, ansiedade e desconforto. Frequentemente não entendem o que está acontecendo com seu familiar, não sabem para quem perguntar ou como devem se comportar.

Os familiares necessitam ser mantidos informados sobre o que acontece e sobre o que esperar do processo de morrer de seus entes. Assim, uma das necessidades mais proeminentes da família é o estabelecimento de uma comunicação clara, honesta e frequente com os membros da equipe que cuidam do paciente. (KIRCHHOFF et al., 2004)

A informação contínua e acessível aos familiares é o elemento essencial que permitirá uma vivência mais serena e tranquila do processo de morrer do doente, sem gerar expectativas que não podem ser atendidas. (KIRCHHOFF et al., 2004)

Troug (2001) identificou a partir da meta-análise de vários estudos, as necessidades dos familiares de pacientes críticos em iminência de morte na Unidade de Terapia Intensiva: estar com a pessoa, sentir-se útil no cuidado da pessoa, ser informado acerca de mudanças nas condições clínicas e iminência de morte, entender o que está sendo feito pelo o paciente e o porquê, ser assegurado do conforto do paciente, ser confortado, poder expressar emoções, ser assegurado de que as decisões tomadas foram as melhores, encontrar algum significado na morte e na perda da pessoa amada, ser alimentada, hidratada e poder descansar.

Prover apoio emocional escutando e compreendendo seus sentimentos e fornecer informações e orientações simples e claras nesse momento é extremamente benéfico aos membros da família. Tudo o que acontecer nos últimos dias e horas de uma pessoa amada será permanentemente lembrado por seus familiares. Se a família estiver presente e sentir-se participante do cuidado, poderá ter a certeza de que tudo foi feito da melhor maneira possível. Sempre haverá o luto, mas também haverá a certeza de que o ente amado não estava sozinho nas horas finais.

FINALIZANDO A REFLEXÃO

Seja informação demandada pelos pacientes, seja atributo essencial do relacionamento interpessoal, a comunicação empática e compassiva é um instrumento que fornece suporte e sustento para a psique do indivíduo frente à terminalidade. E não se trata apenas de transmitir informações, mas sim do modo como essas mensagens são transmitidas. Trata-se de expressar com palavras e atitudes (comunicação verbal e não verbal) mensagens que denotam atenção e cuidado.

Isso implica, para o profissional numa mudança de foco e atitude: do resolver para o escutar, perceber, compreender, identificar necessidades para, só então, planejar ações. O escutar não é apenas ouvir, mas permanecer em silêncio, utilizar gestos de afeto e sorrisos que demonstrem aceitação e estimulem a expressão de sentimentos. Perceber constitui não apenas em olhar, mas atentar e identificar as diferentes dimensões do outro, por meio de suas experiências, comportamentos, emoções e espiritualidade.

Porém, frequentemente profissionais de saúde referem-se inaptos em lidar com os aspectos comportamentais, emocionais e espirituais do cuidado na terminalidade. E atribuem dificuldade em estabelecer uma comunicação efetiva com seus pacientes devido à falta de preparo durante a formação básica.

A academia é capaz de ensinar a fisiopatologia das doenças e as bases fisiológicas e farmacológicas para seu tratamento; contudo, pouco prepara o profissional para lidar com o paciente quando a doença não tem mais possibilidade de cura. Pouco destaca no processo de formação dos profissionais de saúde preparo para comunicar notícias ruins, estar ao lado de alguém que sofre, oferecer apoio emocional em situações complexas, refletir junto com o doente sobre dúvidas e questões existenciais.

Mostra-se urgente que as instituições formadoras invistam na capacitação de seus alunos em habilidades de comunicação e relacionamento interpessoal. Para quem trabalha com seres humanos em situações de doença e, mais especificamente, com aqueles que vivenciam a ameaça da morte anunciada, é necessário aprender não apenas técnicas assistenciais ou operar aparelhos que realizam intervenções diagnósticas ou terapêuticas. É preciso ser treinado para saber quando e o que falar, como demonstrar compreensão, aceitação e afeto, como calar e escutar, como estar próximo e mais acessível às necessidades do outro.

BIBLIOGRAFIA

ARAÚJO, M.M.T. *Quando uma palavra de carinho conforta mais que um medicamento*: necessidades e expectativas de pacientes sob cuidados paliativos. Dissertação - Escola de Enfermagem da Universidade de São Paulo, São Paulo, 2006.

ARAÚJO, M.M.T.; SILVA, M.J.P. Comunicando-se com o paciente terminal. *Rev. Soc. Bras. Cancer*, v. 6, n. 23, p. 16-20, 2003.

ASPINAL, F.; HUGHES, R.; DUNCKLEY, M.; ADDINGTON-HALL, J. What is important to measure in the last months and weeks of life?: a modified nominal group study. *Internat. J. Nursing Studies*, v. 43, n. 4, p. 393-403, 2006.

CALLANAM, M.; KELLEY, P. *Gestos finais*: como compreender as mensagens, as necessidades e a condução especial das pessoas que estão morrendo. São Paulo: Nobel, 1994.

CARVALHO, M.V.B. *O cuidar no processo de morrer na percepção das mulheres com câncer*: uma atitude fenomenológica. Tese – Escola de Enfermagem da Universidade de São Paulo, São Paulo, 2003.

GINZBURG, C. *Mitos, emblemas, sinais*. São Paulo: Cia. das Letras, 1990.

GULINELLI, A.; AISAWARA, R.K.; KONNO, S.N.; MORINAGA, C.V.; COSTARDI, W.L.; ANTONIO, R.O. *et al*. Desejo de informação e participação nas decisões terapêuticas em caso de doenças graves em pacientes atendidos em um hospital universitário. *Rev. Assoc. Med. Bras.*, v. 50, n. 1, p. 41-47, 2004.

HAWTHORNE, D.L.; YURKOVICH, N.J. Human relationship: the forgotten dynamic in palliative care. *Palliative & Support Care*, v. 1, n. 3, p. 261-2650, 2003.

HIGGINSON, I.; CONSTANTINI, M. Communication in end-of-life cancer care: a comparison of team assessment in three European countries. *J. Clin. Oncology*, v. 17, n. 20, p. 3674-3682, 2002.

KIRCHHOFF, K.T.; SONG, M.K.; KEHL, K. Caring for the family of the critically ill patient. Critical Care Clinics, v. 20, 453-466, 2004.

KOVÁCS, M.J. Comunicação nos programas de cuidados paliativos. In: PESSINI, L; BERTACHINI, L. *Humanização e cuidados paliativos*. São Paulo: Loyola, 2004.

KÜBLER-ROSS, E. *Sobre a morte e o morrer*. São Paulo: Martins Fontes, 2002.

KUUPPELOMÄKI, M. Emotional support for dying patients: the nurses's perspective. *Europ. J. Oncol. Nursing*, v.7, n. 2, p.120-129, 2003.

LITTLEJOHN, S.W. *Fundamentos teóricos da comunicação humana*. Rio de Janeiro: Guanabara, 1988.

MORITA, T.; INOSODA, J.; INUE, S.; CHIHARA, S.; OKA, K. Communication capacity scale and agitation distress scale to measure the severity of delirium in terminally ill cancer patients: a validation study. *Palliat. Med.*, v. 15, p.197-206, 2001.

MORITA, T.; TEI, Y.; INOUE, S. Impaired communication capacity and agitated delirium in the final week of terminally ill cancer patients: prevalence and identification of research focus. *J. Pain Symptom Management*, v. 26, n.3, p. 827-833, 2003.

SILVA, M.J.P. *Comunicação tem remédio*: a comunicação nas relações interpessoais em saúde. São Paulo: Gente, 1996.

_____. Comunicação com pacientes fora de possibilidades terapêuticas: reflexões. *Mundo Saúde*, v. 27, n. 1, p. 64-70, 2003.

STEINHAUSER, K.E.; CHUSTAKIS, N.A.; CLIPP, E.C.; MCNEILLY, M.; MCINTYRE, L.; TULSKY, J.A. Factors considered important at the end of life by patients, family, physicians and other care providers. *JAMA*, v. 284, n. 19, p. 2476-2482, 2000A.

STEINHAUSER, K.E.; CLIPP, E.C.; MCNEILLY, M.; CHRISTAKIS, N.A.; MCINTYRE, L.M.; TULSKY, J.A. In search of a good death: observations of patients, families and providers. *Annals Intern. Med.*, v. 132, n. 10, p. 825-832, 2000B.

TROUG, R.D. *et al*. Recommendations for end-of-life care in the Intensive Care Unit: The Ethics Committee of the Society of Critical Care Medicine. *Crit. Care Med.*, v. 29, n. 12, p. 2332-2348, 2001.

VOOGT, E.; LEEUWEN, A.F.; VISSER, A.P.; HEIDE, A.; MAAS, P.J. Information needs of patients with incurable cancer. *Support Care Cancer*, v. 13, n. 11, p. 943-948, 2005.

Capítulo 15
ESTRATÉGIAS DE COMUNICAÇÃO EM CUIDADOS PALIATIVOS

Daniel Neves Forte

INTRODUÇÃO

A atenção e o conhecimento referentes aos cuidados paliativos crescem hoje de forma significativa, impulsionados por um número crescente de publicações, estudos e consensos na área. O reconhecimento da importância de humanizar a morte e o morrer, gerando debates e discussões tanto na sociedade leiga quanto na sociedade médica tem contribuído para esse desenvolvimento.

Nos últimos anos, um grande avanço nesse processo foi o entendimento de que cuidado paliativo não deve ser oferecido somente ao paciente moribundo, nos últimos momentos de vida. Hoje recomenda-se que o cuidado paliativo deva ser iniciado precocemente, logo ao diagnóstico de uma doença potencialmente grave e ameaçadora à vida (LANKEN, 2008). Ao invés de restringir a sua atuação aos últimos momentos de vida, o cuidado paliativo atualmente busca melhorar a qualidade de vida e aliviar do sofrimento durante todo o processo de enfrentamento de uma doença potencialmente fatal. Assim, durante a evolução de doenças dessa natureza, os cuidados paliativos e curativos progridem lado a lado, não competem, tampouco são necessariamente excludentes. No momento de agudização ou de uma complicação da doença, em que os sintomas se tornam mais importantes, deve-se aumentar a intensidade dos cuidados curativos assim como dos paliativos. Conforme a definição da própria Organização Mundial de Saúde, o objetivo principal do cuidado paliativo é a qualidade de vida, não só do paciente, mas também dos familiares daqueles que enfrentam doenças graves e ameaçadoras à vida. Para tanto, procura-se o melhor cuidado aos sintomas físicos (como dor, dispneia, náuseas), psíquicos (ansiedade, depressão) e espirituais (medo das mais diversas naturezas, questões existenciais sobre vida, morte e doença, questões familiares etc.). Para oferecer tais cuidados, o profissional de saúde conversa sobre temas delicados tanto para o paciente como para a família, em situações nas quais a comunicação se torna uma habilidade necessária para o sucesso do tratamento. Mais do que um simples talento nato de alguns, a comunicação hoje é entendida como uma habilidade que pode ser desenvolvida, e este capítulo abordará as principais evidências de como melhorar a comunicação em cuidados paliativos.

CONVERSAR SOBRE A MORTE

Conversar sobre a morte é um tabu na sociedade ocidental contemporânea. Este tabu não é menor no meio da saúde. A medicina como ciência experimentou um enorme desenvolvimento de suas terapias curativas após o início dos antibióticos na década de 1940 do século passado. Foi quando a cura passou a fazer parte do dia a dia do médico, algo que antes acontecia somente de forma eventual. A tecnologia que acompanhou essas mudanças deslocou a ênfase do relacionamento médico-paciente.

Enquanto no final do século XIX, a consulta médica se voltava principalmente para o conhecimento do paciente como um todo (POTTER, 2008), no final do século XX a consulta voltava-se para o conhecimento da doença como um todo. O conhecimento de todos os aspectos da doença pode fazer com que a terapêutica seja mais bem empregada, aumentando a probabilidade de cura. E, algumas vezes, a cura torna-se o único objetivo, tanto para médicos como para pacientes. No entanto, o ser humano doente apresenta outras necessidades. Dor, falta de ar, ansiedade, medo, frequentemente acompanham o paciente no seu tratamento e são os aspectos para os quais o cuidado paliativo volta a sua atenção.

Mas mesmo quando a cura de uma doença grave é possível, o ser humano doente enfrenta a possibilidade de morte, dado que nenhum tratamento médico apresenta 100% de eficácia ou de certeza. Esta vivência de nossa finitude traz questões e necessidades complexas, que podem ser abordadas pelo profissional da saúde. Mas o que acontece muitas vezes é que também esses profissionais temem ou não sabem como abordar tais questões. O estudo SUPPORT (1995), realizado nos Estados Unidos, foi um dos primeiros a atentar para o fato. Nesse estudo, que envolveu mais de 9.000 pacientes em hospitais universitários americanos, procurou-se avaliar preferências e comunicação entre médicos e pacientes. Foram estudados exclusivamente pacientes internados com doenças graves e avançadas. Nessas condições, somente 39% dos pacientes discutiram o prognóstico com seus médicos. Dentre os pacientes que não discutiram, 44% gostariam de ter discutido. Discutiu-se sobre reanimação em caso de parada cardiorrespiratória com 37% dos pacientes, enquanto 41% dos pacientes que não discutiram gostariam de tê-lo feito. Verificou-se que somente 47% dos médicos sabiam das preferências de seus pacientes em caso de parada cardíaca. Desde então, diversos estudos sobre comunicação foram feitos na literatura médica.

Dentre as diversas questões levantadas pelos resultados do estudo SUPPORT, uma das mais relevantes para o nosso meio é se devemos discutir tais questões com os pacientes. Existem diversas diferenças entre as culturas brasileira e norte-americana, e uma diferença importante diz respeito à participação do paciente nas decisões médicas. Para entender melhor a questão é necessário compreender as diversidades da relação médico-paciente (COOK, 2001). Esta relação pode ter vários graus de participação do paciente, modelando tais relações como paternalistas, informativas, interpretativas ou deliberativas.

Na relação paternalista o médico tem o papel de guardião sobre o seu paciente. Assume-se nesse tipo de relação que o médico sabe o que é melhor para o paciente e a este cabe apenas aceitar o tratamento escolhido pelo médico. É um tipo de relação bastante comum, especialmente em países com cultura predominantemente latina, na qual se tende a valorizar mais o princípio ético da beneficência, sobrepujando o da autonomia, de forma que o médico assume o papel de quem decide o melhor para o paciente. (SEARIGHT e GAFFORD, 2005)

Outro tipo de relação é a informativa. Ela ganhou adeptos principalmente na segunda metade do século XX, nos Estados Unidos, devido ao aumento do número de processos contra médicos levando a um temor generalizado de assumir responsabilidades. O paciente é visto como um consumidor da assistência à saúde e, o médico, como um especialista técnico que informa os principais riscos e benefícios dos tratamentos. Cabe ao paciente escolher as suas alternativas e arcar, então, com as responsabilidades.

Existe, ainda, a relação interpretativa, na qual o médico se comporta como um conselheiro, interpretando valores e preferências de pacientes frente aos riscos e benefícios dos possíveis tratamentos e procedimentos. Por fim, existe o modelo deliberativo, em que há discussão e conversa entre paciente e médico sobre as opções terapêuticas disponíveis e as suas implicações em valores e preferências do paciente. Implica uma mudança da postura do médico na relação médico-paciente, na qual o médico deixa o papel de dono da verdade sobre o que é o melhor para o paciente, enquanto este, por sua vez, ganha em autonomia sobre o que será feito com seu corpo. Assume-se que o consenso entre as opiniões seja o melhor tratamento para o paciente.

A relação médico-paciente não é estática e imutável, mas sim dinâmica, podendo os diferentes modelos ser empregados pelo mesmo médico e mesmo paciente em diferentes circunstâncias ao longo das diferentes fases de evolução de uma doença. Não existe um único modelo certo, tampouco uma circunstância específica para um determinado modelo. Existem diferentes médicos, pacientes e famílias que podem precisar de diferentes abordagens (CURTIS, 2008). No entanto, entender a autonomia do paciente como um princípio ético a ser respeitado exige uma mudança de atitude na relação médico-paciente. Nesse aspecto, a relação deliberativa ganha importância. As diferentes culturas exigem diferentes abordagens, em termos de preterir a autonomia ou a beneficência. A conversa sobre a morte está inserida nesse contexto. A opinião comum de diversos especialistas e consensos é de que se deve dar a oportunidade ao paciente de poder conversar sobre o tema (SEARIGHT e GAFFORD, 2005; CLAYTON et al., 2007). Isto é bem diferente de impor uma conversa. Algumas vezes o paciente quer conversar, mas não naquele momento ou naquela situação. Em tais ocasiões, deve-se dar a abertura para o paciente conversar em outros momentos que melhor lhe convierem.

COMO E O QUE FALAR SOBRE MORTE COM QUEM ESTÁ MORRENDO

Que vamos morrer é uma certeza. Como e quando são as incertezas com que temos de lidar. A medicina moderna, mesmo com todos os seus avanços, ainda mantém tais incertezas. Assumi-las, por consequência nossa condição humana acima da condição de médicos ou profissionais da saúde, torna mais fácil o diálogo sobre a morte. É interessante saber que os pacientes e famílias podem ficar satisfeitos mesmo com a informação de "não sei". Sinceridade é o diferencial entre satisfação ou não. Conversar sobre prognóstico, mesmo que seja para falar que este é incerto, está relacionado com maior satisfação de familiares de pacientes internados na Unidade de Terapia Intensiva (UTI) (LECLAIRE; OAKES; WEINERT, 2005).

A equipe demonstrar cortesia, compaixão e respeito foram os principais preditores de satisfação com o atendimento hospitalar dos familiares de pacientes que morreram na UTI (HEYLAND *et al.*, 2003). É com isso em mente que se inicia uma conversa sobre morte. A conversa pode ser a ponta de um *iceberg*, de onde emergem questões espirituais complexas existentes em todos os seres humanos, em geral mais aguçadas naqueles que estão enfrentando a morte ou o risco de morrer. A conversa sobre morte pode representar a conversa sobre questões espirituais. E existem algumas técnicas que ajudam o médico a chegar a essas questões (SULMASY, 2006). Para tanto, são necessárias empatia e confiança. Somente com esses elementos a conversa se aprofunda em temas mais sensíveis. Um local calmo, com privacidade e conforto também ajuda. Nessas condições, o paciente dá abertura em alguns momentos para se aprofundar a conversa. Uma boa pergunta inicial é, por exemplo, "deve ser muito difícil para o(a) senhor(a) enfrentar tudo isso. Como está se sentindo?". Nesse tipo de conversa, ouvir é fundamental. Deixar o paciente ou a família falarem, ouvindo com atenção, mostra-se crucial para o seguimento do diálogo. Em um estudo bastante interessante, gravaram-se conferências entre médicos e familiares a respeito de decisões de fim de vida na UTI (MCDONAGH *et al.*, 2004). Observou-se que as conferências nas quais as famílias saíam mais satisfeitas eram aquelas em que os médicos falavam menos: porque ouviam mais e, provavelmente assim, conseguiam entender e suprir as necessidades das famílias. Ouvindo podemos entender o que está atormentando aquela pessoa, podemos guiar a conversa para assuntos que frequentemente angustiam as pessoas que enfrentam a morte. Ao se ouvir mais, pode-se ter a oportunidade de entender que as causas das angústias muitas vezes estão em questões que vão além da doença em si, e estão no âmago do ser humano. São as questões espirituais, reconhecidas pela Organização Mundial de Saúde como parte da definição sobre o que é saúde. Pode-se por exemplo, abordar questões sobre qual o significado que cada paciente dá para a doença, para o sofrimento, para a vida e para a morte, ou sobre qual a importância que ele dá para independência ou autonomia, sobre aquilo que considera digno ou não, ou questões de relacionamento familiar, afetivo ou profissional. Compreender o paciente com a profundidade que vai muito além da doença humaniza o cuidado àquele que enfrenta a morte. Nesse tipo de conversa é crucial respeitar os valores do paciente e as eventuais diferenças religiosas ou espirituais que existam entre paciente e profissional. Ao invés de fornecer conselhos espirituais ou religiosos, o papel do profissional consiste em ajudar o paciente a encontrar as repostas dentro de suas crenças e valores e, quando necessário, solicitar auxílio e participação de um líder religioso. (SULMASY, 2006)

O paciente em o risco de morrer muitas vezes tem questionamentos profundos sobre a vida. Questões como "Deus vai me perdoar?" ou "existe algo depois da morte?" aparecem com frequência. O profissional deve entender que não precisa ter as respostas para questões tão pessoais e profundas como essas. Às vezes, as perguntas expressam uma necessidade de ter alguém disposto mais a ouvir do que a responder. É opinião deste autor que, neste tipo de conversa, vale uma sabedora milenar oriental: o mais importante é estar presente, com atenção e compaixão, do modo mais pleno que pudermos, sem julgar, simplesmente tentando compreender aquela pessoa que está morrendo ou enfrentando o risco de morte (RINPOCHE, 2007). É surpreendente, como em muitas dessas ocasiões, a própria pessoa encontra as respostas de que precisa, encontrando com elas a sensação de paz interior.

A COMUNICAÇÃO COMO CUIDADO

A comunicação é parte do cuidado de saúde. Ela se relaciona com as decisões tomadas e também com a saúde e a qualidade de vida das pessoas envolvidas, especialmente em situações delicadas como as referentes ao fim de vida. Em um recente estudo multicêntrico prospectivo francês (AZOULAY et al., 2005), observou-se que familiares de pacientes internados em UTI que julgaram a informação oferecida durante a internação como não suficiente, como incompleta ou de difícil entendimento apresentavam intensidade maior de síndrome do estresse pós-traumático, 90 dias após alta ou óbito do paciente. A síndrome de estresse pós-traumático relaciona-se diretamente com qualidade de vida e com morbidade, e o boletim médico na UTI, passado muitas vezes de forma breve e sem a devida atenção, pode ter impacto tardio na saúde da família já fragilizada pela internação do parente.

O grupo de Azoulay et al realizou, então, um estudo intervencionista, avaliando o impacto de uma estratégia de comunicação em situações de fim de vida sobre condutas e saúde de familiares (LAUTRETTE et al., 2007). Nesse estudo prospectivo, multicêntrico e randomizado realizado em UTI da França, o paciente era elegível toda a vez que o médico responsável julgava que ele poderia morrer dentro de alguns dias e estava fora de possibilidades de cura ou reestabelecimento. Os pacientes eram então randomizados para dois grupos. No grupo-controle, a equipe médica conversava com a família da forma habitual. No grupo-intervenção, a conversa era conduzida durante uma conferência familiar, na qual estavam presentes a equipe que prestava assistência (médicos e enfermeiros) juntamente com os familiares mais envolvidos com o doente. Orientava-se a equipe a conduzir a conferência familiar utilizando uma regra mnemônica, em inglês *VALUE*. Esta se constituía de V: *valorize* (valorizar o que os familiares dissessem); A: *acknowledge* (reconhecer emoções, como negação, raiva, culpa etc.); L: *listen* (ouvir a família), U: *understand* (entender o paciente como pessoa, isto é, o que ele fazia, de que gostava, de que não gostava etc.); E: *elicit questions* (perguntar ativamente tentando esclarecer dúvidas).

Além das conferências, era entregue à família uma brochura, explicando os principais procedimentos relacionados com cuidados de fim de vida e luto. Nesse grupo, as reuniões duraram mais tempo e os familiares falaram com a equipe. O objetivo principal do estudo foi avaliar o luto da família 90 dias após o óbito. Observou-se que os familiares do grupo-intervenção apresentavam menor incidência de síndrome de estresse pós-traumático, menos sintomas de ansiedade e depressão e menor uso de medicações psiquiátricas 90 dias após o óbito, diferenças estatisticamente significativas.

Diversas características se relacionam com diferentes necessidades de informação dos pacientes e familiares. O próprio paciente apresenta necessidades diferentes de informação ao longo do curso de sua doença, como por exemplo maior ou menor detalhamento da doença ou do prognóstico. Um paciente que acabou de receber o diagnóstico de uma doença potencialmente fatal tem necessidade de informação diferente do que o precisa num momento posterior (LEYDON, 2000). Do mesmo modo, culturas diferentes preferem quantidades diferentes de informação. Em um estudo prospectivo europeu, envolvendo mais de 4.000 pacientes (COHEN *et al.*, 2005), observou-se que em países com forte influência anglo-saxã discutia-se mais sobre fim de vida (84% das famílias) do que em países com forte influência latina (47% das famílias), onde as decisões eram tomadas de forma mais paternalista. Uma opção interessante sugerida em consensos médicos é a de se avaliar o quanto de participação o paciente ou a família em questão deseja ou necessita (SEARIGHT e GAFFORD, 2005; JOSEPHINE *et al.*, 2007). São utilizadas frases como: "alguns pacientes gostam de dividir as decisões com seus médicos, outros gostam que seus médicos decidam/os ajudem a decidir. Como o(a) senhor(a) se sente mais à vontade?", ou então, "algumas pessoas gostam de saber todos os detalhes de suas doenças, outras preferem saber somente o fundamental. O que o senhor(a) prefere?". Do mesmo modo, para avaliar com o paciente quem é o responsável pelas decisões também se pode perguntar: "precisamos conversar algumas coisas importantes a respeito de sua doença. O senhor(a) prefere que falemos antes com seus filhos?".

CONCLUSÃO

Verdade é como um remédio: há dose, via e hora para ser administrada. Uma dose baixa não é eficaz, mas uma dose alta demais ou administrada de forma errada pode também fazer mal. Nos cuidados a pacientes graves, saber como administrar as doses de verdade é saber comunicar-se. E para saber qual a dose de que seu paciente precisa é necessário entendê-lo como uma pessoa que tem medos, gostos e história. O diálogo é o caminho para esse entendimento. A comunicação não é simplesmente um dom natural, é cada vez mais entendida como uma habilidade específica que pode ser estudada e melhorada. E cada vez mais se reconhece a sua importância na assistência à saúde, em especial em cuidados paliativos.

BIBLIOGRAFIA

AZOULAY, E.; POCHARD, F.; KENTISH-BARNES, N.; CHEVRET, S.; ABOAB, J.; ADRIE, C. et al. Risk of post-traumatic stress symptoms in family members of intensive care unit patients. Amer. J. Respirat. Crit. Care Med., v. 171, n. 9, p. 987-994, 2005.

CLAYTON, J. M..; HANCOCK, K.M.; BUTOW, P. N; TATTERSALL, M. H.; CURROW, D. C et al. Clinical practice guidelines for communicating prognosis and end-of-life issues with adults in the advanced stages of a life-limiting illness, and their caregivers. Med. J. Australian, v. 186, n. 12, Suppl, p. S77-S83, 2007.

COHEN, S.; SPRUNG, C.; SJOKVIST, P., LIPPERT, A.; RICOU, B.; BARAS, M. et al. Communication of end-of-life decisions in European intensive care units. Intensive Care Medicine, v. 31. n. 9, p. 1215-1221, 2005.

COOK, D.. Patient autonomy versus parentalism. Crit. Care Med., v. 29, n. 2, Suppl, p. N24-N25, 2001.

CURTIS, J.R.; WHITE, D.B. Practical Guidance for Evidence-based ICU Family conferences. Chest, v. 134, p. 835-843, 2008.

HEYLAND, D.K.; ROCKE, G.M.R.; O'CALLAGHAN, C.J.; DODEK, P.M.; COOK, D.J. Dying in the ICU: perspectives of family members. CHEST, v. 124, n. 1, p. 392-397, 2003.

LANKEN, P.; TERRY, P.; DELISSER, H.; FAHY, B.F.; HANSEN-FLASCHEN, J.; HEFFNER, J.E. et al. An official american thoracic society clinical policy statement: palliative care for patients with respiratory diseases and critical illnesses. Amer. J. Respirat. Crit. Care Med., v. 177, n. 8, p. 912–927, 2008.

LAUTRETTE, A.; DARMON, M.; MEGARBANE, B.; JOLY, L.M.; CHEVRET, S.; ADRIE, C. et al. A communication Strategy and Brochure for Relatives of Patients Dying in the ICU. New Engl. J. Med., v. 356, n. 5, p. 469-478, 2007.

LECLAIRE, M.; OAKES, J.M.; WEINERT, C.R. Communication of prognostic information for critically ill patients. Chest, v. 128, n. 3, p. 1728-1735, 2005.

LEYDON, G.M.; BOULTON, M.; MOYNIHAN, C.; JONES, A.; MOSSMAN, J., BOUDIONI, M.; MCPHERSON, K. Cancer patients' information needs and information seeking behaviour: in depth interview study. BMJ, v. 320(7239), p. 909-13, 2000.

MCDONAGH, J.R.; ELLIOTT, T.B.; ENGELBERG, R.A.; TREECE, P.D.; SHANNON, S.E.; RUBENFELD, G.D. et al. Family satisfaction with family conferences about end-of-life care in the intensive care unit: increased proportion of family speech is associated with increased satisfaction. Crit. Care Med., v. 32, n. 7, p. 1484-1488, 2004.

POTTER, R. Cambridge: a história da medicina. Paraná: Revinter, 2008.

RINPOCHE, S. O livro tibetano do viver e do morrer. São Paulo: Talento, 2007.

SEARIGHT, H.R.; GAFFORD, J. Cultural diversity at the end of life: issues and guidelines for family physicians. Amer. Fam. Physic., v. 71, n. 3, p. 515-522, 2005.

SULMASY, D.P. Spiritual issues in the care of dying patients: "...it's okay between me and God". JAMA, v. 296, n. 11, p. 1385-1392, 2006.

SUPPORT PRINCIPAL INVESTIGATORS. A controlled trial to improve care for seriously ill hospitalized patients. The study to understand prognoses and preferences for outcomes and risks of treatments (SUPPORT). JAMA, v. 274, n. 20, p. 1591-1598, 1995.

Capítulo 16
COMUNICAÇÃO COM O PACIENTE MORIBUNDO E A FAMÍLIA

Marco Tullio de Assis Figueiredo

INTRODUÇÃO

Farei aqui o relato da experiência adquirida pela equipe multiprofisssional do Ambulatório de Cuidados Paliativos (CP) da Universidade Federal de São Paulo (Unifesp), ao acompanhar 280 pacientes portadores de câncer avançado e fora de recursos terapêuticos de cura até a morte, nos respectivos domicílios. Para se ter uma ideia da abrangência da tarefa, é importante salientar os dados da área geográfica e da população. Os pacientes eram do Sistema Único de Saúde (SUS), matriculados no Hospital São Paulo (HSP), esparsos pelos municípios de São Paulo, Guarulhos, Santo André, São Bernardo do Campo, São Caetano, Diadema, Itapecerica da Serra, Embu, Taboão da Serra, Osasco e Carapicuíba. A população era de aproximadamente 20 milhões de habitantes.

Todos os profissionais da equipe (médicos, enfermeiras, psicólogos, assistentes sociais, fisioterapeutas, terapeutas ocupacionais, fonoaudiólogos, dentistas e leigos) eram voluntários. Ressalte-se que a razão de multiprofissionalidade da equipe se deve a um importantíssimo fato que não pode ser perdido de vista pela equipe, isto é, a multidimensão do homem. Este se compõe de uma complexa e indissolúvel união: as dimensões física, psíquica, espiritual e a social. A inter-relação entre elas é de tal natureza que quando uma delas adoece as demais, em grau variado, entram em disfunção.

De todas as quatro dimensões, a espiritualidade é ainda a menos conhecida no Ocidente. Os profissionais da área da saúde não conseguem conceituá-la, confundindo-a com religiosidade.

Frankl (2005) definiu-a como "significado de vida". Talvez o melhor conceito é o de Dalai Lama, a quem, quando perguntaram a diferença entre espiritualidade e religiosidade, respondeu: "espiritualidade é aquilo que produz no ser humano uma mudança interior" (LAMA, 2000).

E, em outra ocasião, reforça:

> *Julgo que religião esteja associada com a crença no direito à salvação pregada por qualquer tradição de fé, crença esta que tem como um de seus principais aspectos a aceitação de alguma forma de realidade metafísica ou sobrenatural, incluindo possivelmente uma ideia de paraíso ou nirvana. Associados a isso estão ensinamentos ou dogmas religiosos, rituais, orações e assim por diante. Considero que a espiritualidade esteja relacionada com aquelas qualidades de espírito humano – tais como amor e compaixão, paciência e tolerância, capacidade de perdoar, contentamento, noção de responsabilidade, noção de harmonia – que trazem felicidade tanto para a própria pessoa quanto para os outros. Ritual e oração, com as questões de nirvana e salvação, estão diretamente ligadas à fé religiosa, mas essas qualidades interiores não precisam ter a mesma ligação. Não existe, portanto, nenhuma razão pela qual um indivíduo não possa desenvolvê-las, até mesmo em alto grau sem recorrer a qualquer sistema religioso ou metafísico. (BOFF, 2006)*

Se a equipe de CP tiver a oportunidade de acompanhar com maior diligência o evoluir da terminalidade, ela poderá conhecer com maior profundidade a história de vida do moribundo (ALVES, 1993). Este conhecimento será de grande valia para conhecer a espiritualidade daquela pessoa, o que redundará em benefício dela.

É particularmente reveladora da espiritualidade a interpretação de símbolos e mitos dos sonhos (CALLANAN e KELLEY, 1994) e também as ditas alucinações visuais e auditivas, já no limiar da morte. Essas manifestações muito afligem a família e a equipe, que para contornar a situação recorrem à sedação. Será que as manifestações são realmente dolorosas ao paciente? Será que elas são uma manifestação real e não confusional? Neste caso, por que não respeitar o paciente e não sedá-lo, permitindo-lhe a realização de seu mais íntimo e último desejo, liberando-o para a despedida final e sua partida? (FERREIRA, 2004)

Infelizmente, os estudos sobre espiritualidade são poucos, e mesmo confundem espiritualidade com religiosidade (ver anteriormente). Na opinião do autor, espiritualidade é o "buraco negro" dos CP.

As visitas domiciliárias foram todas efetuadas usando-se automóveis, a princípio um Fiat Mille de duas portas, doado ao HSP pelas senhoras voluntárias do hospital para uso do ambulatório de CP. Esse carro foi utilizado por dois anos, e a seguir serviu para diversas outras necessidades que não CP. A fim de não interromper o atendimento, comuniquei aos familiares que "iria a qualquer lugar desde que eles providenciassem o transporte de ida e volta a partir do HSP, em data e horário previamente acertados". Eles jamais faltaram a esta responsabilidade.

O contato inicial com o paciente e família era no ambulatório, às quartas-feiras, das 16 às 17 horas. Este horário fora escolhido por ser o de movimento escasso e de faxina no prédio dos ambulatórios. Assim não haveria demora no atendimento, nem os ruídos costumeiros que viessem a perturbar o atendimento. Em sua maioria, os pacientes estavam muito enfraquecidos (estádios clínicos III e IV do câncer), comparecendo em cadeiras de rodas ou em macas. Raramente lhes eram agendadas uma segunda visita ao ambulatório. Em numerosos casos, o primeiro atendimento era o último, ou então já tinha que ser feito no domicílio. Alguns faleceram enquanto aguardavam o dia do agendamento.

O ambulatório durante dois anos funcionava em uma sala, posteriormente em duas. Paciente e família eram apresentados individualmente aos membros da equipe. Estes se identificavam um a um pelo nome e profissão, de modo afável na comunicação verbal e com um firme aperto de mão. A anamnese e o exame físico, apesar da pobreza do ambiente e do acanhado espaço, decorriam em atitude respeitosa, atenta e solícita. O contato físico do toque era mantido pelos profissionais durante interrogatório e exame.

Logo ao início, perguntava-se ao paciente e/ou família qual o setor do HSP ou médico os indicara ao ambulatório, apesar de trazerem por escrito o pedido de interconsulta. A família e o paciente eram esclarecidos sobre o desempenho dos CP, sua finalidade e disponibilidade. Com frequência, ignoravam a razão da interconsulta. Tinha-se mesmo a impressão que eles esperavam de nós um método terapêutico de cura.

Esclarecid-se a eles que iríamos cuidar de controlar os diferentes sintomas apresentados pelo paciente, daí a razão de a equipe ser multiprofissional. Esses sintomas eram de natureza múltipla por afetarem, exclusivamente ou não, as diversas dimensões do ser humano, isto é, física, psíquica, espiritual e social. Na ocasião ou posteriormente, durante o período de atendimento, se o paciente quisesse saber mais sobre a sua doença, nós o informávamos; caso contrário, ao verificarmos que ele estava satisfeito com o conhecimento que já possuía, nós o deixávamos em paz. Mas sempre, por meio das reavaliações do caso pela equipe, ficávamos atentos às dúvidas do paciente e à sua reação à evolução da doença.

Eram entregues à família: relação dos membros da equipe com nome, profissão, telefones fixo e celular. Afirmava-se que todos estavam disponíveis 24 horas via telefônica; folheto de instruções a serem seguidas por ocasião do falecimento no domicílio. Nele está recomendado (domicílio fora do município de São Paulo) que se procure antecipadamente localizar o cartório de registro civil mais próximo, as agências funerárias, os cemitérios e crematórios, as salas de velório, as delegacias de polícia, e identificar um médico conhecido, que na ocasião do falecimento pudesse certificar o óbito (para isso o médico poderia entrar em contato com a equipe para colher informações sobre a evolução da doença). A extensão da área de atendimento tornava impossível a ida a qualquer hora do médico da equipe para certificar o óbito. O folheto recomenda procurar a delegacia de polícia mais próxima (aberta 24 horas) e fazer um boletim de ocorrência no domicílio, caso não haja possibilidade de ter acesso ao médico para fazer o certificado de óbito. A polícia recolhe o corpo no domicílio e o leva ao Instituto Médico Legal. No município de São Paulo, a remoção é feita para o Serviço de Verificação de Óbito (SVO) da Faculdade de Medicina da Universidade de São Paulo, no qual cinco patologistas mantêm plantão de 24 horas e emitem o certificado. É também esclarecido à família, que, em caso de ser escolhida a cremação, o certificado de óbito tem que conter a assinatura de dois médicos e não de um só. Para os residentes no município de São Paulo, o folheto contém os endereços e telefones de todas as delegacias de polícia, cemitérios, crematórios, agências do serviço funerário, cartórios de registro civil, velórios e SVO.

O atendimento ao paciente e família durava em média uma hora e trinta minutos. Cordialidade, carinho e atenção, além de uma escuta atenta por parte da equipe, eram, sem dúvida alguma, elementos que alicerçavam a confiança entre ambos.

A enorme distância entre o hospital e o domicílio era compensada pela frequência dos contatos telefônicos. Alguns foram feitos via celular com o profissional a grande distância, por exemplo, Belo Horizonte (MG), Cuiabá (MT), Pelotas (RS) Caxias do Sul (RS) e Rio de Janeiro (RJ).

Como o HSP não dispõe de leitos para CP, em apenas duas ocasiões houve internações emergenciais. Uma para sedação terminal subcutânea intermitente e outra para realização de pleurodese.

Nas visitas domiciliares, a duração média era de uma hora e trinta minutos e dava-se atenção ao paciente individualmente, e à família, particularmente ao cuidador familiar. A este eram repassadas e reforçadas as recomendações quanto à evolução clínica do caso e às providências pós-morte.

O paciente não deveria ser deixado a sós, mesmo que o seu estado de ânimo fosse bom. Alguém deveria sempre estar ao alcance da vista ou da voz, para atender ao menor sinal dele. As conversas ao seu redor deveriam ser sobre assuntos agradáveis, em tom moderado e suave. Tocá-lo sempre com as mãos e os lábios. Abraçá-lo dizendo que o ama muito, e pedindo-lhe perdão ou perdoando-o pelas faltas ocorridas entre ambos. É importante que o doente sinta que é amado e que na partida ele não estará a sós.

Durante o acompanhamento em visitas domiciliárias ou até mesmo pelos acompanhamentos ao telefone, ficar atento ao *feedback*, e comentá-lo sempre. Este contato é de real importância, tanto para a família como para o profissional.

Sinais Premonitórios da Morte

A morte é um evento único em sua individualidade. Ninguém pode morrer pelo outro. Assim, os eventos que acontecem na etapa final da vida sucedem-se em número e sequência totalmente aleatória.

Didaticamente, contudo, podemos descrê-los passo a passo. O alheamento ocorre entre um e três meses antes da morte. Há um desinteresse progressivo em relação à realidade do mundo externo. Não mais se interessa por rádio, televisão, jornais, revistas e livros; não conversa mais com o vizinho, os amigos e familiares, até mesmo os mais queridos. O doente permanece com os olhos fixos no infinito e no teto, adormece com "os olhos abertos". O que se passa em seu pensamento é inescrutável. Até mesmo ao contato físico do tato o moribundo parece não reagir.

A anorexia progressiva limita sua alimentação, o que leva profunda preocupação aos familiares por não saberem o que fazer para convencê-lo a ingerir alimento, mesmo que em ínfimas porções. Em seguida, o paciente passa a recusar líquidos. A família entra em pânico, pois, culturalmente, alimentos e água estão ligados à manutenção da vida. A energia conferida pela nutrição não é mais necessária, ela agora é de outra natureza, a energia espiritual.

As alucinações surgem uma a duas semanas antes da morte; o paciente passa a ter manifestações visuais e auditivas: conversa com amigos e familiares há muito falecidos; recorda-se de tempos e fatos ocorridos em seu passado. Os familiares assustam-se, chamam os médicos que o medicam com neurolépticos e sedativos. Uma vez eliminadas as alucinações, o paciente volta à calmaria, aliviando os familiares e os médicos. Mas é assim que o paciente desejava morrer? Seriam as alucinações causadas por efeitos colaterais dos medicamentos e/ou hipóxia cerebral de natureza isquêmica? Aos poucos aparecem na literatura explicações (CALLANAN e KELLEY, 1994; FERREIRA, 2004; FIGUEIREDO, 2007) considerando esses fenômenos como normais, e que muito colaboram para pacificar o moribundo.

O que foi dito, a nosso ver, é uma manifestação de espiritualidade, pois surge independentemente da crença religiosa da pessoa.

Acontecem agora as evidências físicas da falência do organismo. A pressão arterial cai progressivamente e surge arritmia cardíaca. A temperatura corpórea oscila entre quente e fria e há sudorese fria e pegajosa. A cor da pele se altera, tornando-se azulada e fria ou pálida, ora levemente amarelada (excluir icterícia), ora acinzentada; leitos ungueais cianóticos e gélidos. Mioclonia e movimentos atetóticos do tipo puxar os lençóis e vestes. A respiração fica muito irregular em ritmo e profundidade, havendo períodos de apneia; aumenta a secreção mucosa dos brônquios, o que leva a uma respiração crescentemente ruidosa, culminando na chamada "sororoca", ao que se segue a morte.

Tais ocorrências são antecipadamente esclarecidas aos familiares, em particular ao cuidador. Estes reportam-se imediatamente à equipe, estabelecendo um *feedback* contínuo até a morte, cuja constatação é ensinada ao cuidador familiar do seguinte modo: quando o paciente entrar em período de irregularidade respiratória, colocar a mão aberta estendida sobre o seu peito e ficar observando a movimentação para cima (inspiração) e para baixo (expiração), e ir contando o tempo em minutos. Quando houver uma parada respiratória (apneia) de dez minutos ou mais, o doente quase certamente morreu. Um médico deverá ser chamado para verificar o óbito e atestá-lo em um certificado de óbito. Na impossibilidade de encontrar o médico, a família deve seguir as instruções do folheto.

Casos Clínicos

Nas descrições que se seguem os nomes dos pacientes e familiares são fictícios, a fim de lhes proteger o anonimato.

Caso 1

Arlindo, homem, 76 anos, natural de Portugal, branco, casado, morador em São Paulo desde que aqui chegou aos seis anos de idade.

Veio ao ambulatório acompanhado da esposa Iraci e de uma filha adulta. Muito enfraquecido e magro, estava em cadeira de rodas. Na sua ficha de pedido de interconsulta, o médico consulente informava que o paciente tinha sido operado de câncer do cólon e que vinha sendo acompanhado na gastro-oncologia. O caso evoluiu com metástases no fígado, ascite e considerável perda de peso e astenia. Quando se pedia para caminhar, ele apoiava-se em uma bengala e curvava-se para a frente. Relatava que há muitos anos sofre de artrose em ambos os joelhos. Foi matriculado no Departamento de Ortopedia do HSP, no qual se submeteu à prótese bilateral nos joelhos. Ao exame, verificou-se abdome volumoso devido à existência de ascite; aumento do fígado, de contorno irregular por conta de metástases neoplásicas.

O paciente apresentava também hipotrofia muscular difusa e mucosas visíveis descoradas e a cognição estava conservada. Estava tenso, respondendo às perguntas com clareza. Tinha pulso ritmado, de boa amplitude, depressível. Foi observada ausência de ruídos respiratórios anormais. Os membros inferiores estavam edemaciados e a diurese, diminuída. O paciente alimentava-se pouco e ingeria pouca quantidade de líquido. As avaliações de enfermagem, nutrição e social foram efetuadas, sendo dadas as orientações respectivas. Nessa ocasião e em outras, a psicóloga Márcia fez duas constatações: o paciente tinha um temperamento dominador e autoritário, e no momento não se conformava com o agravamento da doença, o que o tornava mais irascível. A esposa e as filhas (eram duas) sofriam muito com os seus destemperos. A psicóloga, após poucas entrevistas, verificou que a reação negativa do paciente tinha origem numa profunda frustração. Ele sempre vivera em São Paulo, mas não gostava da cidade grande. Sempre almejara morar em uma pequena cidade do interior, mas jamais conseguira realizar esse desejo. A aproximação da morte selava em definitivo a esperança e o sonho de uma vida inteira.

O paciente extravasava essa frustração numa exaltação de rudeza e tirania sobre a família; então, Márcia iniciou uma terapêutica de idealização com o paciente. Durante as sessões, ele começou a construir a pequena cidade interiorana de seus sonhos. Ele a construiu em todos os pormenores, inclusive as pessoas. Terminada a construção da cidade imaginária, começou a preparar-se para a viagem que o levaria definitivamente à realização do tão almejado sonho. O seu comportamento abrandou-se, passou a conversar mais com a esposa, com as filhas, genro e neta. A todos eles comunicou a sua tranquila prontidão para empreender a última viagem.

Márcia também notou que uma das filhas estava caminhando perigosamente para uma intensa ansiedade, o que a tornava mais frágil durante a agonia do pai. Havia necessidade de orientá-la também, o que foi feito.

Certo dia, a filha veio ao ambulatório solicitar atestados da competência cognitiva do pai, que permitissem registrar em cartório os seus últimos desejos e a partilha dos bens. Ao retirar-se com os atestados e se despedir disse: "Dr. Marco Tullio, o papai pediu para o senhor ir vê-lo, mas ele não o quer como médico, mas sim como amigo". Um pedido surpreendente e honroso! Em meus quase 60 anos de vivência profissional, eu jamais fora merecedor de um gesto tão digno e demonstrado em circunstâncias tão extremadas. Dois dias depois, fui visitá-lo. Pude verificar o excelente serviço de segurança preventiva instalado na casa. Havia uma correção dos desníveis internos da casa com rampas de madeira revestidas de piso antiderrapante; remoção dos tapetes soltos; colocação de corrimão por toda a casa e no banheiro, no vaso e no boxe de chuveiro, para auxiliar a locomoção do paciente, assim como a substituição da bengala pelo andador; colocação de guardas laterais na cama para prevenir quedas etc.

Encontrei-o prostrado no leito, muito magro, enfraquecido ao extremo, com a voz apenas perceptível. A ascite tinha diminuído graças aos diuréticos. Apesar do colchão "caixa de ovos", ele mudava constantemente de posição por causa do incômodo que a sua extrema magreza lhe causava.

Sentei-me ao seu lado, abracei-o e ficamos de mãos entrelaçadas por um longo tempo. Conversamos e choramos juntos. Ele estava em paz. À sua neta ele dissera que iria viajar e que as suas malas já estavam prontas. Ela perguntou-lhe se ele iria voltar e ele respondera que a cidade para onde ele iria era um lugar muito lindo, arborizada e florida, com muitos pássaros e borboletas, pessoas lindas e boas, mas vovô não voltaria, porém um dia ela o visitaria. A garotinha compreendeu, abraçou-o e beijou-o, e foi brincar.

Permaneci com o paciente por mais de duas horas. Despedimo-nos, mas ainda falei com ele ao telefone duas vezes. Ele faleceu poucos dias depois, em paz e com dignidade.

Caso 2

Arnaldo, homem, 66 anos, branco. Chegou ao ambulatório em cadeira de rodas. Acompanhavam-no uma filha, seu marido, e um filho. O paciente e o filho eram surdos-mudos e, a filha, portadora de deficiência auditiva grave, comunicando-se por meio da leitura dos lábios. O paciente estava muito magro, com as roupas folgadas e pendentes, cabeleira grisalha e revolta. Face de sofrimento crônico, olhar cansado, pouco atento, notando-se globo ocular protruso. Desde o início chamou a atenção a existência de incontáveis nódulos cutâneos, violáceos ou enegrecidos, disseminados por todo o corpo, sem poupar regiões. De tamanho variado, desde 2 mm de diâmetro até 4 cm e de consistência firme elástica. No rosto, a barba estava crescida, denotando ausência de corte há algumas semanas. Pela filha, soube-se que o paciente passara a apresentar disseminação dos nódulos há mais ou menos seis meses.

Matriculado no HSP, o exame histopatológico de um nódulo cutâneo revelou metástase de melanoma maligno. Há referência a metástases no fígado e inúmeros grupos de linfonodos superficiais e profundos; metástases pulmonares. Quando foi considerado fora de possibilidades terapêuticas curativas, foi encaminhado à oftalmologia, que diagnosticou oftalmite, e iniciou tratamento local e com antibiótico. A seguir, essa clínica direcionou o paciente para os CP.

Na primeira consulta pôde-se apurar que o paciente se queixava de dores difusas pelo tronco, de intensidade 5 na Escala Visual Analógica (EVA), de caráter obtuso, não sofrendo alteração pela movimentação. Foi prescrita codeína 30 mg, via oral, de quatro em quatro horas. Decidiu-se pela necessidade de visitá-lo em domicílio.

A visita domiciliária duas semanas depois foi realizada pelo doutor Marco Tullio e pela enfermeira Luciana. O paciente, sua esposa (também surda-muda) e o filho moram no mesmo apartamento, um imóvel pequeno, com três dormitórios, banheiro, sala, cozinha e área de serviço, situado no terceiro andar de um conjunto residencial popular. O domicílio é limpo, asseado, com ventilação e luminosidade adequadas. A esposa estava preparando o almoço do paciente – sopa de batata com legumes. O paciente foi encontrado deitado no sofá, calado e ensimesmado. O seu aspecto era de profundo descuido com a própria pessoa; a barba estava crescida e maltratada, no bigode havia restos de refeição anterior aderida aos pêlos, os lábios estavam ressequidos e a língua saburrosa. A pedido da enfermeira, o paciente encaminhou-se, amparado, para o banheiro, onde se sentou no vaso e debruçou-se na pia. Luciana lavou-lhe cuidadosamente rosto, pescoço e cabelos, que também foram desembaraçados e penteados. A barba foi aparada com tesoura (não dispúnhamos de navalha e/ou lâminas).

Enquanto os procedimentos de higiene pessoal eram efetuados, a esposa, por meio de gestos e mostrando recortes de jornais e fotos, contou parte da história pessoal de Arnaldo. Ele é um artista plástico (pintor) muito conhecido, e especialista em igrejas e arquitetura barroca brasileira. Vi alguns quadros seus no apartamento e diversas fotos de suas obras. A esposa é também artista plástica, especializada em entalhe de madeira.

Em meio ao farto material de noticiário jornalístico, críticas e comentários, duas fotos chamaram a atenção. Uma foto tirada em uma praia de Santos mostra um homem jovem de seus 30 anos, bronzeado de sol, belo rosto, com basta cabeleira loura e um invejável físico apolíneo. Outra, em recorte de jornal, mostra o paciente, já de meia-idade, mais pesadão, mas ainda atraente de físico, sorrindo, ao lado de uma coleção de quadros seus expostos na praça da República, datada do ano de 1999. As duas fotos contrastavam penosamente com aquela triste imagem de um homem emagrecido, deformado pelos inúmeros nódulos tumorosos. Terminado o seu trabalho com o paciente, a enfermeira Luciana comentou comigo que ficara impressionada com seu mutismo (apesar de o doente ser mudo) e indiferença, durante o período de pouco mais de uma hora de higienização e asseio.

Na volta ao ambulatório, comentei com Luciana a depressão do paciente e a queda de sua autoestima. Em apenas dois anos (estávamos em 2001), o melanoma devastara fisicamente aquele belo homem, que, embora surdo-mudo, ainda não era cego. À degradação física ele respondia com a destruição de sua autoestima. O paciente foi acompanhado a distância (contato telefônico). O melanoma invadira as duas órbitas, acarretando a destruição dos olhos. Ele era agora também cego e a destruição da pessoa se completara.

Certa noite fui chamado ao telefone para falar com os familiares. Eles estavam no pronto-socorro do HSP. Pedi para chamarem o médico atendente, que informou ter a família levado-o ao pronto-socorro por temer a ocorrência de um sangramento externo devido à ruptura de um nódulo tumoroso cutâneo. Expliquei ao colega que efetuasse um curativo compressivo, e que desse alta ao paciente. Ele estava morrendo e deveria morrer em casa. Falei novamente com a família e reforcei a recomendação para regresso ao lar. Cego, surdo-mudo e em profunda depressão, o pronto-socorro definitivamente não era o lugar adequado para ele morrer. E a internação era impossível por não haver leito vago. A companhia da família era tudo o que restava a esse esposo e pai globalmente destruído pelo câncer. E assim foi feito e no correr do dia seguinte ele veio a falecer.

CONCLUSÃO

A visita domiciliária foi elemento essencial para entender a depressão que acometia o paciente. O ímpeto de levar o doente ao pronto-socorro era desastroso, e penso que não fomos suficientemente incisivos ao esclarecer e enfatizar a família da inutilidade e inconveniência da iniciativa. Semanas mais tarde, notou-se que foram frustradas as tentativas de contatar a família, como é a nossa orientação. A família certamente está magoada conosco por não a termos alertado sobre o risco.

BIBLIOGRAFIA

ALVES, R. *O médico*. Campinas: Papirus, 1993.
BOFF, L. *Um caminho de transformação*. Rio de Janeiro: Sextante, 2006.
CALLANAN, M.; KELLEY, P. *Gestos finais*. São Paulo: Nobel, 1994.
FERREIRA, M. L. O Pêndulo de Cristal. Aparecida: Ideias e Letras, 2004.
FIGUEIREDO, M.G.M.C.A. Tanatologia: reflexões sobre a morte. *Prática Hospitalar*, v. 9, n. 54, 2007.
FRANKL, V. *Em busca do sentido*. Petrópolis: Vozes, 2005.
LAMA, D. *Uma ética para o novo milênio*. Rio de Janeiro: Sextante, 2000.

Capítulo 17
LUTO COMO EXPERIÊNCIA VITAL

Maria Helena Pereira Franco

Nos últimos anos, muito tem sido escrito sobre luto no Brasil (BROMBERG, 1995; BROMBERG; KOVÁCS; CARVALHO; CARVALHO, 1996; CASELLATO, 2005; FONSECA, 2004; FRANCO, 2002; 2008; FRANCO e MAZORRA, 2007; MAZORRA e TINOCO, 2005), o que evidencia quanto o tema tem merecido cuidadosos estudos, tanto sobre questões conceituais como sobre aplicações terapêuticas e sua eficácia. Pesquisadores e clínicos do exterior (PRIGERSON; VANDERWERKER; MACIEJEWISKY, 2008; STROEBE, 2008; RAPHAEL, 2008; NEIMEYER; HOGAN; LAURIE, 2008; HANSSON e STROEBE, 2007; PARKES, 1998; 2006; PARKES; LAUNGANI; YOUNG, 1997; BOSS, 2006) já vinham se debruçando sobre esses mesmos temas, o que lhes possibilitou contribuir com uma história avançada de pesquisas, para que o luto possa ser ainda mais entendido e ampliado. Sem dúvida, os temas que estão no foco do interesse dos pesquisadores contemporâneos são sensíveis às condições de vida na atualidade, trazendo um novo cenário para a área. Dessa forma, podemos destacar o aumento das situações de morte em massa, seja por acidente ou por atos de terrorismo, o que traz a experiência de ter que lidar com situações de violência ou inesperadas. As mortes violentas ou em massa são geradoras de experiências de difícil elaboração pelos enlutados, pela incerteza (muitas vezes, não existe corpo ou não é possível a identificação e/ou reconhecimento) que impede a realização dos rituais organizadores da tradição cultural, pelos intensos sentimentos de raiva, horror, choque, somados a uma experiência de luto na comunidade, não apenas restrito ao âmbito familiar ou social mais próximo.

Neste capítulo, pretendemos desenvolver questões mais próximas ao estado atual dos estudos sobre luto, uma vez que os conceitos básicos podem ser estudados nas publicações dos autores mencionados. Partimos, portanto, da base conhecida sobre luto para colocar algumas questões que nos parecem relevantes, sobretudo para aprofundamentos nesses estudos.

Os primeiros estudos sobre o luto falavam em uma proposta de desligamento, de afastamento da pessoa falecida, dando ênfase à expressão dos sentimentos (FREUD, 1974; BOWLBY, 1979; BOWLBY, 1983). Hoje, encontram-se pesquisadores que apontam outras possibilidades. Estuda-se o luto a partir de uma perspectiva de construção de significado (NADEAU, 1997; NEIMEYER, 2001). Tem peso também a possibilidade de se manterem vínculos contínuos, em oposição à necessidade de desligamento da pessoa falecida. (KLASS; SILVERMAN; STEVEN, 1996; KLASS; WALTER, 2001). Questiona-se a definição de luto complicado, para discutir sobre a adequação de sua inserção na próxima edição do Diagnostic and Statistical Manual of Mental Disorders – DSM (APA, 1994) (RUBIN; MALKINSON; WITZTUM, 2008; PRIGERSON; VANDERWEKER; MACIEJEWSKI, 2008).

Por fim, um novo modelo de compreensão dos fenômenos presentes no processo de luto (STROEBE, 2008; STROEBE e SCHUT, 1999; 2001), o modelo do processo dual tem encontrado fundamento não só na pesquisa como na prática clínica. Este modelo questiona aspectos considerados ultrapassados pelos autores, nas teorias tradicionais sobre maneiras eficientes de lidar com o luto, em particular aquelas que estão relacionadas com a proposta da elaboração do luto. As críticas se apoiam em definições imprecisas, insucesso em considerar o processo dinâmico que é próprio do luto, falta de evidência empírica e de validação em diferentes culturas e períodos históricos, e foco limitado a processos intrapsíquicos e consequências na saúde. O modelo do processo dual propõe uma revisão nas concepções teóricas sobre o processo do luto, ao identificar dois tipos de fatores estressores – orientados para a perda e para a restauração – e ao considerar a existência de um processo dinâmico e regulador do enfrentamento, pela oscilação por meio da qual o enlutado pode às vezes confrontar, ou evitar as diferentes tarefas do luto. Este modelo propõe que o enfrentamento adaptativo é composto de confrontação ou evitação da perda, a par com necessidades de restauração.

Davies (2004), por meio de meta-análise, discutiu perspectivas teóricas nas quais os modelos de luto se fundamentam e verificou que eles evoluíram no século XX. Os modelos tradicionais e os novos diferem entre si porque são fundamentados em paradigmas de pesquisa respectivamente positivista e não positivista, sendo que estes últimos podem ser aplicados em uma perspectiva que considere a diversidade cultural da sociedade contemporânea. Até mesmo o processo de fases do luto foi estudado, empiricamente por Maciejewski *et al.* (2007), que concluíram que a identificação das fases normais de luto, a partir de morte por causas naturais, amplia o conhecimento e a compreensão de como a pessoa pode processar, cognitiva e emocionalmente, a perda de um familiar. Uma vez que os indicadores de processo de luto com dificuldades atingem seu ápice, por volta de seis meses após a perda, os enlutados com resultados altos nesses indicadores por mais de seis meses após a perda poderão se beneficiar de uma avaliação cuidadosa.

Neste capítulo, portanto, serão abordados assuntos que estão alguns passos à frente do habitualmente tratado, na expectativa de que o leitor possa também caminhar nesse percurso por questões tão intrigantes e importantes. O eixo deste capítulo está na proposição clínica clássica de diagnóstico e intervenção.

Iniciamos com a pergunta: Como podemos distinguir o luto normal do luto complicado?

Se entendermos que o luto está em nossa história passada, presente e futura, uma boa resposta para uma questão polêmica está na preocupação de não considerar luto como uma doença ou de torná-lo uma experiência psiquicamente patológica, como se encontrava no início dos estudos sobre o tema. Prigerson (2008) identifica duas trajetórias possíveis. Uma afirma que o luto pode encaminhar-se para um padrão de aceitação, enquanto a outra leva à instalação do que foi chamado de transtorno do luto prolongado (TGP). Seus argumentos incluem a definição do luto como um evento normal no ciclo vital, pois todos iremos viver e sobreviver a múltiplas mortes de pessoas significativas em nossa vida. No entanto, Prigerson, Vanderweker e Maciejewski (2008) afirmam que a maioria (aproximadamente 80%) das pessoas chega a aceitar a perda ao longo do tempo e que somente 20% não o fazem.

Os critérios para diagnóstico de TGP são:
- a pessoa ter vivido a perda por morte de alguém que lhe era significativo e reagido com preocupação intrusiva com o morto (buscar, procurar, sentir saudades doloridas) e,
- os seguintes sintomas são marcantes e persistentes: evitação, falta de sentido no futuro, entorpecimento, choque, dificuldade em acreditar na morte, sensação de vazio, sem realização na ausência da pessoa, sente como parte de si tivesse morrido, sua visão de mundo perde confiança, segurança, senso de controle, apresenta sintomas e/ou comportamentos de risco semelhantes aos do falecido e amargura.

Considerando-se dados epidemiológicos, constata-se no mundo Ocidental que a maioria das mortes ocorre na terceira idade. Metade da população feminina está viúva depois dos 65 anos. As causas externas são responsáveis por uma parte menor das mortes, precedida pelas neoplasias e doenças do aparelho circulatório. A população que morre por causas externas é, geralmente, composta de jovens mortos por assassinatos, suicídios ou acidentes automobilísticos. A despeito da grande visibilidade que os órgãos de imprensa dão às mortes de jovens, numericamente ela é menor do que as devidas a outras causas.

Pode-se dizer que a aceitação da morte natural aumenta com o passar do tempo. Se a maioria aceita a perda, por que estariam os enlutados em risco de apresentar doenças mentais e/ou psicossomáticas, depressão e ansiedade, dificuldades no sono, queda na função imunológica e aumento no consumo de drogas? E o que dizer, então, dos elevados índices de mortalidade nos primeiros seis meses após a perda?

Prigerson (2008) identificou no grupo que apresentou TLP, alguns sinais identificadores dessa condição, como: ideação suicida, depressão, ansiedade, piores condições de qualidade de vida, maior frequência de hospitalizações, transtorno de sono, elevação da pressão arterial, aumento na frequência do uso de cigarro, diminuição considerável na qualidade dos comportamentos relacionados com a vida diária, como produtividade, cuidados parentais e comportamento cuidador. A partir dessa constatação, essa pesquisadora considerou que o processo de luto tem a função de intermediar a relação entre a perda e a morbidade e propôs a pergunta: além de ser um mediador, o TLP satisfaz aos requisitos para ser considerado um transtorno mental? Para termos uma resposta positiva a esta pergunta seria necessário que o referido transtorno fosse um comportamento clinicamente significativo ou uma síndrome ou padrão associado com sofrimento ou disfunção atual.

Como Prigerson (2008) defende essa proposta, ela a fundamentou no seguinte arrazoado: a fenomenologia e os sintomas desse transtorno são distintos daqueles encontrados em outros transtornos já presentes no DSM-IV, como depressão maior; os fatores de risco e a etiologia são também distintos e o resultado do TLP é associado como variável independente à disfunção e intenso sofrimento; há pouquíssima resposta em tratamento com antidepressivos. Assim sendo, o TLP difere de outros transtornos psiquiátricos ao compor um conjunto de sintomas muito próprios, com pouca sobreposição a outros diagnósticos, como depressão maior, ansiedade generalizada ou transtorno de estresse pós-traumático. São propostos a seguir critérios para inclusão desse transtorno na próxima edição do DSM.

ANGÚSTIA DE SEPARAÇÃO

Um desses três sintomas, diariamente ou em grau de extremo sofrimento: pensamentos intrusivos sobre a relação rompida pela morte; sentimentos intensos de dor emocional, tristeza ou crises de pesar relacionadas com morte; busca pela pessoa morta.

SINTOMAS COGNITIVOS, EMOCIONAIS, COMPORTAMENTAIS

Mais de cinco sintomas diariamente ou em grau de extremo sofrimento: confusão sobre sua identidade (seu papel na vida, sentir que parte de si morreu); dificuldade em aceitar a morte; evitação de indicadores da realidade da perda; inabilidade para confiar nas pessoas; amargura ou raiva em relação à perda; dificuldade em dar prosseguimento à vida (fazer novos amigos, desenvolver interesses); ausência de emoção desde a perda; sentimento de que a vida não tem importância e sentido; sentir-se chocado desde a perda.

DURAÇÃO, EFEITOS INDESEJADOS E FATORES DE RISCO

A duração é de ao menos seis meses desde o surgimento da angústia de separação. Os efeitos indesejados são os sintomas citados que causam sofrimento significativo ou restrições em áreas importantes da vida, como social, ocupacional, responsabilidades domésticas, por exemplo.

Os fatores de risco específicos para TLP (não depressão) são, de acordo com Lannen *et al.*(2008):
- Fatores sociodemográficos: relações afetivas: pais e cônjuges.
- Fatores psicossociais: dependência do falecido; perda parental, sobretudo em pessoas que tenham sofrido abuso ou negligência na infância; angústia de separação na infância; preferência por estilo de vida previsível, avesso a mudanças; falta de preparação para a morte.

Avanços tecnológicos permitiram a utilização de outros recursos na identificação das respostas a partir de um modelo neurobiopsicossocial. O estudo de Gündel *et al.* (2003), utilizando ressonância magnética com pessoas enlutadas, observou que enfrentar um luto ativa as regiões do cérebro responsáveis por buscar recompensa ou satisfação e concluiu que pessoas com luto complicado com lembranças do falecido (fotos, imagens, sons) ainda ativam a atividade neural relacionada com busca de recompensa, o que pode interferir com adaptação à perda. Freed e Mann (2007) discutiram um caso clínico, com o objetivo de identificar a tristeza pertinente à perda e diferenciá-la da depressão. Concluíram que a tristeza pode ser facilmente evocada, a partir de estimulação sensorial, mas pode também ser removida por meio da remoção dos estímulos.

Boelen e Prigerson (2007) deixam claro que o TLP é distinto de depressão e ansiedade e é preditor de limitações na qualidade de vida e saúde mental. Consideram útil o emprego do conceito de TLP para detectar enlutados em risco para problemas de saúde, que passariam despercebidos se o foco estivesse apenas em detectar ansiedade e depressão.

A preocupação em ter critérios para diagnóstico de TLP fundamenta-se, portanto, na necessidade de capacitar os clínicos para identificar pessoas enlutadas em condição de risco e indicar questões a ser abordadas com a terapia específica. Secundariamente, oferece uma medida padrão para pesquisa de prevalência, fatores de risco, resultados, prevenção e tratamento.

A segunda questão que desenvolvemos neste capítulo focaliza, então, aspectos relacionados com técnicas de intervenção. As perguntas norteadoras para desenvolver o tema são relativas à justificativa para intervir sua eficácia, podendo ser ampliadas para: quando intervir e quando não intervir, para quem oferecer intervenção, a época do início da intervenção, e, por fim, qual intervenção é mais indicada para cada situação.

Para aprofundar as questões temos: Os benefícios da intervenção superam seu ônus? Qual é o enlutado que se beneficia dessa intervenção? Quais intervenções são mais eficazes e para quem? Aqui são discutidas abordagens a grupos de autoajuda, psicoterapia, terapia familiar, luto em cuidados paliativos, entre outras. Quando intervir abrange aspectos do luto antecipatório, mais especificamente voltados para programas de cuidados paliativos, além do período no qual o enlutado conta com apoio socioafetivo e a adequação de ser oferecida, então, ocorre psicoterapia. Inclui também o peso atribuído ao diagnóstico para determinar a urgência da intervenção, sem deixar de considerar o espectro da resposta humana e profissional à perda e ao luto.

Nesta segunda parte, iniciamos com a pergunta: Por que não intervir?

Uma objeção à oferta de assistência ao enlutado está no fato de nem sempre ela ser necessária, sobretudo a pessoas que contam com boa rede de apoio psicossocial, por amigos, pessoas de sua comunidade e familiares. Pode também diminuir a autoestima e o senso de eficácia daqueles que têm recursos de enfrentamento adequados. Um subtexto dessa oferta de intervenção diz que há certas formas de luto que são inaceitáveis e precisam ser resolvidas – ou removidas – o mais depressa possível. Ou seja: parâmetros e expectativas culturais têm peso na qualificação de alguns tipos de luto e podem estigmatizar o enlutado.

Cabe ressaltar, sempre que se discutir a intervenção a ser ou não oferecida, a importância de se buscar o equilíbrio entre a prática, como elemento gerador de problemas de pesquisa e aquele que a pratica, isto é seja, o profissional que requer treinamento adequado e criterioso. Além disso, o diálogo entre prática e pesquisa, sendo estimulado, permite que a prática seja descrita, avaliada e examinada, para que se tenha uma comunicação da evidência para a prática e da prática para as evidências. Espera-se que o profissional contribua com atributos pessoais como empatia, crença no propósito de seu trabalho, boa vontade, generosidade, além de conhecimento teórico, habilidades, competências clínicas. Por outro lado, o profissional deve estar sempre atento às avaliações críticas de seu trabalho, submetendo-se a supervisão e aceitando possibilidades de ampliar conhecimentos. Este aspecto, da formação e experiência do profissional, pode responder em parte à objeção pela intervenção, se não for efetivada por aquele adequadamente preparado para esse fim.

Se avaliarmos com cuidado a condição do enlutado, podemos nos deparar com aqueles que não necessitam de psicoterapia nos moldes tradicionais e que podem se beneficiar de intervenções de outra ordem, como acompanhamento para que desenvolvam novas rotinas diárias, integrando habilidades e competências. Bons hábitos devem ser estimulados, como alimentação adequada, boas horas de sono e atividade física (CHEN; GILL; PRIGERSON, 2005).

O apoio afetivo e social nunca será excessivamente valorizado nessas circunstâncias, e o enlutado pode buscar a companhia de amigos empáticos, ou mesmo buscar novos relacionamentos, sobretudo no caso daqueles que se encontram afastados de suas fontes de satisfação e reconhecimento afetivo.

Wagner, Knaevelsrud, e Maercker (2006) realizaram estudo comparativo entre um grupo de pacientes enlutados que estiveram em psicoterapia especificamente voltada para luto e um grupo de enlutados que estiveram em psicoterapia não especializada. Os resultados mostram que aqueles em psicoterapia especializada obtiveram melhores resultados, em menos tempo, resultados esses que se mantiveram quando feito o acompanhamento após seis meses do término do processo.

Por outro lado, há evidências de que, quanto mais complicado o luto, haverá maiores chances de que a terapia leve a bons resultados (SCHUT; STROEBE; VAN DEN BOUT; TERHEGGEN, 2001; JORDAN e NEIMEYER, 2003). Não se pode perder de vista que a intervenção com pessoas enlutadas atinge os três níveis de prevenção. Na intervenção primária, o objetivo é trabalhar com todos os enlutados, avaliar suas condições, recursos e possibilidades de resiliência. Na prevenção secundária, o foco se dirige mais especificamente aos enlutados em risco; e na prevenção terciária, objetiva-se trabalhar com enlutados que apresentem reações de luto complicado.

Podemos dizer, portanto, que as intervenções com pessoas enlutadas devem ser dirigidas para pacientes com riscos sociodemográficos e circunstanciais (pessoas sem apoio familiar, social e financeiro, que vivem sozinhas ou que vivem um luto em consequência de mortes violentas, traumáticas ou em massa, como assassinato ou suicídio). Também vale verificar de perto a situação de mães e esposas, sobretudo se a relação com o falecido tiver características de dependência. Aqueles que apresentam ideação suicida devem ser considerados prioridade, seguidos por aqueles que apresentavam transtornos psiquiátricos prévios à perda. Pessoas que tenham sofrido abuso ou negligência parental na infância se beneficiam muito da terapia para o luto. (PARKES, 2006)

Intervenções no período de luto antecipatório, em uma perspectiva de cuidados paliativos, têm se mostrado importantes para aceitação da morte; ter a oportunidade de se despedir; resolver questões pendentes de forma a não deixar em aberto pontos de arrependimento, resultam em boa qualidade do ajustamento e da resposta à perda (FONSECA, 2004; KISSANE e LICHTENTAL, 2008; WEITZNER, 1999).

Do ponto de vista da fundamentação teórica para as intervenções com enlutados, temos destacado aquelas que se utilizam de teoria do apego (PARKES, 2006), da terapia cognitiva (MALKINSON, 2007) e da construção de significado (NEIMEYER, 2001, THOMPSON e JANIGIAN, 1988; WALSH, 1998; NADEAU, 1997).

Muitas são as possibilidades de intervenção com pessoas enlutadas, no âmbito familiar e comunitário, para lidar com sobreviventes e pessoas com transtorno de estresse pós-traumático. Para este capítulo, dado o objetivo de apresentar algumas ideias no eixo diagnóstico e intervenção, não nos pareceu apropriado aprofundar além do exposto. O leitor terá possibilidades de ampliar seus conhecimentos a partir da bibliografia aqui utilizada, que o remete para novas pesquisas.

BIBLIOGRAFIA

AMERICAN PSYCHIATRIC ASSOCIATION. *Diagnostic and Statistical Manual of Mental Disorders*. (4ª ed.). Washington, DC, 1994.

BOELEN, P.A.; PRIGERSON, H.G. The influence of symptoms of prolonged grief disorder, depression, and anxiety on quality of life among bereaved adults. A prospective study. *Eur. Arch. Psychiatr. Clin. Neuroscience*, v. 257, n. 8, p. 444-452, 2007.

BOSS, P. *Loss, Trauma and Resilience. Therapeutic Work with Ambiguous Loss*. Nova York: Norton & Company, 2006.

BOWLBY, J. Perda: tristeza e depressão. In: BOWLBY, J.; DUTRA, W. *Apego e perda*. São Paulo: Martins Fontes, 1993.

_____. *Formação e rompimento dos laços afetivos*. São Paulo: Martins Fontes, 1979.

BROMBERG, M.H.P.F. *Psicoterapia em situações de perda e luto*. Campinas: Editorial Psy, 1995.

BROMBERG, M.H.P.F; KOVÁCS, M.J.; CARVALHO, M.M.M.L.; CARVALHO, V.A. *Vida e morte: laços da existência*. São Paulo: Casa do Psicólogo, 1996.

CASELLATO, G. (Org.) *Dor silenciosa ou dor silenciada?* Perdas e lutos não reconhecidos por enlutados e sociedade. Campinas: Livro Pleno, 2005.

CHEN, J.A.; GILL, T.M.; PREIGERSON, H.G. Health behaviors associated with better quality of life for old bereaved persons. *J. Palliat. Med.*, v. 8, n. 1, p. 96-106, 2005.

DAVIES, R. New understandings of parental grief: literature review. *J. Advanced Nursing*, v. 46, n. 5, p.506-513, 2004.

FONSECA, J.P. *Luto antecipatório*. Campinas: Livro Pleno, 2004.

FRANCO, M.H.P. Luto em cuidados paliativos. In: CREMESP. *Cuidado paliativo*. São Paulo, 2008.

_____. *Estudos avançados sobre o luto*. Campinas: Livro Pleno, 2002.

FRANCO, M.H.P.; MAZORRA, L. Criança e luto: vivências fantasmáticas diante da morte do genitor. *Est. Psicol.*, Campinas, v. 2, n. 4, p. 503-511, 2007.

FREED, P.J.; MANN, J.J. Sadness and loss: toward a neurobiopsychosocial model. *Amer. J. Psychiatr.*, v.164, n.1, p. 28-34, 2007.

FREUD, S. (1914-1918) - Luto e melancolia. In: *Edição Standard Brasileira das Obras Completas de Sigmound Freud*. Rio de Janeiro: Imago, 1974.

GÜNDEL, H.; O'CONNOR, M.F.; LITTREL, L.; FORT, C.; LANE, R.D. Functional neuroanatomy of grief: an FMRI study. *Amer. J. Psychiat.*, v.160, n.11, p. 1946-1953, 2003.

HANSSON, R. O.; STROEBE, M.S. *Bereavement in Later Life*. Washington: American Psychological Association, 2007.

JORDAN, J.R.; NEIMEYER, R.A. Does grief counseling work? *Death Studies*, v. 27, n. 9, p. 765-786, 2003.

KISSANE, D.W; LICHTENTHAL, W.G. Family focus grief therapy; from palliative care into bereavement. In: STROEBE, M.S.; HANSSON, R.O.; SCHUT, H.; STROEBE, W. *Handbook of bereavement research and practice; advances in theory and intervention*. Washington: American Psychological Association, 2008.

KLASS, D.; SILVERMAN, P.; STEVEN, N. *Continuing bonds*: new understandings of grief. New York: Taylor e Francis, 1996.

KLASS, D.; WALTER, T. Processes of grieving: how bonds are continued. In: NEIMEYER, R. (Ed.). *Meaning reconstruction and the experience of loss*. Washington: American Psychological Association, 2001.

KOVÁCS, M.J. *Vida e morte*: laços da existência. São Paulo: Casa do Psicólogo, 1996.

KREICBERGS, U.; VALDIMARSDÓTTIR, U.; ONELÖV, E.; BJÖRK, O.; STEINECK, G.; HENTER, JI. Care-related distress: a nationwide study of parents who lost their child to cancer. *J. Clin. Oncol.* v. 23, n. 36, p. 9162-9171, 2005.

LANNEN, P.K.; WOLFE, J.; PRIGERSON, H.G.; ONELOV, E.; KREICBERGS, U.C. Unresolved grief in a national sample of bereaved parents: impaired mental and physical health 4 to 9 years later. *J. Clin. Oncol.*, v. 26, n. 36, p. 5870-5876, 2008.

MACIEJEWSKI, P.K.; ZHANG, B.; BLOCK, S.D.; PRIGERSON, H.G. An empirical examination of the stage theory of grief. *JAMA*, v. 297, n. 7, p. 716-723, 2007.

MALKINSON, R. *Cognitive grief therapy*: constructing a rational meaning to life following loss. Nova York: Norton, 2007.

MAZZORRA, L.; TINOCO, V. (Org). *Luto na infância*: intervenções psicológicas em diferentes contextos. Campinas: Livro Pleno, 2005.

NADEAU, J. *Families making sense of death*. Califórnia: Sage, 1997.

NIEMEYER, R. (Ed.). *Meaning reconstruction and the experience of loss*. Washington: American Psychological Association, 2001.

NEIMEYER, R.; HOGAN, N.S.; LAURIE, A. The Measurement of grief: Psychometric Considerations in the Assessment of Reactions to Bereavement. In: STROEBE, M.S.; HANSSON, R.O.; SCHUT, H.; STROEBE, W. *Handbook of bereavement research and practice; advances in theory and intervention*. Washington: American Psychological Association, 2008.

PARKES, C. M. *Love and loss*: the roots of grief and its complication. Londres: Routledge, 2006.

_____. *Luto*: estudos sobre a perda na vida adulta. São Paulo: Summus, 1998.

PARKES, C.M.; LAUNGANI, P.; YOUNG, B. *Death and bereavement across cultures*. Londres: Routledge, 1997.

PRIGERSON, H.G *Time Will Tell: Pathways to Prolonged Grief, Pathways to Acceptance*. Palestra apresentada no Oitavo Congresso Internacional sobre Luto na Sociedade Contemporânea, em Melbourne, Austrália, 2008.

PRIGERSON, H.G.; VANDERWERKER, L.C.; MACIEJEWISKY, P.K. A case for Inclusion of Prolonged Grief in DSM-V. In: STROEBE, M.S.; HANSSON, R.O.; SCHUT, H.; STROEBE, W. *Handbook of bereavement research and practice; advances in theory and intervention.* Washington: American Psychological Association, 2008.

RAPHAEL, B. *New Anatomies and Evolving Science: Grief and Bereavement in the 21st Century.* Palestra apresentada no Oitavo Congresso Internacional sobre Luto na Sociedade Contemporânea, em Melbourne, Austrália, 2008.

RUBIN, S.S.; MALKINSON, R.; WITZTUM, E. Clinical aspects of a DSM complicated grief diagnosis: challenges, dilemmas and opportunities. In: STROEBE, M.S.; HANSSON, R.O.; SCHUT, H.; STROEBE, W. *Handbook of bereavement research and practice; advances in theory and intervention.* Washington: American Psychological Association, 2008.

SHAPIRO, E. Family bereavement and cultural diversity: a social developmental perspective. *Family Process*, v. 35, n. 3, p.313-332, 1996.

SHEAR, K.; FRANK, E.; HOUCK, P.R.; REYNOLDS, C.F. Treatment of complicated grief a randomized controlled trial. *JAMA*, v. 293, n.21, p.2601-2608, 2005.

STROEBE, M.; SCHUT, H. Meaning making in the dual process model of coping with bereavement. In: NEIMEYER, R. (Ed.). *Meaning reconstruction and the experience of loss.* Washington: American Psychological Association, 2001.

_____. The dual process model of bereavement: rationale and description. *Death Studies*, v. 23, n. 3, p. 197-224, 1999.

STROEBE, M. From vulnerability to resilience: is the pendulum swing in bereavement research justified? Palestra apresentada no Oitavo Congresso Internacional sobre Luto na Sociedade Contemporânea, em Melbourne, Austrália, 2008.

THOMPSON, S.C.; JANIGIAN, A.S. Life schemes: a framework for understanding the search for meaning. *J. Soc. Clin. Psychol.*, Nova Iorque, v. 7, n.2-3, p. 260-280, 1988.

WAGNER, B.; KNAEVELSRUD, C.; MAERCKER, A. Internet-based cognitive-behavioral therapy for complicated grief: a randomized controlled trial. *Death Studies*, v. 30, n. 5, p. 429-453, 2006.

WEITZNER, M. Family caregiver quality of life differences between curative and palliative cancer treatment settings. *J Pain Symptom Manag.*, v. 17, n. 6, p. 418-428, 1999.

WILSON, E.G. *Against happiness, in praise of melancholy.* Nova York: Farrar, Straus e Giroux, 2008.

Capítulo 18
CUIDADOS PALIATIVOS – ABORDAGEM CONTÍNUA E INTEGRAL

Ana Georgia Cavalcanti de Melo
Ricardo Caponero

> *Sofrimento só é intolerável quando ninguém cuida.*
> Dame Cecily Saunders

INTRODUÇÃO

Atualmente, os cuidados paliativos vêm obtendo um crescente olhar por parte dos profissionais de saúde, gestores, administradores de instituições hospitalares, universidades, governo mas, principalmente, da sociedade em geral. As estatísticas demonstram o crescente número de pessoas acometidas pelas diversas doenças crônico-evolutivas, em especial, o câncer. Esse cenário vem se manifestando de tal maneira que os cuidados paliativos passaram a ter que ser compreendidos e incorporados definitivamente nos tratamentos dos pacientes e nas unidades hospitalares.

É impossível encontrar alguém, hoje, que não esteja sofrendo de alguma doença crônico-evolutiva, ou alguém que já não tenha um histórico anterior na família e/ou que não viverá uma situação como essa.

Os avanços tecnológicos caminham a passos largos, a prevenção começa a ser incorporada e, com ela, a descoberta de diagnósticos mais precoces, tendo como consequência tratamentos que prolongam a vida por mais tempo.

A questão crucial em cuidados paliativos é a qualidade da vida em questão, e não apenas o tempo atribuído a ela. Com foco no controle da dor e alívio de sintomas; os cuidados paliativos são os cuidados integrais e contínuos oferecidos aos pacientes e familiares, para que depois do diagnóstico de uma doença crônica que poderá evoluir ele possa viver aliviado de seu sofrimento; seja ele físico, psicológico e/ou espiritual e o de sua família, parte integrante do cuidado.

A detecção precoce do diagnóstico de uma doença crônico-evolutiva já é o momento de se instalar esse acompanhamento, tanto do paciente, como do familiar e/ou cuidador.

O objetivo principal é que esses cuidados sejam oferecidos desde então; médico, equipe de saúde, paciente e família criam um vínculo de confiança e, em conjunto, estabelecem um plano estratégico de assistência integral e contínua. Diante desse primeiro contato do paciente com o diagnóstico, inicia-se a intervenção, pois dessa maneira, o paciente passa a ser um agente ativo em seu tratamento, começa a pesquisar sobre seu prognóstico, a discutir tratamentos e a colaborar com melhores resultados.

Cada vez mais a informação tem chegado aos indivíduos e as dúvidas devem ser sanadas, para que a adesão do paciente ao tratamento seja cada vez maior e para que o vínculo de confiança, fundamental em qualquer relação, se configure.

Com esses avanços tecnológicos, podemos contar com maior sobrevida, mas com qualidade e não o prolongamento desnecessário com tratamentos fúteis, com a obstinação terapêutica a qualquer custo. Esta é uma questão também muito importante. Houve uma mudança fundamental na relação médico-paciente, em que o poder decisório, a autoridade e competência foram distribuídos. A tecnologia moderna acabou por introduzir um novo nível de escolhas, para as quais a medicina não tem respostas exclusivas, pois são questões de valor e não apenas científicas. Questões como viver mais ou sofrer menos para um paciente que está no final da vida passam a ser questões sem resposta, pois os médicos e profissionais de saúde não conhecem os valores objetivos dos pacientes, portanto, muita discussão ainda está por vir.

O debate contemporâneo sobre os tratamentos fúteis e inúteis, nos quais avaliações, definições, estratégias, valores e competências vêm trazendo à tona cada vez mais a importância do vínculo estreito entre médicos e equipe de saúde-paciente e familiares, pois estas serão questões a serem discutidas por toda a sociedade, sob o ponto de vista médico, legal e ético.

Daqui para frente, de acordo com os conceitos de uma "medicina sustentável", proposta por Daniel Callahan, devem-se ter como objetivo a promoção da saúde e prevenção das doenças, o alívio da dor e do sofrimento, a cura e o cuidado dos pacientes portadores de doenças curáveis ou incuráveis e o favorecimento de uma morte digna e serena. Essa visão nos traz a problemática de fundo, a distanásia, abordada profundamente pelo Padre Leo Pessini, um estudioso do assunto, em que deve se discutir e definir critérios e diretrizes éticas para guiar as decisões dos tratamentos em futuro próximo.

HISTÓRICO E FILOSOFIA DOS CUIDADOS PALIATIVOS

O conceito de cuidados paliativos teve origem no movimento *hospice*, originado por Cecily Saunders e colaboradores, disseminando pelo mundo uma nova filosofia sobre o cuidar, contendo dois elementos fundamentais que pregavam: o controle efetivo da dor e de outros sintomas decorrentes dos tratamentos em fase avançada das doenças e o cuidado abrangendo as dimensões psicológicas, sociais e espirituais de pacientes e suas famílias.

Incorporavam-se maior necessidade de controlar a dor com a utilização da morfina, o treinamento de profissionais e voluntários. Tem início, então, uma nova abordagem, oferecendo maior suporte para pacientes e familiares no período final dos tratamentos curativos e na fase do luto.

A palavra *hospice* tem origem no latim *hospes*, significando estranho e depois anfitrião, *hospitalis*, que significa amigável, ou seja, 'bem-vindo ao estranho' e evolui para o significado de hospitalidade. Em 1840, na França, os *hospices* eram abrigos para peregrinos durante seus percursos e tinham origem religiosa; ali eram cuidados os enfermos que estavam morrendo. Em 1900, surgiu outro em Londres e posteriormente, em 1967, o *Saint Cristopher's Hospice*, que revolucionou essa filosofia e deu início a outros *hospices* independentes.

Com esse movimento, começou a ser introduzido um novo conceito de cuidar e não só curar, focado no paciente até o final de sua vida. Diante desse momento, um novo campo foi criado, o da medicina paliativa, incorporando a essa filosofia equipes de saúde especializadas no controle da dor e no alívio de sintomas.

O termo *palliare* também tem origem no latim e significa proteger, amparar, cobrir, abrigar, ou seja, a perspectiva de cuidar e não somente curar surge amplamente, trazendo a essência da medicina como foco principal.

Esses avanços tecnológicos da medicina, principalmente na área oncológica, contribuíram de maneira inegável para umento da sobrevida dos pacientes, mas acabou por desenvolver uma abordagem focada muito mais na cura do que nos cuidados e no bem-estar geral do paciente e dos familiares que o cercam.

A Organização Mundial de Saúde (1990) conceituou os cuidados paliativos como:

> *os cuidados ativos e totais aos pacientes quando a doença não responde aos tratamentos curativos, quando o controle da dor e de outros sintomas (psicológicos, sociais e espirituais) são prioridade e o objetivo é alcançar a melhor qualidade de vida para pacientes e familiares.*

Já em 2000, a Organização Mundial de Saúde redefiniu essa conceituação, com um enfoque na prevenção do sofrimento:

> *Cuidados Paliativos é uma abordagem que aprimora a qualidade de vida dos pacientes e famílias, que enfrentam problemas associados com doenças ameaçadoras de vida, através da prevenção e alívio do sofrimento, por meios de identificação precoce, avaliação correta e tratamento da dor e outros problemas de ordem física, psicossocial e espiritual.*

Utiliza-se uma abordagem multidisciplinar, que compreende o paciente, a família e a comunidade. Muitos aspectos desses cuidados são aplicáveis durante o curso da doença, visando reduzir o sofrimento, oferecendo cuidado total. O foco é aliviar as expectativas e necessidades físicas, psicológicas, sociais e espirituais, integrando os valores culturais, religiosos, crenças e práticas.

A Associação Canadense de Cuidados Paliativos, em 1995, já tinha conceituado os cuidados paliativos como uma filosofia de cuidar, combinando terapias ativas, visando ao conforto e ao suporte individual e familiar de quem está vivendo com doenças crônico-evolutivas. Durante todo o período da doença, o foco desses cuidados é alcançar o alívio das necessidades biopsicossociais e espirituais, enquanto demanda a compreensão de crenças, valores e necessidades individuais.

Os cuidados paliativos têm como princípios, afirmar a vida e encarar a morte como um processo normal; não adiar nem prolongar a morte; prover alívio de dor e de outros sintomas, integrando os cuidados, oferecendo suporte para que os pacientes possam viver o mais ativamente possível, ajudando a família e cuidadores no processo de luto.

A incidência e a mortalidade, apesar dos avanços tecnológicos da medicina, principalmente em oncologia, continuam a aumentar: segundo a Organização Mundial de Saúde, a previsão para 2015 é de 15 milhões de novos casos ocorrendo anualmente, contando com quase 9 milhões de mortes, sendo que 6 milhões serão em países em desenvolvimento. No caso da Aids, a previsão é de mais de 10 milhões, sendo 90% das mortes em países em desenvolvimento. Atualmente, o panorama é imenso, muitos países adotaram esses modelos e implantaram serviços em hospitais e instituições, desenvolvendo programas específicos.

Introduzir o conceito de cuidados paliativos é remeter à essência da medicina, propiciar o controle de dor, alívio de sintomas e qualidade de vida aos pacientes que padecem de doenças, principalmente em fase avançada; é direito de todos os pacientes e dever de cada profissional de saúde e de toda a comunidade. O que faziam os médicos antigamente a não ser paliar e aliviar?

Estudos realizados por Spiegel *et al.* (1999) demonstraram que, pela perspectiva dos pacientes, qualidade de vida é receber adequado controle de dor e manejo de sintomas, evitar o prolongamento inapropriado do morrer, alcançar um senso de controle, evitar ou aliviar o sofrimento e fortalecer relacionamentos com seus entes queridos.

OS PRINCÍPIOS BÁSICOS DA MEDICINA PALIATIVA

O foco principal da medicina paliativa é o cuidar, portanto, alguns princípios básicos são essenciais: escutar o paciente, fazer um diagnóstico antes de tratar, conhecer muito bem as drogas a serem utilizadas, empregar drogas que tenham mais de um objetivo de alívio, manter tratamentos o mais simples possível; nem tudo que dói deve ser tratado com medicamentos e analgésicos; cuidados paliativos são intensivos; aprender a reconhecer e desfrutar pequenas realizações e ter consciência de que sempre há alguma coisa que pode ser feita.

Os profissionais de saúde, embasados nesses princípios, podem valorizar pequenas realizações e dividi-las com seus pacientes. A discussão de casos com outros profissionais é outra ferramenta extremamente útil, pois acrescenta dados sobre o histórico de pacientes e familiares e contribui para o crescimento profissional, colocando em prática o trabalho multidisciplinar.

O processo de adaptação do paciente aos cuidados vai depender da idade; do estágio; do desenvolvimento familiar; da natureza da doença; da trajetória ou padrão de enfrentamento; da experiência prévia, individual e familiar, em relação à doença e à morte; do *status* socioeconômico e das variáveis culturais envolvidas.

Domínios de Excelência nos Cuidados do Final da Vida

No relatório *Approaching death: improving care at the end of life*, o Instituto de Medicina dos Estados Unidos identificou os domínios de excelência nos cuidados. São eles: qualidade geral de vida; bem-estar e o funcionamento físico; bem-estar e o funcionamento psicossocial; bem-estar espiritual; a percepção que o paciente tem dos cuidados que lhe são oferecidos e o bem-estar e o convívio familiar.

Pulchaski e Romer (2000) têm defendido o valor da incorporação de um "histórico espiritual" aos registros médicos de rotina, particularmente no caso de pacientes com doenças avançadas ou em que a vida esteja ameaçada. Eles acreditam que esse histórico espiritual oferece aos médicos e profissionais de saúde, elementos contextuais para que não apenas compreendam mais seus pacientes, mas comecem a atender a algumas dessas necessidades espirituais que são de grande importância no final da vida. Os domínios de qualidade no final da vida sob a perspectiva dos pacientes são: o controle adequado dos sintomas; evitar o prolongamento impróprio do processo de morrer; alcançar um sentido de paz espiritual; alívio da angústia e fortalecimento dos relacionamentos com entes queridos.

Em uma pesquisa do Gallup Institute Health Care, EUA, sobre crenças espirituais e o processo de morrer, em 1997, entre 50 e 60% dos entrevistados disseram que suas maiores preocupações ao pensar na própria morte eram: não serem perdoados por Deus; não se reconciliarem com pessoas queridas; morrerem afastados de Deus ou rompidos com alguma força superior, o que demonstra a necessidade de se reconectar com algo superior e/ou com o sentido da vida, de ter um propósito, de deixar um legado.

PROGRAMAS DE CUIDADOS PALIATIVOS

Os programas de cuidados paliativos incluem os seguintes componentes: clínica-dia, assistência domiciliar, internação, serviços de consultoria e suporte para o luto.

Durante a cronicidade de sua doença, o paciente será atendido em clínica-dia, recebendo informações, orientações e cuidados diários pela equipe multidisciplinar e quando necessário, no caso de agravamento da doença e/ou impedimento temporário, ser encaminhado aos cuidados em domicílio.

A assistência domiciliar é o atendimento integral no contexto familiar, utilizando serviços especializados e equipamentos que monitoram o paciente em seu próprio lar, integrando os familiares e proporcionando um ambiente acolhedor.

Tanto na clínica-dia, quanto em domicílio e internação, os cuidados devem ser contínuos e monitorados pela equipe diariamente.

Uma Unidade de Cuidados Paliativos tem que estar disponível 24 horas, orientando os familiares e cuidadores a reconhecerem sinais de emergência e serem capazes de identificar problemas. A equipe deve oferecer segurança aos doentes e familiares, individualizar as queixas, procurar responder a todas as perguntas, aliviar seu sofrimento físico, escutar acima de tudo o paciente, e ter um coordeandor capacitado e treinado para coordenar as atividades da equipe.

A necessidade de treinamento da equipe é de extrema importância, pois a aquisição de atitudes e habilidades é fundamental para que uma assistência seja efetiva e bem-sucedida.

A comunicação entre os profissionais da equipe de saúde deve ser coerente; é muito comum o paciente e a família checarem diversas vezes as informações recebidas e é fundamental que elas expressem coerência e credibilidade para que se perpetue o vínculo de confiança.

Obstáculos para a Implantação de Unidades de Cuidados Paliativos

Existem, ainda, alguns obstáculos para que sejam implantadas essas Unidades de Cuidados Paliativos, principalmente no Brasil, como ausência de uma política nacional de alívio de dor e outros aspectos de cuidados paliativos; deficiência na educação dos profissionais de saúde; ausência de uma política governamental adequada; preocupação quanto ao abuso da morfina e outros opióides, causando aumento de restrições à prescrição e ao fornecimento de morfina; limitação no fornecimento de outras drogas necessárias para alívio de dor e outros sintomas e carência de recursos financeiros para pesquisa e desenvolvimento em cuidados paliativos.

Apesar dessa assistência ser a única opção real para a maioria dos pacientes com câncer, os cuidados paliativos atraem apenas algumas das fontes de recursos disponíveis.

A maioria das fontes dos recursos é voltada para os tratamentos curativos, com custo relativamente alto e efeitos limitados. Não há quase nenhum investimento para treinamento desses profissionais e locais adequados para atendimento da população carente de assistência.

IMPLEMENTAÇÃO DOS CUIDADOS PALIATIVOS EM NÍVEL NACIONAL

Alguns pré-requisitos são necessários para uma política nacional de cuidados paliativos.

É fundamental reconhecer que se trata de um problema de saúde pública negligenciado; é necessário criar comitês para treinamento de profissionais de saúde, assegurar a disponibilidade dos medicamentos e criar leis para proteção dos médicos, pacientes e familiares.

Discutir cuidados paliativos e a filosofia *hospice* nunca é fácil, assim como outras questões referentes ao final de vida não foram aprendidas e não são discutidas na nossa sociedade.

É preciso mudar o conceito de que nada podemos fazer por esses enfermos e incorporar uma mudança de atitude, com a qual muito pode ser feito para o bem-estar de quem está sofrendo ou chegando aos momentos finais da vida, que não seja o abandono ou tratamentos agressivos e desnecessários.

Para que sejam alcançados alguns resultados, normas e diretrizes devem ser desenvolvidas para pacientes de diferentes tipos de doenças e níveis de gravidade, provendo uma organização dos resultados das intervenções para que seja desenvolvido um modelo de abordagem, por meio de pesquisas para a conceituação da qualidade de vida.

OS CUIDADOS PALIATIVOS NO BRASIL – ASSOCIAÇÃO BRASILEIRA DE CUIDADOS PALIATIVOS

Diante desse panorama, foi fundada em São Paulo, em outubro de 1997, a Associação Brasileira de Cuidados Paliativos, com o objetivo de divulgar tal prática e agregar os serviços de cuidados paliativos que já existiam no Brasil, mesmo ainda não padronizados, mas que ofereciam assistência para pacientes fora de possibilidades terapêuticas em algum âmbito: internação, ambulatorial e/ou domiciliar. Ficou estabelecido que os objetivos principais seriam: proporcionar a vinculação científica e profissional entre a equipe de saúde que estuda e pratica as disciplinas ligadas aos cuidados nas enfermidades crônico-evolutivas, em fase avançada e na terminalidade; aperfeiçoar a qualidade de atenção aos enfermos; fomentar as pesquisas no campo dos cuidados paliativos por meio de congressos, seminários, conferências, visando elevar o nível técnico-científico de todos os profissionais de saúde; desenvolver, assessorar e prestar assistência técnica quanto a conteúdo; programas curriculares e acadêmicos de educação na área de saúde; estudar e discutir problemas éticos e suas implicações na prática dos cuidados paliativos e promover o bem-estar da comunidade, preservando a melhoria da qualidade de vida dos enfermos, nos diversos níveis de saúde.

O objetivo principal dessa iniciativa é criar as diretrizes nessa área e modelos que sejam adequados à realidade de nosso país. O Brasil é um país imenso, com peculiaridades socioculturais e econômicas que devem ser respeitadas, para que esses serviços, localizados nos diversos estados, possam ser efetivos em sua abordagem e contribuir para a melhoria do atendimento.

Estágios Evolutivos de uma Cultura Paliativa

Em 2008, o professor doutor Eduardo Bruera, uma das maiores autoridades no assunto, em conferência no Brasil em celebração ao Dia Mundial de Cuidados Paliativos, realizada pela Associação Brasileira de Cuidados Paliativos, citou os estágios que acompanham a evolução dos cuidados paliativos no mundo.

Primeiramente encontra-se a negação, pela qual as instituições negam a realidade e dizem que elas não sofrem desse problema, que o controle de sintomas que fazem é muito bom e que seus pacientes estão muito contentes com os resultados. Geralmente se questionam sobre qual o propósito de investigar sintomas que não existem e a única solução é eliminar e controlar a enfermidade de base. Já num segundo estágio acontece o que ele nomeou de palifobia: o pânico se instala quando a palavra "paliativo" é pronunciada, mais comum entre oncologistas, especialistas em dor e professores de universidades. Alguns até acham que se trata de uma eutanásia disfarçada, que não é ciência e, sim, uma fraude clínica. Com certeza deve ser por falta de conhecimento e de formação sobre o assunto. Outro estágio é a palilalia, no qual existe uma linguagem repetitiva e sem sentido sobre cuidados paliativos, sem nenhuma ação efetiva, é como se tivesse virado algo novo, que todos não querem ficar de fora, mas nada de realmente efetivo acontece. Existem grupos de discussão, todos acham muito importante, mas ainda nada é efetivamente transformado em prática. No último estágio, o paliativo, designa-se pessoal qualificado, estruturam-se departamentos e disciplinas com esse conteúdo, com a intenção de implantação na prática, através de suporte financeiro, e é denominado estágio final.

CONCLUSÃO

A sociedade atende pacientes dentro da realidade de cada instituição, com poucos recursos ou ausência total de formação por parte dos profissionais. Os pacientes procuram os serviços de saúde tardiamente, dificultando a cura ou melhoria na sobrevida e nos colocando frente à urgente necessidade desses cuidados. Os cuidados paliativos são um direito do paciente ou dever dos profissionais de saúde e não um luxo.

Outro aspecto importante é a necessidade de o paciente ser ativo nesse processo do adoecer, assim como poder contar com o suporte familiar e a competência da equipe para que seja capaz de tomar suas próprias decisões.

Os cuidados paliativos não são indicados apenas ao final da vida, devem ser oferecidos durante a vida, contínuos e intensivos e podem durar anos.

O maior problema ainda é a falta de ensino nas universidades, na formação do médico; ensina-se a teoria, mas muito pouco a prática. Após a Segunda Guerra Mundial, a medicina conseguiu mudar seriamente a história natural da enfermidade, com os enormes êxitos e progressos em doenças infecciosas, mas afastou a medicina do alívio do sofrimento e o foco permaneceu na eliminação da enfermidade. Nós, ainda nos encontramos no estágio de palilalia, referido pelo Prof. Eduardo Bruera; portanto devemos alcançar a prática eficaz e eficiente desses cuidados, confiar que na nossa prática seremos capazes de formar melhores seres humanos que atenderão outros seres humanos.

Muitas questões bioéticas devem ser discutidas ainda, assim como, realizadas novas pesquisas e a disseminação da informação para pacientes, familiares e toda a sociedade, a fim de que estes possam ter subsídios para optarem e opinarem sobre o que é melhor para si. Encontrar um significado no que fazemos é o sentido e a convicção de que nossas vidas têm propósito, um papel que desempenhamos e que é um presente divino.

BIBLIOGRAFIA

BRUERA, E.; PORTENOY, R. *Topics in palliative care*: volumes 1-4. Oxford: University Press, 1998-2000.

BRUERA, E. *Os cuidados paliativos*: a abordagem do futuro. Revista Meaning. n.00, ano I, YPÊ Editora, 2008.

CHOCHINOV, H.; BREITBART, W. *Handbook of psychiatry in palliative medicine*. Oxford: University Press, 2000.

DOYLE, D.; HANKS, G.; MAC DONALD, N. *Oxford textbook of palliative medicine*. Oxford: University Press, 1997.

HANSON, M.T.; CALAHAN, D. The goals of Medicine: The forgotten issues in health care reform, pp1-54

HOLLAND, J.; BREITBART, W.; JACOBSEN, P.; LEDEBERG, M.; LOSCALZO, M.; MASSIE, M.; MCCORKLE, R. *Psycho-oncology*. Oxford: University Press, 1998

PESSINI, L. *Distanásia*: até quando prolongar a vida? São Paulo: Loyola, 2001.

PUCHALSKY, C.M.; ROMER, A.L. *Taking a spiritual history allows clinicians to understand patients more fully*. J. Palliat. Med. v. 3, p. 129-137, 2000.

RANDALL, F.; DOWNIE, R.S. *Palliative care ethics*: a companion for all specialties. Oxford: University Press, 1999.

SAUNDERS, C. Caring to the end. *Nursing Mirror*, v. 3, p. 43-47, 1980.

SPIEGEL et al. New DSM-IV Diagnosis of acute stress disorder. *Am. J. Psych.*, v. 157, p. 1890, 2000. ©2000 American Psychiatric Association Stanford, California, USA.

SWEETENHAM, J.; WILLIAMS, C. *Supportive care of the cancer patient*. Oxford: University Press, 1998.

WORLD HEALTH ORGANIZATION. *Technical report series 804, cancer pain and palliative care*. Geneva: World Health Organization, 1990, p 9.

Capítulo 19
ESPIRITUALIDADE EM CUIDADOS PALIATIVOS

Luis Alberto Saporetti

> *Caminharei lado a lado com todo aquele que,*
> *No entardecer da sua vida, me procurar em busca de alívio.*
> *Cuidarei do seu corpo com a arte da ciência,*
> *Confortarei sua alma com o sopro do meu espírito,*
> *Guardarei seus mistérios por toda a eternidade.*
> 16º princípio da filosofia Guaracyana por Luis Saporetti (2006)

O tema espiritualidade começou a receber atenção da medicina na última década. Ao revisar a literatura percebe-se o grande aumento do número de publicações a respeito do tema, a maior parte dessas em revistas especializadas em cuidados paliativos (WILLIAMS, 2006). Não há mais dúvida da importância dos aspectos religiosos e espirituais no cuidado dos pacientes, embora ainda haja muitos questionamentos a respeito de como acessar a dimensão espiritual do ser humano e em que consiste o bom "cuidado espiritual" (WILLIAMS, 2006; MCCLAIN; ROSENFELD e BREITBART, 2003). Noventa e cinco por cento dos americanos creem em alguma força superior (HINSHAW, 2005; NATIONAL CANCER INSTITUTE, 2007) e 93% gostariam que seus médicos abordassem essas questões se ficassem gravemente enfermos. (EHMAN *et al.*, 1999; STEINHAUSER et al., 2006).

No Brasil, a maioria da população apresenta crenças religioso-espirituais e considera isso uma questão muito importante (INSTITUTO DATAFOLHA, 2007). Entre os idosos, a quase totalidade acredita em Deus e 95% consideram a religião importante (GIL.; CURIATI; SAPORETTI, 2007; SILVA; CURIATI; SAPORETTI, 2008). Estudos com pacientes internados demonstram que 77% gostariam que seus valores espirituais fossem considerados pelos seus médicos e 48% gostariam, inclusive, que seus médicos rezassem com eles. Contraditoriamente, a maioria dos pacientes disse que jamais seus médicos abordaram o tema (KING e BUSHWICK, 1994). Parece que o envolvimento religioso positivo e espiritual está associado a uma vida mais longa e saudável (MUELLER; PLEVAK; RUMMANS, 2001) e a um sistema imunológico mais eficaz (KOENIG *et al.*, 1997). Outros estudos também mostram que o estresse religioso negativo pode piorar o estado de saúde (KOENIG; PARGAMENT; NIELSEN, 1998). A atenção aos aspectos espirituais em cuidados paliativos tem tanta relevância que alguns autores ousam colocá-la como maior indicador de boa assistência ao paciente no final da vida. (WILLIAMS, 2006)

Segundo a definição da Organização Mundial da Saúde, os cuidados paliativos são abordagens que visam melhorar a qualidade de vida dos pacientes e familiares que enfrentam doenças incuráveis e que ameaçam a vida, por intermédio da prevenção e alívio do sofrimento físico, psicológico e espiritual.

Essas abordagens devem reafirmar a vida e considerar a morte como um processo natural sem acelerar ou postergá-lo. Devem aliviar os sintomas desagradáveis e integrar aspectos psicológicos e espirituais do paciente e sua família (WORLD HEALTH ORGANIZATION, 2007). Muito tem se falado das questões físicas, familiares e psicológicas dos pacientes nessa fase. Avançamos muito no combate aos sintomas desagradáveis, na avaliação criteriosa do prognóstico e nas questões éticas do final da vida. Contudo, permanecemos atolados na questão mais importante: qual é o real significado de morrer? Qual o sentido da vida?

Diante do desafio de cuidar do paciente no final da vida de maneira tão completa, devemos expandir nossa compreensão do ser humano para além de sua dimensão biológica. Para melhor entendimento das dimensões do ser humano e sua relação com o espiritual, criamos o esquema apresentado na Fig. 19.1. Trata-se apenas de uma representação didática das diferentes facetas do homem, uma vez que é totalmente impossível analisar uma sem a interferência da outra. A dimensão física (φ) representa nossa biologia, corpo e os sofrimentos a ele relacionados como a dor, a dispneia, náuseas, vômitos, astenia, caquexia, confusão mental, depressão, ansiedade etc.

Serão mencionados aqui os distúrbios mentais como diagnósticos médicos que fazem uma grande interface com a próxima esfera, a psíquica (ψ). Nessa esfera encontram-se nossos medos, raivas, mágoas, alegrias e tristezas, as quais têm suas particularidades no paciente terminal. Segundo Kübler-Ross (2005), o paciente passa por várias reações como as negação, barganha, raiva, depressão e aceitação. Nas esferas social e cultural (δ) está nossa etnia, nacionalidade, religião, escolaridade, classe social e os sofrimentos peculiares de cada uma. Existem religiões e etnias que lidam melhor com a morte, outras não. A família (γ), como menor núcleo de subsistência do paciente, relaciona-se com a questão financeira e suas atribulações. A esfera existencial (ε) engloba todas as outras, dando significado e questionamentos a cada uma delas. Para cada um de nós a família, o dinheiro, a cultura, o corpo, as emoções e sentimentos são expressões de nós mesmos com maior ou menor importância e diferentes significados.

Por fim, a dimensão espiritual (ζ) engloba a relação do indivíduo com o transcendente[1] (αω), sendo necessário diferenciá-la das questões existenciais e religiosas. Alguns autores consideram a dimensão existencial como sinônimo da espiritual, o que é verdade apenas em parte. Todas as coisas que dão significado à vida de uma pessoa (família, trabalho, religião etc.) podem apresentar uma relação clara com o transcendente (Deus, o metafísico, o sobrenatural ou o sagrado). A profissão pode ser, como exemplo, a manifestação desse sagrado na terra. Essa dimensão, entre o existencial e o transcendente, chama-se espiritual. A religião instituída, por exemplo, pertence à dimensão cultural e social e pode ser considerada espiritual se realmente relaciona o indivíduo com o seu sagrado ou transcendente. Cada religião expressa o espiritual de um povo conforme suas características sociais e culturais.

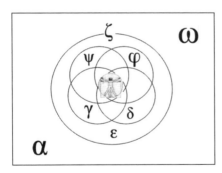

Fig. 19.1. Dimensões do ser humano: φ física, ψ psíquica, γ familiar-financeira, δ social-cultural, ε existencial, ζ espiritual e αω transcendente.

A dimensão espiritual relaciona o existencial com o transcendente, seja ele Deus, a natureza, o sobrenatural ou o sagrado.

O sofrimento humano pode nascer em qualquer dessas dimensões e é integrado pelo significado e sentido associado a ele. O sofrimento espiritual se alicerça na violação da essência do eu, o que se caracteriza frequentemente pela perda de sentido e identidade, assim como do prazer de viver seguido então pelo desejo de abreviar a vida (MCCLAIN; ROSENFELD; BREITBART, 2003; WASNER *et al.*,

---

[1] Transcendente – *adjetivo*, que transcende; que ultrapassa os limites ordinários; superior; sublime. *Filos.*, que ultrapassa uma ordem de realidades determinadas; de uma natureza radicalmente superior ou exterior.

2005; HINSHAW, 2004). O sofrimento religioso se caracteriza pela dor moral conduzida pela quebra de dogmas e preceitos daquela religião (HINSHAW, 2004). Muito embora alguns autores vejam a distinção entre religiosidade e espiritualidade como desnecessária, a espiritualidade move-se para além da ciência e da religião instituída. Ela é considerada mais primordial, pura e diretamente relacionada com a alma em sua relação com o divino. Já a religião é uma forma secundária, dogmática e em geral distorcida por forças socioeconômicas, culturais e políticas. (STEINHAUSER, 2006)

Assim, nota-se que alguns indivíduos são portadores de um alto grau de espiritualidade sem pertencerem a uma religião instituída. Outros, ao contrário, terão sua espiritualidade fundamentada na religião.

Os portadores de doenças incuráveis desejam estar em paz com Deus e com seus familiares, ser capazes de rezar e sentir que a vida foi completa (STEINHAUSER, 2006; HINSHAW, 2004; STEINHAUSER et al., 2000). Segundo Ira Byock (PARKER-OLIVER, 2002), a grande síntese da espiritualidade no fim da vida é dada pela reconciliação com tudo e todos, o que se resume em cinco frases: "Perdoe-me!"; "Eu perdoo você!"; "Obrigado!"; "Eu te amo!" e "Adeus!".

No entanto, as recomendações de Ira Byock encontram-se dentro da esfera existencial e humana, não mostrando uma relação com o transcendente. Será que a resolução das questões de relacionamento nos leva à dimensão espiritual?

Entre as dificuldades para abordar a questão espiritual no final da vida está o próprio desconhecimento da equipe a respeito da sua espiritualidade e a ignorância do paciente sobre a sua finitude. Apesar de a maioria dos pacientes desejar saber a respeito da gravidade de seu prognóstico, a maioria dos médicos não é favorável a contar isso aos pacientes (PARKER-OLIVER, 2002). Dados brasileiros demonstram que a maioria expressiva dos pacientes idosos (83%) gostariam de saber, caso tivessem uma doença terminal e 77% gostaria de participar das decisões médicas quando perto da morte (GIL; CURIATI; SAPORETTI, 2007). Não é possível abordar as questões espirituais sem uma real percepção da morte (HINSHAW, 2004; PUCHALSKI e ROMER, 2000). A morte é a última crise a ser enfrentada e a última oportunidade para o crescimento espiritual, sendo seu grande desafio manter íntegra a identidade da pessoa diante da desintegração total. (HINSHAW, 2004)

Ao avaliar a história espiritual deve-se identificar a importância disso na vida do paciente e de sua família, assim como isso pode ser incluído nos cuidados ao paciente. Puchalski e Romer (2000) e Maugans (1996) sugerem uma abordagem inicial por intermédio das siglas Fica e Spirit (Tabelas 19.1 e 19.2.).

Tabela 19.1. Fica

Faith (Fé)	Você se considera uma pessoa religiosa ou espiritualizada? Tem alguma fé? Se não, o que dá sentido a sua vida?
Importance (Importância)	A fé é importante em sua vida? Quanto?
Community (Comunidade)	Você participa de alguma igreja ou comunidade espiritual?
Address (Abordagem)	Como nós (equipe) podemos abordar e incluir essa questão no seu atendimento?

Puchalski (2000)

Tabela 19.2. Spirit

Spiritual belief system (Afiliação religiosa)	Qual é sua religião?
Personal spirituality (Espiritualidade pessoal)	Descreva as crenças e práticas de sua religião ou sistema espiritual que você aceita ou não
Integration within spiritual community (Integração em comunidades espirituais ou religiosas)	Você pertence a alguma igreja, templo ou outra forma de comunidade espiritual? Qual é a importância que você dá a isso?
Ritualized practices and restrictions (Rituais e restrições)	Quais são as práticas específicas de sua religião ou comunidade espiritual (exemplo: meditação ou reza)? Quais os significados e restrições dessas práticas?
Implications for medical care (Implicações médicas)	Qual desses aspectos espiritual-religiosos você gostaria que eu estivesse atento?
Terminal events planning (Planejamento do fim)	No planejamento do final da sua vida, como sua fé interfere nas suas decisões?

Maugans (1996)

Observa-se que ambos os questionários atentam para sistemas espirituais e religiosos instituídos, e não à experiência individual de transcendência e significado. Uma das formas de aprimorar essa avaliação é a criação de uma autobiografia (HINSHAW, 2004) que enfatize as experiências espirituais legítimas ou assim chamadas "numinosas" (FRANKL, 1963; LELOUP, 2007). Essas experiências se caracterizam por um encontro com o "ser unitário e absoluto", ou como dizia Dürckheim (LELOUP, 2007), o "ser essencial". Mais do que uma mera percepção transcendente, a experiência espiritual legítima deve levar a uma mudança de comportamento ou entendimento da realidade. Tal evento poderá ocorrer dentro de um templo, no contato com a natureza, durante uma cena familiar ou ouvindo uma ópera.

Tais percepções, que outrora eram identificadas pela medicina como "anormais", hoje apresentam substrato neurofisiológico claro. Pesquisas de Andrew Newberg e Eugene D'Aquili, da Universidade da Pensilvânia (NEWBERG, A.; D'AQUILI, 2005), mostram que o metabolismo cerebral durante diferentes formas de êxtases religiosos é semelhante.

Por meio do *single photon emission computed tomography* (Spect), um tipo de tomografia que mede o fluxo sanguíneo no cérebro, os autores avaliaram monges budistas e freiras franciscanas durante o ápice de sua conexão com o transcendente. Espantosamente, os padrões cerebrais foram idênticos, assim como as descrições desse estado de união transcendente. Nota-se uma diminuição do fluxo cerebral nas áreas que controlam a orientação de tempo e espaço, a qual é responsável pela sensação de dissolução do eu e de atemporalidade. Os relatos das pessoas estudadas se assemelham àqueles encontrados na literatura mística e religiosa, sejam eles chamados de Tao, *Unio Mystica*, Deus, Olorum, Samadhi ou Nirvana. Para denominar esse estado sem conotações religiosas, os autores o chamaram de *Absolute Unitary Being* (ser unitário e absoluto).

Diversos autores descrevem os efeitos do bem-estar espiritual nas questões do final de vida (MCCLAIN; ROSENFELD; BREITBART, 2003; EHMAN *et al.*, 1999; WASNER *et al.*, 2005; HOLLAND e NEIMEYER, 2005) e demonstram o efeito de terapias direcionadas à questão espiritual em pacientes e equipe (WASNER *et al.*, 2005; GREENSTEIN e BREIBART, 2000; PESSINI e BERTACHINI, 2004). O bem-estar espiritual parece estar associado com menores índices de depressão, ideação suicida, desejo de morte e desesperança em pacientes terminais (MCCLAIN; ROSENFELD; BREITBART, 2003). Programas com base na logoterapia de Viktor Frankl e desenvolvidos por Greenstein e Breibart (2000) apresentam resultados positivos em pacientes com câncer avançado. A abordagem denominada *Care for the dying: wisdow and compassion*, descrita por Longaker (WASNER *et al.*, 2005) apresenta resultados duradouros em escalas de bem-estar espiritual e transcendência em profissionais de cuidados paliativos.

VIOLÊNCIA E ABUSO RELIGIOSO OU ESPIRITUAL

Ao lidar com as questões espirituais de nossos pacientes devemos estar atentos às diversas formas de violência espiritual que podem ser cometidas por profissionais, familiares e sacerdotes. Segundo Purcell (1998a, b), o abuso espiritual é caracterizado pelo ato de fazer alguém acreditar numa punição de Deus ou na danação eterna por ter falhado em alcançar uma vida adequada aos olhos de Deus. Existem diferentes intensidades e formas de abuso espiritual, algumas tão sutis que se encontram nos alicerces de nossa cultura judaico-cristã. A maioria de nós, provavelmente, já sofreu algum grau dessa forma de violência, o que pode ser verificado pela necessidade de 60% da população americana ter a preocupação de "morrer sem o perdão de Deus". (HINSHAW, 2004; PURCELL, 1998a; b)

Impedir o paciente de expressar suas necessidades espirituais, assim como o proselitismo, são formas comuns de violência contra o paciente terminal. Num país como o Brasil, com tantas religiões e crenças, é frequente uma dissonância de convicções religiosas entre o paciente, familiares e equipe médica. A falta de conhecimento médico a respeito do tema banaliza a experiência legítima daqueles que morrem e impede um atendimento adequado.

Apesar de mais da metade dos médicos residentes acreditarem na importância do seu envolvimento nas questões espirituais de seus pacientes (LUCKHAUPT *et al.*, 2005), não há uma discussão adequada a respeito do tema. Nem mesmo os próprios pacientes acreditam na capacitação de seus médicos em discutirem temas espirituais. (HART *et al.*, 2003)

O conhecimento das diferentes tradições espirituais, bem como a clareza em relação às suas próprias questões espirituais, auxiliará muito no cuidado do paciente nessa fase da vida (HINSHAW, 2004). É impossível ajudar alguém em questões espirituais sem antes conhecer sua própria espiritualidade (HINSHAW, 2004; MAUGANS, 1996). A equipe deverá trabalhar as crenças e a fé do paciente sem, em nenhum momento, pregar a sua verdade. Os cuidadores deverão ser orientados quanto ao respeito à individualidade do paciente, sendo que o cuidado espiritual cabe a todos os envolvidos (WALTER, 2002). Já o atendimento religioso, com seus ritos e sacramentos, deve ser incentivado pela equipe e ministrado pelo sacerdote habilitado.

CASO CLÍNICO

Entrei no quarto escuro e fechado, era uma tarde de verão e o sol brilhava intensamente pelas frestas da janela. De costas para mim, deitado numa cama, um homem adulto resmungou alguma coisa. Era a primeira vez que eu o visitava e pelos dados que sua família me contou teríamos muito pouco tempo de convivência juntos: melanoma metastático. Sua história começava há uma década, quando uma pinta tornou-se uma grande sombra a atormentar sua vida: dezenas de cirurgias, imunoterapia, quimioterapia etc. Hoje, acamado e sem forças, padecia de dores de cabeça intensas causadas por metástases cerebrais e hipertensão intracraniana. Segundo as informações dadas por sua mãe e irmã, era espiritualista, mas não deram muita ênfase a isso. Aproximei-me da cabeceira e o cumprimentei, um grande amigo dele havia indicado meu trabalho.

Durante o exame clínico ficou clara a minha suspeita do prognóstico tão ruim. Estava acamado, incapaz de sair da cama, hemiparético, anasarcado, anorético e muito desnutrido. A pontuação do *Prognostic Palliative Index* [2] era superior a 4, o que indicava a possibilidade de morte em duas semanas. Perguntei a ele, entre várias coisas, sobre sua religião e ele respondeu com um singelo: "Não tenho religião". Após terminar o exame ele estava exausto e se deitou. Fiquei observando o quarto, na estante alguns livros sobre hinduísmo, uma pequena estátua de Buda empoeirada, papéis, adornos... Subitamente um objeto me chamou a atenção no criado mudo, um colar. Geralmente deixamos na cabeceira da cama objetos que estamos usando com frequência, como os remédios que ali também estavam.

Após mudar a prescrição, com a finalidade de aliviar a cefaleia e melhorar o estado geral, fui para casa pensando naquele colar. Parecia-me algo de origem africana, mas pouco sabia do tema e sua família não tinha maiores informações. Sua mãe era católica e a irmã, espírita. Pareciam tranquilas com as possíveis opções espirituais do filho, mas nem por isso pareciam se preocupar com essa dimensão.

Incomodado, conversei com uma amiga praticante dos cultos afro-brasileiros que me disse tranquilamente:

— *Esse colar deve ser um lagdbá.*
— *Um o quê??? - respondi mais confuso.*
— *É... um lagdbá, uma guia de Obaluaiê*[3] *– complementou serenamente.*
— *Oba-Lu... quem? – indaguei ironicamente.*

Ela me explicou a respeito desse Orixá[4], que é o responsável pelos processos de transformação e curas, sendo também responsável pela vida e morte.

Retornei à casa dele após alguns dias e, para minha alegria, o esquema com dexametasona e morfina havia causado um ótimo resul-

---

[2] *Prognostic Palliative Index* – escala prognóstica utilizada em cuidados paliativos oncológicos, que prevê o tempo de vida em 12, 60 ou 90 dias. (MORITA *et al.*,1999)
[3] Obaluaiê – divindade da terra responsável pelas pragas, doenças e curas. (BENISTE, 1997; ZACHARIAS, 1998)
[4] Orixás – nome dado às divindades do panteão africano, intermediários entre o Criador (Olorum) e o homem.

tado. Estava com pouca dor e havia voltado a se alimentar. Os cuidados eram dados pela família e um auxiliar de enfermagem. A família estava ciente do prognóstico e, apesar da dor, permanecia sempre atenta às orientações. Ao entrar no quarto, o paciente saudou-me com mais vigor, já sentado na cama. Quando fui examiná-lo, notei o colar em seu pescoço e arrisquei:

> — *Desculpe a intromissão, mas isso não é lagdbá?*
> *Ele estatelou os olhos e levantando a cabeça disse:*
> — *Você sabe o que é isso?*
> —*Não exatamente... Não é uma guia de Obaluaiê?* – *perguntei em tom de brincadeira.*

Uma nova perspectiva do cuidado daquele paciente se revelou a partir de então. Ele havia praticado, por décadas, o candomblé e havia se afastado de sua raiz espiritual, inclusive por insistência de um médico o qual administrava "tratamentos alternativos" há alguns anos.

> — *Aonde está sua mãe-de-santo?, perguntei. Talvez a única coisa que soubesse na época, sobre tal religião era que existiam pais e mães-de-santo.*
> — *No Rio de Janeiro — respondeu tristemente.*
> — *Vamos ver o que podemos fazer. Isso é muito importante! — afirmei, preocupado com o pouco tempo que tínhamos pela frente.*

Por intermédio de sua esposa, que não morava mais com ele, conseguimos a orientação sobre os cuidados espirituais dessa tradição, os quais passaram a ser ministrados por sacerdotes e pela família.

Nas duas semanas seguintes, seu estado piorou gradativamente e ele permanecia a maior parte do tempo dormindo. Fui, então, visitá-lo, pois as dores haviam piorado, e lá presenciei um ritual dedicado a Oxum (BENISTE, 1997; ZACHARIAS, 1998). Nessa tradição cada um de nós é filho de um dos Orixás e retorna a ele no momento da morte. Oxum, a mãe das águas doces, é um orixá feminino, responsável pela nutrição, cuidado e fertilidade. Meu cliente era filho de Oxum e ao final dos cantos e rezas adormeceu. Todos saíram em silêncio e tive a sensação de que ele havia sido entregue "nos braços de sua mãe". Orientei o ajuste das doses das medicações e parti sentindo a certeza de que ele não acordaria.

Três horas se passaram e sua esposa ligou: "Doutor, ele se foi!".

Esse caso tornou-se para mim emblemático de diversos aspectos da espiritualidade/religiosidade em cuidados paliativos. A necessidade de um vínculo de confiança entre o profissional de saúde e o paciente, que permitisse a entrega dos mistérios mais profundos. Sabe-se que 30% da população brasileira frequentam mais de uma religião (INSTITUTO DATAFOLHA, 2007) e que entre os idosos, 60% chegam a participar de mais de uma religião (SILVA et al., 2008). Por que esse, como muitos outros pacientes, não expressa suas verdadeiras crenças? Intolerância e preconceito revestem a nossa "ciência" e, embora os pacientes queiram falar sobre isso, eles mesmos definem os médicos como incapazes de abordar o tema (HART et al., 2003). Soma-se a isso o preconceito social que determinadas religiões e doutrinas sofrem.

A busca legítima pelo entendimento dos valores que não são seus é outra característica que fortalece o vínculo médico-paciente. Como profissional de cuidados paliativos, não importa suas crenças, mas sim como são conduzidas as crenças do outro para o bem do paciente e sua família, aliviando o sofrimento e permitindo uma morte pacífica.

A participação do sacerdote como ponte entre o indivíduo e o transcendente, para aqueles com religião estabelecida, parece facilitar esse momento. Não com doutrinações, mas por meio de rituais estabelecidos que permitam a transcendência. Padres, rabinos, pastores, xeques, pais- e mães-de-santo podem ajudar o paciente a partir em paz, desde que verdadeiramente imbuídos do espírito sacerdotal.

O consentimento da família também é uma questão crítica. Num país com tanta diversidade cultural e religiosa, é comum a intolerância religiosa dentro da família. A equipe deverá estar atenta a tais conflitos, os quais infelizmente nem sempre terão solução. Mas sendo o amor o fundamento maior de todas as religiões, não seria esperado o respeito a todas as manifestações do Criador? Como dizia Rubem Alves: "Todos rezamos quando o amor se descobre impotente. Oração é isso: essa comunhão com amor, sobre o vazio..." (ALVES, 2002)

Por fim, entender nossa própria espiritualidade e finitude e expandir nossa consciência para além dos paradigmas científicos e religiosos que nos envolvem.

MORTE E ESPIRITUALIDADE

A morte tem o poder de colocar tudo em seu devido lugar. Longe do seu olhar, somos prisioneiros do olhar dos outros e caímos na armadilha dos seus desejos.

Rubem Alves

De todas as pegadas, a do elefante é a maior. De todas as meditações da mente, a da morte é a maior.

Buddha Shakyamuni

A morte é, sem dúvida, o maior impulso ao desenvolvimento humano, na medicina, nas artes, na filosofia ou na ciência. Dentro do campo da espiritualidade não é diferente. É somente através dela que o homem se defronta com a realidade da vida: tudo termina. Qual é, então, o sentido disso tudo? A finitude leva o espírito humano à sua essência, a transcender.

O ser humano deseja transcender. Transcender os limites do seu corpo, os limites de sua alma, conhecer Deus, Alá, Buda, Olorum, o Criador, seja lá quem ele for ou a si mesmo. "Conhece a ti mesmo e serás imortal!", filosofava Sócrates. Transcender a morte foi, no último século, um desejo concreto. Graças a esse desejo a medicina evoluiu vertiginosamente, para então perceber que transcender a morte não é eliminá-la, mas dar a ela a dignidade merecida. Nasce, então, o movimento *hospice* e os cuidados paliativos que têm como objetivo a manutenção da integridade do ser humano diante da possibilidade da desintegração final. Falar sobre cuidados paliativos é encarar de frente nossa finitude e ir além. A essência dos cuidados paliativos é espiritual, pois ousa transcender o sofrimento humano e a morte dando a ela um significado. Enquanto houver significado na experiência humana há esperança. (PARKER-OLIVER, 2002)

BIBILIOGRAFIA

ALVES, R. *O médico*. São Paulo: Ed Papirus, 2002.

BENISTE, J. *Òrun Àiyé*: o encontro de dois mundos. Rio de Janeiro: Bertrand Brasil, 1997.

INSTITUTO DE PESQUISAS DATAFOLHA. Disponível em: <http://datafolha.folha.uol.com.br/po/dossies_index.shtml>. Acesso em 5 mai. 2007.

EHMAN, J.; OTT, B.; SHORT, T.; CIAMPA, R.; HANSEN-FLASCHEN, J. Do patients want physicians to inquire about their spiritual or religious beliefs if they become gravely ill? *Arch. of Intern. Med.*, v. 159, n. 15, p. 1803-1806, 1999.

Filosofia Guaracyana. Disponível em: <http://www.filosofiaguaracyana.com.br>. Acesso em 05 mai 2007.

FRANKL, V.E. *Man's search for meaning*: an introduction to logotherapy. New York: Washington Square Press, 1963.

GIL, L.A.J.; CURIATI, J.A.E.; SAPORETTI, L.A. Influência da qualidade de vida nas expectativas e nas decisões de fim de vida em idosos. Monografia de conclusão do curso de especialização em Geriatria, 2007.

GREENSTEIN, M.; BREIBART, W. Cancer and experience of meaning: a group psychotherapy program for people with cancer. *Am. J. Psycother.*, v. 54, n. 4, p. 486-500, 2000.

HART JR, A.; KOHLWES; R.J.; DEYO, R.; LORNA, A.; BOWEN, R.; BOWEN, D.J. Hospice patients' attitudes regarding spiritual discussions with their doctors. *Am. J. Hospice Palliat. Care*, v. 20, n. 2, p. 135-139, 2003.

HINSHAW, D.B. Spiritual issues in surgical palliative care. *Surg. Clin. N. Am.*, v. 85, n. 2, p. 257-272, 2005.

_____. Spiritual issues at the end of life. *Clinics in family practice*, v. 6, n. 2, 2004.

HOLLAND, J.M; NEIMEYER, R.A. Reducing the risk of burnout in end-of-life care settings: The role of daily spiritual experiences and training. *Palliat. Support. Care*, v. 3, n. 3, p.173-181, 2005.

KING, D.; BUSHWICK, B. Beliefs and attitudes of hospital inpatients about faith healing and prayer. *J. Family Pract.*, v. 39, n. 4, p. 349-352, 1994.

KLÜBER-ROSS, E. *Sobre a morte e o morrer*. São Paulo: Martins Fontes, 2005.

KOENIG, H.G.; PARGAMENT, K.I.; NIELSEN, J. Religious coping and health status in medically ill hospitalized older adults. *J. Nervous Mental Dis.*, v. 186, n. 9, p. 513-521, 1998.

KOENIG, H.G.; COHEN, H.J.; GEORGE, L.K.; HAYS, J.C.; LARSON, D.B.; BLAZER, D.G. Attendance at religious services, interleukin-6, and other biological parameters of immune function in older adults. *Intern. J. Psychiat. Med.*, v. 27, n. 3, p. 233-250, 1997.

LELOUP, J.Y. Psicoterapia Iniciática – Graf Dürckheim. Palestra realizada em 19 de abril de 2007, na Pontifícia Universidade Católica de São Paulo.

LUCKHAUPT, S.E.; YI, M.S.; MUELLER, C.V.; MRUS, J.M.; PETERMAN, A.H.; PUCHALSKI, C.M.; TSEVAT, J. Beliefs of primary care residents regarding spirituality and religion in clinical encounters with patients: a study at a midwestern U.S. teaching institution. *Acad. Med.*, v. 80, n. 6, p. 560-570, 2005.

MAUGANS, T.A. The spiritual history. *Arch. Fam. Med.*, v. 5, n. 1, p. 11-16, 1996.

MCCLAIN,C.S.; ROSENFELD, B.; BREITBART, W. Effect of spiritual well-being on end-of-life despair in terminally-ill cancer patients. *Lancet*, v. 361, n. 9369, p. 1603-1607, 2003.

MORITA, T.; TSUNODA, J.; INOUE, S.; CHIHARA, S. The palliative prognostic index: a scoring system for survival prediction of terminally ill cancer patients. *Supportive Care in Cancer*, v. 7, n. 3, p. 128-133, 1999.

MUELLER, P.S.; PLEVAK, D.J.; RUMMANS, T.A. Religious involvement, spirituality, and medicine: implications for clinical practice. *Mayo Clin. Proceed.*, v. 76, n. 12, p. 1225-1235, 2001.

NATIONAL CANCER INSTITUTE. Spirituality in cancer care. Disponível em: <http://cancer.gov/cancertopics/pdq/supportivecare/spirituality/HealthProfessional>. Acesso em 05 mai 2007

NEWBERG, A.; D'AQUILI, E. *Why God won't go away*. Estados Unidos: Ballantine Books, 2002.

PARKER-OLIVER, D. Redefining hope for the terminally ill. *Am. J. Hosp. Palliatt. Care*, v. 19, n. 2, p. 115-120, 2002.

PESSINI, L.; BERTACHINI, L. *Humanização e cuidados paliativos*. São Paulo: Loyola, 2004.

PUCHALSKI, C.; ROMER, A.L. Taking a spiritual history allows clinicians to understand patients more fully. *J. Palliat. Med.*, v. 3, n. 1, p. 129-137, 2000.

PURCELL, B.C. Spiritual abuse. *Am. J. Hospice Palliat. Care,* v. 15, n.4, p. 227-231, 1998

PURCELL, B.C Spiritual terrorism. *Am. J. Hospice Palliat. Care,* v. 15, n. 3, p. 167-1731998

SILVA, A.M.O.P.; CURIATI, J.A.E.; SAPORETTI, L.A. Análise da religiosidade dos idosos saudáveis e em cuidados paliativos. Monografia de conclusão do curso de especialização em Geriatria, 2008.

STEINHAUSER, K.E.; CLIPP, E.C.; MCNEILLY, M.; CHRISTAKIS, N.A.; MCINTYRE, L.M.; TULSKY, J.A. In search of a good death: observations of patients, families, and providers. *Annals Intern. Med.*, v. 132, n. 10, p. 825-832, 2000.

STEINHAUSER, K.E.; VOILS, C.I.; CLIPP, E.C.; BOSWORT, H.B.; CHRISTAKIS, N.A.; TULSKY, J.A. Are you at peace? One item to probe spiritual concerns at the end of life. *Arch. Intern. Med.*, v. 166, n. 1, p. 101-105, 2006.

WALTER, T. Spirituality in palliative care: opportunity or burden? *Palliat. Med.*, v. 16, n. 2, p. 133-139, 2002.

WASNER, M.; LONGAKER, C.; FEGG, M.J.; BORASIO, G.D. Effects of spiritual care training for palliative care professionals. *Palliat. Med.*, v. 19, n. 2, p.99-104, 2005.

WILLIAMS, A.L. Perspectives on spirituality at the end of life: a meta-summary. *Palliat. Support. Care*, v. 4, n. 4, p. 407-417, 2006.

WORLD HEATH ORGANIZATION. Disponível em: <http://www.who.int/cancer/palliative/definition/en>. Acesso em 05 mai 2007

ZACHARIAS, J.J.M. *Ori axé*: a dimensão arquetípica dos orixás. São Paulo: Vetor, 1998.

Capítulo 20
ALGUMAS REFLEXÕES SOBRE AS IMPLICAÇÕES DAS EXPERIÊNCIAS ESPIRITUAIS PARA A RELAÇÃO MENTE-CORPO

Alexander Moreira-Almeida

INTRODUÇÃO

Dada a complexidade e a natureza controversa dos dois tópicos que compõem o título do capítulo, o objetivo deste texto é apresentar alguns argumentos gerais, fornecer materiais para reflexão sobre as implicações das experiências espirituais (EE) para a relação mente-corpo (RMC). De início, enfatiza-se que apenas será apresentado algum material para reflexão, sem condições, devido às limitações de espaço, de fazer uma análise mais detalhada. Para os interessados numa leitura mais aprofundada, serão fornecidas, ao longo do texto, algumas referências básicas que permitem acesso a estudos e argumentações mais elaboradas e detalhadas.

As tradições espirituais e religiosas habitualmente trabalham com um esquema de RMC bastante diferente daquele habitualmente aceito no ambiente acadêmico. No meio científico, frequentemente se trabalha com alguma forma do monismo materialista, no qual a consciência e a personalidade humana são tidas como produtos do funcionamento cerebral em sua interação com o ambiente. Nessa formulação, a consciência ou a personalidade, por serem consideradas produtos da atividade cerebral, desapareceriam com a morte e a consequente destruição do cérebro. Então, não haveria mais vestígios de funcionamento de uma dada personalidade após a destruição de seu corpo físico (KELLY *et al.*, 2007). Por outro lado, grande parte, provavelmente a maioria, das tradições religiosas e espirituais trabalha com a ideia de uma parte imaterial do ser humano que habitualmente sobrevive à morte do corpo. Essa parte imortal do ser humano, que persiste, normalmente é parte central das tradições e do conceito de espiritualidade em geral aceito pelas pessoas (HUFFORD, s/d). A questão da morte e da sobrevivência da personalidade após a morte tem sido tema central de inúmeras tradições religiosas e espirituais nas diversas sociedades ao longo da história. Tais tradições costumam ser ricas em experiências tidas como contatos com seres espirituais, desde divindades e entidades da natureza até almas de pessoas já falecidas. De fato, a maioria das religiões organizadas emerge desse tipo de EE.

Dessa forma, é comum entre as tradições religiosas um conceito de RMC diferente daquele habitual nos meios acadêmicos contemporâneos. Essa outra visão provavelmente surge das EE que muitas vezes sugerem certa independência e mesmo sobrevivência da mente em relação ao corpo. O presente capítulo tem como objetivo propor algumas reflexões sobre a potencial utilidade do estudo dessas EE para o avanço das investigações que visem à melhor compreensão da RMC.

PREVALÊNCIA DE CRENÇAS ESPIRITUAIS NA POPULAÇÃO MUNDIAL

As experiências e tradições religiosas têm um importante papel na alta prevalência das crenças de que temos uma alma e de que há vida após a morte. Essas crenças são aceitas pela maioria absoluta da população mundial (www.worldvaluessurvey.org), mesmo na Europa, o mais secularizado dos continentes (www.europeanvalues.nl).

Em relação ao Brasil, encontra-se também uma elevada prevalência de crenças de natureza espiritual. (Tabela 20.1.) De fato, apenas 1% dos brasileiros não acredita que Deus exista. Mesmo a ideia da reencarnação, é admitida, pelo menos como possibilidade, pela maioria da população brasileira.

Tabela 20.1. Crenças religiosas na população brasileira

	Acredita totalmente	Tem dúvidas	Não acredita
Que Deus existe	97	2	1
Que existe vida após a morte	60	18	21
Que o Espírito Santo existe	92	5	3
Em reencarnação	37	18	44

Fonte: Datafolha (2007)
n = 5.700.

É interessante notar a marcante predominância de crenças espirituais na população mundial atual, apesar das previsões feitas por diversos cientistas no final do século 19 e início do século 20 de que tais crenças tendiam a desaparecer ao longo do século 20. A falha dessas previsões, um equívoco dessa magnitude, é um tema que ainda está por ser mais bem estudado e compreendido (HUFFORD, s/d).

Por outro lado, naturalmente, a persistência da predominância de crenças espiritualistas na população mundial não implica na validade ontológica dessas crenças, ou seja, não significa que sejam verdadeiras objetivamente. No entanto, nos lembra da necessidade de, como clínicos, levarmos em conta tais crenças quando lidamos com nossos pacientes (PERES *et al.*, 2007). Enquanto pesquisadores, podemos e devemos investigar as implicações de tais crenças, bem como as experiências que têm levado a maioria da população do planeta à crença de uma dimensão extra-corporal do ser humano e sua sobrevivência após a morte.

RELEVÂNCIA DAS EXPERIÊNCIAS ESPIRITUAIS PARA A RELAÇÃO MENTE-CORPO

As relações entre espiritualidade e saúde têm sido um crescente foco de pesquisas no Brasil e no exterior. Entretanto, tais pesquisas têm focado mais os aspectos sociológicos, epidemiológicos ou de crenças religiosas. Em termos gerais, o maior nível de envolvimento religioso tem se mostrado associado com melhores indicadores de saúde física e mental (MOREIRA-ALMEIDA, 2006; GUIMARÃES e AVEZUM, 2007). Infelizmente, há pouco interesse por investigações sobre as EE em si, sua natureza, origem e implicações para a RMC (HUFFORD, s/d; MOREIRA-ALMEIDA, 2007b).

No entanto, nem sempre houve essa desatenção em relação às EE e suas implicações para a RMC. Na origem das modernas psicologia e psiquiatria houve intenso interesse e um volumoso número de pesquisas sobre esse tema desafiador. Pierre Janet, William James, Frederic Myers, Charles Richet, Cesare Lombroso e Carl G. Jung são exemplos de pesquisadores que trabalharam seriamente e com profundidade as EE e suas implicações para a questão da RMC. Tais estudos deram origem à boa parte das teorias e conceitos que temos hoje em dia sobre mente subconsciente e dissociação (ALMEIDA e LOTUFO NETO, 2004; ALVARADO, 2003; MOREIRA-ALMEIDA *et al.*, 2007). Mais recentemente, o psicólogo Hans Eysenck (EYSENCK; SARGENT, 1993) e o psiquiatra Ian Stevenson (1977a; b) publicaram revisões curtas, mas abrangentes, sobre as implicações das EE para a RMC, notadamente a hipótese da sobrevivência da personalidade após a morte.

Na transição entre os séculos XIX e XX, enquanto muitos autores defendiam a hipótese de que o cérebro "produz" a mente, outros, como William James e Frederic Myers, argumentavam que o cérebro mais provavelmente atuasse como um "filtro" para a manifestação da mente (KELLY *et al.*, 2007). Ao longo do século XX, a hipótese monista-materialista, da mente como "produto" do cérebro, se tornou claramente predominante no meio acadêmico. Tal teoria se tornou tão influente que muitas vezes é considerada como fato comprovado, que seria questionado apenas por pessoas desprovidas de adequada bagagem científica. Essa atitude ignora as limitações e dificuldades de investigação na área e que foram muito bem identificadas há séculos pelo filósofo John Locke. (CHIBENI, 2007)

A abordagem simplificadora, comum na atualidade, ignora que a ideia de que o cérebro "produz" a mente é uma hipótese. Como Popper e Eccles (1977) afirmaram, trata-se de um "materialismo promissório", ou seja, é uma aposta de que essa hipótese monista materialista vai ser capaz, em algum momento no futuro, de explicar adequadamente o funcionamento mental e sua relação com o corpo. Promessa que ainda não se cumpriu. Essa é, sem dúvida, uma importante hipótese que deve ser seriamente investigada. Entretanto, quando uma hipótese de trabalho é elevada à condição de verdade, tem a desvantagem de inibir a formulação ou a investigação de hipóteses alternativas que talvez até tenham maior potencial de fazer avançar a área em estudo. (CHIBENI e MOREIRA-ALMEIDA, 2007)

No caso específico citado, a aceitação prematura da hipótese monista materialista parece estar associada com distorções das hipóteses alternativas sobre a RMC, bem como com limitações nos desenhos metodológicos dos estudos em neurociência. A título de ilustração, serão citados brevemente três exemplos desses problemas.

- René Descartes, por exemplo, teve seu "dualismo cartesiano" distorcido e revertido injustamente na causa de grande parte dos males que afligem a medicina e a psicologia. É raro lermos um texto que trate da RMC ou da necessidade de uma abordagem holística em saúde que não comece acusando os males causados pelo "dualismo cartesiano". Em geral, se diz que Descartes separou radicalmente a mente do corpo, impedindo qualquer tipo de influência da mente sobre o corpo e vice-versa. Tais afirmativas revelam um grande desconhecimento do trabalho e do pensamento cartesiano. Descartes propunha um dualismo interacionista, sendo que uma de suas principais preocupações era justamente tentar explicar as relações e influências mente-corpo. (BROWN, 1989; DUNCAN, 2000; KIRKEBÙEN, 2001)

Ainda na área da história, o caso de Phineas Gage é largamente descrito e citado como caso paradigmático que ilustra o quanto a personalidade tem origem no cérebro. Estudos recentes indicam as graves inconsistências nas descrições e extrapolações sem embasamento feitas com o ocorrido com Phineas Gage. (MACMILLAN, 2000)

Do ponto de vista metodológico, Kelly *et al.* (2007) e Beauregard (2007) enfatizam que apenas uma das vias da relação mente-cérebro vem recebendo a atenção devida nas pesquisas, a via cérebro→mente. Há um grande número de estudos e relatos da influência de estados cerebrais sobre a consciência, habitualmente considerados como confirmações de que a mente é um produto do cérebro. Por outro lado, há uma grande negligência na investigação da situação inversa (mente→cérebro): a mente produzindo alterações no funcionamento cerebral. Dois trabalhos recentes revisam estudos que enfocam a mente como agente causal de alterações cerebrais e corporais como um todo (BEAUREGARD, 2007; KELLY *et al.*, 2007). Concordamos com os autores dessas revisões, quando afirmam que tais estudos colocam em sérias dificuldades as concepções materialistas da mente que a veem como mero produto da atividade cerebral, especialmente o materialismo eliminativo, o epifenomenalismo e a teoria da identidade psicofísica. Assim, Beauregard (2007) conclui que:

> *Coletivamente, os achados dos estudos de neuroimagem aqui revisados apoiam fortemente a visão de que a natureza subjetiva e o conteúdo intencional dos processos mentais (ex.: pensamentos, sentimentos, crenças e volição) significativamente influenciam os vários níveis de funcionamento cerebral (ex.: molecular, celular, circuitos neurais) e plasticidade cerebral. Além disso, esses achados indicam que variáveis mentalísticas têm que ser seriamente levadas em consideração para se chegar a uma correta compreensão das bases neurais do comportamento em humanos. (p. 218)*

Beauregard defende um tipo de interacionismo não reducionista entre mente e cérebro e, para tal, em conjunto com o físico Stapp, propõe um "modelo neurofísico de interação mente-corpo" que não conflita com a lei física de conservação de energia (problema da maioria das outras hipóteses interacionistas). (SCHWARTZ; STAPP; BEAUREGARD, 2005; STAPP, 2006)

Outra consequência da aceitação prematura da hipótese reducionista parece ser a interdição do estudo ou a negação da existência de fenômenos não facilmente explicáveis por essa teoria. Dentre o amplo leque de experiências humanas relevantes para o entendimento da RMC, as vivências tidas como espirituais podem oferecer farto e valioso material para estudo. No entanto, infelizmente, a maioria dos debates nessa área não tem levado em consideração aquelas instigantes vivências (o trabalho de Kelly *et al.*, em 2007, é uma honrosa exceção). Tal negligência restringe muito a base empírica (de fenômenos) que serve de fundamento para formulação e teste de hipóteses sobre a RMC. Uma boa teoria deve ser capaz de dar conta de um amplo leque de fenômenos, idealmente, de todos os fenômenos a ela relacionados. Toda vez que um conjunto teórico, a que o filósofo Thomas Kuhn (1970) chamou de paradigma, não consegue explicar adequadamente um fenômeno em sua área, surge o que se chama de anomalia, a qual precisa ser tratada com atenção. Uma aparente anomalia pode ser simplesmente fruto de uma observação inadequada, desaparecendo quando são feitas as correções metodológicas necessárias. Por outro lado, uma anomalia pode indicar a necessidade de ajustes no paradigma. Caso sejam acumuladas muitas anomalias sérias, pode ser necessária a substituição do paradigma, processo que Kuhn chamou de revolução científica. (CHALMERS, 1997; CHIBENI e MOREIRA-ALMEIDA, 2007)

Uma das características de uma boa teoria é dar conta de um amplo e diversificado leque de fenômenos (HEMPEL, 1966). Uma teoria que repouse sobre um limitado espectro de observações tem uma base bastante frágil. A mera replicação de certos achados adiciona pouco à força e validade de uma dada teoria. Assim, é de grande utilidade a busca deliberada de novas formas de testar certo paradigma, pois podem oferecer novas e valiosas confirmações, ou, ao contrário, colocarem-no em xeque. Tal ampliação do leque de observações se associou a várias revoluções científicas como as de Galileu, Darwin e da física moderna. O uso do telescópio por Galileu e a viagem de cinco anos de Darwin ao redor do mundo, a bordo do Beagle, foram de fundamental importância. A viagem e o telescópio colocaram, respectivamente, Darwin e Galileu frente a uma enorme ampliação da base empírica que não mais se adequava aos paradigmas da biologia e da astronomia então vigentes. Assim, eles se colocaram numa posição privilegiada em relação aos seus pares, que observavam o céu apenas a olho nu ou que conheciam somente a natureza do continente europeu e algumas observações ou relatos isolados de outras partes do globo. Enquanto os paradigmas, então prevalentes, eram capazes de dar conta do restrito espectro de observações disponíveis aos cientistas até aquele momento, tornaram-se inadequados frente à grande ampliação dos tipos de fenômenos observados. O mesmo se deu com a física clássica, que parecia dar conta de toda a natureza. Tal certeza fez com que o eminente físico Lorde Kelvin afirmasse, em 1900, poucos anos antes de Albert Einstein formular a teoria da relatividade: "Já não há mais nada de novo para ser descoberto na física, tudo o que resta é realizar medidas cada vez mais precisas". De fato, a física clássica é muito eficiente para explicar os fenômenos físicos que ocorrem em nosso dia a dia. No entanto, quando começaram a ser estudadas partículas infinitesimais e velocidades extremas, muito distantes de nossa vida cotidiana, as limitações tornaram-se evidentes. Assim, foi necessária uma nova revolução científica que deu origem à física moderna do século XX. (GREYSON, 2007; MOREIRA-ALMEIDA e KOENIG, 2008)

De modo similar ao que ocorreu em física, astronomia e biologia, os estudos da RMC continuarão sofrendo de graves limitações se as análises se restringirem apenas às ocorrências mentais cotidianas. As EE podem fornecer um amplo leque de fenômenos relevantes à compreensão da RMC. As EE envolvem estados anômalos de consciência, frequentemente incluindo situações em que a RMC parece estar diferente da habitual, o que provavelmente tenha influenciado a geração de crenças de existência de uma alma independente do corpo e sua sobrevivência após a morte.

Retomando William James, é preciso implementar um empirismo radical, investigar com seriedade e rigor o amplo leque de experiências humanas, mesmo quando aparentemente estranhas e incompreensíveis. James afirmava que as várias formas de EE são "fenômenos naturais que devem, como quaisquer outros fenômenos naturais, ser investigados com curiosidade científica". (MURPHY e BALLOU, 1960)

Uma atitude similar de deliberada busca de alargamento da base empírica foi uma das marcas de Charles Darwin em sua busca de tentar compreender a origem das variações e adaptações entre os seres vivos. Em sua autobiografia, Darwin enfatiza diversas vezes a importância de seu hábito (ou, como ele descreve, "paixão") de observar, registrar e analisar tudo que pudesse vir a ser relevante ao seu intento. Em sua conclusão (1958), afirma:

> *Meu sucesso como um homem de ciência [...] foi determinado [...] por condições e qualidades mentais complexas e diversificadas. Dessas, as mais importantes têm sido – o amor à ciência – ilimitada paciência em longas reflexões sobre qualquer assunto – devotamento à observação e coleta de fatos – e uma boa dose de criatividade e de bom senso. (p. 58)*

Dentro do amplo espectro de experiências humanas potencialmente relevantes ao nosso tema, estudos populacionais têm encontrado uma alta prevalência de relatos de experiências tidas como paranormais. Entretanto, lamentavelmente, essas vivências não têm sido estudadas adequadamente. Após constatar que relatos de experiências consideradas paranormais eram muito altas numa amostra de população geral no Canadá, os autores do estudo concluíram que:

> *as experiências paranormais são tão comuns na população geral que nenhuma teoria da psicologia normal ou psicopatologia pode ser considerada completa se não levá-las em consideração.* (ROSS e JOSHI, 1992, p. 360)

Conforme já dito, as EE e as experiências tidas como paranormais foram objeto de intensos estudos de destacados pesquisadores da RMC, principalmente nas décadas de transição entre os séculos XIX e XX. Infelizmente, tais investigações foram interrompidas antes que se chegasse a um paradigma científico maduro que abordasse adequadamente tais experiências em suas implicações na RMC. (ELLENBERGER, 1970; ALMEIDA e LOTUFO NETO, 2004; CRABTREE, 1993; MOREIRA-ALMEIDA, 2007a)

Embora tais pesquisas tenham declinado muito ao longo do século XX, Hans Eysenck e Ian Stevenson são dois exemplos de pesquisadores de alto nível que mantiveram grande interesse e pesquisas na área. (EYSENCK e SARGENT, 1993, STEVENSON, 1977a, b; 2007)

TIPOS DE EXPERIÊNCIAS ESPIRITUAIS RELEVANTES AO ESTUDO DA RELAÇÃO MENTE-CORPO

As EE são muito prevalentes ao longo da história nas diversas sociedades, sugerindo certa universalidade do fenômeno, o que indica que talvez possa nos dizer algo sobre a natureza humana. Dentre a grande variedade de EE, listamos algumas que parecem ser especialmente promissoras para, sob investigação adequada, nos fornecer subsídios para melhor entendimento da RMC:
- experiências de quase morte;
- experiências fora do corpo;
- êxtase místico;
- casos sugestivos de reencarnação;
- visões/aparições e vivências consideradas mediúnicas;
- alterações psicofisiológicas, ou seja, meditação, estigmatizados ou curas espirituais.

Considerando que, em relação à investigação científica da RMC, estamos numa fase pré-paradigmática num sentido Kuhniano, a investigação na área deve ser pautada numa série de cuidados. Entre eles, a necessidade de investigar seriamente qualquer tipo de fenômeno que possa contribuir para o entendimento da RMC. Além disso, não devemos excluir nenhuma hipótese explicativa *a priori*. Faz-se mister procurar teorias que sejam capazes de explicar o amplo conjunto de fenômenos em questão e não apenas um pequeno grupo de observações selecionadas por se encaixarem na hipótese preferida do investigador. Por fim, entre outras diretrizes, urge uma grande ênfase na humildade e no rigor científicos. Ou seja, como todo real "amante da sabedoria", devemos estar dispostos a, quando necessário, modificar nossas premissas mais fundamentais. (ALMEIDA e LOTUFO NETO, 2003; CHIBENI e MOREIRA-ALMEIDA, 2007)

A seguir, uma breve descrição de pesquisas que vêm sendo realizadas com três tipos de EE: experiências mediúnicas, de quase morte e casos sugestivos de reencarnação. Essas três categorias de EE foram selecionadas pelo fato de já existir um certo número de pesquisas de qualidade a respeito e por se constituírem em fenômenos que, pelo menos a princípio, sugerem mais diretamente um estado de RMC bem diferente do habitualmente aceito e estudado nos ambientes acadêmicos.

O texto a seguir é em grande parte baseado em outro de nossa autoria (MOREIRA-ALMEIDA, 2007a). As próximas considerações são apenas uma breve introdução ao tema. Para aqueles interessados em descrição e análise mais profundas, recomendamos que recorram às referências citadas e, em especial, ao livro *Death and Personal Survival*, do filósofo Robert Almeder (1992) e à obra *Irreducible Mind*, de Edward Kelly *et al*. (2007).

Mediunidade

Mediunidade aqui é entendida como a situação em que uma pessoa acredita estar recebendo uma comunicação de uma fonte espiritual, não física. Neste sentido, a mediunidade tem estado presente ao longo da história em praticamente todas as civilizações, estando na base de grande parte das religiões. Entretanto, a busca de investigação científica dessa experiência teve início apenas em meados do século XIX.

Um dos aspectos que mais chama a atenção das pessoas em relação às vivências mediúnicas é a suposta comunicação de pessoas já falecidas. A aceitação dessa hipótese implicaria na sobrevivência da personalidade à morte do corpo, o que teria grandes implicações para as teorias de RMC.

Naturalmente, grande parte das comunicações consideradas mediúnicas pode ser facilmente explicável como fraude ou exteriorização de conteúdos inconscientes da mente de alguém tido como médium. Devido à credulidade dos assistentes, comunicações genéricas, de conteúdo aplicável a qualquer pessoa, podem ser tidas como evidências de sobrevivência *post-mortem* por pessoas fragilizadas psicologicamente pelo falecimento de um ente querido. No entanto, tais hipóteses são sempre levadas em consideração pelos investigadores sérios da mediunidade. Do ponto de vista de evidência de sobrevivência, as comunicações só têm valor após a exclusão dessas explicações iniciais. Embora a maioria das supostas comunicações mediúnicas possa ser explicada por fraude ou manifestação do inconsciente do médium, há um bom número das que não podem ser descartadas com tanta facilidade. (GAULD, 1982; ALMEDER, 1992)

Um primeiro tipo de comunicação mediúnica de interesse para nosso tema são aquelas que trazem informações verídicas, de conhecimento do indivíduo falecido, mas que são desconhecidas do médium. Essas informações podem incluir detalhes sobre as circunstâncias da morte, apelidos de familiares ou fatos pitorescos conhecidos apenas na intimidade da família da personalidade falecida que supostamente se comunica pelo médium. Fenômenos desse tipo foram descritos muitas vezes nas cartas psicografadas por médiuns como Chico Xavier e Divaldo Franco para pessoas que perderam entes queridos. Entretanto, infelizmente, as investigações publicadas a este respeito ainda são escassas e merecem ser replicadas com um aprimoramento metodológico (SEVERINO, 1990; FRANCO e PEREIRA, 1994). Pesquisas rigorosas foram realizadas na Europa e nos Estados Unidos, com resultados positivos (ALMEDER, 1992; GAULD, 1982; STEVENSON, 1977a, b; SCHWARTZ, 2002), mas nem sempre aconteceu isso (O'KEEFFE e WISEMAN, 2005). Estudos duplo-cegos têm sido realizados para evitar que a sugestionabilidade de quem recebe uma mensagem o leve a considerar como verídica uma comunicação com conteúdo genérico. Mesmo sob tais condições, resultados positivos têm sido encontrados. (ROY e ROBERTSON, 2001; SCHWARTZ, 2002)

Algumas pessoas aceitam que as comunicações trazem informações verídicas desconhecidas pelo médium, mas não as atribuem à uma personalidade desencarnada. Alguns autores afirmam que os médiuns podem ter conseguido essas informações telepaticamente dos familiares do falecido que foram até o médium para tentar obter uma comunicação. Este tipo de explicação se torna mais improvável quando a comunicação com informações verídicas ocorre mesmo na ausência de algum conhecido da pessoa falecida que supostamente se comunica. (GAULD, 1982; STEVENSON, 1977b)

Um tipo de comunicação mediúnica ainda mais difícil de se explicar telepaticamente é quando o médium, durante o transe mediúnico, exibe habilidades antes não aprendidas. Uma das mais notáveis e raras é a xenoglossia responsiva, quando o médium consegue conversar numa língua existente, mas que ele não aprendeu (ALMEDER, 1992; STEVENSON, 1977b; STEVENSON e PASRICHA, 1979). Outros tipos de habilidades não aprendidas, mas que eventualmente são exibidas por médiuns são a xenografia (escrever numa língua desconhecida pelo médium), pintura e poesia. O primeiro livro publicado pelo médium Chico Xavier, aos 22 anos de idade, continha 259 poemas atribuídos a 56 poetas de língua portuguesa, já falecidos. Esse livro foi objeto de investigação de uma dissertação de mestrado em literatura, que identificou a similitude estilística entre os poemas psicografados e aqueles que foram escritos pelos poetas em vida (ROCHA, 2001). Outro tipo de habilidade aparentemente exibida por médiuns, mas pouco estudada, é a identidade caligráfica da personalidade comunicante com a caligrafia do indivíduo quando ainda em vida. (PERANDRÉA, 1991)

Exemplos de outros fenômenos considerados mediúnicos que têm sido investigados são as correspondências cruzadas (diferentes médiuns, sem contato normal entre si, de modo independente comunicariam mensagens que, isoladamente, careceriam de sentido, mas que, quando agrupadas, formariam um todo coerente), aparições por ocasião da morte (GAULD, 1982; STEVENSON, 1977b) e manifestações físicas como materializações e movimentação de objetos. Estes últimos, os fenômenos físicos, foram alvo de muitos tipos de fraude, o que gerou uma forte desconfiança em relação a esse tipo de manifestação. (GAULD, 1982)

Como se pode perceber, as vivências consideradas mediúnicas abrangem um amplo leque de experiências intrigantes e que merecem estudo aprofundado devido às potenciais relevantes contribuições para a exploração da RMC. O Brasil, devido à diversidade religiosa, com uma ampla variedade de fenômenos mediúnicos, está em uma posição ímpar para fazer avançar a investigação nessa área.

Reencarnação

Os casos sugestivos de reencarnação têm grandes implicações para a RMC, pois a reencarnação de uma personalidade requer a sobrevivência da mente após a morte do corpo físico para que possa se manifestar num novo corpo.

Os casos sugestivos de reencarnação tipicamente envolvem crianças de dois a quatro anos que começam a falar sobre uma suposta vida passada. Algumas vezes, relatam detalhes que permitem identificar e localizar uma pessoa falecida que se encaixa na descrição da criança. Habitualmente, essas crianças param de falar sobre essa suposta vida passada por volta dos sete anos. (STEVENSON, 2000)

Muitas das afirmações feitas por essas crianças são bem específicas, evidenciando um conhecimento sobre a vida de uma pessoa falecida desconhecida da família, muitas vezes morando em cidades distantes. Esse conhecimento não parece ter sido obtido por meios normais de comunicação (SCHOUTEN e STEVENSON, 1998; STEVENSON, 2000). Como no caso da mediunidade, a primeira tarefa é excluir fraudes ou afirmações genéricas que podem ser tidas pelos familiares como específicas de uma determinada pessoa.

Um dado que chamou a atenção de pesquisadores nessa área é que as crianças, além de exibirem conhecimento de fatos relativos a uma pessoa desconhecida já falecida, também evidenciam habilidades, traços de personalidade e mesmo marcas de nascença relativas à pessoa falecida e à suposta vida passada da criança. Esses traços físicos e comportamentais têm sido foco de maior investigação nas últimas décadas (STEVENSON, 1997; 1999; 2000; 2007; ALMEDER, 1992). Para uma breve apresentação do potencial explicativo da hipótese da reencarnação em relação a uma série de situações da psicologia e psicopatologia, recomenda-se a leitura de dois artigos de Stevenson (1977a; 2000).

Ian Stevenson (2007) foi o responsável por criar e desenvolver a pesquisa acadêmica sobre casos sugestivos de reencarnação, tendo documentado mais de 2.000 ocorrências observadas em vários países. Apesar da carência de fomentos e de apoio para esse tipo de pesquisa, seus achados têm sido replicados por investigadores de outros países (HARALDSSON, 1991; 2003; HARALDSSON e ABU-IZZEDIN, 2004; MILLS; HARALDSSON; KEIL, 1994; KEIL e TUCKER, 2000; PASRICHA *et al.*, 2005). No Brasil, Hernani Guimarães Andrade (1986) também publicou relatos de casos na área.

Experiências de Quase-morte

As experiências de quase-morte (EQM) são relevantes para a presente discussão, pois envolvem a experiência de alguma independência da mente em relação ao corpo físico. Nas últimas décadas, as EQM têm sido foco de um razoável número de investigações e debates, publicadas em revistas médicas de alto impacto.

As EQM surgem em situações de ameaça à vida, real ou imaginada e envolvem, entre outras características, a percepção de estar fora do corpo físico, sentimentos de paz, vivenciar uma grande lucidez e clareza mental, encontro com pessoas já falecidas e/ou seres de luz, visão retrospectiva de toda ou partes da vida e o retorno ao corpo físico (GREYSON, 2007). Muitos estudiosos buscam explicar as EQM como sendo fruto exclusivamente de alucinações por alterações cerebrais num moribundo (hipóxia, uso de várias medicações etc.) ou como criações mentais com base nas crenças e mecanismos de defesa psicológicos dos pacientes. Entretanto, os proponentes dessas teorias habitualmente não realizam pesquisas com EQM e não testaram as implicações empíricas de suas hipóteses. Embora a vivência das EQM varie de pessoa para pessoa e entre as diversas culturas, parece haver um núcleo da experiência que se mantém relativamente inalterado entre as diversas culturas e pacientes (ATHAPPILLY; GREYSON; STEVENSON, 2006; GREYSON, 2007; KELLY *et al.*, 2007). Do mesmo modo, a ocorrência e as características das EQM não se relacionaram com os níveis de oxigenação sanguínea ou com o número de medicações usadas pelos pacientes (GREYSON, 2007; VAN LOMMEL *et al.*, 2001; PARNIA *et al.*, 2001). Assim, não parece que as EQM possam ser explicadas como sendo devidas à expectativa dos pacientes, hipóxia ou polimedicação.

Uma das características que mais chama a atenção para a importância das EQM em relação à RMC é o funcionamento mental lúcido durante as EQM. Num paciente agonizante ou numa parada cardíaca, o cérebro, a princípio, deveria estar não funcionante ou com funcionamento bastante precário, como no estado confusional agudo (*delirium*). Pesquisas indicam que o EEG se torna isoelétrico (indicando ausência de atividade elétrica cerebral cortical) após 10 a 20 segundos de parada cardíaca. No entanto, muitos pacientes que tiveram EQM durante paradas cardíacas referem que conseguiam pensar e ainda com maior clareza e lucidez do que em estado de vigília normal. Ou seja, esses dados sugerem que a consciência pode não ter necessariamente total dependência do funcionamento cerebral (PARNIA e FENWICK, 2002; PARNIA, 2007).

Uma outra característica das EQM, que parece relevante como evidência de independência da consciência em relação ao cérebro, é o relato de descrições feitas pelo paciente, e depois confirmadas, de situações que ocorreram durante uma EQM e que o ele não poderia ter percebido com seus sentidos normais, mesmo se estivesse desperto. (SABOM, 1998; STEVENSON e GREYSON, 1979)

Em revisão recente, Parnia (2007) defende que o estudo das EQM pode oferecer a chave para o entendimento do mistério da consciência. Ele revisou os quatro estudos prospectivos disponíveis sobre EQM entre sobreviventes de parada cardíaca. Sua conclusão foi que esses estudos "têm demonstrado que paradoxalmente a mente humana e a consciência podem continuar a funcionar durante a parada cardíaca" (p. 933) e, por consequência, durante a cessação de atividade elétrica cerebral. Assim, "levantando a possibilidade que a mente humana e a consciência possam continuar a funcionar na ausência de função cerebral" (p. 933). Infelizmente, não temos conhecimento de nenhuma pesquisa em EQM que tenha sido desenvolvida no Brasil. Essa é uma lacuna que precisa ser preenchida.

CONCLUSÃO

O presente capítulo teve como objetivo fazer uma breve revisão sobre a relevância das EE para o entendimento da RMC. Destacamos o quanto as EE envolvem vivências que, pelo menos a princípio, questionam as visões materialistas-reducionistas da mente. As EE são repletas de vivências sugestivas de interação, mas de independência, da mente em relação ao cérebro. Levantamos a hipótese de que essas EE tenham fornecido a base empírica para as crenças de existência da alma e da sobrevivência após a morte, aceitas pela grande maioria da população mundial.

Ressaltamos a premente importância de investigação rigorosa das EE, notadamente de EQM, vivências consideradas mediúnicas e casos sugestivos de reencarnação. Essas EE têm o potencial de propiciar o alargamento da base empírica necessária ao melhor entendimento da RMC, levando ao aprimoramento na formulação e teste de hipóteses referentes à RMC. Tais estudos, mesmo sendo realizados por poucos pesquisadores e sem grandes financiamentos e apoios institucionais, têm apresentado resultados promissores. Dados ainda mais relevantes e de maior importância heurística certamente emergirão quando as EE se tornarem parte central da agenda de pesquisa mundial, o que parece já estar ocorrendo. (MOREIRA-ALMEIDA, 2007)

Dentro da tanatologia, tema deste livro, fazemos votos que o estudo da natureza da consciência, sua relação com o corpo e sua sobrevivência após a morte possam ser abordados num espírito legitimamente científico de pesquisa, que busca investigação rigorosa, mesmo das questões mais intrigantes e, por isso mesmo, mais relevantes para a humanidade. (MOREIRA-ALMEIDA, 2006; 2007a; CHIBENI; MOREIRA-ALMEIDA, 2007)

AGRADECIMENTOS

Gostaria de agradecer a colaboração dos professores Sílvio Seno Chibeni e Leonardo Caixeta que fizeram comentários valiosos para o aprimoramento de versões prévias deste capítulo.

BIBLIOGRAFIA

ALMEDER, R. *Death and personal survival*: the evidence for life after death. Lanham: Rowman and Littlefield, 1992.

ALMEIDA, A.M.; LOTUFO NETO, F. A mediunidade vista por alguns pioneiros da área da saúde mental. *Rev. Psiq. Clín.*, v. 31, n.3 , p. 132-141, 2004.

_____. Diretrizes metodológicas para investigar estados alterados de consciência e experiências anômalas. *Rev. Psiq. Clín.*, v. 30, n. 1, p. 21-28, 2003.

ALVARADO, C.S. The concept of survival of bodily death and the development of parapsychology. *J. Soc. Psych. Research*, v. 67, n. xxx, p. 65-95, 2003.

ANDRADE, H.G. *Reencarnação no Brasil*. Matão: O Clarim, 1986.

ATHAPPILLY, G.K.; GREYSON, B.; STEVENSON, I. Do prevailing societal models influence reports of near-death experiences?: a comparison of accounts reported before and after 1975. *J. Nervous Mental Dis.*, v. 194, n. 3, p. 218-222, 2006.

BEAUREGARD, M. Mind does really matter: Evidence from neuroimaging studies of emotional self-regulation, psychotherapy, and placebo effect. *Progress in Neurobiology*, v. 81, n. 4, p. 218-236, 2007.

BROWN, T.M. Cartesian dualism and psychosomatics. *Psychosomatics*, v. 30, n. 3, p. 322-331, 1989.

CHALMERS, A.F. *O que é ciência afinal?* São Paulo: Brasiliense, 1997.

CHIBENI, S.S. Locke e o materialismo. In: MORAES, J.Q.K. (Org.). *Materialismo e evolucionismo*. Coleção CLE, v. 47, p. 163-192, 2007. Disponível em: <www.unicamp.br/~chibeni/public/lockeeomaterialismo.pdf>. Acesso em 08/05/2009.

CHIBENI, S.S.; MOREIRA-ALMEIDA, A. Investigando o desconhecido: filosofia da ciência e investigação de fenômenos "anômalos" na psiquiatria. *Rev. Psiq. Clín.*, v. 34, supl 1, p. 8-16, 2007.

CRABTREE, A. *From Mesmer to Freud*: magnetic sleep and the roots of psychological healing. New Haven: Yale University Press, 1993.

DARWIN, F. *The autobiography of Charles Darwin and selected letters*. Edited by Francis Darwin. New York: Dover Publications Inc., 1958.

DATAFOLHA. Opinião pública: 97% dizem acreditar totalmente na existência de Deus. 05/05/2007. Disponível em: <http://datafolha.folha.uol.com.br/po/ver_po.php?session=446>. Acesso em 5 mai. 2007.

DUNCAN, G. Mind-body dualism and the biopsychosocial model of pain: what did Descartes really say? *J. Med. Philos.*, v. 25, n. 4, p. 485-513, 2000.

ELLENBERGER, H.F. *The discovery of the unconscious*. New York: Basic Books, 1970.

EYSENCK, H.J.; SARGENT, C. *Explaining the unexplained*: mysteries of the paranormal. London: Príon, 1993.

FRANCO, D.P.; PEREIRA, N.S. *Exaltação à vida*. Salvador: Livraria Espírita Alvorada Editora, 1994.

GAULD, A. *Mediumship and survival*: a century of investigations. London: Granada, 1982.

GREYSON, B. Experiências de quase morte: implicações clínicas. *Rev. Psiq. Clín.*, v. 34, supl.1, p. 116-125, 2007.

GUIMARÃES, H.P.; AVEZUM, A. O impacto da espiritualidade na saúde física. *Rev. Psiq. Clín.*, v. 34, supl.1, p. 88-94, 2007.

HARALDSSON, E.; ABU-IZZEDIN, M. Three randomly selected cases of Lebanese children who claim memories of a previous life. *J. Soc. Psych. Research*, v. 68, n. 2, p. 65-85, 2004.

HARALDSSON, E. Children who speak of past-life experiences: is there a psychological explanation? *Psychol. Psychoth.: theor. research pract.*, v. 76, n. 1, p. 55-67, 2003.

_____. Children claiming past-life memories: four cases in Sri Lanka. *J. Scient. Explorat.*, v. 5, n. 2, p. 233-262, 1991.

HEMPEL, C.G. *The philosophy of natural science*. Englewood Cliffs: Prentice-Hall, 1966.

HUFFORD, D. *An analysis of the field of spirituality, religion and health*. Metanexus Foundation. Disponível em: <http://www.metanexus.net/tarp/pdf/TARP-Hufford.pdf>. Acesso em 08/05/2009

KEIL, H.H.J.; TUCKER, J.B. An unusual birthmark case thought to be linked to a person who had previously died'. *Psychol. Reports*, v. 87, n. 3, Pt 2, p. 1067-1074, 2000.

KELLY, E.F.; KELLY, E.W.; CRABTREE, A.; GAULD, A.; GROSSO, M.; GREYSON, B. *Irreducible mind*: toward a psychology for the 21st century. Lanham: Rowman & Littlefield Publishers, 2007.

KIRKEBÙEN, G. Descartes' embodied psychology: Descartes' or Damasio's error? *J. Hist. Neurosc.*, v. 10, n. 2, p. 173-191, 2001.

KUHN, T.S. *The structure of scientific revolutions*. Chicago: University of Chicago Press, 1970.

MACMILLAN, M. Restoring phineas gage: a 150th retrospective. *J. the Hist. Neurosci.*, v. 9, n. 1, p. 46-66, 2000.

MILLS, A.; HARALDSSON, E.; KEIL, J. Replication studies of cases suggestive of reincarnation by three independent investigators. *J. Am. Soc. Psychic. Research*, v. 88, n. xxx, p. 207-219, 1994.

MOREIRA-ALMEIDA, A.; ALVARADO, C.; ZANGARI, W. Transtornos dissociativos (ou conversivos). In: LOUZÃ, M.R.; ÉLKIS, H. (Org.). *Psiquiatria básica*. Porto Alegre: Artmed, 2007.

MOREIRA-ALMEIDA, A.; KOENIG, H.G. Book review of: "Irreducible mind: toward a psychology for the 21st century". *J. Nervous Mental Dis.*, v.196 n. 4 p. 345-6, 2008.

MOREIRA-ALMEIDA, A. É possível investigar cientificamente a sobrevivência após a morte? In: INCONTRI, D.; SANTANA, F. (Org.). *A arte de morrer*: visões plurais. Bragança Paulista: Comenius, 2007A.

_____. Espiritualidade e saúde: passado e futuro de uma relação controversa e desafiadora. *Rev. Psiq. Clín.*, v. 34, n. supl 1, p. 3-4, 2007B.

_____ Book review of "Is there life after death? An examination of the empirical evidence", by David Lester. *J. Near-Death Stud.*, v. 24, n. 4, p. 245-254, 2006.

MURPHY, G.; BALLOU, R.O. *William James on psychical research.* New York: Viking Press, 1960.

O'KEEFFE, C.; WISEMAN, R. Testing alleged mediumship: methods and results. *British Journal of Psychology*, v. 96, p. 165-179, 2005.

PARNIA, S. Do reports of consciousness during cardiac arrest hold the key to discovering the nature of consciousness? *Med. Hypoth.*, v. 69, n. 4, p. 933-937, 2007.

PARNIA, S.; FENWICK, P.. Near death experiences in cardiac arrest: Visions of a dying brain or visions of a new science of consciousness. *Resuscitation*, v. 52, n. 1, p. 5-11, 2002.

PARNIA, S.; WALLER, D.G; YEATES, R.; FENWICK, P. A qualitative and quantitative study of the incidence, features and aetiology of near-death experiences in cardiac arrest survivors. *Resuscitation*, v. 48, n. 2, p.149-156, 2001.

PASRICHA, S.K.; KEIL, J.; TUCKER, J.B.; STEVENSON, I. Some bodily malformations attributed to previous lives. *J. Scient. Expl.*, v. 19, n. 3, p. 359-383, 2005.

PERANDRÉA, C.A. *A psicografia à luz da grafoscopia.* São Paulo: Jornalística Fé, 1991.

PERES, J.F.P.; SIMÃO, M.J.P.; NASELLO, A.G. Espiritualidade, religiosidade e psicoterapia. Rev. Psiq. Clín. v.34, supl 1, p. 136-145, 2007

POPPER, K.R.; ECCLES, J. *The self and its brain.* Berlin: Springer Verlag, 1977.

ROCHA, A.C. *A poesia transcendente de Parnaso de além-túmulo.* 2001. Tese (Mestrado) – Universidade Estadual de Campinas, Instituto de Estudos da Linguagem, Campinas, 2001.

ROSS, C.A.; JOSHI, S. Paranormal experiences in the general population. *J. Nervous Mental Dis.*, v. 180, n. 6, p. 357-361, 1992.

ROY, A.E.; ROBERTSON, T.J. A double-blind procedure for assessing the relevance of a medium's statements to a recipient. *J. Soc. Psych. Research*, v. 65, n. 3, p. 161-174, 2001.

SABOM, M.B. *Light and death:* one doctor's fascinating account of near-death experiences. Grand Rapids: Zondervan, 1998.

SCHOUTEN, S.A.; STEVENSON, I. Does the socio-psychological hypothesis explain cases of the reincarnation type? *J. Nervous Mental Dis.*, v. 186, n. 8, p. 504-506, 1998.

SCHWARTZ, G. *The afterlife experiments:* breakthrough scientific evidence of life after death. New York: Pocket Books, 2002.

SCHWARTZ, J.M.; STAPP, H.P.; BEAUREGARD, M. Quantum physics in neuroscience and psychology: a neurophysical model of mind-brain interaction. *Philos. Transact. Royal Soc. London*, v. 360, n. 1458, p. 1309-1327, 2005.

SEVERINO, P.R. *A vida triunfa*. São Paulo: Jornalística Fé, 1990.

STAPP, H.P. Henry Stapp on quantum mechanics, spirit, mind, and morality. Quantum interactive dualism: an alternative to materialism. *Zygon*, v. 41, n. 3, p. 599-615, 2006.

STEVENSON, I.; GREYSON, B. Near-death experiences. Relevance to the question of survival after death. *JAMA*, v. 242, n. 3, p. 265-267, 1979.

STEVENSON, I. Metade de uma carreira com a paranormalidade. *Rev. Psiq. Clín.*, v. 34, supl.1, p. 150-155, 2007. Disponível em: <www.hoje.org.br/bves>. Acesso em: 08/05/2009

_____. The phenomenon of claimed memories of previous lives: possible interpretations and importance. *Med. Hypoth.*, v. 54, n. 4, p. 652-659, 2000.

_____. Past lives of twins. *Lancet*, v. 353, n. 9161, p. 1359-1360, 1999.

_____. *Reincarnation and biology*: a contribution to the etiology of birthmarks and birth defects. Greenwich: Praeger, 1997.

_____. The explanatory value of the idea of reincarnation. *J. Nervous Mental Dis.*, v. 164, n. 5, p. 305-326, 1977a.

_____. Research into the evidence of man's survival after death: a historical and critical survey with a summary of recent developments. *J. Nervous Mental Dis.*, v. 165, n. 3, p. 152-170, 1977b.

STEVENSON, I.; PASRICHA, S. A case of secondary personality with xenoglossy. *Am. J. Psych.*, v. 136, n. 12, p. 1591-1592, 1979.

VAN LOMMEL, P.; VAN WEES, R.; MEYERS, V.; ELFFERICH, I. Near-death experience in survivors of cardiac arrest: A prospective study in the Netherlands. *Lancet*, v. 358, n. 9298, p. 2039-2045, 2001.

Capítulo 21
CONCEITUANDO MORTE

Franklin Santana Santos

> *Tu tens um medo:*
> *Acabar.*
> *Não vês que acabas todo o dia.*
> *Que morres no amor.*
> *Na tristeza.*
> *Na dúvida.*
> *No desejo.*
> *Que te renovas todo o dia.*
> *No amor.*
> *Na tristeza.*
> *Na dúvida.*
> *No desejo.*
> *Que és sempre outro.*
> *Que és sempre o mesmo.*
> *Que morrerás por idades imensas.*
> *Até não teres medo de morrer.*
> *E então serás eterno.* (Cecília Meireles)

A morte é um fenômeno antigo na natureza, entretanto ela permanece sem definição até os dias atuais. Exceto as bactérias e alguns protistas elementares, todos os seres vivos, tanto animais como vegetais, estão destinados a morrer. A morte é, portanto, um fenômeno constante e biologicamente necessário. Kastenbaum (1983) enfatiza que conceituar morte tem uma série de premissas e dificuldades, pois o conceito de morte é sempre relativo; excessivamente complexo; muda; muitas vezes, é obscuro, ambíguo, ou ainda em evolução; é influenciado pelo contexto situacional, social e cultural e se relaciona com o comportamento.

A morte, por exemplo, para um geneticista é a saída do mundo vivo, corresponde à parada de um conjunto dos processos bioenergéticos e das funções que eles subentendem, sendo o conjunto dirigido pelo nosso patrimônio genético. Na nossa morte, esse patrimônio, cuja atividade exige energia, torna-se mudo, ele para de dar ordens.

Já para o fisiologista, ela significa a parada completa e definitiva (entendam como irreversível) de todas as funções vitais. É rapidamente seguida pela desorganização das estruturas teciduais e celulares. A seguir é possível observar como a humanidade tem conceituado morte (Fig. 21.1).

2004
Papa João Paulo II rejeita a retirada de nutrição e hidratação como uma opção nos casos de estado vegetativo permanente

1995
AAN publica parâmetros práticos para determinar morte encefálica em adultos

1994
US Muti-Society Task Force cunha um novo termo: estado vegetativo permanente

1992
Universidade de Pittsburg para doares é estabelecido

1990
Nancy Cruzan não faz distinção entre hidratação artificial e nutrição de outros tratamentos médicos e confirma que esses tratamentos deveriam ser retirados de pacientes em estado vegetativo irreversível

1980
Programa da BBC questiona se os doadores estão realmente mortos

1977
1º e único (EUA) estudo prospectivo colaborativo em morte encefálica

1976
Karen Ann Quilan encoraja o uso de testamento e comitês de ética para remover aparelhos de pacientes em estado vegetativo

1975
Robert Veach introduziu a formulação de morte cerebral ligado às funções superiores

1972
Bryan Jennett e Fred Plum introduziram o termo estado vegetativo para pacientes com vigilância sem consciência

1959
Mollaret e Goulon (Claude Bernard Hospital, Paris, França) cunham o termo *coma dépassé* e define morte com base em critérios neurológicos

1957
O Papa Pio XII determina que não existe obrigação de usar meios extraordinários para prolongar a vida de pacientes criticamente enfermos e que caberia ao médico definir o momento da morte

1952
Bjorn Ibsen (o pai da terapia intensiva) inventa a ventilação mecânica
(Copenhagen Kommune Hospital, Dinamarca)

1994
Victor Horeley (UK) publica O modo da morte na compressão cerebral e sua compreensão, no qual relata o primeiro paciente que teria o que agora chamamos de morte encefálica

1968
Harvard Medical School Ad Hoc Comitê define coma irreversível como um novo critério de morte

1967
Christiaan Barnard realiza o primeiro transplante cardíaco de humano para humano
(Grote Schuur, Cidade do Cabo, África do Sul)

1966
Fred Plum e Jerome Posner (New York, EUA) introduzem o termo "síndrome compartimental" para referir uma quadriplegia decorrente de lesão de tronco

Fig. 21.1. Evolução e contribuição médica, filosófica, ética e legal na discussão sobre morte, morrer e inconsciência permanente.

QUESTÕES A SEREM RESPONDIDAS NA CONCEITUAÇÃO DE MORTE

Robert M. Veatch (1989) define morte como sendo uma mudança completa no *status* de uma entidade viva, caracterizado por perda irreversível das características que são essencialmente significantes para ela.

O que é tão essencialmente significativo para a vida que a sua perda termina em ou na morte? Em que parte do organismo deveríamos olhar para determinar se a morte ocorreu? Que testes técnicos devem ser aplicados, no local da morte, para determinar se um indivíduo está vivo ou morto? Segundo Veatch, quatro abordagens parecem resumir essa questão.

Abordagens à Definição e Determinação da Morte

As quatro abordagens à definição e determinação da morte são: perda irreversível do fluxo de fluidos vitais; perda irreversível da alma do corpo; perda irreversível da capacidade de integração corporal e perda irreversível da capacidade de interação da consciência ou social.

Perda Irreversível do Fluxo de Fluidos Vitais

Historicamente, a morte do organismo humano tem sido determinada pela ausência de batimento cardíaco e respiração. Com a cessação desses sinais vitais e à medida que as células dos tecidos do corpo morrem, sinais avançados da morte tornam-se evidentes: falta de certos reflexos nos olhos, queda da temperatura (*algor mortis*), a descoloração púrpura avermelhada de partes do corpo (*livor mortis*) e rigidez dos músculos (*rigor mortis*). A maioria das mortes é determinada por ausência de sinais vitais.

Para determinar se o indivíduo está vivo ou morto, observaríamos a respiração, sentiríamos o pulso e ouviríamos as batidas do coração. Esta abordagem para definir a morte é adequada para fazer o diagnóstico de morte na maioria dos casos, mesmo atualmente. O primeiro médico que descreveu uma situação de morte foi Hipócrates.

> *[...] Surpreendente realismo nos revela o grande médico ao relatar o transe em que a morte ronda e a vida se esvai para sumir-se na eternidade. Nesses dramáticos momentos, o moribundo adquire o aspecto letal conhecido das pessoas, que o captam já não com valores racionais, mas intuitivos, dizendo: está agonizando. Na agonia,*

> *segundo Hipócrates, o paciente tem o seu rosto lívido, alongado e indiferente a tudo. Uma expressão de serena doçura espiritual inunda seu rosto, como se contemplasse com impavidez os acontecimentos de sua vida que acodem em tropel à sua consciência. Seus olhos fixos e absortos, olham vagamente à distância, escrutando a nova rota de outra existência mais aprazível e menos sórdida que a já vacilante. No momento da grande partida, o moribundo parece iluminado por um divino fulgor alheio ao corpo e ao mundo circundante. Quando já não surgem imagens, nem anseios, nem ilusões, parece, então, que apenas há de flutuar, nessa suprema hora, uma luz vívida: a luz do sentimento da inexistência do enganoso trânsito terreno. (FRANCO apud HIPÓCRATES, 2004, p.130)*

O médico de Cós pinta esse quadro com tal exatidão que o fez perdurar na clínica com o nome de *facies hipocratica*.

A ambiguidade dessa primeira abordagem em definir morte resulta de querer definir a morte com base exclusivamente em critérios fisiológicos.

Perda Irreversível da Alma do Corpo

Esta segunda definição conceitual de morte envolve a perda da alma do corpo. O local da alma não foi estabelecido cientificamente. Alguns dizem que a alma está no coração, outros na respiração e, René Descartes, na glândula pineal. A respeito dessa definição teríamos que fazer algumas considerações: seria necessário definir o que é alma ou espírito; quais critérios usar para dizer que a alma está presente ou ausente; definir se a morte ocorre porque a alma parte ou o contrário, se ela parte porque o corpo morreu; se a alma anima o corpo, dando a este vida ou os processos fisiológicos de vitalidade no corpo fornecem o local em que a alma reside?

Essas questões são fascinantes, mas, infelizmente, exercem pouca influência na prática médica moderna em uma era tida como científica e que acredita, *a priori*, que essas questões não possam ser respondidas pelo método experimental.

Sobre esse conceito de morte, foram obtidas informações na visão de Homero. Este fala da *psyche* (alma) no momento da morte:

> *[...] Homero fala da psyche, sobretudo no momento da morte do homem. A morte coincide, de fato, com a saída da psyche que voando pela boca (ou pela ferida), com o último suspiro, vai-se ao Hades. Convém recordar que o termo psyche está ligado com a respiração*

(psychein *significava soprar*), e que a ideia da morte permanece a de exalar o último suspiro. *(HOMERO apud REALE, 2002, p.70)*

Perda Irreversível da Capacidade de Integração Corporal

Essa abordagem é mais sofisticada que as primeiras, porque ela se baseia não simplesmente nos sinais fisiológicos tradicionais de vitalidade do corpo (fluxo da respiração e sangue), mas em maior capacidade geral do corpo em regular seu próprio funcionamento. Essa abordagem reconhece que o ser humano é um organismo integrado com capacidades para regulação interna por mecanismos de *feedback* homeostáticos complexos. Tal definição resolve, pelo menos parcialmente, a ambiguidade da primeira definição, pois uma determinação da morte não seria feita meramente por causa das funções fisiológicas da pessoa mantidas por uma máquina, mas sim pela incapacidade do organismo em manter ou preservar sua capacidade de integração corporal. Em outras palavras, suporte de vida artificial não constituiria o fator determinante e, mais ainda, somente com a perda irreversível da capacidade de integração corporal poderia determinar a morte. (DESPELDER, 2001)

O local a ser considerado para uma determinação é atualmente considerado pelos clínicos como sendo o sistema nervoso central (SNC), mais especificamente o cérebro. A determinação de morte que resulta dessa definição costuma ser caracterizada como "morte cerebral". Embora esse termo seja inapropriado porque resulta em atenção prioritária à morte de uma parte do organismo, e não do organismo como um todo.

Perda Irreversível da Capacidade de Interação da Consciência ou Social

Essa abordagem diz que as funções superiores do cérebro, e não meramente as conexões reflexas que regulam os processos fisiológicos como a pressão sanguínea e respiração, são as que definem as características essenciais de um ser humano.

Em outras palavras, a premissa implícita é que a pessoa, para ser humana em seu sentido amplo, e não apenas em certos processos biológicos operantes, mas a dimensão social da vida – consciência ou personalidade – deve estar presente. Estar vivo implica na capacidade para de interação consciente com o ambiente e com outros seres humanos. De acordo com essa definição, portanto, quando a capacidade de interação social é irreversível, teríamos a definição de morte. O local da morte seria o neocórtex, que é a camada externa do cérebro responsável pelas funções superiores e complexas da mente. (DESPELDER, 2001)

REDEFININDO MORTE NA SOCIEDADE TECNOLÓGICA MODERNA

O avanço tecnológico na história da civilização ocidental cria uma das situações mais macabras da história da humanidade, ou seja, uma pessoa tem batimento cardíaco e está morta. Observamos que, com a nova definição de "morte cerebral", haverá uma mudança dos parâmetros de um modelo cardiocêntrico para um encefalocêntrico. A morte cerebral significa morte não porque ela invariável e iminentemente é seguida de assistolia (parada do coração), mas porque ela é acompanhada por uma perda irreversível das funções cerebrais críticas. O conceito de morte cerebral exige que a demonstração à beira do leito da cessação irreversível de todas as funções clínicas do cérebro é a mais aceita atualmente. A morte cerebral é classicamente causada por lesão cerebral (por exemplo, lesão traumática maciça, hemorragia intracraniana ou anóxia) que resulta em uma pressão intracraniana maior que a pressão sanguínea. Isto causa cessação da circulação intracraniana e lesão do tronco cerebral devido a uma herniação.

O primeiro – e único – estudo prospectivo validando o critério neurocêntrico de morte foi o do National Institutes of Health (NIH) subsidiado pelo Multicentre US Collaborative Study of Cerebral Death (JAMA, 1977). Seu objetivo foi identificar os testes que poderiam ser usados para predizer morte cardiorrespiratória em três meses, a despeito de suporte contínuo cardíaco e ventilatório. A Academia Americana de Neurologia publicou *guidelines* para determinar morte cerebral em adultos em 1995, incluindo uma descrição prática importante do teste da apneia, o qual tem sido usado como modelo nas políticas de muitas instituições, inclusive o Hospital das Clínicas da Faculdade de Medicina da Universidade de São Paulo (FMUSP).

Os critérios detalhados foram retirados do *guidelines* da American Academy of Neurology (1995): demonstração de coma; evidência para a causa do coma; ausência de fatores confundidores, incluindo hipotermia, drogas e distúrbios endócrinos e eletrolíticos; ausência de reflexos do tronco encefálico; ausência de respostas motoras; apneia;

segunda avaliação após seis horas, mas esse período é considerado arbitrário e testes laboratoriais confirmatórios são necessários somente quando componentes específicos dos testes clínicos não podem ser avaliados de maneira segura. Com base nesses critérios, o Conselho Federal de Medicina (CFM) estabeleceu normas e critérios para definir morte cerebral no Brasil.

CONSELHO FEDERAL DE MEDICINA

Os critérios para a caracterização de morte encefálica segundo o CFM (1997) são:
- Artículo 1º: a morte encefálica será caracterizada através da realização de exames clínicos e complementares durante intervalos de tempo variáveis, próprios para determinadas faixas etárias.
- Artículo 2º: os dados clínicos e complementares observados quando da caracterização da morte encefálica deverão ser registrados no termo de declaração de morte encefálica, anexo a esta Resolução.
  Parágrafo único: As instituições hospitalares poderão fazer acréscimos ao presente termo, que deverão ser aprovados pelos Conselhos Regionais de Medicina de sua jurisdição, sendo vedada a supressão de qualquer de seus itens.
- Artículo 3º: a morte encefálica deverá ser consequência de processo irreversível e de causa conhecida.
- Artículo 4º: os parâmetros clínicos a serem observados para constatação de morte encefálica são o coma aperceptivo com ausência de atividade motora supraespinal e apneia.
- Artículo 5º: os intervalos mínimos entre as duas avaliações clínicas necessárias para a caracterização da morte encefálica serão definidos por faixa etária: de sete dias a dois meses incompletos com 48 horas; de dois meses a um ano incompleto com 24 horas; de um ano a dois anos incompletos com 12 horas; e acima de dois anos com seis horas.
- Artículo 6º: os exames complementares a serem observados para constatação de morte encefálica deverão demonstrar de forma inequívoca: ausência de atividade elétrica cerebral, de atividade metabólica cerebral ou, ainda, de perfusão sanguínea cerebral.
- Artículo 7º: os exames complementares serão utilizados por faixa etária, se: acima de dois anos – um dos exames citados

no art. 6º, alíneas "a", "b" e "c"; de um a dois anos incompletos - um dos exames citados no art. 6º, alíneas "a", "b" e "c". Quando se optar por eletroencefalograma, serão necessários dois exames com intervalo de 12 horas entre um e outro; de dois meses a um ano incompleto – dois eletroencefalogramas com intervalo de 24 horas entre um e outro; e de sete dias a dois meses incompletos – dois eletroencefalogramas com intervalo de 48 horas entre um e outro.
- Artículo 8º: o termo de Declaração de Morte Encefálica, devidamente preenchido e assinado e os exames complementares utilizados para diagnóstico da morte encefálica deverão ser arquivados no próprio prontuário do paciente.
- Artículo 9º: Constatada e documentada a morte encefálica, deverá o diretor clínico da instituição hospitalar, ou quem for delegado, comunicar tal fato aos responsáveis legais do paciente, se houver, e à Central de Notificação, Captação e Distribuição de Órgãos a que estiver vinculada a unidade hospitalar em que o mesmo se encontrava internado.

CONCEITO DE MORTE ENCEFÁLICA

O conceito de morte encefálica pode ser escrito como "perda irreversível da consciência e da capacidade de respirar", ou melhor, a morte

> *como um estado em que temos perda da nossa capacidade de consciência, junto com perda irreversível da capacidade de ventilar espontaneamente, mesmo mantendo por certo período uma função cardíaca evidente. (SARDINHA e DANTAS FILHO, 2002)*

A seguir, temos exemplos de períodos de observação em horas, antes dos testes em pacientes com suspeita de morte encefálica:
- coma apneico após neurocirurgia: aneurisma confirmado com sangramento subaracnoideo dentro do hospital mais que quatro horas;
- traumatismo cranioencefálico mais que seis horas;
- hemorragia intracerebral: sem hipóxia mais que seis horas;
- anóxia cerebral: por parada cardíaca, afogamento etc., mais que 24 horas;
- com suspeita de intoxicação por droga não identificada: de 50 a 100 horas.

DIAGNÓSTICO CLÍNICO DE MORTE ENCEFÁLICA

Segundo Sardinha e Dantas Filho (2002), o diagnóstico clínico é fundamentado em quatro etapas: quando existe uma causa conhecida para o coma ou lesão neurológica conhecida; quando estão excluídas as causas reversíveis do coma; em que há confirmação de que a condução neuromuscular está intacta; e ausência de reflexos do tronco cerebral.

Quando existe uma causa conhecida para o coma, há necessidade de uma lesão neurológica conhecida. São precisos história e exames complementares – AVC ou anóxia pós-parada cardiorrespiratória.

No caso de exclusão de causas reversíveis do coma, temos a hipotermia com temperatura retal abaixo de 35º C; uso de agentes sedativos como diazepínicos, barbitúricos, anestésicos e álcool etílico; hipotensão; hipoglicemia; e a concentração plasmática e meia-vida de algumas drogas (Tabela 21.1).

Tabela 1.1. Concentração plasmática e meia-vida de algumas drogas

Medicação	Meia-vida (horas)
Fenobarbital	100
Tiopental	> 24
Fenitoína	> 140
Valproato de sódio	7 - 10
Morfina	18 - 60
Fentanila	2 - 4
Antidepressivos tricíclicos	4 - 24
Carbamazepina	10 - 60
Benzodiazepínicos	5 - 24
Anti-histamínicos	6 - 24
Agentes hipoglicemiantes	2 - 36

Para confirmação de condução neuromuscular intacta, tem que haver ausência de uso de drogas bloqueadoras da atividade neuromuscular; exclusão de lesões medulares; a suspeita de doenças que alteram a junção mioneural deve ser excluída e seu diagnóstico, descartado.

E para descobrir a ausência de reflexos de tronco encefálico, deve ser feito um exame clínico, e no início deste deverá ser: em um paciente hemodinamicamente estável, com pressão arterial sistólica > 90mmHg, etiologia definida do estado comatoso, ausência de uso de sedativos e tranquilizantes e com função mioneural normal.

O exame clínico deverá ser repetido, no mínimo, em duas ocasiões, preferencialmente por médicos diferentes e em intervalos de tempo ao menos seis horas.

PESQUISA DE REFLEXOS DE TRONCO ENCEFÁLICO

Os reflexos que representam a capacidade de integração encefálica são o fotomotor ou pupilar, que não apresenta resposta pupilar à luz; os reflexos de tosse e deglutição, que não apresentam tosse ou reflexo de deglutição com o estímulo; o córneo-palpebral, o qual não apresenta reflexo de piscamento à estimulação da córnea; óculo-cefálico, que é a movimentação dos globos oculares em direção oposta à movimentação passiva da cabeça, também conhecido como olhos de "boneca"; e o óculo-vestibular, que não apresenta movimento ocular sob estímulo calórico no ouvido.

TESTE DE APNEIA

É indicado teste de apneia apenas no segundo exame clínico para o diagnóstico de morte encefálica. Para o teste precisa-se de preenchimento do nível de PaO_2 acima de 200 mmHg; usar oximetria de pulso; monitoração cardíaca; normoventilar, já que a maioria dos pacientes é vítima de traumatismo craniencefálico, que tem como norma a hiperventilação como proposta terapêutica, com níveis de $PaCO_2$ abaixo de 30 mmHg. A normoventilação elevará a $PaCO_2$ para cerca de 30 a 40 mmHg.

Realização do Teste de Apneia

Ventilar o paciente com FiO_2 de 1,0 por 15 a 20 minutos. Coleta-se, então, uma gasometria arterial. Depois, retirar o paciente do ventilador mecânico mantendo a oxigenação com tubo T ou com uma sonda-cateter inserido cerca de 20 cm dentro do tubo orotraqueal, com um fluxo de oxigênio a 6 L/minuto. Deve haver observação contínua do paciente pelos médicos realizadores do teste. Aparecendo movimentos inspiratórios, o teste deverá ser suspenso. O período de observação deve ser de pelo menos 10 minutos. O objetivo principal é atingir níveis de $PaCO_2$ > 60 mmHg. Com tais níveis ocorrerá o estímulo inspiratório do centro encefálico íntegro.

DIAGNÓSTICO RADIOLÓGICO DE MORTE ENCEFÁLICA

Além do exame clínico, não são necessários outros métodos complementares para confirmar a morte encefálica. Existem vários métodos disponíveis e os mais frequentes são:
- Eletroencefalografia (EEG): para avaliar a atividade elétrica cerebral e, consequentemente, o perfeito funcionamento do cérebro (Fig. 21.2).
- Angiografia com contraste dos quatro vasos. Esse exame objetiva ver a perfusão sanguínea no SNC (Figs. 21.3 e 21.4).

A angiografia com radionuclídeos também é ver o fluxo sanguíneo cerebral (Fig. 21.5).

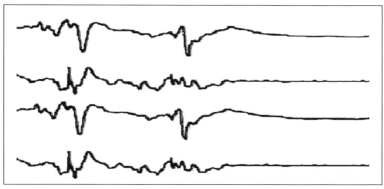

Fig. 21.2. Estado do eletroencefalograma isoelétrico sem atividade cerebral

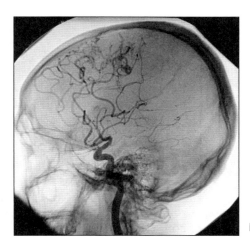

Fig. 21.3. Angiografia cerebral com perfusão

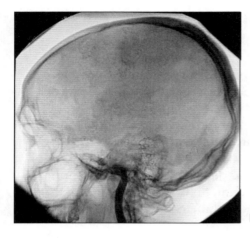

Fig. 21.4. Angiografia cerebral sem perfusão

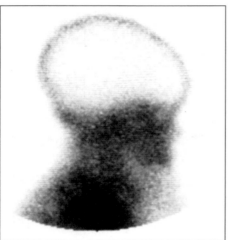

Fig. 21.5. Mapeamento cerebral com radioisótopos mostrando ausência de perfusão

Além desses exames poderemos, ainda, realizar o Doppler transcraniano, a ressonância nuclear magnética e o potencial evocado de tronco encefálico. No Brasil, são necessários os métodos complementares em três situações: quando existe dúvida no diagnóstico clínico de morte encefálica; quando existe doação de órgãos; ou quando há situações que envolvam problemas médico-legais.

ESTADO VEGETATIVO

Como na morte cerebral, o estado vegetativo é um diagnóstico clínico que, quando permanente, pode ser considerado um artefato trágico da tecnologia moderna. Os critérios de um estado vegetativo são descritos pelos *guidelines* do *U.S.* Multi-Society Task Force on Persistent Vegetative State de 2000.

Descreve-se que não existe evidência de percepção de si mesmo ou do ambiente e inabilidade de interagir com outros. Não existem evidências de respostas comportamentais voluntárias, propositais, reprodutíveis e sustentadas em resposta a estímulos visuais, auditivos, tácteis ou noxiosos. Não há evidência de expressão ou compreensão de linguagem. Despertamentos intermitentes manifestados no ciclo vigília-sono. Funções autonômicas do tronco cerebral e hipotalâmicas suficientemente preservadas que permitam a sobrevivência com cuidados médicos e de enfermagem. Incontinência urinária e fecal, reflexos espinhais e cranianos variavelmente preservados.

Entretanto, diferentemente da morte cerebral (excluindo fatores confundidores, tais como intoxicação e hipotermia, como necessário para sua definição), o estado vegetativo pode ser parcial ou totalmente reversível. O estado vegetativo "persistente" foi arbitrariamente elaborado como um estado vegetativo presente um mês após a ocorrência do dano cerebral e sem melhora depois de um período específico (3 a 12 meses, dependendo da etiologia), não significando que é irreversível e que o paciente não se recuperará; somente então, após esse período, e ainda com muitas controvérsias, as questões ético-legais que envolvam a retirada do tratamento podem ser levantadas (LAUREYS, 2005).

MORTE CEREBRAL *VERSUS* ESTADO VEGETATIVO

Laureys (2005), em seu artigo *Death, unconsciousness and the brain*, tece uma série de ricos comentários a respeito da importância que devemos dar à diferenciação entre morte cerebral e estado vegetativo, diferenciação esta que tem importantes implicações ético-jurídicas. Primeiro, a morte cerebral pode ser diagnosticada, com uma alta taxa de probabilidade, em questão de horas a dias da lesão originária, ao passo que o diagnóstico de estado vegetativo irreversível pode levar muitos meses (três meses após lesão cerebral não traumática e 12 meses após lesão traumática).

Diferentemente dos pacientes com morte cerebral que são, por definição, comatosos (isto é, jamais mostram um olho aberto, mesmo com estimulação sensorial), pacientes em estado vegetativo (que, deve-se reforçar, não estão em coma), classicamente têm abertura ocular espontânea, o que pode ser muito perturbador para os familiares e cuidadores.

Pacientes com morte cerebral são apneicos, ou seja, não respiram espontaneamente e necessitam de ventilação artificial controlada; pacientes em estado vegetativo podem respirar espontaneamente sem assistência, mesmo durante o estágio agudo, sendo que algumas vezes necessitam de ventilação assistida.

Contrariamente aos pacientes com morte cerebral, aqueles em estado vegetativo têm os reflexos do tronco e funcionamento hipotalâmico preservados (por exemplo, regulação da temperatura corporal e tônus vascular).

Finalmente, pacientes com morte cerebral jamais evidenciam qualquer expressão facial e permanecem em mudez, enquanto aqueles em estado vegetativo podem, ocasionalmente, sorrir ou chorar, emitir grunhidos, gemer ou gritar.

Achados de Neuroimagem Diferenciando Morte Encefálica e Estado Vegetativo (Figs. 21.6 e 21.7)

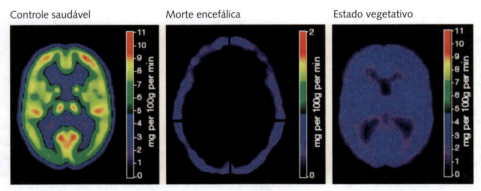

Fig. 21.6. Ilustração das diferenças do metabolismo cerebral em repouso medido em morte encefálica e em estado vegetativo comparado com controle. A imagem do paciente com morte encefálica mostra o sinal do cérebro vazio, o que poderia ser comparado como uma 'decapitação` funcional. Esta situação é totalmente diferente daquela vista em pacientes em estado vegetativo, no qual o metabolismo cerebral está intensa e globalmente diminuído (em mais de 50% do valor normal), mas não ausente. A escala colorida mostra a quantidade de glicose metabolizada por 100 g de tecido cerebral por minuto (SCHIFF *et al.*, 2002).

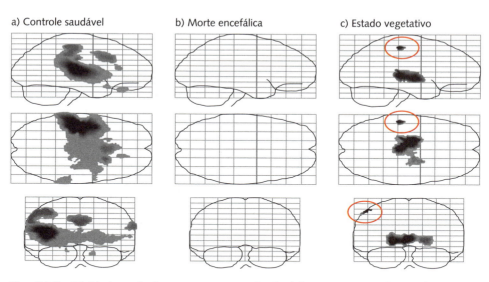

Fig. 21.7. Atividade cortical em resposta ao estímulo doloroso em controles saudáveis e em pacientes com morte encefálica ou em estado vegetativo. O estímulo doloroso ativa uma larga rede neural (conhecida como a matriz da dor) em pacientes saudáveis (a); no cérebro com morte encefálica, não conseguimos detectar qualquer ativação cerebral (b); em estado vegetativo alguma ativação subcortical (ponte e tálamo superior) e cortical (córtex somatosensório: círculo vermelho) podem ser observadas (AGARDH et al., 1983).

Achados Anatomopatológicos: Morte Cerebral *versus* Estado Vegetativo

O anatomopatológico de pacientes com morte cerebral mostra uma vasocongestão devido a ingurgitamento venoso, trombose nos sinus e veias corticais, hemorragia subaracnoidea e congestão cortical e hemorragia serão observadas após 12 a 72 horas de estado de não perfusão. Depois de uma semana, uma autólise liquefaz o cérebro. Tais achados dramáticos nunca são encontrados em um estado vegetativo. Em pacientes em estado vegetativo encontram-se necrose cortical laminar multifocal, leucoencefalopatia e necrose talâmica bilateral. Pacientes em estado vegetativo precedido por lesão cerebral sanguinolenta mostra um dano difuso da substância branca com perda neuronal talâmica e hipocampo.

ARGUMENTOS CONTRA CONSIDERAR ESTADO VEGETATIVO COMO MORTE

Laureys (2005) mais uma vez enriquece a discussão ao lançar mãos de fortes argumentos para não se considerar estado vegetativo como morte. A primeira objeção é que seja incompleto o conhecimento científico sobre correlações neurais suficientes e necessárias da consciência.

Em contraste com a morte cerebral, para a qual a neuroanatomia e a neurofisiologia estão bem estabelecidas, anatomopatologia, neuroimagem e eletrofisiologia não conseguem, no momento, determinar a consciência humana. Portanto, nenhum critério anatômico acurado pode ser definido para uma formulação de morte por funções cerebrais superiores.

A segunda objeção: que testes clínicos seriam necessários para dizer que a consciência foi irremediavelmente perdida?. Existe uma limitação filosófica irredutível em saber se qualquer outro ser possui consciência de vida.

Consciência é uma experiência subjetiva multifacetada e a avaliação clínica está limitada em analisar pacientes "não responsivos ao ambiente". Pacientes em estados vegetativos, ao contrário daqueles com morte cerebral, podem se mover extensivamente, e estudos clínicos se mostra quão difícil é diferenciar movimentos automáticos de voluntários. Isto pode resultar em subestimação de sinais comportamentais da consciência e, portanto, num falso diagnóstico.

Testes complementares para morte neocortical requereriam a confirmação de que toda a função cortical foi irremediavelmente perdida. Os testes evidenciando a ausência de integração neocortical, a qual é necessária para a consciência, são, no momento, não confiáveis e inválidos. Finalmente, provar a irreversibilidade é fundamental em qualquer conceito de morte e os testes clínicos que hoje são usados mostram irreversibilidade somente das conexões neurais do cérebro como um todo ou da morte encefálica.

Um paciente com diagnóstico de morte cerebral jamais recuperou suas funções, o que não pode ser dito com relação a um estado vegetativo, no qual o termo "permanente" é probabilístico, sendo que a chance de recuperação depende da idade do paciente, da etiologia e do tempo gasto no estado vegetativo.

CONCLUSÃO

Conforme discussões, muitas vezes somos tentados a pensar que a morte, a qual é definida como perda da capacidade de um organismo manter sua função como um todo e resultaria da cessação irreversível das suas funções críticas (circulação, respiração e consciência), seria considerada como um evento com claro início e fim; entretanto, em outros momentos observamos que seria um processo e que seria difícil precisar quando ele se inicia e se finda, como visto na Fig. 21.8. O exato momento do início e do fim da vida, pois, permanece um desafio que a ciência ainda não resolveu.

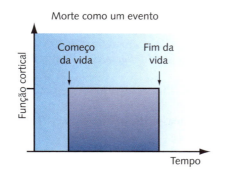 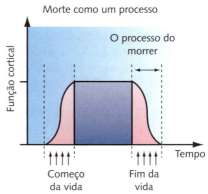

Fig. 21.8. Morte: evento ou processo?

Qual é o futuro, então, da morte? Melhoras tecnológicas no reparo do cérebro e suporte prostético para as funções cerebrais, por exemplo, células-tronco, neurogêneses, próteses computacionais neurológicas, suspensão criônica etc., podem um dia mudar nossas ideias atuais de irreversibilidade e forçar a medicina e a sociedade uma vez mais a revisar suas definições de morte? Uma possível descoberta da existência de uma consciência independente do cérebro pelo método experimental resgataria e jogaria, nas discussões atuais sobre conceitos de morte, novas ideias, valores e conceitos? Quem viver, verá!

BIBLIOGRAFIA

A definition of irreversible coma. Report of the Ad Hoc Committee of the Harvard Medical School to examine the definition of brain death. *JAMA*, v. 205, n. 6, p. 337-340, 1968.

An appraisal of the criteria of cerebral death. A summary statement. A collaborative study. *JAMA*, v. 237, n. 10, p. 982-986, 1977.

AGARDH, C. D., ROSEN, I. & RYDING, E. Persistent vegetative state with high cerebral blood flow following profound hypoglycemia. *Ann. Neurol.* 14, 482–486 (1983).

CONSELHO FEDERAL DE MEDICINA. *Resolução n. 1.480.* Critério para a caracterização de morte encefálica. 8 de agosto de 1997.

DESPELDER, L.A.; STRICKLAND, A.L. *The last dance - encountering death and dying.* USA: McGraw-Hill Higher Education, 2001.

GOSTIN, L.O. Deciding life and death in the courtroom. From Quilan to Cruzan, Glucksberg, and Vacco- a brief history analysis of constitutional protection of the ´right to die`. *JAMA*, v. 278, n. 18, p.1523-1528, 1997.

HIPÓCRATES. *Aforismos.* São Paulo: Martins Fontes, 2004.

HOSLEY,V. On the mode of death in cerebral compression and its prevention. *Q. Med. J.*, 1894;306-309.

KASTEMBAUM, R.; AISENBERG, R. *Psicologia da morte.* São Paulo: Editora da Universidade de São Paulo, 1983.

LAUREYS, S. Death, unconsciousness and the brain. *Nature Rev.*, v. 6, p. 899-909, 2005.

MOLLARET, P.; GOULON, M. Le coma dépassé. *Rev. Neurol.*, v. 101, p.3-15, 1959.

MOLLARET P, GOULON M. The depassed coma (preliminary memoir). Rev neurol (Paris). 1959 Jul;101:3-15.

NATIONAL ACADEMY OF SCIENCES INSTITUTE OF MEDICINE. *Non-heart-beating organ transplantation*: medical and ethics issues in procurement. Washington: National Academy, 1997.

PIUS XII. Pope Speaks on prolongation of life. *Ossevatore Romano*, v. 4, p. 393-398,1957.

PLUM, F.; POSNER, J.B. *The diagnosis of stupor and coma.* Philadelphia: F.A. Davis, 1966.

POPE JOHN PAUL II. Address of Pope John Paul to the participants in the international congress on "Life-sustaining Treatments and Vegetative State: Scientific Advances and Ethical Dilemmas". *Neurorehabilitation*, v.19, n. xxx, p. 273-275, 2004.

REALE, G. *Corpo, alma e saúde*: o conceito de homem de Homero a Platão. São Paulo: Paulus, 2002.

SARDINHA, L.A.C.; DANTAS FILHO, V.P. Morte encefálica. In: CRUZ, J. (Ed.) *Neurointensivismo.* São Paulo: Atheneu, 2002.

SCHIFF, N. D. *et al.* Residual cerebral activity and behavioural fragments can remain in the persistently vegetative brain. *Brain* 125, 1210–1234 (2002).

The quality standard´s subcommittee of the American Academy of Neurology. Practice parameters for determining brain death in adults (summary statement). *Neurology*, v. 45, n. 5, p. 1012-1014, 1995.

University of Pittsburgh Medical center policy and procedure manual. Management of terminally ill patients who become organ donors after death. *Kennedy Institute of Ethics Journal*, v. 3, n. 2, p. A1-A15, 1993.

VEATCH, R.M. *Death, dying, and the biological revolution*: our last quest for responsibility. New Haven: Yale University Press, 1989.

_____. The wole-brain-oriented concept of death: an outmoded philosophical formulation. *J. Thanatol.*, v. 3, n. 1, p. 13-30, 1975.

CAPÍTULO 22

DISTANÁSIA: ALGUMAS REFLEXÕES BIOÉTICAS A PARTIR DA REALIDADE BRASILEIRA[1]

Léo Pessini

Refletir eticamente sobre a distanásia no contexto brasileiro, a partir da ética médica codificada no Brasil e a partir dos paradigmas de medicina existentes, não deixa de ser um grande desafio, visto que temos ainda um grande silêncio envolvendo a questão. A distanásia não tem merecido a mesma atenção que a eutanásia, em grande parte por pensarmos na causa da confusão que existe entre esses dois conceitos.

Entendemos por distanásia uma ação, intervenção ou um procedimento médico que não atinge o objetivo de beneficiar a pessoa em fase terminal e que prolonga inútil e sofridamente o processo do morrer, procurando distanciar a morte. Os europeus chamam de obstinação terapêutica e os norte-americanos, de medicina ou tratamento fútil e inútil.

O roteiro de nossa reflexão neste momento se inicia com a análise da temática da distanásia ou obstinação terapêutica na tradição da ética médica brasileira codificada. Avançamos apresentando os diferentes paradigmas de medicina, o científico-tecnológico, o comercial-empresarial, o da benignidade humanitária e solidária e o biopsicossocial (ideal buscado). A partir disso mostraremos o surgimento de alguns modelos característicos de profissionais médicos. Em seguida, será comentada a

---

[1] Este artigo apresenta resultados da minha tese doutoral intitulada: *Viver com dignidade a própria morte*: reexame da contribuição da ética teológica no atual debate sobre a distanásia, defendida em 2001, na Unifai/Pontifícia Faculdade de Teologia Nossa Senhora da Assunção, em São Paulo. Este trabalho foi transformado em livro: *Distanásia: até quando prolongar a vida*. São Paulo: Loyola, 2001.

legislação relacionada com a distanásia no Estado de São Paulo. Finalizaremos com algumas propostas éticas referentes à questão sob a visão de alguns médicos brasileiros.

DO ABSOLUTO RESPEITO PELA VIDA E DO DEVER DE NÃO COMPLICAR A TERAPÊUTICA

Uma das características marcantes da tradição da ética médica brasileira codificada é a de ser uma tradição secular, imbuída de valores humanitários, embasada em dimensões humanistas e filosóficas, mas sem se preocupar em fundamentar os princípios éticos na religião.

No universo secular, a própria morte e a dor muitas vezes são percebidas como sem sentido e, à medida que escapam do seu controle, são vistas como fracasso pelo médico. A ênfase cai na luta para garantir a máxima prolongação da vida, na quantidade de vida, e há pouca preocupação com a qualidade dessa vida prolongada. Uma consequência disso é o eclipse da solicitude pela boa morte cultivada e resistência à eutanásia provocada como derrota diante do inimigo chamado de morte.

A medicina brasileira, na sua história até o presente momento, utilizou-se dos seguintes códigos: Código de Ética Médica adaptado pela Associação Médica Americana em 1987; Código de Moral Médica de 1929; Código de Deontologia Médica de 1931; Código de Deontologia Médica de 1945; Código de Ética da Associação Médica Brasileira de 1953; Código de Ética Médica de 1965; Código Brasileiro de Deontologia Médica de 1984; e o último em vigor, Código de Ética Médica de 1988[2].

O primeiro Código de Ética Médica que circulou no Brasil data de 1867 e foi uma tradução portuguesa do Código de Ética Médica da Associação Médica Americana. Interessante observar como é delineado o perfil do médico, numa linguagem explicitamente sacerdotal:

Art. 1º - § 4. Para ser ministro de esperança e conforto para seus doentes, é preciso que o médico, alentando o espírito que desfalece, suavize o leito da morte, reanime a vida que expira, e reaja contra a influência deprimente destas moléstias que muitas vezes perturbam a tranquilidade dos mais resignados em seus últimos momentos. A vida do doente pode ser abreviada não só pelos atos, como também pelas pa-

---

[2] Cf. MARTIN, L. *A ética diante do paciente terminal*: leitura ético-teológica da relação médico-paciente terminal nos códigos brasileiros de ética médica. Cf. MARTIN, L. *Op. cit.*, p. 305-399. Na seção de anexos dessa obra, o autor transcreve na íntegra todos os códigos de ética médica produzidos no Brasil até hoje.

lavras ou maneiras do médico. É, portanto, um dever sagrado proceder com toda a reserva a este respeito, e evitar tudo que possa desanimar o doente ou deprimir-lhe o espírito.

> § 5. *O médico não deve abandonar o doente por julgar o caso incurável; sua assistência pode continuar a ser muito útil ao enfermo, e consolar os parentes, ainda no último período de uma moléstia infausta. Aliviando-o da dor e de outros sintomas, e acalmando-lhe a aflição do espírito.* (MARTIN, 1993)

Como se percebe neste perfil do médico, ele age como um verdadeiro sacerdote. Vejam-se as expressões de linguagem utilizadas: "ministro de esperança e conforto", "alentando o espírito que desfalece", "dever sagrado", "acalmando-lhe as aflições do espírito". Estamos numa época histórica, final do século XIX, em que a medicina ainda não está muito aparelhada tecnologicamente para intervir decisivamente na vida. Não se fala em lutar contra a morte ou prolongar a vida. Existe certa resignação de aceitação em caso de doenças graves. Este cenário fica completamente diferente a partir de meados do século XX, com a introdução dos cuidados médicos intensivos de vida, no qual basicamente se declara guerra à doença e à morte.

No Brasil, a tradição da ética médica codificada tem a tendência de respaldar intervenções distanásicas. Por exemplo, um dos primeiros códigos brasileiro de ética médica, o código de 1931, reprova a eutanásia "porque um dos propósitos mais sublimes da medicina é sempre conservar e prolongar a vida" (art. 16/31). Se aceitamos que a finalidade da medicina "é sempre conservar e prolongar a vida" — e os códigos subsequentes também vão nessa direção —, estaremos claramente deitando as raízes da justificação da distanásia com seu conjunto de tratamentos que não deixam a pessoa na fase final da vida morrer em paz.

No atual código de 1988, nota-se uma importante mudança de ênfase. O objetivo da medicina não é apenas prolongar ao máximo o tempo de vida da pessoa. O alvo da atenção do médico é a saúde da pessoa e o critério para avaliar seus procedimentos é se eles vão beneficiá-la ou não (cf. art. 2º). O compromisso com a saúde, principalmente se for entendido como bem-estar global da pessoa e não apenas ausência de doença, abre a possibilidade para outras questões no tratamento do doente terminal, além das questões curativas. Mesmo assim, continua firme a convicção, encontrada também em códigos anteriores, de que *"O médico deve guardar absoluto respeito pela vida humana"* (art. 6º).

Essa tensão entre beneficiar o paciente com tratamentos paliativos, que talvez abreviem sua vida, mas promovem seu bem-estar físico e mental, e a absolutização do valor da vida humana no seu sentido biológico gera um dilema que alguns médicos preferem resolver a favor do prolongamento da vida.

Com os códigos de 1984 e 1988, a abordagem aos direitos do paciente terminal, a não ter seu tratamento complicado, a ser aliviado da dor e a não ser morto pelo médico, entra numa nova fase, com o surgimento de novos elementos em grande parte trazidos pelo progresso da tecnociência.

No código de 1984, percebe-se a existência das tensões inerentes à aliança entre a benignidade humanitária, o modelo científico-tecnológico e o medicocentrismo autoritário. Sua benignidade humanitária insiste no *absoluto respeito pela vida humana*, já exigido pelos códigos de 1953 e 1965, e reforçado pelo princípio 9/1984 com o acréscimo ao texto da frase: "desde a concepção até a morte". A dificuldade é que esta valorização da vida tende a se traduzir numa preocupação com o máximo de prolongamento da quantidade de vida biológica e no desvio de atenção da questão da qualidade da vida prolongada.

Como destaca Leonard Martin (1993),

> *com a ênfase sobre o biológico, o sofrimento, a dor e a própria morte se tornam problemas técnicos a serem resolvidos mais do que experiências vividas por pessoas. O preço que se paga pelo bom êxito da tecnologia é a despersonalização da dor e da morte nas UTIs, com todo seu maquinário impressionante. Consegue-se prolongar a vida, mas diante destas intervenções bem-sucedidas começam a surgir novas indagações: quando se pode abandonar o uso de suportes vitais artificiais? Quando é que se morre mesmo? Pode-se falar de eutanásia ativa e de eutanásia passiva? (p. 216)*

Existe uma tendência rumo à recuperação da valorização da boa morte cultivada no artigo 6º (1988). Não seria ético para o médico utilizar "seus conhecimentos para gerar sofrimento físico ou moral". Mais significativo ainda, porém, é o artigo 61 (1988), que incentiva o médico a não abandonar seu paciente "por ser este portador de moléstia crônica ou incurável" e a "continuar a assisti-lo ainda que apenas para mitigar o sofrimento físico ou psíquico". Esse cuidado em mitigar não apenas o sofrimento físico, mas também o psíquico, é sintomático de uma nova preocupação, que vai além do mero nível biológico da dor física, manifestando uma preocupação com a pessoa na sua totalidade.

Esse novo cuidado com a pessoa se reflete no reconhecimento do direito do paciente de não ter seu tratamento complicado. Nos códigos de 1984 (art. 23) e de 1988 (art. 60) existe a proibição para o médico de "complicar a terapêutica". Na visão de Genival V. de França (1994), é condenável e deve-se evitar

> *a complicação intencional do tratamento do paciente, seja por medicamentos ainda desconhecidos ou de resultados incertos, seja, ainda, por práticas cirúrgicas não convencionais, realizadas apenas no sentido de experimentar nova técnica ou de aventurar-se em alternativas mais ousadas. (p. 65)*

Ao comentar o artigo 56 do Código de Ética Médica de 1988, que diz que:

> *é vedado ao médico: desrespeitar o direito do paciente de decidir livremente sobre a execução de práticas diagnósticas ou terapêuticas, salvo em caso de iminente perigo de vida [...].(1994, p. 62)*

Genival Veloso de França tem um comentário no que toca ao tratamento fútil:

> *O conceito de futilidade médica começa a ganhar espaço nas discussões sobre assunto de bioética, principalmente nos casos de prolongamento da vida de pacientes gravemente enfermos e presos a quadros considerados irreversíveis. Esta é uma situação muito delicada para o médico por tratar-se de uma condição de iminente perigo de vida num paciente com comprometimento da vida de relação, como nos casos de coma, mas que não apresentam ainda os critérios para caracterização da parada total e irreversível das funções encefálicas [...]. Hoje se tem como justificativa considerar um tratamento fútil aquele que não tem objetivo imediato, que é inútil ou ineficaz, que não é capaz de oferecer uma qualidade de vida mínima e que não permite uma possibilidade de sobrevida. (1994, p. 62)*

Fica claro também no código de 1988, no art. 57, a obrigação do médico de "*utilizar todos os meios disponíveis de diagnóstico e tratamento a seu alcance* [...]", mas a medida do seu uso não é sua eficácia em resolver o problema, como controlar tecnicamente o sofrimento e a morte, mas sim "[...] *em favor do paciente*", isto é, o critério fundamental é que seja em benefício do paciente. Isto nos permite questionar se a gestão técnica da dor e do sofrimento e o adiamento indefinido do momento da morte são sempre do interesse do paciente. A situação ficou muito mais crítica hoje com o surgimento da Aids e a abordagem terapêutica ao paciente na fase final.

Outro aspecto importante no código de 1988, no que se refere ao direito do paciente de não ter seu tratamento complicado, é a preocupação em regulamentar pesquisas médicas em pacientes terminais. O artigo 130 do Conselho Federal de Medicina (1988) proíbe ao médico *"realizar experiências com novos tratamentos clínicos ou cirúrgicos em pacientes com afecção incurável ou terminal sem que haja esperança razoável de utilidade para o mesmo, não lhe impondo sofrimentos adicionais"*.

Aqui não se trata de uma rejeição da ciência e da tecnologia; reconhece-se a legitimidade de recorrer a tratamentos experimentais, mas a partir de um critério bem definido: existência de uma esperança razoável de que o tratamento será útil para o próprio doente e que não lhe será imposto sofrimento desnecessário.

DIFERENTES PARADIGMAS DE MEDICINA E A DISTANÁSIA

Para entender a questão da distanásia contextualizada no processo evolutivo histórico da medicina, distinguimos três paradigmas, ou seja, o científico-tecnológico, o comercial-empresarial, em franca expansão e o da benignidade humanitária e solidária (MARTIN, 1998). Acrescentamos, com Callahan, um novo paradigma emergente, o biopsicossocial.

Paradigma Científico-tecnológico

No período pré-moderno, o médico e a sociedade eram bastante conscientes das suas limitações diante das doenças graves e da morte. Muitas vezes, o papel do médico não era curar, mas acompanhar o doente nas fases avançadas da sua enfermidade, aliviando a dor e tornando o mais confortável possível a vivência dos seus últimos dias. De modo geral, o médico era uma figura paterna, um profissional liberal, num relacionamento personalizado com o paciente, às vezes um velho amigo ou conhecido. As ações médicas eram acompanhadas de ritos religiosos. O médico e o padre eram parceiros que se complementavam na missão de garantir uma morte tranquila e em paz para o doente. Exemplo disso é o perfil do médico que emerge no Código de Ética Médica de 1867, como vimos, que é fundamentalmente sacerdotal.

Com as descobertas espetaculares e os avanços da medicina, novos estilos de praticar a medicina e novas atitudes e abordagens frente à morte e ao doente terminal emergiram. O paradigma científico-tecnológico da medicina se orgulha, com bastante razão, diante dos enormes avanços nos últimos tempos nas ciências e na tecnologia biomédicas. Jean Bernard, notável médico humanista francês, afirma que "a medicina mudou mais nos últimos 50 anos do que nos 50 séculos precedentes". (BERNARD, 1994; 1997)

Doenças e feridas outrora letais, hoje em dia, com tratamento adequado, são curáveis. Este orgulho de conseguir a cura facilmente se transforma em arrogância e a morte, ao invés de ser vista como o desfecho natural da vida, se transforma num inimigo a ser vencido ou numa presença incômoda a ser escondida. Dentro da perspectiva do paradigma científico-tecnológico, a justificação do esforço para prolongar indefinidamente os sinais vitais é o valor absoluto que se atribui à vida humana. A distanásia está ligada especialmente a esse modelo científico-tecnológico de medicina e ao comercial-empresarial, que veremos. A revista *Newsweek*, em editorial que introduz uma extensa matéria especial explorando as novas fronteiras de saúde, medicina, humanismo médico e tecnologia, na edição semanal de 25 de junho de 2001, diz que:

> *o mais profundo e dramático impacto da revolução tecnológica será em nossa saúde. Novas técnicas sofisticadas de* imaging, *partes do corpo biônicas e cirurgias computadorizadas estão capacitando os médicos a diagnosticar e tratar a doença com mais eficácia. Concomitantemente, a riqueza de informações na* web *deu aos pacientes um poder sem precedentes em relação às escolhas de saúde, um progresso que traz também perigos. Estas mudanças fantásticas estão mudando a compreensão e as práticas médicas de uma maneira tal que nem sonhamos. O resultado para milhões de pessoas é o presente de viver mais e de forma saudável. (KONNER, 2001, p. 29)*

O doutor Melvin Konner, professor de biologia e antropologia médica na Emory University, se pergunta quanto à sedução pela tecnologia, se esta não traz perdas para a relação médico-paciente, em termos de cuidado humano, para além das possibilidades de cura. O Dr. Konner (2001) pergunta:

> *A questão é se nós, médicos e pacientes, não nos apaixonamos demais pela tecnologia e acabamos perdendo de vista qual é o seu papel. Buscamos e a invocamos para absorver o seu poder. Não importa que 85% das informações necessárias para se fazer um diagnóstico padrão provêm da história do paciente, um diálogo com ele. Ou então que o restante provêm do exame físico e de alguns testes muito simples [...]. Os jovens médicos estarão preparados para enfrentar as inúmeras si-*

tuações em que a tecnologia não será a melhor solução e de cuidar das pessoas angustiadas e que se sentem vulneráveis frente a decisões de vida e morte? Saberão discernir quando parar de investir? Ou as máquinas ganharão vida por si e os médicos, que nunca aprenderam a ouvir ou tocar, acabarão se tornando meros acessórios de computadores? Chegamos ao ponto de simplesmente não nos sentirmos cuidados, caso não se use a última tecnologia disponível. 'Não é necessário o exame genético doutor?' 'Doutor, eu quero o melhor [...]', ouve-se. A tecnologia surge entre nós e poderemos estar temerosos de conversar com os pacientes e familiares e até mais receosos ainda de tocá-los, em razão da atmosfera litigiosa em que vivemos hoje. Os médicos raramente são processados por aplicar alta tecnologia, mas por não usá-la. 'Por que você não fez aquele teste, doutor?' É uma questão que nenhum médico gosta de ouvir perante a Corte. (KONNER, p. 30)

O doutor Konner comenta o que um de seus mestres dizia durante seu aprendizado médico: "Encontre alguma razão para tocar o paciente em cada encontro". Mas, à medida que diagnósticos tecnológicos substituem o exame físico, há sempre menos razões para tocar. Embora os médicos sejam cientistas, eles também sempre têm poder. Quando estamos em suas mãos, têm um poder mágico sobre nós. O poder pré-científico reivindicava forças espirituais; na era científica eram invocados os poderes da alta tecnologia. E desejamos este poder por causa de nosso lado mágico. Isto muitas vezes funciona, pois nossa fé vai além da eficácia tecnológica. Se não encontrarmos um equilíbrio entre as velhas artes da cura, fundamentada com a nova tecnologia, poderemos perder o que pensamos já ter ganhado. Só que desta vez essa perda pode ser irreversível. (KONNER, 2001, p. 41)

Paradigma Comercial-empresarial

Outro modelo de medicina na contemporaneidade, bastante ligado aos desenvolvimentos tecnológicos e científicos, é o paradigma comercial-empresarial, profundamente instigado com o avanço do *managed care* (cuidado gerenciado). A tecnologia, novos fármacos e equipamentos sofisticados têm um preço, às vezes bem alto. Este fato deu margem à evolução de um estilo de medicina em que o médico deixa de ser um profissional liberal e se torna um funcionário, nem sempre bem pago, que atua no contexto de uma ou várias empresas hospitalares. Principalmente no setor privado lucrativo, é a capacidade do doente terminal pagar, não o diagnóstico, mas o critério que tende a determinar sua admissão como paciente numa Unidade de Terapia Intensiva (UTI) e o tratamento a ser utilizado. Nesta perspectiva, com o fator econômico predominando, é o poder aquisitivo do cliente (seguro-saúde especial), mais do que o conhecimento e a sabedoria médica, que determina o procedimento terapêutico a ser aplicado. Mesmo nas grandes instituições públicas de saúde, percebe-se essa mentalidade entrando e ganhando força.

Na óptica do paradigma comercial-empresarial da medicina, a obstinação terapêutica segue outra racionalidade. Aqui ela tem sentido na medida em que gera lucro para a empresa hospitalar e os profissionais nela envolvidos. Existindo um plano de saúde diferenciado ou uma instituição dispostos a investir nesse procedimento, os tratamentos continuam enquanto o paciente não morrer ou os recursos não acabarem. Num sistema de valores capitalistas, em que o lucro é o valor primordial, esta exploração da fragilidade do doente terminal e dos seus amigos e familiares tem sua própria lógica, uma lógica sedutora, porque, além de garantir lucro para a empresa, parece defender um dos grandes valores da ética humanitária, o valor da vida humana. A precariedade do compromisso com o valor da vida humana, nessa perspectiva, se manifesta logo, porém, quando começam a faltar recursos para pagar as contas. Uma tecnologia de ponta que parecia tão desejável de repente é retirada e são sugeridos tratamentos menos onerosos em termos econômicos.

Paradigma da Benignidade Humanitária e Solidária

Este modelo reconhece os benefícios da tecnologia e da ciência e a necessidade de uma administração competente dos serviços de saúde. Esta perspectiva procura resistir aos excessos dos dois paradigmas anteriores e colocar o ser humano como valor fundamental e central na sua visão da medicina a serviço da saúde, da concepção até a morte. Este paradigma rejeita a mistanásia ("morte miserável e infeliz de muitos, fora e antes da hora") em todas as formas, questiona os que apelam à eutanásia e distanásia (obstinação terapêutica, futilidade médica) e, num espírito de solidariedade, procura promover nas suas práticas junto ao paciente terminal a ortotanásia, ou seja, a morte digna e humana na hora certa. Nessa linha de atenção situa-se a medicina paliativa.

Este paradigma médico da benignidade solidária e humanitária e a teologia moral procuram outras abordagens na tentativa de resolver o dilema entre tratar em excesso ou deixar de tratar o suficiente o doente terminal. Procuram mostrar que atribuir grande valor à vida humana não significa optar por uma frieza cruel diante do sofrimento e da dor do paciente terminal. A medicina científico-tecnológica tende a resolver o dilema caindo em um dos dois extremos. Ou escolhe a eutanásia, reconhecendo sua impotência, opta por abreviar o sofrimento, abreviando a vida, alegando que, já que não pode mais curar a pessoa, não há sentido em prolongar a agonia. Ou a distanásia, ofendida no seu brio, opta por resistir à morte até as últimas consequências, implementando a obstinação terapêutica que vai além de qualquer esperança de beneficiar o doente ou de promover seu bem-estar global. A medicina que atua dentro do paradigma da benignidade humanitária e solidária e opera com o conceito de saúde como bem-estar tende a optar por um meio-termo: nem matar ou prolongar exageradamente o processo de morrer, mas procurar uma morte sem dor, na hora certa, cercada de ternura, enfim, digna.

Para além do horizonte da ética médica brasileira codificada, Callahan (1999, p.120-137) apresenta o paradigma biopsicossocial de medicina. É interessante considerá-lo ao olhar as tendências futuras do processo científico-tecnológico em curso no mundo da saúde.

Paradigma Biopsicossocial

O paradigma biomédico está moldado numa visão reducionista e analítica da ciência quando tenta dar a última resposta para a doença humana. O modelo reinante de corpo é o de uma máquina complexa, e a tarefa do médico é corrigir seus defeitos e problemas. A pesquisa médica, como na tarefa de descascar uma cebola, procura mover-se dos níveis biológico e fisiológico para os níveis celular e molecular. A biologia, finalmente, cede lugar à química e à física. O objetivo é uma compreensão total da doença, reduzida finalmente aos seus elementos essenciais e causais. Com este conhecimento à mão, a medicina procura assegurar a possibilidade de uma cura definitiva, e não simplesmente um trabalho de reparo tecnológico provisório. (CALLAHAN, 1999)

Muito do corrente entusiasmo com a genética molecular deve-se à convicção de que com ela serão encontradas as causas últimas da doença. Esta tem sido a postura do modelo biomédico, ir sempre mais profundo e procurar uma única chave final que seja capaz de solucionar todos os problemas. A doença em si, nesse modelo, é compreendida como um desvio da norma biológica mensurável estaticamente, causada por alguma mudança fisiológica destrutiva. Essa mudança é causada por excesso ou déficit de um fator crítico por alguns agentes danosos desconhecidos. Uma intervenção médica de sucesso exige um contra-ataque a tais agentes, neutralizando sua força ou compensando suas deficiências. Essa intervenção pode ser vista como um esforço para descobrir uma causa específica de uma doença específica ou para encontrar o agente que causa danos no equilíbrio geral do sistema orgânico. A doença é, em qualquer caso, não um constructo humano, mas um desvio independente, biológico, mensurável de uma norma.

A saúde, nesse modelo, é compreendida estreitamente como ausência de doença. A ausência pode objetivamente ser determinada pelos desvios do funcionamento corporal típico. Uma pessoa saudável é alguém cujos órgãos funcionam bem e podem efetivamente lidar com o meio ambiente em que vive. Portanto, a saúde é entendida como um conceito sem valores. A pessoa que não pode trabalhar não é saudável, e o pâncreas que deve produzir insulina suficiente, mas falha em fazê-lo, está doente. Com tal entendimento de saúde, outros conceitos entram em jogo. A doença é entendida como a percepção individual de que alguém está sofrendo da doença, uma percepção enraizada na observação de que, no nível ordinário, uma função está ausente (paralisia) ou não funcionando bem (febre). A doença é vista como uma categoria social em que as pessoas são colocadas quando doentes e que lhes permite a elas vários privilégios sociais e isenções. Se você está doente, está escusado de trabalhar e também merece a simpatia dos outros.

A compreensão clínica da medicina procura descobrir a essência da doença, movendo-se da pessoa doente (que fala de sua experiência de doença ao médico) para o médico (que tenta encontrar a doença de base que está causando a doença) e para o pesquisador cientista (que tenta encontrar o mecanismo subjacente causador da doença). Somente a medicina científica, não a sociedade, pode determinar o que é verdadeiramente uma doença e o que pode ser feito sobre isso.

Nos anos recentes cresceu a insatisfação com esse modelo biomédico. Esta reação criou um número de esforços para desenvolver um modelo mais matizado de medicina. Enquanto busca manter algum grau de fundamentação nas tradições clínicas da medicina científica, isto é, não rejeita o reducionismo, o modelo alternativo deseja ao mesmo tempo colocar a doença numa rede causal mais ampla, ligando a biologia interior das pessoas aos seus contextos sociais externos. É a chamada perspectiva biopsicossocial proposta pelo médico George Engel (1977; 1980).

Na verdade, existe "um sonho de uma medicina infalível" a partir de Descartes (século XVII) caracterizada pelo prometeísmo de libertação de toda velhice (ele mesmo esperava viver mais de um século) e enfermidade (medicina infalível).

> *Segundo Descartes, a medicina de sua época contém pouca coisa que possa ser considerada útil, e que mesmo aqueles que a praticam têm de reconhecer que o que se sabe dela é quase nada em relação ao que resta a saber. Sua visão de medicina está imbricada com a filosofia do método. Trata-se de um projeto em que desenvolve toda a sua teoria*

> *a partir do sistema racionalista e mecânico. Fundamenta-se numa visão antropológica do homem-máquina e dos processos puramente mecânicos resultantes da separação absoluta entre corpo, substância extensa, e alma, substância pensante. (MARQUES, 1994)*

O aspecto mais proeminente do modelo biopsicossocial é a rejeição do reducionismo, totalmente embasado na ciência, na compreensão biomédica da saúde humana e da doença. Duas questões de crítica são: a falha do modelo científico, direcionado para a cura, em oferecer um incentivo para o cuidado dos pacientes com doenças crônicas; e a indiferença do modelo em relação ao sofrimento da pessoa, como distinto do órgão doente.

A rejeição do modelo biomédico baseia-se numa variedade de *insights*, alguns deles científicos, outros sociais e humanísticos. Isso inclui certas observações: muitas doenças têm causas ambientais e sociais, não patologias biológicas; genes patológicos biológicos não se expressam da mesma maneira em todos os organismos, pois existem grandes diferenças nas respostas individuais à doença; e esforços para reduzir a biologia, química e física ignoram completamente a complexidade óbvia da vida humana, uma complexidade que merece uma pesquisa muito mais rica e sutil.

Claro que o apelo vai no sentido do humanismo, pois é pelo diálogo que o médico aprende a natureza e a história da experiência do paciente e esclarece, de um lado, qual seu significado para o paciente e, de outro, o que elas poderiam significar em termos de outros sistemas da hierarquia natural, sejam eles bioquímicos, fisiológicos, psicológicos ou sociais.

Uma boa argumentação clínica exige a compreensão do paciente como uma pessoa, bem como da bioquímica do paciente. Assim como uma boa medicina clínica na busca da saúde individual não deve ser reduzida à abordagem biomédica, também a saúde individual não pode ser compreendida à parte da rede de relacionamentos sociais e ambientais. É o paradigma biopsicossocial. A partir destes paradigmas de medicina emergem vários modelos de profissionais médicos que são considerados a seguir.

MODELOS DE PROFISSIONAIS MÉDICOS NESTE CONTEXTO

O médico humanista brasileiro Wilson L. Sanvito (1994), que trabalha há anos na Santa Casa de Misericórdia de São Paulo, classifica os profissionais médicos em três tipos, segundo o seu comportamento na relação com o paciente: o médico humano, o médico sábio e o médico tecnotrônico (CASSEL, 1984). Vejamos algumas características de cada um desses modelos:

- O *médico humano* é aquele que ouve e examina atentamente o doente e é, sobretudo, seu amigo e conselheiro. Situa-se no contexto do paradigma da benignidade humanitária e solidária. Acontece assim uma relação médico-paciente importante para o tratamento, ao promover a descontração do paciente e no próprio ambiente de família com o consequente restabelecimento do equilíbrio psicológico. No entanto, esse tipo de profissional, o médico de família, está desaparecendo. Cabe a este médico o atendimento e tratamento do paciente e, desde que necessária, a orientação para procurar um especialista.
- O médico humano vem sendo substituído pelo *médico empresário*, que se encaixa no modelo comercial-empresarial, em franca expansão na área da saúde. É uma espécie de central de dados na qual o paciente chega e parte, em seguida, com uma receita indecifrável na escrita. Esse tipo de profissional, quanto mais "competente", mais é inacessível e silencioso. Tem ares de ser um grande conhecedor e pesquisador solitário. Diante dele, o doente hesita em confiar suas angústias e seus medos, e fala o mínimo necessário em termos de padecimentos físicos. Utiliza uma linguagem técnica incompreensível para o doente. Além disso, esse profissional atende as pessoas a partir de um nome universal, isto é, o "cifrão" econômico, na sua obsessão por preocupações econômicas.
- Finalmente, chegamos à era do médico *tecnotrônico*, fruto legítimo do paradigma científico-tecnológico ou biomédico da medicina, que é um verdadeiro manipulador de técnicas requintadas e de circuitos eletrônicos informatizados. Esse tipo de profissional exerce a medicina interpondo entre ele e o doente um complexo de aparelhos, que dispensam completamente a interação humana e vieram colocar em crise a relação médico-paciente.
- O *médico humano* exerce uma medicina muito mais de doentes do que de doenças. É o profissional ideal, para todos os doentes, mas especificamente este perfil se faz necessário para cuidados paliativos. O médico sábio e empresário exerce uma medicina muito mais de doenças e sempre menos de doentes. Atua na área curativa na busca das causas das doenças, ou na cura, mas como empresário busca o lucro. Para o *médico tecnotrônico*, o futuro do doente já não se encontra nas mãos

do médico, mas sim nas da tecnologia (ressonância magnética, tomografia computadorizada de última geração etc.). Os centros de diagnósticos dos hospitais de hoje evidenciam essa realidade.
- Este cenário crítico vem lançar o desafio de superar tais visões excludentes de especialidades incompatíveis e colocar junto com a competência técnico-científica a competência ética, isto é, a competência humana, em que o fator humano é sempre necessário e imprescindível. (SPISANTI, 1992; STEPKE, 1992; 1997; 2000; VOLICH, 2000)

DISTANÁSIA E A LEGISLAÇÃO BRASILEIRA EMERGENTE: O CASO DO ESTADO DE SÃO PAULO

Desde 17 de março de 1999, o Estado de São Paulo tem a Lei n. 10.241, que "dispõe sobre os direitos dos usuários dos serviços e das ações de saúde no Estado e dá outras providências". A lei sancionada pelo governador Mário Covas originou-se do Projeto de Lei n. 546/97, do deputado estadual Roberto Gouveia (PT), que teve sua inspiração na cartilha dos direitos do paciente emitida pelo Conselho Estadual da Saúde em 1995 a partir de proposta formulada pelo Fórum de Patologias do Estado de São Paulo, e reúne diversas Organizações Não governamentais (ONG), Pastoral da Saúde/CNBB, entre outras entidades da sociedade civil. (GOUVEIA, 2000)

A Lei n. 10.241 tem dois artigos e 24 incisos. Elaborada numa chave humanista, procura colocar o paciente no centro da questão dos cuidados de saúde, evitando a desumanização crescente das instituições de saúde, que torna a pessoa doente sempre mais um objeto passivo de cuidados. O inciso 23 refere-se especialmente ao paciente terminal ou fora de possibilidades terapêuticas, como afirmam os especialistas em medicina paliativa. Esta assegura ao usuário ou ao seu representante legal o direito de recusar tratamentos dolorosos ou extraordinários que visam prolongar a vida. O inciso 24 refere-se à escolha do lugar para se despedir da vida. Na íntegra:

> *Artigo 2º São direitos dos usuários dos serviços de saúde no Estado de São Paulo:*
> *XXIII – recusar tratamentos dolorosos ou extraordinários para tentar prolongar a vida; e*
> *XXIV – optar pelo local de morte.* (GOUVEIA, 2000, p. 180)

Em respeito à pessoa doente, não se pode impor a ela, em nome de beneficência de cunho paternalista, aquilo que ela não quer, até mesmo no final de sua vida. Há que se respeitar sua autodeterminação e sua autonomia. Ela tem o direito de optar por morrer com qualidade de vida, no ambiente que considerar melhor, e é dever do médico atuar sempre em seu benefício.

Isto está no artigo 57 do Código de Ética Médica Brasileiro (1988), que diz: "é vedado ao médico deixar de utilizar todos os meios disponíveis de diagnóstico e tratamento a seu alcance em favor do paciente". Só que muitos médicos, segundo o doutor Gabriel Oselka, ex-presidente do Conselho Federal de Medicina, interpretam essa prescrição equivocadamente, achando que são obrigados a fazer tudo e em qualquer circunstância, até mesmo quando a morte é inevitável. A isso, juntam o receio de acusação de omissão de socorro, crime previsto no artigo 133 do Código Penal Brasileiro, que data de 1940 e está em processo de revisão. As UTI brasileiras retratam o dilema, como expõe o doutor Oselka:

> *Enquanto você lê este artigo, um enorme número de pacientes é mantido artificialmente à custa de máquinas e medicamentos, que não prolongam a vida, apenas retardam a morte, frequentemente com sofrimento. Com certeza, vários optariam por não continuar as medidas extraordinárias se conhecessem a irreversibilidade da sua condição clínica. Nesses casos, em vez de tratamentos extraordinários, o mais benéfico e respeitoso seria o paciente receber cuidados que aliviem a dor e dêem conforto, deixando a natureza seguir o curso natural e ele terminar a vida com tranquilidade. (LEMES apud GOUVEIA, 2000).*

É importante ressaltar que isso não é abandono, omissão de socorro e muito menos eutanásia. Na mesma linha de argumentação, ao comentar os incisos 23 e 24 da Lei n. 10.241, o teólogo moralista doutor Márcio Fabri dos Anjos diz que:

> *o prolongamento não razoável, a qualquer custo, quando a hora da morte já chegou, é distanásia: do grego dis + thanasia, "morte lenta", ansiosa e com muito sofrimento. Pode ser até violência, uma vez que acaba submetendo a pessoa a recursos terapêuticos dolorosos ou degradantes, que não levam a nada. O inciso 23, portanto, dá substrato humano à terminalidade. (MÁRCIO FABRI DOS ANJOS apud GOUVEIA, 2000, p. 168)*

O dispositivo 24 da Lei 10.241 diz que o sujeito tem o direito de optar pelo lugar da morte. Abre-se aqui um espaço interessante para o desenvolvimento do atendimento domiciliar (*home care*) e a introdução da filosofia de cuidados paliativos em domicílio em nosso sistema de saúde.

ALGUMAS PONDERAÇÕES ÉTICAS EM TORNO DOS CÓDIGOS E DA DISTANÁSIA

A distanásia e a eutanásia têm em comum provocar a morte "fora da hora". A distanásia não consegue discernir quando intervenções terapêuticas são inúteis e quando se deve aceitar a morte em paz, como desfecho natural da vida. Neste comportamento, o grande valor que se procura proteger é a vida humana. Enquanto na eutanásia a preocupação maior é com a qualidade da vida remanescente, na distanásia a tendência é se fixar na quantidade dessa vida e investir todos os recursos possíveis em prolongá-la ao máximo (MARTIN, 1998).

Vamos entender melhor a problemática da distanásia ao situá-la na transição da medicina como arte, nas suas expressões pré-modernas, para a medicina como técnica e ciência, na sua expressão mais contemporânea. Os avanços tecnológicos e científicos e os sucessos no tratamento de tantas doenças e deficiências humanas levaram a medicina a se preocupar cada vez mais com a cura de doenças e a colocar em segundo plano as preocupações mais tradicionais com o cuidado do portador das doenças. A saúde se define em termos de ausência de doença e o grande inimigo a derrotar é a morte. O importante é prolongar ao máximo a duração da vida humana. A qualidade dessa vida, um conceito de difícil mensuração pela ciência e pela tecnologia, fica em segundo plano.

A questão técnica, sob esta óptica, é como prolongar os sinais vitais de uma pessoa em fase avançada da sua doença e cuja terminalidade se constata a partir de critérios objetivos como, por exemplo, a falência progressiva e múltipla de órgãos. A questão ética emergente, nada fácil de responder, é sobre o sentido de tudo isso e até quando se deve investir nesse empreendimento.

Outro desafio importante na discussão da distanásia é a definição do momento da morte. Atualmente, o conceito é o de morte cerebral (ou encefálica). Em muitos casos, não há nenhuma dúvida sobre o óbito do paciente e o fato é aceito sem contestação pela equipe médica e pela família. Há, porém, outros casos bastante polêmicos. A tecnologia sofisticada que permite suporte avançado de vida levanta a questão de quando iniciar e interromper o uso desses recursos. A crescente aceitação da constatação de morte encefálica como critério de morte humana é decisiva, não somente em casos de necessidade de liberação do corpo para enterro, mas também quando se pode utilizá-lo como fonte de órgãos para transplantes. (LEPARGEUR, 1993)[3]

A distinção entre terapia e cuidados básicos abre horizontes para procedimentos éticos que evitam a distanásia. Cuidar da higiene do paciente, do seu conforto e da sua alimentação, na medida em que esta pode ser ministrada por via oral, constituem, sem dúvida alguma, cuidados normais. A obrigação ética de recorrer a qualquer outro procedimento que constitui ato médico ou terapêutico, incluindo alimentação artificial, precisa ser avaliada à luz da proporcionalidade entre o ônus para o paciente e para os responsáveis pelo seu bem-estar e os benefícios que razoavelmente possam ser previstos. Não há nenhuma obrigação de iniciar ou continuar uma intervenção terapêutica quando o sofrimento ou o esforço gasto são desproporcionais aos benefícios reais antecipados. Neste caso, não é a interrupção da terapia que provoca a morte da pessoa, mas o processo patológico previamente existente.

Não obstante a discussão ética da distanásia ser ainda incipiente na medicina brasileira, já surgem alguns sinais positivos de profissionais médicos brasileiros, especialistas em terapia intensiva, que se mostram sensíveis para a discussão da questão. Não procuram simplesmente transplantar modelos de decisões éticas "alienígenas" (notadamente

---

[3] Existe uma distinção, nada fácil, entre a morte neocortical e a morte do tronco cerebral, que a ciência médica ainda está discutindo. O córtex é a sede da vida consciente e racional, ao passo que o tronco cerebral é sede das funções vegetativas. Diz Lepargeur que sobre esta base o francês faz uma importante distinção, que o inglês não faz, entre "coma irreversível" (morte cortical, fim da consciência subjetiva da pessoa) e "coma *dépassé*" (morte do tronco cerebral, total). É equivocado confundir o "coma *dépassé*" da nomenclatura francesa e o "coma irreversível" da mesma, ainda que os americanos confundam "*brain death*" e "*irreversible coma*". Para alguns bioeticistas, a pessoa se define pela capacidade relacional consciente: a morte do córtex significa então morte da pessoa enquanto pessoa. Essa posição é defendida, por exemplo, por Joseph Fletcher (norte-americano), pelo professor Guy Durand (Montreal) e também pelo jesuíta francês Patrick Verspieren. Para outros, a morte cerebral do tronco é necessária para a declaração da morte, morte do ser humano. A Academia Pontifícia de Ciências do Vaticano reuniu, em 1985, um grupo de especialistas para discutir a questão do prolongamento artificial da vida. Foi definida a tese da morte do tronco cerebral: "A morte cerebral consiste na supressão irreversível de todas as atividades metabólicas e funcionais". Diz Lepargneur que, "reconhecer que a pessoa morreu quando entrou em coma irreversível (morte do cérebro superior) não significa, é preciso insistir, que seu corpo esteja pronto para a retirada de órgãos e para o enterro. Significa que se deixa o processo letal seguir seu curso natural, espontâneo, sem prolongar inutilmente a agonia ou uma existência vegetativa: é a recusa da obstinação terapêutica, não a declaração prematura da morte clínica do ser humano". (p. 91)

norte-americanas), mas refletir sobre a questão a partir da nossa realidade sociocultural[4].

Olhando para a realidade brasileira, o médico Délio Kipper (KIPPER, 1999) aponta três questões:

> *a) nos questionamos sobre nossas decisões em relação ao fim da vida, porque temos a clara percepção de que ainda fazemos uso excessivo e inapropriado da tecnologia, prolongando inutilmente o sofrimento humano, gastando mal os finitos recursos destinados à saúde e ocupando mal os sempre insuficientes leitos das UTIs e emergências; b) nos vemos desamparados, sob o ponto de vista legal, de tomar qualquer decisão de não oferta ou retirada de suporte vital; c) sentimos falta de normas e diretrizes de como nos conduzirmos com esses pacientes. (p. 66)*

Em termos de propostas, Kipper expõe o seguinte em relação ao item a: constatada a morte encefálica pelos critérios da Resolução do Conselho Federal de Medicina n. 1480/97 (2000)[5], os médicos devem comunicar aos familiares sua ocorrência e a total impotência da medicina em reverter tal condição, dando-lhes tempo para refletir e assimilar a situação, antes de suspender os meios artificiais de sustentação das funções vegetativas. Esse tempo não pode ser muito longo (menos de 24 horas), para não se caracterizar obstinação terapêutica. No caso de paciente terminal[6], cuidar do conforto, prover cuidados paliativos, controlar a dor e dar apoio aos familiares. Expressa-se a favor de ordens de não reanimação cardiopulmonar, de comum acordo com o desejo do paciente e/ou da família, não oferecendo tratamentos que possam ser caracterizados como fúteis ou desproporcionados, para evitar a distanásia.

---

[4] O Conselho Federal de Medicina (Brasil) publica há sete anos a revista *Bioética*. Trata-se de um periódico pioneiro na área e cuja linha editorial contempla a discussão interdisciplinar e plural das questões. Tivemos a responsabilidade, juntamente com o doutor Júlio Cézar Meirelles Gomes, de coordenar o *Simpósio sobre eutanásia* na edição n. 1 de 1999. A questão da distanásia é debatida no bojo da discussão da eutanásia. Destacamos as seguintes colaborações: *Eutanásia – problemas éticos da morte e do morrer*, Márcio Pallis Horta, p. 27-33. *Quando um tratamento se torna fútil?*, Joaquim A. C. Mota, p.35-39. *Bioética da eutanásia – argumentos éticos em torno da eutanásia*, Hubert Lepargneur, p. 41-48. *Eutanásia e o princípio de justiça*, p. 49-57. *O problema das decisões médicas envolvendo o fim da vida e propostas para a nossa realidade*, Délio Kipper, p. 59-70. *Eutanásia: enfoque ético-político*, Genival Veloso França, p. 71-82. *Eutanásia e as Religiões (Judaísmo, Cristianismo, Budismo e Islamismo)*, Léo Pessini, p. 83-99. *Legalizar a eutanásia? Uma perspectiva dinamarquesa*, Soren Holm, p. 101-106.

[5] Estabelece critérios para a caracterização de parada total e irreversível das funções encefálicas em pessoas com mais de dois anos de idade.

[6] Qual a definição de paciente terminal? O paciente terminal é definido como sendo aquele cuja condição é irreversível, independentemente de ser tratado ou não, e que apresenta uma alta probabilidade de morrer num período relativamente curto de tempo (exemplo, três a seis meses).

Quando à legislação (item b), deveria ser proposta na reforma do Código Penal (1940), ainda em curso, causa excludente de ilicitude, contemplando a ortotanásia e estabelecendo que não constitui crime deixar de manter a vida de alguém, por meio artificial, se previamente atestada por dois médicos a morte como iminente e inevitável, e desde que houvesse consentimento do paciente ou seu representante[7]. No Brasil, ainda não existe nenhuma legislação específica que proteja o médico na sua eventual decisão de não ressuscitar ou de abandonar os esforços ressuscitatórios. Existe o risco legal para o profissional, que deveria ser suprimido. (ABDALLA, 1997)

Em relação à falta de normas e diretrizes, não é mais possível adiar a problemática sem discutir essas questões com a sociedade, para se chegar a normas ou diretrizes que orientem médicos, pacientes e familiares. Exemplo disso é o que ocorreu com o parecer do Conselho Federal de Medicina n. 12/98, que reconhece os critérios de morte encefálica para qualquer paciente, seja ou não doador.

Na visão de Kipper, o contexto de decisões médicas no final da vida é sempre um momento único, crítico e absolutamente individual, para o médico, o paciente e os familiares. Estas decisões são menos complicadas quando existe uma boa relação médico-paciente-família e quando se tem a convicção de que a conduta proposta é a melhor para aquele doente, naquele lugar e naquele momento. (KIPPER, 1999, p. 68)

Diálogo é a palavra-chave na relação médico-paciente-família. Na visão do médico Joaquim Antônio César Mota (1999), quem trabalha com pacientes criticamente enfermos necessita ter um treinamento intensivo e extensivo de técnicas de preservação e/ou restauração das funções vitais dos pacientes. Além disso, deve estar preparado para refletir sobre tais questões e ser capaz de dialogar com todas as partes envolvidas no processo, que tem como interlocutores os pacientes, os familiares e outros profissionais comprometidos na atenção ao paciente. O diálogo deve ter como meta o melhor interesse do paciente, sem o que perde o sentido, além de assumir como pressuposto que a ciência não pode res-

---

[7] O Código Penal Brasileiro, que é de 1940, está em processo de reformulação há vários anos. Até a presente data, 9 de janeiro de 2002, temos o anteprojeto de lei que altera dispositivos do Código Penal Brasileiro e dá outras providências. Na parte especial, artigo 121, Título I, que trata dos crimes contra a pessoa, capítulo I, dos crimes contra vida, ao se referir à eutanásia é dito no #3: "Se o autor do crime agiu por compaixão, a pedido da vítima, imputável e maior, para abreviar-lhe sofrimento físico insuportável, em razão de doença grave: Pena – Reclusão, de três a seis anos". O que está diretamente ligado a nossa discussão é o que é dito a seguir na chamada exclusão de ilicitude, #4: "Não constitui crime deixar de manter a vida de alguém por meio artificial, se previamente atestada por dois médicos, a morte como iminente e inevitável, e desde que haja consentimento do paciente, ou na sua impossibilidade, de ascendente, descendente, cônjuge, companheiro ou irmão". A perspectiva evidencia um claro endosso do conceito de ortotanásia.

ponder às questões éticas, embora as fundamente via análise de dados e perspectivas científicas. A escolha é sempre fruto de uma decisão ética.

Este é o desafio ético no cuidado do paciente criticamente enfermo. Quando e como agir, fazendo o melhor possível para atender aos seus interesses, sem transpor a linha da futilidade, tarefa difícil, bem mais que apenas dominar o uso de tecnologia sustentadora de vida.

Perseguindo esta trilha humanista, o doutor Márcio Pallis Horta resume, a nosso ver com felicidade, a questão polêmica e aponta para um desafio:

> *Quando a vida física é considerada um bem supremo e absoluto, acima da liberdade e da dignidade, o amor natural pela vida se transforma em idolatria. A medicina promove implicitamente esse culto idólatra da vida, organizando a fase terminal como uma luta a todo custo contra a morte. Rebelarmo-nos contra a organização médica do morrer é tarefa inadiável. A medicina e a sociedade brasileira têm hoje diante de si um desafio ético, ao qual é mister responder com urgência, o de humanizar a vida no seu ocaso, devolvendo-lhe a dignidade perdida. Centenas ou talvez milhares de doentes estão hoje jogados a um sofrimento sem perspectiva em hospitais, sobretudo nas suas terapias intensivas e emergências. Não raramente, acham-se submetidos a uma parafernália tecnológica que não só não consegue minorar-lhes a dor e o sofrer, como ainda os prolonga e os acrescenta, inutilmente. (HORTA, 1993)*[8]

---

[8] Esta publicação do Cremesp (julho de 2001), apresentada pelo Conselheiro doutor Caio Rosenthal, trata das questões de ética médica relacionadas com a Aids. O verbete sobre eutanásia na verdade é uma reflexão sobre a distanásia. Faz-se inicialmente uma rápida referência à legislação brasileira e ao Código de Ética Médica (art. 66) vigente, que proíbem a prática da eutanásia, mas em seguida a reflexão é sobre a distanásia. Na íntegra: "Cabe discutir o grau de obrigação do médico em tentar prolongar a vida de um paciente terminal, o tipo de recurso que ele é obrigado a utilizar nessas circunstâncias e o direito do paciente de opinar sobre essas questões. A eutanásia médica passiva, ou por omissão, corresponde à não utilização de recursos destinados a prolongar a vida de pacientes incuráveis, permitindo a evolução natural para a morte. Hoje é bastante aceito que o médico não tenha obrigações legais, morais ou éticas de utilizar, em casos irreversíveis, medidas que só levem a um prolongamento do processo de morte.

O Papa Paulo VI afirmou, nesse sentido, que "o dever do médico consiste mais em esforçar-se por eliminar a dor que em prolongar, o máximo possível, e com todos os meios disponíveis, uma vida que não é mais completamente humana". É óbvio, entretanto, que poderão ocorrer situações em que o médico hesite quanto à melhor conduta a tomar. Para auxiliá-lo, será muito importante, e até obrigatório, que as opções terapêuticas e as implicações sejam discutidas. Embora a vontade do paciente (ou familiares) seja orientadora, mas não determinante da decisão médica, ela, evidentemente, lhe será de precioso auxílio. Para tanto, estão se tornando mais populares nos últimos tempos, as declarações assinadas contendo esse tipo de orientação e denominadas "testamentos em vida". (p. 44)

A perspectiva entrevista pelo doutor José Eduardo Siqueira, eminente cardiologista brasileiro (Londrina – PR) e vice-presidente da Sociedade Brasileira de Bioética, ao comentar a respeito da utilização de tecnologia nas UTI registra que é:

> *Desnecessário ressaltar os benefícios obtidos nessas unidades com as novas metodologias diagnósticas e terapêuticas. Incontáveis são as vidas salvas em situações críticas, como na recuperação de doentes com infarto agudo do miocárdio e/ou enfermidades com graves distúrbios hemodinâmicos, cuja recuperação pôde ser alcançada com o uso de engenhosos procedimentos terapêuticos. Ocorre que nossas UTIs passaram a receber, também, pacientes com doenças crônicas incuráveis, apresentando intercorrências clínicas as mais diversas, que foram contemplados com os mesmos cuidados oferecidos aos agudamente enfermos. Se para os últimos, com frequência, alcança-se plena recuperação, para os doentes crônicos pouco se oferece além de um sobreviver precário e, muitas vezes, não mais que vegetativo. Situação essa por nós conhecida como obstinação terapêutica, futilidade nos países de língua inglesa e encarniçamento terapêutico para os de fala hispânica. Até quando avançar nos procedimentos tecnológicos de suporte vital? O modelo cartesiano de medicina nos ensina muito sobre tecnologia de ponta e pouco sobre o significado metafísico da vida e da morte. [...] Fomos educados para interpretar a vida como fenômeno estritamente biológico e incorporamos toda a tecnologia biomédica para perseguir essa utopia. A obsessão de manter a vida biológica a qualquer custo nos conduziu à obstinação terapêutica. Temos, portanto, um grave dilema ético que é cotidianamente apresentado aos médicos intensivistas: quando se impõe não utilizar toda a tecnologia disponível?.(SIQUEIRA, 2000)*

Percebe-se, a partir da reflexão precedente, um novo horizonte de sentido com o surgimento de um novo paradigma, o biopsicossocial. Temos, felizmente, algumas sinalizações de preocupações com essa mudança em curso que, para além da excelência tecnocientífica, descobre a integralidade do ser humano.

ALGUNS DADOS SOBRE A DOR NA REALIDADE BRASILEIRA

Embora o objetivo nesta seção seja ver a dor sob a perspectiva clínica, no contexto da assistência médica em nosso país, não podemos nos furtar a assinalar a questão no contexto maior de nossa cultura, que é marcada pelo conformismo dolorista ("é assim mesmo"). Num *ethos* social marcado por desigualdade e exclusão, herança de nosso período de escravidão, "o pobre tem que sofrer", e o crente não menos para "ganhar o céu".

Voltemos o olhar para a dor no contexto clínico. Existe no Brasil, no Ministério da Saúde, um Programa Nacional de Educação Continuada em Dor e Cuidados Paliativos para os Profissionais da Saúde[9].

O que entender por dor? A palavra "dor" origina-se do latim *dolore*. Os dicionários costumam defini-la como impressão desagradável ou penosa, decorrente de alguma lesão ou contusão ou de um estado anormal do organismo ou de parte dele. A Associação Internacional para o Estudo da Dor, em 1986, conceituou cientificamente a dor como "uma experiência sensorial e emocional desagradável, associada a lesões reais ou potenciais, ou descrita em termos de tais lesões".

O tema dor[10] geralmente é negligenciado pelos profissionais e educadores da área da saúde que elaboram os currículos de formação dos futuros profissionais da área. Estudos epidemiológicos (isto é, da frequência e distribuição da dor na população) sobre ocorrência e etiologia (razões e origem) dos quadros álgicos são poucos, e o conhecimento sobre o tema ainda é bastante primário no Brasil. Sabe-se, porém, que a dor é a razão principal pela qual 75 a 80% das pessoas procuram o sistema primário de saúde. A dor crônica acomete parcela significativa da população brasileira e é apontada como a principal causa de falta ao trabalho, licenças médicas, aposentadorias por doença, indenizações trabalhistas e baixa produtividade. No Brasil, 6 dos 11 medicamentos campeões de venda no ano de 1998 foram analgésicos e/ou anti-inflamatórios. (FIQUEIRÓ, 2000)

As dores oncológicas representam 5% das dores crônicas. Estima-se que 18 milhões de pessoas no mundo apresentem câncer diagnosticado atualmente, e a dor é um problema comum a elas. Os estudos apontam que a dor oncológica não tem sido adequadamente controlada, não por falta de recursos terapêuticos, mas por avaliação imprecisa do quadro de dor e utilização inadequada do arsenal antiálgico disponível.

---

[9] Ver o relatório que fundamenta a necessidade de existência desse programa governamental do Ministério da Saúde em *O Mundo da Saúde*, jan./fev. 1988, p. 55-62.

[10] Basicamente, existem dois tipos de dor: as agudas e as crônicas. A dor aguda geralmente está associada com algum tipo de lesão corporal e tende a desaparecer logo que esta melhore. A dor crônica é aquela que perdura por mais de seis meses. É aquela que persiste além do tempo razoável e esperado para a cura de uma lesão, ou que está associada com doenças crônicas, causadoras de dor contínua, ou que retorna em intervalos de meses ou anos.

Estudos nas Unidades de Cuidados Paliativos e Câncer da Organização Mundial da Saúde (OMS) mostram que 4,5 milhões de pacientes em países em desenvolvimento e desenvolvidos morrem anualmente sem receber tratamento da dor e sem considerar os outros sintomas que são tão prevalecentes quanto a dor e que também causam sofrimento.

Em suma, a dor ainda não recebe a atenção devida da assistência à saúde em nosso país. Necessitamos de programas de educação sobre esta problemática para doentes, familiares, médicos, farmacêuticos, enfermeiros, psicólogos, assistentes sociais e outros profissionais. O desafio para a comunidade científica, para os profissionais da saúde e para toda a sociedade é a elaboração de um programa especial nos currículos de formação desses profissionais. O tema dor deve ser discutido e esclarecido para que haja melhor compreensão e prevenção, bem como controle. (PIMENTA, SOIZUMI, TEIXEIRA, 2000)

Esses programas de educação devem fundamentar-se em alguns princípios, que assinalamos a seguir.

A dor é uma experiência em que aspectos biológicos, emocionais e culturais estão ligados de modo indivisível e no seu ensino deve-se prover informação para que tais aspectos possam ser adequadamente considerados, investigados e abordados.

As intervenções terapêuticas devem, sempre que possível, atuar na causa da dor, sendo desejáveis as terapias que interfiram pouco na fisiologia e no comportamento normal do indivíduo, que sejam pouco complexas, menos dispendiosas e com mínimo potencial de complicações e efeitos adversos.

O conceito de qualidade de vida e o respeito pelos princípios éticos em saúde devem permear toda a atividade de ensino, pesquisa e assistência, incluindo o processo de tomada de decisão terapêutica.

A experiência assistencial representa a possibilidade de integração dos conceitos que envolvem o estudo da dor e seu manejo. O treinamento deve incluir o atendimento aos doentes com dor, realizado por todos os profissionais de saúde de forma integrada.

Aos princípios que devem alicerçar os programas educacionais da área da saúde em dor, devem ser acrescentados os conceitos de cuidados paliativos e medicina paliativa, como já vimos anteriormente.

As escolas médicas, em geral, têm a graduação baseada no famoso relatório Flexner, datado de 1912, que fundamenta o ensino da medicina numa visão biocêntrica/tecnocêntrica. O corpo humano é estudado por partes e a doença é vista como sendo o mau funcionamento dos mecanismos biológicos, estudados sob o ponto de vista da biologia molecular e celular. O objetivo da ação médica é intervir física ou quimicamente para normalizar o funcionamento da unidade esfacelada. A finalidade da escola médica era formar estudiosos em doenças, especialistas que atuassem em hospitais, e não capacitar os profissionais para cuidar de doentes. Tal modelo resulta numa visão reducionista da pessoa como um todo. A preocupação atual da relação entre as condições psicossocioculturais na expressão e na solução de questões de saúde implicou a inclusão de um conceito sociocêntrico na educação básica. Esta deve desenvolver-se na organização de currículos com fundamentação antropocêntrica, ou seja, competentes para formar profissionais capazes de contribuir para o bem-estar físico, psíquico e social dos doentes[11].

CUIDADOS PALIATIVOS NO BRASIL

No Brasil, ainda que de forma incipiente, já começam a despontar experiências de assistência embasadas na filosofia de cuidados paliativos nas instituições de saúde[12]. A fundação da Associação Brasileira de Cuidados Paliativos (São Paulo, 1997) é uma esperança maior de operacionalização, entre nós, da filosofia dos cuidados paliativos. Entre as razões de se fundar a associação é dito:

> *A medicina paliativa vem assumindo importância crescente no mundo, incorporando o conceito de cuidar e não somente de curar. O paciente passa a ser visto como um ser que sofre nos âmbitos físico, psicológico, social e espiritual. Os cuidados paliativos visam ao controle da dor, ao alívio de sintomas e à melhoria da qualidade de vida dentro de um enfoque multidisciplinar. (MELLO, 2001)*

---

[11] Cf. CARVALHO, Maria J. *Dor*: um estudo mutidisciplinar. Trata-se de uma obra de referência na área do cuidado da dor/sofrimento na área da saúde. Prima por contribuições de cunho mutidisciplinar, com a participação de inúmeros profissionais do campo da saúde e da área das ciências humanas. Destacamos especialmente as seguintes contribuições: Fundamentos teóricos da dor e de sua avaliação (Cibele Andrucioli Pimenta) p. 31-46; Fisiopatologia da dor (Manuel J. Teixeira), p. 47-76; Tratamento multidisciplinar do doente com dor (Manoel J. Teixeira; João Augusto B. Figueiró et al.) p. 87-139; Aspectos psicológicos e psiquiátricos da experiência dolorosa (João A. B. Figueiró) p. 140-158; Avaliação e manejo da dor crônica (Sheila G. Murta), p. 174-198; Pacientes em estágio avançado da doença, a dor da perda e da morte (Maria J. Kovács), p. 318-337.

[12] Esta associação tem, entre outros, os seguintes objetivos: proporcionar a vinculação científica e profissional entre a equipe de saúde que estuda e pratica as disciplinas ligadas aos cuidados nas enfermidades crônico-evolutivas, em fase avançada e na terminalidade; aperfeiçoar a qualidade de atenção aos enfermos que padecem de patologias crônico-evolutivas; fomentar as pesquisas no campo dos cuidados paliativos por meio de congressos, seminários e conferências, visando elevar o nível profissional, técnico e científico de todos os profissionais de saúde; desenvolver, assessorar e prestar assistência técnica sobre conteúdo, programas curriculares e acadêmicos de educação na área da saúde; estudar e discutir problemas éticos e suas implicações na prática dos cuidados paliativos; promover o bem-estar da comunidade, preservando a melhoria da qualidade de vida dos enfermos, nos diversos níveis de saúde.

Segundo informe da Associação Brasileira de Cuidados Paliativos, temos hoje no país apenas 29 serviços de cuidados paliativos, provendo assistência em ambulatório, internação e em domicílio. Quase todas as iniciativas nasceram de serviços de dor. Entre os desafios a serem vencidos mencionam-se: ausência de uma política nacional de alívio de dor; deficiência na educação de profissionais da saúde e comunidade; preocupações quanto ao abuso da morfina e outros opioides, causando aumento de restrições na prescrição e no fornecimento de morfina; limitações no fornecimento de distribuição de outras drogas necessárias para alívio de dor e outros sintomas; deficiência na formação dos profissionais de saúde responsáveis pela prescrição de analgésicos e outras drogas; carência de recursos financeiros para pesquisa e desenvolvimento em cuidados paliativos[13].

Existem sinais animadores na área da medicina brasileira, com a introdução dos cuidados paliativos, pelo menos como preocupação nessa fase inicial. Começam a surgir trabalhos acadêmicos, teses de mestrado e doutorado e inúmeros seminários e eventos que abordam a questão. É o caso, por exemplo, da doutora Maria Aparecida Telles Guerra, que desenvolveu sua tese doutoral na Universidade de São Paulo (2001) abordando o cuidado ao paciente terminal com Aids, fundamentado na filosofia dos cuidados paliativos. O ideal entrevisto e a ser atingido para a área de assistência à saúde na visão desta médica é

> *desenvolver uma consciência geral da importância do cuidar, principalmente quando curar não é mais possível; da prevalência da dor total, com seus componentes físico, psíquico e espiritual; do respeito às preocupações do doente; da aceitação da morte como um evento natural como o nascimento, o qual os profissionais da saúde devem assistir orientando, prevenindo complicações, aliviando sofrimento, auxiliando a torná-lo um evento menos doloroso, digno para todos os que dele participam.* (GUERRA, 2001, p. 136)

Temos, na medicina brasileira, algumas vozes interessantes em relação à causa de uma medicina humana que cuide do ser humano na sua globalidade. Eminentes médicos brasileiros utilizam-se com frequência da chamada grande imprensa e refletem sobre estas questões da medicina frente ao morrer. É o caso do Doutor Miguel Srougi (Escola Paulista de Medicina, São Paulo – SP) frente à morte do governador

---

[13] Informações colhidas no curso de treinamento em cuidados paliativos promovido pelo Ministério da Saúde e Secretaria da Saúde/Política de Controle de DST/Aids do Rio Grande do Sul, realizado em Porto Alegre em 30 de maio de 2001, a partir da palestra da Dra. Ana Georgia Cavalcanti de Melo, Presidente da Associação Brasileira de Cuidados Paliativos.

Covas e de um médico famoso em São Paulo, o doutor Cutait. Diz o doutor Miguel Srougi:

> *Levando em conta os temores que povoam a mente dos pacientes terminais, os médicos só exercerão com grandiosidade o seu papel se assumirem a posição que ocupavam em épocas anciãs, quando, guiados por valores espirituais e religiosos, eram os guardiões do corpo e da alma. E também se misturarem seus poderosos elixires, que aliviam o sofrimento físico, com três poções mágicas de efeitos quase sublimes: ouvir sem julgar, expressar-se numa dimensão superior e estar ao lado continuamente. (SROUGI, 2001)*

O que seria precisamente expressar-se nessa dimensão superior? Continua o doutor Srougi (2001), dizendo que

> *significa eliminar os temores indevidos e reforçar a espiritualidade, pois questões transcendentais, como a vida depois da vida, o encontro com o ser supremo e a eternidade, diminuem o apego à existência física e trazem serenidade. Tão importante quanto isso, expressar-se de maneira adequada significa alimentar a esperança [...]. E, significa também falar para quem deseja ouvir, pois nem sempre os pacientes estão querendo escutar. Muitas vezes o silêncio solidário, a mão na mão e o olhar cúmplice são atitudes pacificadoras mais poderosas do que números e estatísticas frias ou tecnicalidade estonteantes lançadas sobre alguém que vive sob a desesperança. (p. A-3)*

Uma leitura apressada desta postura profissional poderia simplesmente ser identificada como sendo de um saudosismo romântico do exercício da medicina como um sacerdócio, que acontecia somente na Antiguidade.

CONCLUSÃO

Em suma, a reflexão ética sobre a distanásia, neste capítulo, partiu da ética médica brasileira codificada e seguiu com a análise dos paradigmas de medicina, a saber, o científico-tecnológico, o comercial-empresarial, o da benignidade humanitária e solidária, e o biopsicossocial. Avançou na análise dos modelos de profissionais médicos decorrentes desse contexto maior, ou seja, o médico humano, sábio e o tecnotrônico.

Em seguida, introduziu-se a discussão sobre a legislação brasileira emergente em relação à distanásia, no caso do Estado de São Paulo. Trata-se da Lei n. 10.241 de 17 de março de 1999, que no seu artigo 2º diz que:

> são direitos dos usuários dos serviços de saúde no estado de São Paulo: XXIII – recusar tratamentos dolorosos ou extraordinários para tentar prolongar a vida; e XXIV – optar pelo local de morte. (GOUVEIA, 2000)

Observamos estarmos passando por uma mudança de paradigma de medicina. A legislação expressa se apoia num determinado paradigma de medicina. Como este está mudando, a transformação acaba também influenciando as mudanças de legislação.

Resgata-se, a seguir, a opinião de alguns médicos brasileiros comentando que o processo do morrer em nossas instituições é ainda muito bruto e sofrido. Esse cenário de sofrimento indigno pode mudar, com uma intervenção no aparelho formador dos futuros profissionais da saúde, especialmente os de medicina, para trabalhar o ser profissional de uma forma mais humana e ética, para além do endeusamento unilateral da excelência em termos de competência tecnocientífica.

A crescente atenção que vêm ganhando na área da saúde os programas de humanização das instituições de saúde, especialmente UTI, e o crescente interesse com os cuidados paliativos e alguns projetos pioneiros no país, de implementação desta filosofia de cuidado de pacientes terminais, constituem-se num grande lance de esperança. Trata-se de uma alternativa saudável na direção de se criar uma nova cultura de respeito à dignidade do ser humano num momento crítico de sua existência, de enfrentar a própria morte.

BIBLIOGRAFIA

ABDALLA, L.A.. Aspectos éticos e médico-legais da ressuscitação cardiopulmonar – ordens de não ressuscitar. *Rev. Soc. Cardiol. Est. São Paulo*, v. 7, n. 1, p. 175-181, 1997.
BERNARD, J. *Esperanças e sabedoria da Medicina*. Trad. de Roberto Leal Ferreira. São Paulo: Unesp, 1997.
_____. *Da biologia à ética*. Campinas: Psy, 1994.
CALLAHAN, D. *False hopes*: overcoming the obstacles to a sustainable medicine. New Brunswick: Rutgers University Press, 1999.

_____. *The place of the humanities in medicine*. New York: The Hastings Center Institute of Society, Ethics and the Life Sciences, 1984.

CONSELHO FEDERAL DE MEDICINA. *Resolução CFM n. 1.480/97*. Disponível em: <http://www.cfm.org.br/_97.htm>. Acesso em 29 nov. 2000.

_____. Código de Ética Médica. *Resolução CFM n.1246/88*. Diário Oficial da União, 26 de janeiro de 1988. Seção 1, p. 1574-1577.

CONSELHO REGIONAL DE MEDICINA DO ESTADO DE SÃO PAULO. *Aids e ética médica*, 2001.

ENGEL, G.L. The need for a new medical model: a challenge for biomedicine. *Science*, v. 196, n. 4286, p. 129-136, 1977.

_____ The clinical application of the biopsychosocial model. *Am. J. Psiq.*, v. 137, n. 5, p. 535-544, 1980.

FIGUEIRÓ, J.A. *A dor*. São Paulo: Publifolha, 2000.

FRANÇA, G.V. *Comentários ao Código de Ética Médica*. Rio de Janeiro: Guanabara Koogan, 1994.

GOUVEIA, R. *Saúde Pública, suprema lei*: a nova legislação para a conquista da saúde. São Paulo: Mandacaru, 2000.

GUERRA, M.A.T. *Assistência ao paciente em fase terminal:* alternativa para o doente com Aids. São Paulo, 2001. Tese (doutorado) – Departamento de Práticas de Saúde da Faculdade de Saúde Pública – Universidade de São Paulo. p. 136.

HORTA, M. P. Paciente crônico – paciente terminal – eutanásia - problemas éticos da morte e do morrer. *Desafios Éticos*. Brasília: Conselho Federal de Medicina, 1993.

KIPPER, D. O problema das decisões médicas envolvendo o fim da vida e propostas para nossa realidade. *Bioética*, v. 7, n. 1, p. 59-70, 1999.

KONNER, M. Have we lost the healing touch? *Newsweek*, p. 29- 45, 25 de junho de 2001.

LEMES, C. Direitos tornam-se lei. In: GOUVEIA, R. *Saúde Pública, suprema lei*: a nova legislação para a conquista da saúde. São Paulo: Editora Mandacaru, 2000, p. 167-168.

LEPARGEUR, H. Morte cerebral e morte cerebral. *Rev. Eclesiást. Bras.*, fasc. 209, p. 87-98, 1993.

MARQUES, J. O sonho da medicina infalível. *Humanidades*, n. 34, p. 352-357, 1994.

MARTIN, L. O paciente terminal nos códigos brasileiros de ética médica I. *Rev. Eclesiást. Bras.*, v. 53, p. 72-86, 1993.

_____. *A ética médica diante do paciente terminal:* leitura ético-teológica da relação médico-paciente terminal nos códigos brasileiros de ética médica. Aparecida: Santuário, 1993.

_____. Eutanásia e distanásia. In: COSTA, S.I.F.; GARRAFA, V.; OSELKA, G. (Org.) *Iniciação à bioética*. Brasília: Conselho Federal de Medicina, 1998.

MELLO, A.G.C. Cuidados paliativos: uma nova abordagem no Brasil. *Bol. Inform. Instit. Camiliano de Pastoral da Saúde* (ICAPS), n. 189, ago. 2001, p. 3-4.

MOTA, J.A.C. Quando um tratamento torna-se fútil? *Bioética*, v. 7, n. 1, p. 35-39, 1999.

PIMENTA, C.A.M.; SOIZUMI, M.S.; TEIXEIRA, J. Dor no doente com câncer: característica e controle. *Revista Brasileira de Cancerologia*, v. 43, n. 1, 2000.

SANVITO, W. L. *A medicina tem cura?* Uma abordagem crítica da medicina contemporânea. São Paulo: Atheneu, 1994.

SIQUEIRA, J. E. Tecnologia e medicina entre encontros e desencontros. *Bioética*, v. 8, n. 1, p. 55-64, 2000.

SPINSANTI, S. *Aliança terapêutica:* as dimensões da saúde. São Paulo: Paulinas, 1992.

STEPKE, F. L. *Proposiciones para una teoria de la medicina.* Santiago: Editorial Universitária, 1992.

STEPKE, F.L. *La perspectiva psicosomática en medicina*: ensayos de aproximación. Santiago: Editorial Universitária: 1994.

_____. *Más allá del cuerpo:* la construcción narrativa de la salud. Santiago: Editorial Universitário, 1997.

_____. *Bioética y antropologia medica.* Santiago: Mediterraneo, 2000.

SROUGI, M. Covas, Cutait e o morrer. *Folha de São Paulo*, A-3, 2 de julho de 2001.

VOLICH, R. M. *Psicossomática*: de Hipócrates à psicanálise. São Paulo: Casa do Psicólogo, 2000.

Capítulo 23
CAPTAÇÃO DE ÓRGÃOS E MORTE

Edvaldo Leal de Moraes
Leonardo Borges de Barros e Silva

INTRODUÇÃO

Para os profissionais que atuam no processo de doação de órgãos e tecidos para transplantes, a morte é a dignidade da vida que a precedeu. Porém, mesmo estando presente em todos os momentos de nossas vivências, os indivíduos encaram a morte como um acontecimento destrutivo. No entanto, se faz necessária uma reflexão sobre esta realidade e dualidade (dignidade e fracasso), posto que devemos ter em mente que tanto viver quanto morrer é um desafio humano, e não adianta "fazer de conta" que a morte não existe.

Mas por que será que esse ciclo final de vida é culturalmente interpretado como uma passagem inconcebível ou, quando não, como um fracasso? Não arriscaremos manifestar uma resposta. A nossa intenção é dialogar sobre o nosso papel, nossa responsabilidade, e frisar que a atitude de doar um órgão é um gesto digno. Nesse sentido, desconstruir a ideia dos indivíduos de repelir a morte e, mais ainda, destacar que o ato de se omitir em oferecer ao outro, ao próximo, uma doação de si, impede a maior aspiração da humanidade: viver.

Ao longo de todo o tempo, a morte representa um dos grandes temores da humanidade. Principalmente para nós, seres humanos, pois quando nos deparamos com ela, sofremos abalos, choques e fragmentos. Elias (2001), em sua obra, *A Solidão dos Moribundos*, faz um comentário pertinente:

> *A morte é um problema dos vivos. Os mortos não têm problemas. [...] A morte constitui um problema só para os seres humanos. [...] Apenas eles, dentre todos os vivos, sabem que morrerão [...]. Na verdade não é a morte, mas o conhecimento da morte que cria problemas para os seres humanos. Os seres humanos sabem, e assim, a morte torna um problema para eles. (ELIAS, 2001)*

Esta citação reforça a simbologia da morte, como uma condição de fracasso, motivo de espanto, negação e tristeza para os familiares que vivenciam a perda de entes queridos. Nesse viés, cabe frisar que a morte é motivo de lamentação não só para quem sofre com a perda de um parente, mas também para os profissionais de saúde que têm dificuldades em lidar com situações de morte e morrer[1], pois o objetivo principal da assistência à saúde é garantir ao paciente a manutenção da vida. No trabalho de Kübler-Ross, *Sobre a morte e o morrer* (1969), a autora relata suas experiências profissionais com pacientes terminais evidenciando que o ser humano, ainda não dispõe de suficiente preparação para o enfrentamento de situações de morte, como revela o discurso:

> *Quando retrocedemos no tempo e estudamos culturas e povos antigos, temos a impressão de que o homem sempre abominou a morte e, provavelmente, sempre a repelirá. Do ponto de vista psiquiátrico, isto é bastante compreensível e talvez se explique melhor pela noção básica de que, em nosso inconsciente, a morte nunca é possível quando se trata de nós mesmos. É inconcebível para o inconsciente imaginar um fim real para nossa vida na terra e, se a vida tiver um fim, este será sempre atribuído a uma intervenção maligna fora de nosso alcance. Explicando melhor, em nosso inconsciente só podemos ser mortos; é inconcebível morrer de causa natural ou idade avançada. Portanto, a morte em si está ligada a uma ação má, a um acontecimento medonho, a algo que em si clama por recompensa ou castigo. (KÜBLER-ROSS, 1969)*

Diante dessas duas realidades (vida e morte) diametralmente opostas, mas que coexistem lado a lado e considerando o terror que a morte representa para a humanidade, encontramos elementos que podem problematizar a ideia de um cérebro morto em um corpo aparentemente vivo. Para muitos profissionais de saúde e boa parte da po-

---

[1] Termo utilizado pela psiquiatra Elisabeth Kübler-Ross em sua obra *Sobre a Morte e o Morrer*, de 1969, em que a autora analisa os estágios que o ser humano passa quando está em fase terminal, classificando-os em cinco: negação e isolamento, raiva, barganha, depressão e aceitação.

pulação, a morte ainda consiste na parada irreversível do coração e da respiração. Portanto, a morte encefálica (ME) ainda é pouco compreendida, como também aceita pelas pessoas. Sendo assim, pontuamos Vargas e Ramos (2006) quando afirmam:

> *[...] aquilo que caracteriza a vida, o ser vivo, faz problematizar aquilo que caracteriza a morte. Por exemplo, diante de um paciente com diagnóstico de morte encefálica, mediante essa concepção de morte-morrer, este ainda teria seus órgãos vivos; ele seria, portanto, um ser que contém em si, elementos próprios de quem está vivo, e ao mesmo tempo, elementos que sustentam a sua própria morte.* (VARGAS e RAMOS, 2006)

Os profissionais das Organizações de Procura de Órgãos (OPO) vivenciam e atuam diariamente com essa "luta" delicada, que é a busca de potenciais doadores de órgãos e tecidos, que são os pacientes com diagnóstico de morte encefálica.

BUSCA ATIVA DE POTENCIAIS DOADORES

Uma das atividades do profissional da captação de órgãos consiste em realizar, diariamente, uma busca ativa de potenciais doadores em Unidades de Terapia Intensiva (UTI) e emergências. O objetivo específico dessa busca é a identificação de pacientes, cujo estágio esteja evoluindo para a morte encefálica e, a partir daí, estabelecer contato com a equipe multiprofissional. A identificação desse paciente é o primeiro passo que desencadeia todo o processo de doação. Para tanto, a participação da equipe multiprofissional é imprescindível. Uma vez identificado o paciente com sinais de ME (coma irreversível, arreativo e aperceptivo), dá-se aos procedimentos adequados (técnicos e protocolares) que confirmarão a condição do indivíduo enquanto doador em potencial.

DIAGNÓSTICO DE MORTE ENCEFÁLICA

Morte encefálica compreende a parada completa e irreversível de todas as funções neurológicas intracranianas, considerando tanto os hemisférios cerebrais como o tronco encefálico.

O conceito de ME surgiu na França, em 1959. No início daquele ano, um grupo de neurocirurgiões franceses descreveu uma condição que denominaram morte do sistema nervoso central. As características desse estado eram: coma apneico persistente, ausência de reflexos do tronco encefálico, reflexos tendinosos associados e cérebro eletricamente silencioso. (LAMB, 2000)

Em 1968, o *ad hoc*[2] Comittee of the Harvard Medical School examinou a definição de morte encefálica, e publicou o conceito que alcançou reconhecimento mundial. Os quatro critérios de Harvard para ME eram: ausência de responsividade cerebral; ausência de movimentos induzidos ou espontâneos; ausência de respiração espontânea; ausência de reflexos tendinosos profundos e outros associados com o tronco encefálico. Um eletroencefalograma (EEG) isoelétrico foi julgado de "grande valor confirmatório", mas sua realização não foi considerada obrigatória.

No Brasil, a Resolução do Conselho Federal de Medicina nº 1.480, de 8 de agosto de 1997, estabelece os critérios para o diagnóstico de ME atualmente aceitos. Para definição de um diagnóstico de morte encefálica se faz necessário, exclusivamente, a arreatividade supraespinhal. No entanto, esse diagnóstico não afasta a presença de sinais de reatividade infraespinhal (atividade reflexa medular) tais como reflexos osteotendinosos ("reflexos profundos"), cutâneo-abdominal, cutâneo-plantar em flexão e extensão, cremastérico superficial ou profundo, ereção peniana reflexa, arrepio, reflexos flexores de retirada dos membros inferiores ou superiores, e reflexo tônico cervical. É importante lembrar que esses reflexos podem permanecer por várias horas, mesmo após ter sido confirmada a ME clínica e gráfica. Os movimentos citados foram denominados "sinais de Lázaro". (CONSELHO FEDERAL DE MEDICINA, 1997)

A presença desses reflexos pode confundir os médicos menos experientes, provocar mal-estar, insegurança, desconfiança e muitas dúvidas para os familiares, bem como para os profissionais que lidam com esse tipo de situação e reação do paciente. Os reflexos podem ser interpretados pela família e pelo profissional de saúde como sendo um indicativo de que a pessoa ainda está viva, colocando em dúvida o efetivo diagnóstico de ME.

Essa é uma das razões de os familiares de doadores manifestarem compreensão inadequada (rejeição) a respeito da ME. Ou então, não entenderem as informações fornecidas pelas equipes de saúde, fazendo

---

[2] *ad hoc* – É uma expressão latina que quer dizer "com este objetivo". Geralmente significa uma solução designada para um problema ou tarefa específicos, que não pode ser aplicada em outros casos. Um processo *ad hoc* consiste num processo em que nenhuma técnica reconhecida é empregada e/ou cujas fases variam em cada aplicação do processo.

com que um número importante de familiares ignore o que é ME. Ou seja, os familiares ficam na dúvida se o ente querido estava realmente morto, e, por conseguinte, apto para retirada dos órgãos e tecidos.

A ME, mesmo sendo aceita como morte do indivíduo pela comunidade científica de diferentes países, ainda é pouco compreendida pela população do nosso país, pela dificuldade em reconhecer que uma pessoa que apresenta batimentos cardíacos possa realmente estar morta. O desconhecimento e a não aceitação dessa condição é compreensível, uma vez que, culturalmente, a morte é "definida" como a parada de todas as funções do corpo. O conceito de ME encontra resistência não só na população, mas também entre os profissionais de saúde que assistem o potencial doador, e acaba representando um obstáculo na aceitação da doação dos órgãos por boa parte das famílias. Esse aspecto deve ser considerado no momento da entrevista familiar, que representa uma das etapas do processo de doação de órgãos e tecidos para transplante.

ENTREVISTA PARA SOLICITAR DOAÇÃO E CONSENTIMENTO FAMILIAR

Após a confirmação do diagnóstico de ME, o profissional da OPO (enfermeiro ou médico), procede à avaliação do potencial doador e, em seguida, se houver condições emocionais por parte dos familiares, procede-se a entrevista com a família sobre os aspectos que envolvem o ato de doar órgãos e tecidos.

A entrevista familiar é um momento delicado no processo de doação e transplante porque representa, para os parentes, a separação, a impotência e a perda do ente querido. É uma das etapas de maior complexidade, pois envolve aspectos éticos, legais, emocionais e até religiosos. Solicitar a doação requer preparo do entrevistador para elucidar dúvidas, compartilhar sentimentos e viabilizar o processo de doação.

A entrevista deve ser realizada em local apropriado, com todo o conforto possível, num ambiente calmo, com condições adequadas a todos os familiares, e até mesmo amigos que queiram participar. É de fundamental importância, nesse momento, que a família se sinta segura e acolhida. Antes de iniciar as falas, é necessário certificar-se de que todos os membros da família entendam o seu parente está morto. No primeiro momento é apropriado que as pessoas falem sobre o falecido e o ocorrido. O entrevistador não pode ter pressa, deve acompanhar o ritmo de assimilação de cada familiar, e não deve interrompê-los quando estão falando. (RECH e FILHO, 2007)

As informações devem ser passadas de forma clara e objetiva para, em seguida, o entrevistador apresentar a possibilidade de doação dos órgãos e tecidos para transplante. Informar que é possível doar alguns órgãos, outros não, e que a decisão de doar pode ser revogada a qualquer momento, mesmo após o termo de doação ter sido assinado. A família pode se manifestar de imediato, ou pedir um tempo para pensar, ou consultar outras pessoas que fazem parte do seu convívio. Todas as etapas da doação devem ser explicadas à família. Vale lembrar que o entrevistador deve ter uma postura transparente, respaldado nos princípios da ética, legalidade, humanização, não adicionando mais sofrimento aos familiares do potencial doador, e proporcionar um clima de confiança e respeito mútuo para que os familiares não se sintam obrigados a doar, nem culpados por negar o consentimento à doação.

Atualmente, a família é quem autoriza a doação dos órgãos e tecidos para transplante. A Lei nº 10.211, publicada em 23 de março de 2001, definiu o consentimento informado como forma de manifestação à doação, sendo que a retirada de tecidos, órgãos e partes do corpo de pessoas falecidas para transplantes ou outra finalidade terapêutica dependerá da autorização do cônjuge ou parente, maior de idade, obedecida a linha sucessória, reta ou colateral, até o segundo grau, firmada em documento subscrito por duas testemunhas presentes à verificação da morte. (BRASIL, 2001)

A lei brasileira é clara e exige o consentimento familiar para a retirada dos órgãos e tecidos para transplante. Então, a doação só ocorre quando é autorizada pelo responsável legal. Porém, a manifestação em vida a favor ou contra a doação de órgãos e tecidos é de suma importância, pois facilita a tomada de decisão pelos familiares do falecido, podendo favorecer ou não o consentimento após a morte. Entretanto, o desejo da família é o que deve ser respeitado em nosso país. (BACCHELLA e OLIVEIRA, 2006)

Como podemos perceber, a família é um elemento central nesse processo; de um lado ela é vista como o principal entrave à efetivação dos transplantes; de outro, é percebida como vítima em todo o processo, considerando a dor da perda do ente querido, o trauma e o estresse que representa a decisão de doar.

Para que a família possa decidir de forma coerente e autônoma, faz-se necessário, além da informação, o esclarecimento de todo o processo de doação e suas implicações. O termo de consentimento livre e esclarecido é um processo compartilhado de troca de informações e consenso mútuo que se amálgama ao trabalho da assistência à saúde, e se insere no bojo da relação vincular entre os profissionais e os usuários dos serviços. (ZOBOLI e MASSAROLLO, 2002)

Na prática, muitas vezes observa-se que as pessoas enfrentam um dilema quando se deparam com a necessidade de optar ou não por ser um doador de órgãos, ou quando tem que tomar a decisão sobre o destino que dará aos órgãos do familiar. Muitos indivíduos até verbalizam a intenção de se tornar um doador, porém o desconhecimento sobre os aspectos legais que normatizam a doação de órgãos e tecidos e, especialmente sobre o conceito de ME, alimentam dúvidas e geram mitos e preconceitos. (MORAES; GALLANI; MENEGHIN, 2006)

Isso ocorre pois frequentemente as pessoas não têm a informação que de precisam para tomar a decisão sobre a doação de órgãos, ou não têm a compreensão clara do processo de doação, o que faz aumentar a recusa dos familiares.

A compreensão do diagnóstico de ME é um dos fatores que interfere no processo de doação, pois na prática essa questão parece não ser discutida no meio familiar; a família depara-se com essa realidade somente quando um ente querido evolui para tal diagnóstico, em decorrência de uma lesão intracraniana letal e aguda. Tal situação dificulta a compreensão da ideia de um cérebro morto em um corpo aparentemente vivo. É esse contexto de incertezas e de falta de informação, por parte da população, que os estudiosos devem discutir coletivamente, tendo como base a experiência de ter um ente querido com diagnóstico de ME e os fatores culturais que envolvem essa temática.

EXPERIÊNCIA DE FAMILIARES COM O PROCESSO DE DOAÇÃO DE ÓRGÃOS

Na literatura científica brasileira existem poucos estudos sobre a percepção de familiares que passaram pelo processo de doação-transplante. Em geral, essas pesquisas visam compreender a percepção e a perspectiva dos familiares que autorizaram e a dos que recusaram doar órgãos e tecidos de um parente falecido.

No estudo de Sadala (2001), os familiares falam de fatos e objetos que fazem parte do processo de doação. Na percepção dos familiares que vivenciaram a situação de doar órgãos e tecidos de um ente querido, o impacto da notícia da morte do parente é acompanhado pelo pedido da doação de órgãos e, para outros, o pedido da doação dos órgãos é interpretado como uma consulta sobre o destino que darão aos restos mortais do falecido. Além disso, as dúvidas a respeito do que é ME e do que acontece posteriormente desvelam a insegurança após a autorização da doação. Há, portanto, o medo de doar os órgãos e tecidos da pessoa viva.

Nessa mesma obra, a maioria dos familiares apresenta compreensão inadequada sobre a definição precisa de ME, pois ao acompanhar o doador (paciente), mantido por aparelhos na UTI, ficam confusos em relação ao seu estado de saúde. A condição do corpo (quente e com o coração batendo), que se mantém funcionando artificialmente, contrasta-se com a ideia de que o paciente seja um corpo sem vida. No imaginário dos familiares, e mesmo de alguns profissionais que prestam assistência ao doador, de alguma forma a pessoa ainda pode ser percebida como viva.

Sadala (2001) relata, ainda, que para os familiares, a dor da perda é percebida como insuportável, mas alguns encontram formas de superar. Outros questionam se teriam provocado algum dano ao doador, quando autorizaram a retirada dos órgãos, mesmo conhecendo o desejo da pessoa em vida de ser um doador. Em algumas situações, os familiares não tinham certeza absoluta da morte do doador e nem se o ato de doar seria realmente a vontade do ente querido naquele momento. O mesmo foi evidenciado na pesquisa de Santos e Massarollo (2005) quando relataram que a dor sentida pelos familiares era muito intensa, não sendo desejada nem mesmo aos desafetos. O tempo, nesse caso, para processar a ideia da morte do parente, sem dúvida é um elemento importante, condição que nem sempre é possível, pois a informação da ME quase sempre é seguida da solicitação da doação, não possibilitando que os familiares aceitem essa realidade.

O tempo dado para a família processar a ideia da morte do ente querido também foi evidenciado no estudo de Bousso (2008), quando a autora afirma que a diferença mais importante entre famílias doadoras e não doadoras estava relacionada com a percepção do momento em que foram entrevistadas. As famílias que recusaram a doação referiram-se a uma solicitação precoce, e ao tempo insuficiente para construir a realidade da morte do filho. Ou seja, a morte não fazia parte da realidade deles no momento da entrevista. Eles vivenciavam a incerteza quanto diagnóstico e prognóstico do ente querido. Dessa forma, é necessário olhar mais profundamente as implicações desse conceito.

Sadala (2001) revela, ainda, que para esses familiares:

> *O motivo para doar é ajudar o outro (o receptor). Doa-se sem saber se realmente foi utilizado, se houve sucesso na doação e quem foi o beneficiado. Para alguns, conhecer o receptor traria satisfação, para outros não seria desejável conhecê-lo. Há o consenso: doar é um bem para o próximo. A ideia de que se tem a obrigação de ajudar àqueles que precisam ou a convicção de que o outro (o receptor ou*

> *o profissional que solicita os órgãos) é, incontestavelmente, portador de um direito moral de utilizar os órgãos. Nessa situação, um pai de doador, mesmo radicalmente contrário à doação e apoiado pela maioria dos familiares, autorizou a doação, acreditando que era esse o direito dos médicos que cuidaram de seu filho. Duas mães de doadores, no entanto, agem com tranquilidade ao doar, pela convicção religiosa de que o desprendimento pelas coisas materiais é bem visto por Deus, visando o bem do próximo. Entretanto, há aqueles que, em virtude da situação que vivenciaram, não doariam novamente. (SADALA, 2001)*

Constatação semelhante à apresentada no estudo anterior pode ser verificada no trabalho de Santos e Massarollo (2005), quando os autores desvelam que para as famílias que vivenciaram a experiência de doar, a possibilidade de alegrar pessoas à espera de um órgão para transplante consola e conforta, embora a dor não termine. Há manifestação do desejo de ajudar a incentivar a doação para possibilitar que aqueles que necessitam de um transplante continuem a viver.

Outro estudo desenvolvido por Moraes e Massarollo (2007), com familiares que recusaram a doação de órgãos, revelou que as famílias apresentaram como motivos de recusa: a crença religiosa; a espera de um milagre; a não compreensão do diagnóstico de ME; a crença na reversão do quadro; a não aceitação da manipulação do corpo; o medo da reação da família; a inadequação da informação; a ausência de confirmação da ME; a desconfiança quanto à assistência; o medo do comércio de órgãos; a inadequação no processo de doação; o desejo do paciente falecido manifestado em vida de não ser um doador de órgãos, além da recusa em aceitar a perda do ente querido.

Em referência à crença religiosa foi pontuado que a religião é considerada como um dos motivos para recusar a doação dos órgãos e tecidos para transplante. Entretanto, o que se observa na prática é que, possivelmente, os familiares se referem à religião como motivo de recusa da doação como uma justificativa para amenizar a dificuldade de assumir a decisão tomada.

A espera de um milagre revela que a crença em Deus alimenta a esperança de que um milagre possa acontecer. A crença de que Deus possa ressuscitar ou recuperar o paciente é tão forte que o familiar, mesmo quando tem consciência da ME, prefere acreditar que o paciente vai melhorar.

A não compreensão do diagnóstico de ME e a crença na reversão do quadro mostram que a falta de entendimento da família em compreender a ME dificulta a assimilação de que uma pessoa possa estar morta quando está com suporte avançado de vida. Nessa circunstância, o consentimento da doação dos órgãos e tecidos é interpretado pela família como sendo o mesmo que assassinar, decretar ou autorizar a morte do parente. O familiar acredita que os batimentos cardíacos são indicativos de que o parente está vivo e motivo para crer na reversão do quadro. Acredita que, autorizando a doação dos órgãos, ficaria com sentimento de culpa, de medo, com "peso na consciência" ou com a sensação de estar sacrificando o ente querido para beneficiar outras pessoas.

O familiar acredita que a assistência dada em UTI possibilita a reversão da condição do paciente, mesmo diante da informação sobre a irreversibilidade da situação. Dessa forma, nega a morte do parente e, consequentemente, a doação dos órgãos, considerando que o médico possa ter se enganado, ou até mesmo ter ocorrido um defeito na máquina que fez o diagnóstico gráfico. Considera, também, que é difícil aceitar a ME e que a esperança possibilita crer na recuperação do ente querido.

A esposa de um potencial doador revela que a ME é uma condição de difícil aceitação, classificando-a como traiçoeira e ingrata, pois ocorre a morte apenas da cabeça, sendo que o restante do corpo continua vivo.

A não aceitação da manipulação do corpo revela que o familiar tem dificuldade em aceitá-la, com a finalidade de retirada de órgãos acreditando que o corpo é uma espécie de templo sagrado de Deus e, por esta razão, intocável. Considera, também, a manifestação do potencial doador, em vida, de que gostaria de morrer ou se apresentar a Deus com todos os órgãos.

O medo da reação da família também é apontado como motivo para recusar a doação dos órgãos. Isso ocorre quando o indivíduo, que é favorável à doação, abre mão da sua intenção de doar por medo de represálias por outro membro da família.

O desencontro nas informações transmitidas à família pela equipe do hospital, gerando dúvidas sobre o quadro do paciente, torna-se um motivo para recusar a doação dos órgãos.

A desconfiança da assistência e o medo do comércio de órgãos mostram a crença de que a morte do parente possa ser antecipada ou induzida, objetivando a doação dos órgãos. O interesse excessivo demonstrado pela equipe para conseguir a doação também gera suspeita de corrupção. O familiar reforça essa suspeita quando se sente "coagido" a doar os órgãos. A insistência da equipe médica para que a família autorize a doação dos órgãos e a suspeita de corrupção causam assombro e medo aos familiares, dificultando a tomada de decisão favorável à doação. Há crença de que todos os recursos são disponibilizados ao potencial doador só quando a família concorda com a doação dos órgãos para transplante.

A inadequação no processo de doação revela que os familiares sentem-se revoltados quando a equipe médica impõe, como condição para realizar o diagnóstico de ME, a intenção da doação ou quando a equipe solicita a doação dos órgãos antes da confirmação do diagnóstico.

Os familiares também alegam a falta de apoio pela decisão tomada, quando recusam a doação dos órgãos e tecidos para transplante e percebem a reprovação da equipe clínica que assiste o potencial doador.

É importante ressaltar que, no processo de doação, possivelmente os aspectos mais importantes não estejam relacionados apenas com a efetivação da doação, mas também com os que conduzem a família a um caminho que possibilite mobilizar mecanismos de enfrentamento e superação do sofrimento, por intermédio da autorização ou da negação do consentimento familiar.

BIBLIOGRAFIA

BACCHELLA, T.; OLIVEIRA, R.A. Bioética dos transplantes. In: SEGRE, M. (Org.). *A questão ética e a saúde humana*. São Paulo: Atheneu, 2006.

BOUSSO, R.S. O processo de decisão familiar na doação de órgãos do filho: uma teoria substantiva. *Texto & Contexto Enferm.*, v. 17, n. 1, p. 45-54, 2008.

BRASIL. *Lei n. 10.211, de 23 de março de 2001*. Altera dispositivos da lei n. 9.434, de 4 de fevereiro de 1997, que dispõe sobre a remoção de órgãos, tecidos e partes do corpo humano para fins de transplante e tratamento. Brasília: Diário Oficial da União, 2001.

CONSELHO FEDERAL DE MEDICINA. *Resolução CFM n. 1.480*, de 8 de agosto de 1997. Critérios de morte encefálica. Brasília: Diário Oficial da União, 1997.

ELIAS, N. *A solidão dos moribundos*: seguido de envelhecer e morrer. Rio de Janeiro: Jorge Zahar, 2001.

KÜBLER-ROSS, E. *Sobre a morte e o morrer*: o que os doentes terminais têm para ensinar a médicos, enfermeiros, religiosos e aos seus próprios parentes. São Paulo: Martins Fontes; 1998.

LAMB, D. *Transplante de órgãos e ética*. Trad. Jorge Curbelo. São Paulo: Hucitec, 2000.

MORAES, M.W.; GALLANI, M.C.B.J.; MENEGHIN, P. Crenças que influenciam adolescentes na doação de órgãos. *Rev. Esc. Enferm. USP*, v. 40, n. 4, p. 484-492, 2006.

MORAES, E.L.; MASSAROLLO, M.C.K.B. *A recusa familiar no processo de doação de órgãos e tecidos para transplante*. Dissertação (Mestrado) – Escola de Enfermagem da Universidade de São Paulo, São Paulo, 2007.

RECH, T.H.; FILHO, E.M.R. Entrevista familiar e consentimento. *Rev. Bras. Terap. Intens.*, v. 19, n. 1, p. 85-89, 2007.

SADALA, M.L.A. A experiência de doar órgãos na visão de familiares de doadores. *J. Bras. Nefrol.*, v. 23, n. 3, p. 143-151, 2001.

SANTOS, M.J.; MASSAROLLO, M.C.K.B. Processo de doação de órgãos: percepção de familiares de doadores cadáveres. *Latino-americano Enferm.*, v. 13, n. 3, p. 382-387, 2005.

VARGAS, M.A.; RAMOS, F.R.S. A morte cerebral como o presente para a vida: explorando práticas culturais contemporâneas. *Texto & Contexto Enferm.*, v. 15, n. 1, p. 137-145, 2006.

ZOBOLI, E.L.C.P.; MASSAROLLO, M.C.K.B. Bioética e consentimento: uma reflexão para a prática da enfermagem. *Mundo Saúde*, v. 26, n. 1, p. 65-70, 2002.

Capítulo 24
ASPECTOS JURÍDICOS DA MORTE E DO MORRER

Ângela Tuccio Teixeira

INTRODUÇÃO

A morte é motivo de angústia para o ser humano. Como se diz, esta é a única certeza da vida: um dia morreremos.

Essa certeza carrega em si um grande temor, uma imensa necessidade de adiamento. Muitas pessoas perdem boa parte de seu tempo buscando prolongá-la, esquecendo-se de viver verdadeiramente cada minuto de sua existência.

Vivenciar a morte do outro, principalmente em se tratando de um ente próximo, provoca muitas angústias, entre elas a incapacidade de oferecer auxílio e afeição àquele que tanto necessita, pois a morte do outro nos remete à concretização de nossa própria morte. (BELATTO, 2005)

Além desses sentimentos, tão pessoais e comuns a todos, devemos considerar as emoções e sentimentos que se formam em razão do exercício profissional. Os profissionais que atuam na área da saúde trazem consigo decisões e posturas solidificadas ao longo de suas trajetórias. São treinados a dar o melhor atendimento aos pacientes, valendo-se da mais alta tecnologia disponível, de inúmeros medicamentos e dos mais variados procedimentos diagnósticos e terapêuticos. Ao final, têm a certeza do dever cumprido, tudo o que havia de melhor foi utilizado no atendimento e tratamento daquele paciente.

Eis o ponto: o uso de todos os recursos tecnológicos e científicos possibilita de fato o melhor atendimento ao paciente? Tem ele assegurado o tratamento de seus males, a diminuição de suas dores e a possibilidade de uma morte digna sem sofrimento desnecessário e ineficaz?

Inúmeros são os debates acerca do tema. De um lado, argumenta-se que todas as possibilidades e recursos disponíveis devem ser utilizados; de outro, muitos afirmam que o uso inesgotável desses recursos traz sofrimento e dor absolutamente desnecessários ao paciente, prolongando insistentemente a vida daquele ser humano, trazendo-lhe uma morte penosa. Cada qual defende sua certeza com argumentos brilhantes, bem fundamentados.

A pessoa goza de autonomia, tem o direito de decidir sobre tudo o que diga respeito à própria vida, desde que suas escolhas não afetem a vida e a liberdade de terceiros. Além disso, a autonomia não pode ser considerada de maneira ampla e irrestrita. Como se verá adiante, não é permitido ao ser humano dispor livremente de sua vida.

Inicialmente, poderíamos deduzir que falta lógica ao conceito de autonomia, já que não é dado ao paciente terminal o direito de manifestar sua vontade acerca das questões específicas de sua morte. Esse sentimento vem se tornando cada vez mais presente e preocupante, na medida em que os avanços tecnológicos e científicos vêm permitindo que as pessoas realizem escolhas e tomem decisões sobre questões até então de difícil previsibilidade ou de impossível realização.

Trataremos aqui das disposições legais vigentes que versam sobre a morte e o morrer.

A CONSTITUIÇÃO FEDERAL E A LEGISLAÇÃO INFRACONSTITUCIONAL

O Direito Constitucional tutela fundamentalmente a dignidade da pessoa humana, a vida humana e a inviolabilidade do corpo (VIEIRA, 2006).

A Constituição da República é a lei fundamental de organização do Estado brasileiro. Nela estão inseridos todos os princípios fundamentais dos outros ramos jurídicos. Pode-se afirmar, portanto, que a Constituição Federativa é a linha mestra de todos os ramos do direito e que nenhuma norma jurídica poderá contrariá-la.

A análise que nos importa está centrada no Título II da Constituição Brasileira de 1988, dedicado aos direitos e garantias fundamentais. Esse Título se divide em cinco capítulos: I – Dos Direitos e Deveres Individuais e Coletivos; II – Dos Direitos Sociais; III – Da Nacionalidade; IV – Dos Direitos Políticos e V – Dos Partidos Políticos. Trataremos aqui apenas do Capítulo I - Dos Direitos e Deveres Individuais e Coletivos.

Para Silva (2008), direitos fundamentais são aqueles indispensáveis para o ser humano, destinados a assegurar uma existência digna e livre. São características dos direitos fundamentais: a *historicidade* – os direitos fundamentais decorrem da evolução histórica, das condições específicas de uma determinada sociedade; a *irrenunciabilidade* – nenhuma pessoa pode renunciar aos seus direitos; a *limitabilidade* – esses direitos fundamentais podem ser limitados, sempre que houver possibilidade de conflito entre eles; a *inalienabilidade* – estes direitos são intransferíveis; a *imprescritibilidade* – a falta de uso não os torna inexigíveis.

Rocha (2008) afirma que o homem possui os chamados direitos humanos, "independentemente de quaisquer condições, direitos que lhe são inerentes, a saber: o direito à vida, à liberdade, à igualdade, à segurança, entre outros". (p. 109)

Os direitos fundamentais, como se depreende da divisão dos Capítulos referentes ao Título que trata desta questão na Constituição, são compostos pelos direitos individuais, coletivos, difusos, sociais, nacionais e políticos.

Os direitos individuais expressos na Constituição representam limitações aos poderes constituídos, a fim de que direitos indispensáveis à pessoa humana sejam resguardados.

O *caput* do artigo 5º da Constituição indica os cinco direitos individuais básicos, protegidos pelo texto legal: vida, liberdade, igualdade, segurança e propriedade.

Nos termos do parágrafo primeiro desse artigo, verificamos que tais direitos possuem aplicabilidade imediata, ou seja, não dependem da edição de qualquer outra lei para que sejam exercidos.

Por uma razão lógica, o direito à vida é o bem tutelado pela Constituição que tem maior importância, já que os outros somente serão exercidos se ele preexistir. De nada adiantaria resguardar a liberdade, a igualdade, a segurança e a propriedade se a vida não fosse assegurada. O direito à vida deve ser entendido em sua forma mais ampla, nele inseridos o direito de nascer, de permanecer vivo, de morrer de maneira natural ou inevitável. (SILVA, 2008)

Nesse mesmo sentido, Rocha (2008) afirma que a vida humana "ao ser reconhecida pela ordem jurídica, torna-se um direito primário, personalíssimo, essencial, absoluto, sem o qual todos os outros direitos subjetivos perderiam o interesse para o indivíduo". (p. 111)

A Constituição Federal trata da vida não apenas como um fenômeno biológico, mas em sua acepção mais compreensiva. Silva (2008) indica que

> [...] *sua riqueza significativa é de difícil apreensão, porque é algo dinâmico, que se transforma incessantemente sem perder sua própria identidade. É um processo vital que se instaura com a concepção, transforma-se, progride, mantendo sua identidade, até que muda de qualidade, deixando, então, de ser vida para ser morte. Tudo o que interfere em prejuízo deste fluir espontâneo e incessante, contraria a vida. (p. 197)*

A Constituição tutela o direito à vida sem estabelecer o momento inicial e final da proteção jurídica, os quais são tutelados pela legislação infraconstitucional. O direito à vida é protegido desde a concepção, como se vê no artigo 2º do vigente Código Civil ("a personalidade civil da pessoa começa do nascimento com vida, a lei põe a salvo desde a concepção os direitos do nascituro".). Nascituro é o ser já concebido no ventre materno. A ele são assegurados diversos direitos, inclusive os sucessórios.

Nota-se, portanto, que a legislação existente não cuida de definir o momento em que tem início a vida, mas sim de tutelá-la de maneira ampla e segura, restringindo-se aos dois momentos plenamente reconhecidos pelos critérios médicos possíveis: a concepção e o nascimento com vida.

A dificuldade em se estabelecer o início da vida humana provoca diversas discussões. Alguns autores entendem que a proteção constitucional do direito à vida envolve a definição de concepção em sua forma mais abrangente. De acordo com esse raciocínio, poderíamos considerar o uso do DIU ou da pílula do dia seguinte como métodos abortivos e, portanto, ilegais, já que ambos têm por finalidade impedir a nidação.

Por sua vez, a legislação infraconstitucional que cuida da interrupção da vida é aquela inserida no Código Penal, nos artigos 121, 122, 124, 128 e 146. Para ser caracterizada como crime, uma conduta específica deve estar tipificada na norma legal; assim, matar um ser humano durante ou após o nascimento é homicídio; provocar a morte do produto da concepção antes do nascimento é aborto; induzir, instigar ou auxiliar uma pessoa a se matar é crime de participação de suicídio. A legislação contempla como exceção duas únicas hipóteses para a realização de aborto: risco de morte para a gestante e gravidez decorrente de estupro.

Do direito à vida decorrem uma série de outros direitos (direito à integridade física e moral), assim como inúmeras vedações e punições (proibição da pena de morte, da venda de órgãos, punição como crime do homicídio, da eutanásia, do aborto e da tortura).

O conceito de vida envolve o direito à dignidade da pessoa humana, o direito à integridade físico-corporal, o direito à integridade moral e o direito à existência.

Indispensável, contudo, apresentar, ainda que brevemente, os demais direitos citados.

Direito à existência consiste exatamente no direito de estar vivo, de lutar pelo viver, de defender a própria vida, de permanecer vivo, de não ter interrompido o processo vital senão pela morte espontânea e inevitável. Justamente em razão deste direito é que a legislação penal pune todas as formas de interrupção violenta da vida e considera legítima a defesa contra qualquer agressão que tenha por objeto extingui-la, admitindo, ainda, que se tire a vida de outrem em estado de necessidade ou de resguardo da própria vida. (SILVA, 2008)

O Anteprojeto da Comissão Provisória de Estudos Constitucionais (Comissão Afonso Arinos) previa no artigo 6º: "Todos têm direito à existência digna." Este conceito, não incluído na Constituição vigente, envolvia diversos aspectos de natureza material e moral, fundamentando o desligamento de equipamentos médico-hospitalares, nos casos em que o paciente vivesse de maneira artificial e a prática da eutanásia. Trazia, também, alguns riscos, já que permitiria autorizar a eliminação de indivíduo portador de deficiência de tal magnitude que pudesse levar à conclusão de que ele não teria uma existência digna. (SILVA, 2008)

O direito à integridade física (corporal) é direito fundamental do indivíduo, na medida em que agredir o corpo significa agredir a vida. A Constituição Federal (1988) foi, ainda, expressa ao assegurar o respeito à integridade física dos presos (artigo 5º, inciso XLIX) e ao vedar a tortura e o tratamento desumano ou degradante (artigo 5º, inciso III).

A vida humana não é apenas um conjunto de elementos materiais, mas também de valores imateriais, como os morais. A Constituição Federal assegura a moral como valor ético-social da pessoa e da família, impondo-a aos meios de comunicação social (art. 221, IV). A moral individual é bem indenizável (artigo 5º, incisos V e X) e refere-se à honra da pessoa, ao bom nome, à boa fama e à reputação. Por isso é que o Direito Penal tutela a honra contra a calúnia, a difamação e a injúria. (SILVA, 2008)

A vida é, portanto, um bem tutelado pela Constituição, com direitos plenamente assegurados, havendo tipificação expressa para condutas que tenham por fim interrompê-la, seja em decorrência de ato praticado por terceiro (homicídio, aborto), seja em decorrência de vontade própria (suicídio). É, pois, bem indisponível, razão pela qual à nenhuma pessoa é permitido "desistir de viver", interromper sua própria vida.

Não importa ao direito e à aplicação das leis que o paciente tenha dado seu consentimento para a realização de ato destinado a interromper a vida. O texto legal é expresso ao assegurar a proteção da vida e, via de consequência, ao vedar a prática de atos que impeçam que a vida se esgote de maneira natural ou espontânea.

Como dito, as legislações constitucional e infraconstitucional refletem a evolução histórica de um povo. Pode-se afirmar que tais dispositivos, em futuro não muito próximo, sofrerão alterações que reflitam a vontade e o modo de agir da sociedade.

Somente com o respaldo das ciências médicas é que se pode promover alteração legislativa tão profunda de condutas legais extremamente enraizadas na coletividade.

A simples interpretação da lei, reflexo dos conceitos e condutas de um povo, impediria, como impediu até aqui, de sequer se cogitar a possibilidade de interrupção intencional de uma vida, ainda que sob o fundamento de que sofrimentos sejam evitados. A eutanásia, como se verá adiante, tem por finalidade a opção pela morte, evitando-se a continuidade de um modo de viver que não corresponde aos desejos do paciente, em decorrência de doença que lhe traz sofrimentos e limitações.

Contudo, a análise dos direitos do paciente tem especial destaque no final natural da vida e na busca por uma morte natural, a seu tempo, sem tratamentos fúteis, mas sob cuidados necessários para melhora de sua qualidade de vida durante o processo de morte.

Esse talvez seja o revés do enorme avanço médico e tecnológico ocorrido recentemente. Os avanços não podem ser questionados. Pelo contrário, merecem ser comemorados: novos tratamentos, novas drogas, melhor compreensão do funcionamento do corpo, da evolução das doenças, melhores condições de vida e de tratamento.

Entretanto, os progressos foram tantos e tão rapidamente obtidos que muitas pessoas passaram a insistir na realização de todo e qualquer procedimento terapêutico disponível, buscando negar o que é óbvio desde o momento do nascimento: a morte é a única certeza que temos na vida.

Passaremos a analisar os dispositivos inseridos no código de deontologia médica, posto que a atuação de tais profissionais está diretamente relacionada com a possibilidade de tratamento digno aos doentes terminais frente às possibilidades terapêuticas existentes.

CÓDIGO DE ÉTICA MÉDICA

A relação médico-paciente sempre foi pautada por confiança extrema. O paciente deposita suas angústias, suas dores e seus sofrimentos nas mãos de seu médico. Durante muito tempo, o médico simplesmente decidia o que deveria ser feito, sem qualquer questionamento. Quem sabe o que é melhor para o paciente é o médico; é ele quem deve saber e decidir – a não ser em alguns poucos casos bem definidos – e a obrigação do doente é obedecer às orientações de seu médico. (MARTIN, 2002)

Como é óbvio, a medicina existe para fazer o bem às pessoas. O artigo 1º do Código de Ética Médica de 1988 afirma exatamente isso: "A medicina é uma profissão a serviço da saúde do ser humano e da coletividade."

No artigo 2º consta que "o alvo de toda a atenção do médico é a saúde do ser humano, em benefício da qual deverá agir com o máximo de zelo e o melhor de sua capacidade profissional".

Importante notar que tais disposições indicam o exercício da profissão voltado exclusivamente para o bem, para a saúde do paciente, sem qualquer indicação de ganhos monetários.

Por sua vez, os artigos 6º e 16º desse mesmo diploma legal indicam textualmente a preservação de condutas voltadas para o benefício do paciente. Vejamos:

> *Artigo 6º - O médico deve guardar absoluto respeito pela vida humana, atuando em benefício do paciente. Jamais utilizará seus conhecimentos para gerar sofrimento físico ou moral, para o extermínio do ser humano ou para acobertar tentativa contra sua dignidade e integridade. (p. 7)*
>
> *Artigo 16º – Nenhuma disposição estatutária ou regimental de hospital ou instituição pública ou privada poderá limitar a escolha por parte do médico dos meios a serem postos em prática para o estabelecimento do diagnóstico e para a execução do tratamento, salvo quando em benefício do paciente. (p. 8)*

Vê-se claramente que a autonomia do médico é limitada pela beneficência (MARTIN, 2002). Importante notar que não basta fazer o bem, condutas não maleficentes são essenciais.

Inúmeros artigos desse código profissional estão voltados para o estabelecimento de condutas que não ponham em risco a vida do paciente, que não sejam voltadas para praticas mercantilistas e que coíbam as más práticas (essencialmente o erro médico: imprudência, negligência e imperícia). Contudo, nos ateremos àqueles relacionados diretamente com o fim da vida. O parágrafo 2º do artigo 61 assim determina:

> *Salvo por justa causa, comunicada ao paciente ou a seus familiares, o médico não pode abandonar o paciente por ser este portador*

> *de moléstia crônica ou incurável, mas deve continuar a assisti-lo ainda que apenas para mitigar o sofrimento físico ou psíquico. (p.13/14)*

O artigo 68 veda ao médico "utilizar, em qualquer caso, meios destinados a abreviar a vida do paciente, ainda a pedido deste ou de seu responsável legal".

No entendimento de França (2006), há verdadeiro conflito entre os princípios da preservação da vida e do alívio do sofrimento. A crescente eficácia e a segurança das novas propostas terapêuticas não deixam de motivar questionamentos quanto aos aspectos econômicos, éticos e legais resultantes do emprego desproporcionado de tais medidas e das possíveis indicações inadequadas de sua aplicação.

O respeito pelo direito do paciente terminal de ter sua dor tratada é ato que representa a garantia de seu bem-estar. Certamente os dispositivos existentes no Código de Ética Médica, se analisados com o objetivo de proporcionar ao doente o melhor atendimento, permitem respeitar a vontade do paciente e não somente impor tratamentos, principalmente quando seu resultado é o sofrimento sem fim, o adiamento da data da morte, a manutenção da vida sem que haja vida digna para aquela pessoa.

EUTANÁSIA, DISTANÁSIA, ORTOTANÁSIA

A evolução da medicina e a existência de inúmeros tratamentos nos obrigam a rever a maneira de tratar pacientes terminais ou crônicos, jamais usando os diversos meios disponíveis para atendimento sem levar em conta os benefícios que efetivamente podem ser alcançados. A preocupação com a preservação da vida não pode servir de argumento para posicionamentos de extrema frieza diante da dor e do sofrimento.

Impõe-se uma visão mais humana do tratamento, permitindo que o paciente não seja abandonado pela sua própria dor. Pode ser assegurada ao paciente a adoção de condutas ou mesmo de procedimentos que visem abreviar o sofrimento e, por consequência, escolher a morte como a melhor opção?

A questão deve ser analisada sob diversos aspectos. Atualmente, não são consideradas apenas as dimensões física e biológica, mas também as dimensões psíquica, social e espiritual. (PESSINI, 2004)

A dimensão psíquica está diretamente relacionada com a saúde mental. O enfrentamento da própria morte pode desencadear o sofrimento psíquico. Caracteriza-se pela mudança de humor, pelo sentimento de perda do controle sobre o processo de morrer, pela perda da esperança e sonhos e pela necessidade de se redefinir perante o mundo.

A dimensão social caracteriza-se pelo isolamento, decorrente da dificuldade de comunicação sentida no processo de morrer. A presença solidária é essencial. Esta é caracterizada pela perda de significado, sentido e esperança e é comumente representada, pelo doente, pelo sentimento de dor na alma.

Nota-se que quando apenas um dos aspectos merece atenção, ficando os demais negligenciados, o paciente não experimenta alívio, mas sim um sofrimento maior.

Em 1994, a força-tarefa do Estado de Nova Iorque elaborou o documento intitulado *Quando a morte é procurada: suicídio assistido e eutanásia no contexto médico*, assim concluindo:

> *O grande interesse público sobre o suicídio medicamente assistido representa um sintoma de um problema muito maior, nossa falha coletiva em responder adequadamente ao sofrimento que os pacientes frequentemente experimentam no final da vida. Aperfeiçoar os cuidados paliativos, e responder às necessidades psíquicas, espirituais e sociais dos pacientes que estão morrendo, deve ser uma prioridade nacional crítica. Se o suicídio assistido será finalmente legalizado ou não, esperamos que todos os que estão envolvidos no debate sobre a legalização unirão as forças para ajudar a atingir este importante objetivo.* (NEW YORK STATE DEPARTMENT OF HEALTH, 2007)

Feitas tais considerações, é indispensável a compreensão dos conceitos que envolvem a eutanásia, a distanásia e a ortotanásia.

A palavra eutanásia é de origem grega e significa boa morte (*eu* = boa e *tanathos* = morte). Eutanásia significa terminar deliberadamente a vida de alguém que sofre demais ou está condenado a uma morte progressiva. É a morte piedosa ou suicídio assistido verdadeira abreviação da vida. (PESSINI *et al.*, 2007)

Para Diniz (2008), o suicídio assistido (eutanásia) decorre de ato praticado pelo próprio paciente, orientado ou auxiliado por terceiro ou por médico.

A Igreja é totalmente contra a eutanásia. Como já vimos, essa prática caracteriza crime de homicídio em sua forma privilegiada.

O termo distanásia, também de origem grega, significa prolongamento exagerado da agonia, sofrimento e morte de um paciente.

Não se prolonga a vida propriamente dita, mas sim o processo de morrer. (PESSINI *et al.*, 2007)

É a adoção de condutas que caracterizam a obstinação terapêutica, a realização de tratamentos que não prolongam a vida, mas sim aumentam a agonia, o sofrimento, sem restabelecer o mínimo de saúde ao paciente.

Ortotanásia, por sua vez, significa "morte no tempo certo" (*orto* = correto). É a morte sem prolongamentos desnecessários da vida, é a caracterização do processo de humanização da morte, o alívio das dores, a morte digna. (PESSINI *et al.*, 2007)

Recentemente, o Conselho Federal de Medicina editou a Resolução 1.805/2006, autorizando que médicos suspendessem o tratamento e procedimentos que prolonguem a vida de pacientes terminais e sem chances de cura.

A resolução foi editada com texto bastante claro e de fácil compreensão, contendo dispositivos específicos, inclusive quanto à manifestação de vontade do paciente ou de seu familiar.

Desde o momento de sua edição, a referida resolução vem sofrendo ataques dos mais variados grupos. Alguns extraem do texto a interpretação de que o Conselho Federal de Medicina passou a autorizar os médicos a praticarem o crime tipificado no artigo 121 do Código Penal (homicídio).

Viu-se, ao longo do período de vigência da resolução, alguns afirmarem que eutanásia e ortotanásia são atos que têm características idênticas, atribuindo a ambos os atos a mesma motivação e finalidade.

Seja pela definição ou pela etimologia das palavras, vê-se facilmente que estamos diante de conceitos absolutamente distintos.

Recentemente, foi possível observar estampadas, nos jornais de grande circulação, manchetes noticiando a suspensão dos efeitos da referida resolução.

O julgador que analisou o pedido formulado pelo Ministério Público Federal afirmou que a ortotanásia, assim como a eutanásia, parece "caracterizar crime de homicídio". Para aqueles que compreendem o alcance das palavras e entendem o significado de cada um dos conceitos, a referida notícia causou espanto e grande perplexidade.

A ortotanásia, na compreensão dada pelo Poder Judiciário, equivale à prática de homicídio quando, na verdade, com ela se busca a finalização natural do processo de viver. Pretende-se não a antecipação da morte, mas a morte em seu tempo natural.

Representantes do Conselho Federal de Medicina e de tantos outros segmentos da sociedade, inclusive da Igreja, mantêm-se firmes em seu propósito de disseminar de maneira correta a exata dimensão de cada conceito.

Outros tantos, ainda muitos, mantêm-se alheios a tudo e a todos, continuam a executar mecanicamente seu trabalho sem manifestar qualquer preocupação em relação ao bem-estar de seus pacientes. Quedam-se inertes perante a frieza da lei, cuidam de simplesmente utilizar recursos e deixam de lado o verdadeiro cuidar.

Interessante notar que a suposta – e incorreta – caracterização da ortotanásia como homicídio tem grande relevância, pela disseminação na sociedade de versão imprópria para tal ato. Contudo, deixa-se de dar importância ao fato de que prolongar desnecessariamente a vida de um paciente, submetendo-o à dor e ao sofrimento poderia, de certa forma, caracterizar tortura.

CONCLUSÃO

Condutas de respeito pela condição do outro são passíveis de serem adotadas. Os dispositivos legais vigentes, claros e objetivos quanto à proibição de procedimentos que abreviem a vida, ainda que fundados em motivo nobre e justo, devem ser obedecidos.

Os grandes dilemas que dizem respeito ao fim da vida trazem uma grande e imperiosa preocupação: como propiciar morte digna sem submeter o paciente a sofrimento desnecessário?

Ainda que a legislação vigente seja categórica, nada impede que atos pequenos em execução, mas grandiosos em resultado sejam adotados, propiciando ao paciente tratamento justo e digno, evitando-se o uso de terapêuticas desnecessárias e sem resultados.

Não se pode esquecer: o tratamento é dispensado ao paciente que está doente e não à sua doença, isoladamente.

Como pude me descuidar das feridas da alma? É o eterno engano
dos cirurgiões, que apalpam tumores e não se dão conta que existe
um coração vibrando com ânsia, sonhos e sofrimentos.
Dr. Salomón A. Chaid, São Paulo

BIBLIOGRAFIA

BRASIL. *Código Penal Brasileiro*. 2.ed. São Paulo: Saraiva, 2006.
BRASIL. *Código de Ética Médica*. 2.ed. São Paulo: Conselho Regional de Medicina do Estado de São Paulo, 2007.

BRASIL. Constituição República Federativa do Brasil. 2.ed. São Paulo: Saraiva, 2006.

BELLATO, R.; CARVALHO, E.C. O jogo existencial e a ritualização da morte. *Rev. Latino-am. Enferm.*, v. 13, n. 1, p. 99-104, 2005.

DINIZ, M.H. **O Estado atual do Biodireito.** 5.ed. São Paulo: Saraiva, 2008.

FRANÇA, Genival Veloso de. **Comentários ao Código de Ética Médica.** 5.ed. Rio de Janeiro: Guanabara Koogan, 2006.

MARTIN, L. *Os direitos humanos nos códigos brasileiros de ética médica.* Ciência, lucro e compaixão em conflito. São Paulo: Loyola, 2002.

NEW YORK STATE DEPARTMENT OF HEALTH. *When death is sought assisted suicide and euthanasia in the medical context.* Disponível em: <http://www.health.state.ny.us/nysdoh/provider/death.htm>. Acesso em 27 nov. 2007.

PESSINI, L.; ANJOS, M.F.; PEREIRA, L.L.; SÁ, A.C. *Bioética, saúde e espiritualidade.* Disponível em: <http://www.scamilo.edu.br>. Acesso em 23 nov. 2007.

PESSINI, L.; BERTACHINI, L. (Org.) *Humanização e Cuidados Paliativos.* São Paulo: Loyola, 2004.

PESSINI, L. *Eutanásia.* Por que abreviar a vida? São Paulo: Loyola, 2004.

PESSINI, L.; BARCHIFONTAINE, C.P. **Bioética na Ibero-América:** história e perspectivas. 8.ed. São Paulo: Loyola, 2007.

ROCHA, R. *O Direito à vida e a pesquisa com células-tronco.* Rio de Janeiro: Elsevier, 2008.

SILVA, J.A. *Curso de Direito Constitucional Positivo.* 31. ed. São Paulo: Malheiros, 2008.

VIEIRA, T. R. *Bioética*: temas atuais e seus aspectos jurídicos. Brasília: Consulex, 2006.

Capítulo 25
ABORDANDO A ESPIRITUALIDADE NA PRÁTICA CLÍNICA

Franklin Santana Santos

> *Se nos conhecermos, saberemos talvez também qual é o cuidado que devemos ter com nós mesmos; se não nos conhecermos, jamais o saberemos.*
> (Sócrates)

INTRODUÇÃO

Desde que o homem se entende como ser pensante, ele vem usando a espiritualidade para entender o significado da vida e da morte, da sua presença no mundo, para melhorar a saúde e como ferramenta para lidar com (*coping*) as adversidades e a dor, seja ela física, moral e/ou espiritual. As grandes civilizações do passado sempre usaram os conhecimentos religiosos para tratar as doenças, isoladamente ou como coadjuvante às práticas médicas incipientes. Além disso, utilizava-se a espiritualidade, também, para obter melhor qualidade de vida em saúde mental, garantindo paz e harmonia. Estudos arqueológicos mostram que os sacerdotes, considerados os primeiros terapeutas, egípcios, hindus e chineses incluíam uma série de rituais espirituais para obtenção da cura de muitas moléstias que acometiam a humanidade (KOENIG; MCCULLOUGH; LARSON, 2001). Entretanto, somente na Grécia antiga, com o advento da medicina hipocrática, o homem vai tentar racionalizar essas crenças e práticas, retirando-as do mundo mítico e criando um sistema que pudesse entender de forma racional o impacto que atitudes, crenças, hábitos, ambientes e/ou ervas causavam no organismo humano. (REALE, 2002)

Platão combina ciência com elementos espirituais, enfatizando a necessidade de tratar a "alma" bem como o corpo físico. Nasce aí um esboço do que viria a ser a propedêutica e a medicina baseada em evidências. A despeito desse progresso inicial, a espiritualidade vai continuar a ser usada durante milênios, mais como um modo de cuidar, de forma não científica, especialmente dos doentes e moribundos, do que uma forma terapêutica como conhecemos modernamente.

Durante a Idade Antiga, por volta do ano 370 d.C, na Ásia Menor, surge o primeiro hospital no mundo ocidental, organizado por cristãos ortodoxos orientais, devido à insistência do bispo São Basílio, bispo de Cesaréia, especializado em cuidados com pacientes portadores da lepra, modernamente chamada de hanseníase (KOENIG; MCCULLOUGH; LARSON, 2001). Essa associação entre espiritualidade e cuidados em saúde perpassará toda a Idade Média, Moderna e mesmo a Idade Contemporânea, na qual a religião controlará o exercício da medicina. A Igreja será a responsável pela liberação dos diplomas daqueles que queiram exercer a medicina, tendo muitos monges como médicos e vice-versa.

Ainda hoje, em pleno século XXI, instituições religiosas dirigem vários hospitais, casas de saúde, programas de saúde e asilos. Entretanto, essa associação entre saúde e espiritualidade começará a ser questionada, e mesmo separada, com o avanço das ciências, especialmente com o aparecimento da medicina baseada exclusivamente em biologia, física e química orgânica.

Com o aparecimento da psicanálise de Freud, a ciência nascente, especialmente as ciências biológicas, as quais embasam grande parte da medicina, começará um processo de cisão entre duas áreas do conhecimento que sempre caminharam juntas: medicina e espiritualidade. Essa separação será perpetuada e fortalecida por uma visão hegemônica do atual paradigma científico, que acredita que tudo o que se refere à religiosidade/espiritualidade seja pressuposto de fé e não possa ser acessado pelo método experimental e científico.

Somente no final de 1980, epidemiologistas americanos começaram a cruzar dados, relacionando práticas da espiritualidade/religiosidade, tais como frequência religiosa e de orações com indicadores de saúde, doença e longevidade. Para surpresa geral da comunidade médica, verificou-se que a espiritualidade e a religiosidade estavam associadas com melhor qualidade de vida, mais longevidade, menos doença física e mental. Os epidemiologistas da Universidade da John Hopkins, George Comstock e Kay Partridge (1965), na década de 1960, publicaram no *Journal of Chronic Disease* que os fiéis que apresentavam uma alta frequência a serviços religiosos mostravam taxas de mortalidade menores. Desde então, milhares de artigos vêm sendo publicados em revistas médicas todas as áreas da medicina, mostrando, na sua maioria, uma associação positiva entre práticas espirituais e saúde, seja ela física, seja mental.

É verdade que muitas dessas associações podem ser explicadas por outras variáveis já reconhecidamente impactantes no *modus operandi* da saúde, como menor consumo de álcool, tabaco e carne vermelha, maior apoio social, prática de exercícios, entre outros. Entretanto, tem-se reconhecido que mesmo esses fatores ou estilos de vida são, na maioria das vezes, influenciados por diretrizes religioso-espirituais.

Além disso, esses fatores, se tomados isoladamente, não conseguem explicar completamente todas as correlações positivas encontradas, mesmo após usar procedimentos estatísticos que filtram essas covariâncias e também os hipotéticos mecanismos pelos quais espiritualidade/religiosidade favoreceriam a saúde.

HIPÓTESES SOBRE OS MECANISMOS FISIOLÓGICOS DO FUNCIONAMENTO DA ESPIRITUALIDADE

A constatação da associação entre religiosidade/espiritualidade e saúde não necessita da introdução de forças sobrenaturais para explicá-las. Existem vários caminhos biocomportamentais, pelos quais tal associação e efeito podem ser entendidos.

Quais seriam, pois, os mecanismos fisiológicos subjacentes nessa associação? A hipótese hoje mais aceita pela comunidade científica é que a espiritualidade atue, através dos neurotransmissores, em três sistemas: cardiovascular, endócrino e imunológico (SEYBOLD, 2007). Por intermédio dos sistemas nervosos simpático e parassimpático, a prática da espiritualidade agiria diminuindo a frequência cardíaca e a pressão sanguínea, favoreceria menor produção de cortisol, melhor vigilância e função das células de defesa.

Sistema Nervoso Central e Neurotransmissores

Numerosos estudos demonstram envolvimento cerebral em experiências religiosas. Newberg *et al.* (2001; 2006), por exemplo, fornecem evidência a partir do próprio trabalho deles, bem como de uma revisão da literatura, para o aumento do fluxo sanguíneo cerebral bilateral em córtex frontal, giro cingulado e tálamo e diminuição do fluxo sanguíneo no córtex parietal durante meditação religiosa e oração.

Se, como sugerido por Newberg, a oração e outras práticas religiosas, como a meditação, ativam várias regiões cerebrais, incluindo as estruturas dos lobos frontais, tal ativação poderia auxiliar a pessoa na regulação do funcionamento do sistema nervoso autônomo por meio das conexões entre lobo frontal e núcleos da amígdala, hipotálamo e sistema límbico (MCNAMARA; ANDRESEN; GELLARD, 2003). Esta regulação possibilitaria para a pessoa que se engaja em orações ou meditação lidar melhor com o estresse, permitindo um efeito secundário na saúde geral (física e mental) do indivíduo. Na verdade, devido à relação bidirecional entre sistema nervoso central, sistema imune (ADER e KELLEY, 2007; KAPLIN e BARTNER, 2005) e práticas como a meditação, são produzidas alterações não somente na função cerebral, mas também no sistema imune (DAVIDSON *et al*, 2003), no sistema nervoso autonômico (diminuindo pressão sanguínea, frequência cardíaca e respiratória e níveis de cortisol), e são efetivas na redução de estresse, ansiedade e pânico. (KABAT-ZINN *et al*, 1992)

Sistemas Endócrino e Imunológico

A reatividade cardiovascular está associada com aumento na ativação do sistema das catecolaminas (por exemplo, dopamina, norepinefrina e epinefrina), e com mudanças no sistema imunológico. O estresse modera a reatividade cardiovascular, eleva a liberação de catecolaminas e deprime a regulação do sistema imune, todos levando a um potencial negativo na saúde. (KIECOLT-GLASER e GLASER, 1995)

Concedidos os efeitos negativos a longo prazo do estresse nos sistemas cardiovascular, metabólico e imunológico, bem como no cérebro (MCEWEN, 2006), seria esperado que as práticas (religiosas e não religiosas, tais como meditação) que melhorassem a resposta corporal ao estresse certamente exercessem efeitos positivos na saúde.

A resposta do corpo a um agente estressor envolve o sistema nervoso simpático, responsável pela vigilância, e o eixo hipotálamo-pituitária-adrenal. Este eixo implica na liberação do hormônio liberador da corticotrofina do hipotálamo, o qual estimula a pituitária anterior. Em resposta a essa estimulação, a pituitária anterior secreta o hormônio adrenocorticotrófico que viaja através da circulação geral, e leva o córtex adrenal a liberar glicocorticoides (por exemplo, cortisol); estes afetam o metabolismo da glicose (aumentando a disponibilidade de energia), modulam o sistema imune (MARQUES-DEAK; CIZZA; STERNBERG, 2005) e impactam diretamente no cérebro, particularmente no hipocampo. O hipocampo ajuda a regular a resposta corporal a um agente estressor por meio de um *feedback* negativo na pituitária (Fig. 25.1).

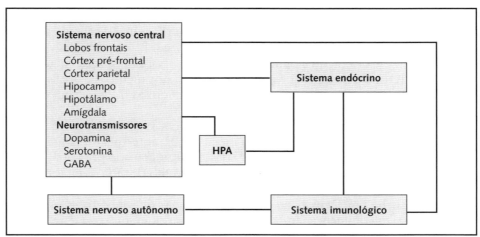

Fig. 25.1. Mecanismos fisiológicos e suas interações que poderiam mediar o efeito da religiosidade/espiritualidade na saúde
HPA = eixo hipotálamo-pituitária-adrenal. GABA = ácido gama-aminobutírico.

A verificação de que existe, aparentemente, uma associação positiva entre práticas espirituais e saúde faz naturalmente se pensar em por que, como, quando e o que se deve abordar em espiritualidade na prática clínica.

POR QUE ABORDAR A ESPIRITUALIDADE – RAZÕES CLÍNICAS

Muitos profissionais da área da saúde devem se perguntar por quais razões deveriam abordar a espiritualidade na prática clínica. A seguir, estão enumeradas apenas algumas que já indicam essa necessidade:
- muitos pacientes são religiosos e gostariam de abordar isso nos cuidados em saúde (KING; BUSHWICK, 1994);
- muitos pacientes têm necessidades espirituais relacionadas com doenças que poderiam afetar sua saúde mental, mas elas não são atendidas;
- pacientes, particularmente quando hospitalizados, quase sempre são isolados de suas comunidades religiosas;
- crenças religiosas afetam decisões médicas, e podem conflitar com tratamentos (COAKLEY e MCKENNA, 1986);
- as religiões influenciam cuidados de saúde na comunidade (KOENIG, 2007; KOENIG e KLARSON, 1998);

- a Joint Commission on Accreditation of Healthcare Organizations (2009), uma entidade internacional de acreditação de hospitais, tem como um dos pré-requisitos para dar o certificado de qualidade a exigência de abordar espiritualidade.

Outra pergunta que a grande maioria dos médicos e profissionais da área da saúde deve se fazer é: crenças religiosas influenciam as decisões dos pacientes sobre seu tratamento?

E a resposta para esta pergunta é: crenças religiosas influenciam dieta, cooperação com o tratamento médico, quimioterapia ou radioterapia, aceitar transfusão de sangue, vacina das crianças, cuidado pré-natal, tomar antibióticos e medicamentos, mudança do estilo de vida, aceitar o encaminhamento a um psicólogo ou psiquiatra, bem como retornar à consulta médica. Fé em Deus ficou em segundo lugar de sete fatores que mais comumente influenciaram a decisão de aceitar quimioterapia. Crenças religiosas podem conflitar com tratamentos médicos e psiquiátricos, podem afetar tomadas de decisões no fim da vida, na doação de órgãos, retirada de alimentação ou suporte ventilatório; certos grupos fundamentalistas não acreditam em medicações antidepressivas ou psicoterapia. Muitos religiosos podem buscar apenas tratamentos religiosos e recusar um tratamento médico concomitante. (KOENIG, 2007; PARGAMENT, 1997)

COMO ABORDAR A ESPIRITUALIDADE NA PRÁTICA CLÍNICA

Uma vez reconhecido que existem razões para abordarmos a espiritualidade na prática diária, a pergunta seguinte é como faremos isso. As recomendações incluem, mas a elas não estão limitadas, ouvir com o objetivo de entender; mostrar respeito pelas (des)crenças religiosas/espirituais do paciente; apoiar essas crenças; e encaminhar de maneira apropriada para o especialista, quando indicado. Mas, talvez, a maneira mais importante, eficaz e segura de abordar essa temática seja a coleta da história espiritual.

Instrumentos e Aplicações

Sugere-se que o profissional colha uma história espiritual antes de se aventurar a apoiar o paciente nas suas necessidades espirituais. Em geral, isso não leva mais de cinco minutos. Os seguintes passos deveriam ser tomados antes de se obter uma história espiritual (KOENIG, 2007; KRISTELLER *et al*, 2005; MCCORD *et al*, 2004):
- profissionais da saúde deveriam colher uma história espiritual de todos os pacientes com doenças sérias, crônicas e quando da perda de pessoas amadas;

- o médico deveria tirar a história espiritual; na ausência ou desinteresse deste, outro profissional poderia fazê-lo;
- uma explicação breve deveria preceder a história espiritual;
- informação que precisa ser obtida durante a história espiritual, centralizada nas crenças do paciente; o objetivo é entender essas crenças e qual a sua participação na saúde e na doença, sem julgamento ou tentativa de modificar a existência ou a falta delas;
- informação da história espiritual deveria ser documentada no prontuário para acesso de outros profissionais;
- referência para o capelão ou outro líder religioso, se necessidades espirituais forem identificadas.

Hoje, existem várias escalas que ajudam a abordar a espiritualidade/religiosidade dos pacientes. Anexamos aqui aquelas que, no nosso ponto de vista, são as mais simples, práticas e fáceis de usar na clínica.

O médico Harold G. Koenig, coordenador do Duke Center for Spirituality, Theology and Health da School of Medicine-Durham, Duke University, um dos maiores especialistas e pesquisadores nessa questão, criou uma escala de fácil memorização e aplicação:

A História Espiritual – CSI-MEMO (KOENIG, 2007)

As suas **c**renças religiosas/espirituais oferecem conforto ou são fontes de **e**stresse?

Você tem crenças espirituais que podem **i**nfluenciar suas decisões médicas?

Você é **mem**bro de uma comunidade espiritual ou religiosa, e ela oferece apoio? Quais?

Tem **o**utras necessidades espirituais e gostaria que alguém as atendesse?

Além desta temos outra escala idealizada e validada por uma grande pesquisadora na área da espiritualidade/religiosidade, Christina M. Puchalski, responsável pelo George Washington Institute of Spirituality and Health, George Washington University, School of Medicine, Washington nos EUA.

A História Espiritual – FICA (PUCHALSKI, 2006)

Fé e Crença

Você se considera uma pessoa religiosa ou espiritual? Você tem crenças espirituais que o ajudam a lidar com o estresse? Se o paciente responde não, então o profissional da saúde deve perguntar: o que dá significado à sua vida? Às vezes o paciente responde: família, carreira, ou a natureza. Se o paciente responde sim, é importante perguntar se o sistema de crenças dá um significado ou propósito à vida. Se a resposta for negativa, o que dá significado à pessoa?

Importância
Que importância tem a fé ou crença em sua vida? As suas crenças influenciam a maneira como se cuida nessa doença? Que participação suas crenças têm na recuperação da sua saúde?

Comunidade
Você faz parte de uma comunidade espiritual ou religiosa? Ela o apoia, de que maneira? Existe um grupo que realmente o ama ou que seja importante para você? Algumas comunidades como igrejas, templos, mesquitas, entre outras ou um grupo de amigos podem servir como forte apoio para alguns pacientes.

Ação no Cuidado
O médico e os outros profissionais da saúde deveriam pensar sobre o que fazer com as informações compartilhadas pelo paciente, conduzir a um capelão, outro cuidador espiritual ou outros recursos tais como yoga, meditação ou aconselhamento pastoral. Alguns pacientes usam rituais ou jornadas/retiros, rezas, sacramentos, música, arte, leitura de material religioso, filmes etc.

Deve-se sempre se perguntar: e se o paciente não tem uma religião? Se ele é agnóstico ou mesmo ateu, de que maneira poderia acessar informações relevantes concernentes a crenças culturais que possam influenciar minha prática clínica?

É importante termos em mente que não só crenças religiosas/espirituais influenciam e impactam em condutas médicas, mas também as culturais como um todo.

Como abordar significado existencial com um paciente não religioso (KOENIG, 2007):

Como o paciente está lidando com a doença?

O que dá significado ou propósito na atual situação de doença?

O que ou quais crenças culturais são usadas e que podem influenciar o tratamento?

Quais são os recursos sociais disponíveis para apoiá-lo em casa ou no hospital?

Sugere-se que os profissionais que queiram abordar a espiritualidade do paciente apliquem primeiro a si mesmos o FICA profissional, objetivando maior segurança ao abordar esse assunto e, consequentemente, ao prestar assistência ao paciente.

- FICA – Profissional (Puchalski, 2006)

F – Eu tenho crenças espirituais que me ajudam a lidar com o estresse e com o fim da vida? Eu sou religioso, espiritual? O que dá à minha vida significado e propósito?

I – Essas crenças são importantes para mim? Elas influenciam a maneira como eu cuido de mim mesmo? Minhas crenças são mais ou menos importantes? Quais são as prioridades mais importantes na minha vida? Elas coincidem com as minhas crenças espirituais? Minha vida espiritual está integrada na minha vida pessoal e/ou profissional? Se não, por que não?

C – Pertenço a uma comunidade espiritual? Qual é o meu comprometimento com essa comunidade? Ela é importante para mim? Preciso achar uma comunidade ou mudar de comunidade?

A – Preciso fazer algo diferente para crescer na minha espiritualidade ou em minha comunidade? Tenho uma prática espiritual, ou preciso de uma? O que eu deveria fazer em minha prática com o objetivo de crescer espiritualmente? Eu preciso fazer algo diferente? De que maneira integraria melhor minha vida espiritual na minha vida pessoal e/ou profissional?

QUANDO ABORDAR A ESPIRITUALIDADE COM O PACIENTE

Os profissionais da área da saúde não deveriam colher uma história espiritual de pacientes ambulatoriais que venham para realizar procedimentos de curta duração, tais como fazer um Papanicolaou, tratar um resfriado, uma dor de cabeça ou outro problema menor e nem deveriam colher, também, na sala de emergência e na admissão em Unidade de Terapia Intensiva. Os melhores momentos para colher uma história espiritual seriam: durante a coleta da anamnese de um paciente novo; de pacientes com doenças crônicas e graves, bem como quando houver morte e o luto estiver presente; quando o paciente for ao hospital por um problema novo ou exacerbação de uma condição antiga; na admissão em uma casa de repouso ou instituição de longa permanência, bem como em *hospice*; durante um *check-up* para manutenção da saúde; e, especialmente, quando decisões médicas precisarem ser feitas e puderem afetar as crenças religiosas/espirituais do paciente.

O QUE PODE RESULTAR NA ABORDAGEM À ESPIRITUALIDADE NA PRÁTICA CLÍNICA

Identificar e ficar atento às necessidades espirituais como parte dos cuidados em saúde dos pacientes pode resultar em grande número de benefícios, inclusive impacto na qualidade de vida (KRISTELLER *et al*, 2005; PARGAMENT, 1997; KOENIG, 2007). Pode também apresentar consequências negativas para ambos, pacientes e profissionais da saúde, se realizado sem sensibilidade, respeito ou bom senso. Por outro lado, identificar necessidades espirituais pode reforçar a habilidade do paciente em lidar melhor com a doença, melhorar a relação paciente-profissional, fortalecer a adesão e a crença no tratamento, aumentar o apoio e a monitoração na comunidade; portanto, melhorando o aumento da satisfação com o cuidado e acelerando a recuperação da doença.

É importante, portanto, entender as regras e as responsabilidades dos profissionais da saúde, bem como as limitações de quão intenso e profundo eles deveriam fazer essa abordagem a assuntos espirituais. Obter o consentimento do paciente é o primeiro e mais importante passo. É natural, também, que o profissional não familiarizado em abordar essas questões encontre dificuldade e desconforto. Entre as maiores barreiras e medos são descritos: falta de conhecimento sobre o assunto, de treinamento e de tempo; desconforto com o assunto; medo de impor visões religiosas ou ofender o paciente; acreditar que o conhecimento sobre religião não seja relevante para os cuidados médicos e achar que não seja da sua competência a abordagem a tais assuntos.

Com o objetivo de tentar diminuir esses medos, anseios e falta de conhecimento e treinamento que urge, as faculdades da área da saúde e humanas estão inserindo essa temática na grade curricular.

EDUCAÇÃO E TREINAMENTO PARA APLICAR A ESPIRITUALIDADE NA PRÁTICA CLÍNICA

A American Association of Medical Colleges endossa a necessidade de treino aos estudantes de medicina sobre espiritualidade e mais de 100 das 141 escolas médicas americanas têm cursos eletivos ou obrigatórios de religião, espiritualidade e medicina, incluindo escolas como Johns Hopkins, Harvard, Stanford e Duke. Infelizmente, a maioria das faculdades de medicina, enfermagem e psicologia na Brasil ainda não tem a espiritualidade como temática na grade curricular da graduação. Consequentemente, a imensa maioria desses profissionais que estão saindo das faculdades, bem como os já formados, não tem capacitação ou treinamento suficiente para abordar a espiritualidade na prática clínica diária, seja no hospital , sejam em consultório. Então, restam muitas dúvidas, ou seja, a razão, como, o quê, quando e os resultados positivos e negativos dessa abordagem.

A despeito dessa precariedade, algumas iniciativas importantes começam a aparecer no cenário acadêmico brasileiro. É possível citar as iniciativas das faculdades de medicina da Universidade Federal de Minas Gerais, da Universidade Federal de Goiás, da Universidade Federal de São Paulo, da Universidade Federal do Ceará, do Triângulo Mineiro e da Universidade Federal do Rio Grande do Norte.

A faculdade de medicina da Universidade de São Paulo (USP) oferece disciplina optativa na graduação, *workshop* de treinamento de aplicação na prática clínica (http:www.saudeeducacao.com.br) e uma disciplina na pós-graduação (http:www.posgrad.fm.usp.br/site). Além disso, as faculdades de medicina da Universidade Federal de Juiz de Fora e da USP dispõem de linhas de pesquisas nessa área pelo Núcleo de Pesquisas em Espiritualidade e Saúde (Nupes), Núcleo Interdisciplinar de Estudo e Pesquisa em Educação e Saúde (Niepes) e pelo Programa de Saúde, Espiritualidade e Religiosidade (Proser).

CONCLUSÃO

Até agora, a medicina só conseguiu levantar uma pequena ponta do véu que encobre essa instigante e aparentemente frutífera relação entre espiritualidade e saúde. Mais pesquisas são necessárias para esclarecer melhor como a espiritualidade pode afetar positiva e negativamente a saúde física e mental das pessoas. A despeito da necessidade desse avanço, já dispomos, no momento, de farto material científico que permite integrar a espiritualidade na prática clínica com um mínimo de segurança e com potenciais benefícios à saúde dos pacientes.

BIBLIOGRAFIA

ADER, R.; KELLEY, K.W. A global view of twenty years of Brain, Behavior, and Immunity. *Brain, Behavior, and Immunity*, v. 21, n. 1, p. 20-22, 2007.
COAKLEY, D.V.; MCKENNA, G.W. Safety of faith healing. *Lancet*, v.1, n. 8478, p. 444, 1986.
COMSTOCK, G.W.; PARTRIDGE, K.B. Church attendance and health. *J. Chron. Dis.*, v. 25, n. 12, p. 665-672, 1965.

DAVIDSON, R.J., KABAT-ZINN, J.; SCHUMACHER, J. et al. Alterations in brain and immune function produced by mindfulness meditation. *Psychosom. Med.*, v.65, 564-570, 2003.

KABAT-ZINN, J.; MASSION, A.O.; KRISTELLER, J. et al. Effectiveness of a meditation-based stress reduction program in the treatment of anxiety disorders. *Am. J. Psych.*, v. 149, n. 7, p. 936-943, 1992.

KAPLIN, A.; BARTNER, S. Reciprocal communication between the nervous and immune systems: crosstalk, back-talk and motivational speeches. *Intern. Rev. Psych*, v. 17, n. 6, p. 439-441, 2005.

KIECOLT-GLASER, J.K.; GLASER, R. Psychoneuroimmunology and health consequences: Data and shared mechanisms. *Psychosom. Med.*, v. 57, n. 3, p. 269-274, 1995.

KING, D.E.; BUSHWICK, B. Beliefs and attitudes of hospital inpatients about faith healing and prayer. *J. Fam. Pract.*, v. 39, n. 4, p. 349-352, 1994.

KOENIG, H.G. *Spirituality in patient care*. why, how, when and what. Templeton Foundation Press. USA: West Conshohocken, 2007.

KOENIG, H.G.; LARSON, D.B. Use of hospital services, religious attendance, and religious affiliation. *South. Med. J.,* v. 91, n. 10, p. 925-932, 1998.

KOENIG, H.G; MCCULLOUGH, M.E.; LARSON, D.B. *Handbook of religion and health*. New York: Oxford University Press, 2001.

KRISTELLER, J.L.; RHODES, M.; CRIPE, L.D.; SHEETS, V. Oncologist assisted spiritual intervention study (OASIS): patient acceptability and initial evidence of effects. *Intern. J. Psych. Med.*, v. 35, n. 4, p. 329-347, 2005.

MARQUES-DEAK, A.; CIZZA, G.; STERNBERG, E. Brain-immune interactions and disease susceptibility. *Molecular Psychiatry*, v. 10, n. 3, p. 239–250, 2005.

MCCORD, G.; GILCHRIST, V.J.; GROSSMAN, S.D.; KING, B.D. et al. Discussing spirituality with patients: a rational and ethical approach. *Ann. Fam. Med.*, v. 2, n. 4, p. 356-361, 2004.

MCEWEN, B.S. Protective and damaging effects of stress mediators: central role of the brain. *Dialogues Clin. Neurosci.*, v. 8, n. 4, p. 367-81, 2006.

MCNAMARA, P.; ANDRESEN, J.; GELLARD, J. Relation of religiosity and scores on fluency tests to subjective reports of health in older individuals. *Intern. J. Psychol. Relig.*, v. 13, n. xxx, p. 259-271, 2003.

NEWBERG, A.B. Religious and spiritual practices: A neurochemical perspective. In: MCNAMARA, P. (Ed.). *Where God and science meet*: the neurology of religious experience. Westport, CT: Praeger, 2006.

NEWBERG, A.; D'AQUILI, E.; RAUSE, V. *Why God won't go away*: brain science & the biology of belief. New York: Ballantine Books, 2001.

PARGAMENT, K.I. *The psychology of religion and coping-theory, research, practice*. New York: The Guilford Press, 1997.

PUCHALSKI, C.M. *A time for listening and caring-spirituality and the care of the chronically ill and dying*. New York: Oxford University Press, 2006.

REALE, G. *Corpo, alma e saúde*: o conceito de homem de Homero a Platão. São Paulo: Paulus, 2002.

SEYBOLD, K.S. Physiological mechanisms involved in religiosity/spirituality. *J. Behav. Med.*, v. 30, n. 4, p. 303-309, 2007.

THE JOINT COMMISSION. Joint Commission for the Accreditation of Hospital Organizations. Disponível em: <http://www.jointcommission.org/AccreditationPrograms/HomeCare/Standards/09_FAQs/PC/Spiritual_Assessment.htm>. Acesso em: 11 jun 2009.

Capítulo 26
RESPOSTAS PÓS-TRAUMA DE SOBREVIVENTES DA MORTE

Julio F. P. Peres

INTRODUÇÃO

A exposição a eventos estressores que potencialmente desencadeiam trauma psicológico (enfermidades, acidentes, violência, perda abrupta de entes queridos etc.) é significativa em toda a população (KESSLER *et al.*, 1995). Existe uma vasta gama de respostas cognitivas e comportamentais entre os sobreviventes de episódios que ameaçam a vida (BOSCARINO, 2004). A associação entre exposições traumáticas, o transtorno de estresse pós-traumático (TEPT) e outras condições de saúde mental já são bem conhecidas (LESKIN; KALOUPEK; KEANE, 1998; PERES *et al.*, 2005a; 2005b; 2005c; PERES *et al.*, 2008). Embora eventos traumáticos estejam associados em maior parte na literatura com o TEPT, muitas pessoas traumatizadas não preenchem os critérios do TEPT conforme o DSM-IV (WEISS *et al.*, 1992) e apresentam uma série de sintomas que limitam intensamente a vida diária. (LAMPRECHT e SACK, 2002)

É crescente o número de estudos epidemiológicos que apontam a relação entre a exposição a eventos traumáticos e a maior utilização de instituições de saúde, assim como a manifestação de doenças e morte prematura (BOSCARINO, 2004). Dados de um estudo transversal com 3.982 gêmeos mostraram relações significativas entre nove condições (síndrome de fadiga crônica, dor lombar, síndrome de intestino irritável, cefaleia crônica, fibromialgia, desordem da articulação temporomandibular, depressão, ataques de pânico e TEPT), sugerindo que essas condições compartilham a etiologia de eventos traumáticos (SCHUR *et al.*, 2007). Ainda que novos estudos sejam necessários para especificar precisamente o inter-relacionamento entre essas condições, o impacto traumático foi observado como um fator crítico subjacente nos enfermos estudados.

A maneira como as pessoas processam os eventos estressores pode ser crítica para a configuração ou não do trauma, assim como para a expressão da constelação dos sintomas pós-trauma (PERES *et al.*, 2005a; 2007a; 2007b). A finalidade deste capítulo é mostrar as respostas mais frequentes dos sobreviventes que já se confrontaram com a morte. Será dada especial atenção aos dois diferentes subtipos do TEPT e aos processamentos cognitivos alinhados à superação do trauma psicológico.

UM ÚNICO TRANSTORNO COM VÁRIAS FACETAS

O TEPT é caracterizado pelo surgimento de três conjuntos de sintomas após exposição a um ou vários eventos traumáticos: reexperiência traumática (pesadelos, memórias traumáticas, pensamentos intrusivos); entorpecimento/anestesia emocional (distanciamento e embotamento afetivo); e hiperestimulação autonômica (irritabilidade, insônia e estado de alerta) (AMERICAN PSYCHIATRIC ASSOCIATION, 1994). Estima-se que 51,2% das mulheres e 60,7% dos homens sofreram pelo menos um evento potencialmente traumático durante a vida. (KESSLER *et al.*, 1995)

Respostas mais frequentes (isoladas ou conjuntas) após o trauma

Efeitos Cognitivos
- Confusão mental
- Desorientação temporal (cronológica)
- Dificuldade de concentração e tomada de decisão
- Dificuldade de expressar pensamentos
- Estreitamento perceptual
- Incredulidade (descrença)
- Pensamentos intrusivos (indesejados)
- Perturbações de memória
- Pesadelos
- Preocupações exacerbadas

Efeitos Emocionais
- Anestesiamento
- Ansiedade
- Apreensão
- Culpa
- Desamparo
- Desesperança
- Desespero
- Irritabilidade
- Pânico
- Raiva
- Tristeza

Efeitos Físicos
- Abuso de álcool ou drogas
- Alterações cardiovasculares (aumento ou diminuição da frequência cardíaca)
- Arrepios
- Excitação, estado de alerta e hiperatividade
- Fadiga
- Fraqueza
- Insônia
- Perda da energia sexual
- Perda do apetite (ou alimentação compulsiva)
- Problemas de saúde (somatizações, como dor de cabeça, desconfortos gástricos, dor de estômago, náusea etc.)
- Tonturas
- Transpiração intensa
- Transtorno somatoforme
- Tremores

Efeitos Interpessoais
- Conflitos de relacionamentos sociais
- Isolamento
- Perturbações familiares
- Prejuízo do desempenho profissional
- Recusa em seguir regras ou ordens

Contudo, eventos traumáticos em si não são as causas exclusivas do TEPT. Experiências negativas intensas podem desencadear diversas respostas (CREAMER; MCFARLANE; BURGESS, 2005), e a variabilidade interindividual no processamento dos eventos da vida tem sido demonstrada (EUGÈNE *et al.*, 2003). Em outras palavras, um evento traumático pode ser processado de maneiras distintas e os sinais psicopatológicos do trauma não são estáticos ao longo do tempo.

A caracterização de um evento como traumático depende também do processamento perceptual do indivíduo, que é significativamente influenciado pela subjetividade (CREAMER; MCFARLANE; BURGESS, 2005; PERES *et al.*, 2007b). Em vez de simplesmente registrar passivamente a realidade, a aquisição de informações é concebida como um processo intrinsecamente dinâmico e ativo de desconstrução e reconstrução do mundo externo, por meio dos estímulos que excitam nossos receptores sensoriais. (PALMER, 1999)

O princípio subjacente dos mecanismos de percepção envolve a extração de correlações estatísticas do mundo, a fim de construir modelos temporariamente úteis para a inter-relação adaptativa com o ambiente (RAMACHANDRAN *et al.*, 1988; ROCK, 1983). Dados sensoriais são recolhidos do mundo exterior, desconstruídos e usados para a construção de sínteses (conhecida como "*binding problem*"), ou uma unidade perceptiva (DENNETT, 2001). A formação de sínteses atípicas associadas a eventos de expressiva valência emocional pode estar relacionada com os vários distúrbios perceptivos observados em indivíduos com TEPT. O agrupamento – ou sínteses – das informações sensoriais recolhidas do ambiente pode ocorrer de maneira não funcional (PERES *et al.*, 2005a; 2005c). Os sintomas dissociativos peritraumáticos, por exemplo, são decorrentes das dificuldades com o tratamento precoce das informações que resultam na fragmentação sensorial das memórias traumáticas (WING LUN, 2008). O desafio das abordagens terapêuticas é o de levar o paciente para fora desse "mundo indescritível" (sem representações), por meio da atribuição de significado aos conteúdos emocionais e sensoriais dispersos. (PERES *et al.*, 2008)

A semelhança entre a dinâmica do perceber e do lembrar não é surpresa, uma vez que esses processos são complementares e interdependentes (PERES *et al.*, 2005c). As redes neurais envolvidas na recordação de situações do passado (memórias episódicas) são compartilhadas quando pensamos em situações futuras. Pode-se dizer que temos memórias episódicas de situações que ainda não ocorreram e, talvez, nem venham a se concretizar, mas para o nosso cérebro já existem. Os mesmos circuitos neurais relacionados à memória foram encontrados durante a imaginação de experiências fictícias não explicitamente ligadas a um contexto temporal (passado, presente ou futuro). A projeção dos referenciais internos na construção dessas "cenas" parece ser o elemento comum no largo leque de funções cognitivas (HASSABIS *et al.*, 2007). Em virtude desses achados recentes das neurociências, deve-se reavaliar a nossa compreensão sobre a memória episódica, que abrange processos projetivos de desconstrução e construção, viés subjetivo de interpretação e outras funções cognitivas, como a imaginação.

Representações Internas

Percebemos o que conhecemos e acreditamos ser possível (RAMACHANDRAN *et al.*, 1988). Por meio de nossas experiências, construímos associações e padrões perceptivos. Quando nos deparamos com algo que não faz parte de nosso repertório aprendido, podemos simplesmente não perceber ou saber o que significa tal informação. Por exemplo, os esquimós percebem vários tons de branco, enquanto os ocidentais percebem apenas poucos tons. Isso ocorre porque os outros tons não fazem parte de nosso "banco de significados", ou seja, não podemos enxergar aquilo que desconhecemos. Da mesma maneira, um esquimó certamente não conseguiria perceber muitos estímulos familiares à nossa cultura (tonalidades quentes como variações de vermelho, laranja, amarelo etc.) por não fazerem parte de seu repertório de associações. Todavia, se começarmos a aprender e atribuir significados a novos estímulos, por meio de nossos padrões associativos de memória, passaremos a aprender e a conhecer o que não éramos capazes de compreender antes. Entretanto, se a informação tiver magnitude tão expressiva quanto um trauma, o qual quase sempre é imprevisível e imponderável, tal informação será percebida, mas não compreendida, e associada com outras memórias autobiográficas. O confronto com a morte é certamente uma experiência indescritível caso o indivíduo não tenha um prévio repertório, como geralmente ocorre. Em síntese, nossa percepção do mundo busca uma reflexão no espelho de nossas memórias. A partir das nossas memórias não traumáticas podemos representar o trauma. A psicoterapia pode facilitar o acesso a outras redes de padrões associativos e ao processo de aprendizado e significação do trauma, por meio do repertório já conhecido de memórias (não traumáticas) de que o indivíduo dispõe.

PARTICULARIDADES DO TRANSTORNO DE ESTRESSE PÓS-TRAUMÁTICO

O TEPT difere das outras categorias diagnósticas, uma vez que inclui em seus critérios a etiologia do transtorno, o trauma psicológico (Critério A). Os sintomas que originalmente levaram à formulação do atual diagnóstico do TEPT foram observados em soldados e civis com experiências avassaladoras de guerra. Assim, ênfase foi dada aos acontecimentos excepcionais de confronto com a morte, nos quais os recursos do indivíduo são insuficientes para lidar com o expressivo evento ameaçador. A noção de traumatização de guerra foi estendida a outros eventos de importante magnitude, tais como catástrofes, agressões físicas, estupros, espancamento de filhos e abusos sexuais. Contudo, os acontecimentos que podem provocar o TEPT são significativamente mais numerosos.

Estudos mostram que o TEPT pode emergir de eventos como parto, aborto, ataque cardíaco, hospitalização seguida a ressuscitação, amputações, câncer, Aids, perda de entes queridos, separação conjugal, entre outros episódios traumáticos, porém não catastróficos. Além disso, as pessoas que experimentam períodos prolongados de angústia podem igualmente desenvolver a síndrome pós-traumática, sem que um evento particular tenha ocorrido. Uma série de condições estressoras pode favorecer o acúmulo de resíduos capazes de afetar o equilíbrio psíquico de indivíduos que passam a manifestar sintomas pós-traumáticos descritos no TEPT, sem que um evento traumático tenha, de fato, ocorrido. A existência do Critério A1 (experiência e/ou testemunho de evento traumático que ameaça a vida) não é, portanto, condição indispensável para emergirem os sintomas do TEPT. Alguns casos em que um evento objetivo não ocorre e os sintomas pós-trauma se manifestam, podem fazer interface com o quadro que chamamos de *burnout* (combustão completa), que ocorre após um período de esforço excessivo com intervalos insuficientes para recuperação. O *burnout* pode decorrer de estresse profissional contínuo e/ou exaustão emocional, levando à avaliação negativa de si mesmo, à depressão e à insensibilidade com relação a quase tudo e todos.

É realmente difícil prever todos os acontecimentos que poderiam causar o TEPT, especialmente porque os aspectos subjetivos (Critério A2 – experiência subjetiva de desamparo, medo, horror) contam decisivamente para a configuração do trauma tanto quanto os aspectos objetivos. A angústia profunda; a sensação de estar preso; a perda de controle; o colapso das crenças básicas; a percepção de que a vida está em perigo e a integridade física (objetiva ou subjetivamente) é ameaçada; bem como o desamparo são pistas para um possível diagnóstico do TEPT.

Além disso, a descrição "pura" do DSM-IV, que agrupa reexperiência traumática, anestesia emocional e hiperestimulação autonômica, é rara na expressão crônica de indivíduos com traumas psicológicos. Os sintomas pós-traumáticos não tratados evoluem com o tempo e podem apresentar novas expressões que, igualmente, são observadas em outros critérios diagnósticos. Enfatiza-se que se o TEPT for diagnosticado a tempo, existe uma grande probabilidade de não se tornar crônico. (PERES *et al.*, 2005b)

Por outro lado, a desinformação e o subdiagnóstico podem levar à proliferação de outras doenças, já que os indivíduos com TEPT têm maior risco de manifestar outros transtornos e/ou comorbidades (PERES *et al.*, 2008). É importante ter em mente que a detecção precoce do TEPT, quando os sintomas são facilmente reconhecíveis, é fundamental, uma vez que quanto maior o tempo decorrido, mais difícil se torna o diagnóstico devido aos aspectos evolutivos do transtorno. As consequências do não reconhecimento do TEPT são graves e afetam tanto o indivíduo quanto sua família, seu trabalho e amigos, configurando níveis mais críticos de sofrimento e limitação.

Portanto, investigar o histórico de ocorrências traumáticas anteriores às queixas e enfermidades atuais pode ser uma vantagem preciosa para uma relação terapêutica assertiva com muitos pacientes. O profissional da saúde deve ter o cuidado de explorar o modo como o paciente experimentou as circunstâncias e os eventos de vida que potencialmente se relacionam com suas queixas somáticas e/ou sofrimentos psíquicos.

SUBTIPOS DO TRAUMA: DUAS VIAS INDEPENDENTES PARA O DESENVOLVIMENTO DO TRANSTORNO DE ESTRESSE PÓS-TRAUMÁTICO

Em situações fatais, os mamíferos tendem a reagir de duas formas: luta ou fuga e congelamento. À luz da teoria evolutiva, os dois tipos de respostas conduzem a ganhos adaptativos alinhados à sobrevivência (VAN DIJK, 2003). A cascata defensiva do modelo animal mostra que muitos fogem de seus predadores ou os enfrentam, enquanto outros "fingem" (não voluntariamente) estar mortos quando capturados (BRADLEY, 2009). Algo similar pode ocorrer em humanos que se confrontam com a iminência de morte. A literatura recente fornece uma descrição mais completa de respostas agudas ao estresse em comparação com os relatos anteriores (BRACHA, 2004), apontando para dois principais sistemas biocomportamentais envolvidos no TEPT. Estes são: hiperestimulação da reatividade simpática com expressiva atividade do sistema adrenérgico, normalmente implicado em respostas de luta ou fuga; e dissociação com reatividade parassimpática envolvida em respostas de congelamento (BREMNER *et al.*, 1999). Muitos estudos têm apontado para uma distinção entre o TEPT simples e o complexo, e alguns pesquisadores procuram incluir tais distinções, como o subtipo dissociativo, no DSM-V. (VAN DER KOLK *et al.*, 2006)

Os dois subtipos são apoiados por um modelo de fatores de risco para o TEPT mostrado em vários estudos. Entre eles, um estudo particularmente interessante envolveu um grupo de pessoas gravemente queimadas. Foram observadas suas vias para o TEPT: o tamanho da queimadura e a intensidade da dor seguida de ansiedade aguda e TEPT; e o tamanho da queimadura e o nível de dissociação após a queimadura seguida do TEPT. Juntas, essas vias representaram quase 60% da variância em sintomas dos voluntários com TEPT. Estes achados apoiam um modelo de etiologia mais complexo do TEPT, em que duas vias independentes com distintos sistemas biocomportamentais podem mediar o desenvolvimento do transtorno. (SAXE *et al*, 2005)

Resultados semelhantes foram encontrados em amostra de crianças sexualmente abusadas: as duas vias independentes com aproximadamente 57% da variância em sintomas (ansiedade/excitação e dissociação) foram observadas nas crianças abusadas que apresentaram o TEPT (KAPLOW *et al.*, 2005). Altos níveis de sintomas dissociativos podem estar relacionados com supressão das respostas autonômicas, diferindo dos sintomas subsequentes ao trauma de indivíduos que apresentam predominantemente ansiedade, respostas intrusivas e hiperestimulação. (BREMNER *et al.*, 1999)

Estudos com neuroimagem funcional encontraram também reciprocidades neurais distintas para os dois tipos de respostas. O primeiro padrão de excitabilidade simpática envolveu a atenuação da atividade do córtex pré-frontal e maior atividade da amígdala, levando à contínua excitação autonômica e ao estado de alerta (SHIN *et al.*, 2001). O segundo tipo de resposta, dissociativa, correspondeu ao aumento da atividade do córtex pré-frontal com inibição da atividade da amígdala e embotamento da resposta simpática, levando ao entorpecimento emocional. (LANIUS; HOPPER; MENON, 2003; LANIUS *et al.*, 2004)

Subtipo I

Em uma situação de risco iminente de morte, a frequência cardíaca e as alterações viscerais indicam hiperatividade do sistema nervoso autônomo, enquanto o estado subjetivo de excitação potencializa uma busca de sínteses e parâmetros imediatos para a geração de comportamentos alinhados à sobrevivência (PERES *et al.*, 2005b). Esse estado de alerta envolve a formação reticular, o sistema límbico e o córtex cerebral. Diferentes neurotransmissores agem nessas vias, em especial a serotonina, a noradrenalina e ácido gama-aminobutírico (GABA). Alterações periféricas (taquicardia, suor, midríase, entre outras) e metabólicas refletem a hiperatividade simpática e do eixo neuro-hormonal hipotálamo-hipófise-adrenal, sendo que essa excitação autonômica pode influenciar o registro "dramático" das memórias. (MCNAUGHTON e CORR, 2004)

O sistema biológico de resposta ao estresse – incluindo o cortisol e a hiperatividade noradrenérgica no complexo amigdalar – parece mediar a consolidação extrema de traços de memórias recorrentes do trauma. Estudos neurofuncionais com paradigmas de provocação e sintomas de hiperestimulação (na maioria dos casos, a recuperação de memórias traumáticas), envolvendo pacientes com TEPT, mostram reprodutibilidade da redução na ativação do hemisfério esquerdo. As estruturas encontradas com menor atividade são o córtex pré-frontal, o cíngulo anterior, o hipocampo e a área de Broca; enquanto aquelas com ativação mais elevada são o giro para-hipocampal, o cíngulo posterior e a amígdala.

Tais achados sugerem que a dificuldade em sintetizar, classificar e integrar a memória traumática numa narrativa estruturada pode estar relacionada com a diminuição da atividade do córtex pré-frontal envolvido na redução do *feedback* negativo da atividade da amígdala (SHIN *et al.*, 2001; LANIUS *et al.*, 2004; PERES *et al.*, 2007a; 2008). Nesses casos, a relação entre nível de ansiedade e desempenho não é mais vantajosa, prejudicando a capacidade de formular novas hipóteses e sínteses atualizadas. O envolvimento da epinefrina, norepinefrina e serotonina em pacientes com TEPT e sintomas predominantes de hiperestimulação está significativamente correlacionado com hipervigilância, temor exagerado, irritabilidade, impulsividade, agressividade e memórias intrusivas. (SOUTHWICK *et al.*, 1999)

Subtipo II

Imobilidade tônica (IT) é um possível componente da resposta de medo, caracterizada pelo congelamento ou imobilidade em situações traumáticas extremas, sendo observada em 40% das vítimas de estupro (HEIDT; MARX; FORSYTH, 2005; KAPLOW *et al.*, 2005). A experiência clínica mostra que relatos referindo esse tipo de situação são frequentemente ouvidos de pacientes traumatizados, como em "O meu corpo ficou frio e imobilizado...eu era incapaz de me mover ou gritar... eu parecia ser uma morta viva... fiquei paralisada durante o estupro".

Um estudo sobre a IT em vítimas de abuso sexual na infância (ASI) – estudantes do sexo feminino (n = 39) e pacientes psiquiátricos do sexo feminino (n = 41) – mostrou que mais de 52% dos participantes relataram IT em resposta à ASI. Relatos de IT podem ser típicos não só em vítimas de estupro e abuso sexual, mas também outros tipos de traumas graves (BADOS; TORIBIO; GARCÍA-GRAU, 2008). Respostas dissociativas em certos casos de trauma nos quais os indivíduos reportam inescapabilidade assemelham-se à IT observada em animais. De fato, para além do modelo de hiperestimulação do TEPT, a IT pode ser uma via pela qual os sobreviventes de traumas graves desenvolvem sintomas de entorpecimento emocional (BOVIN *et al.*, 2008).

Indivíduos com altos escores de dissociação peritraumática mostraram uma diferença significativa no padrão das respostas fisiológicas comparadas ao grupo com sintomas de hiperestimulação. Foi observada a supressão de respostas fisiológicas autonômicas: baixa frequência cardíaca e condutância da pele, concomitantes aos altos escores de sofrimento subjetivo enquanto o trauma é relembrado. Por outro lado, o grupo com baixa dissociação mostrou aumento da resposta do sistema simpático (frequência cardíaca e condutância da pele) durante a mesma tarefa. Esses achados reforçam a hipótese de que para além do subtipo que envolve a ansiedade e a excitação autonômica, há um subtipo dissociativo que apresenta sintomas de TEPT e reduzida reatividade fisiológica. (GRIFFIN; RESICK; MECHANIC, 1997)

EXPERIÊNCIA DE MORTE E RESSUSCITAÇÃO

Estudos que envolveram indivíduos que se depararam com a morte, morreram e foram ressuscitados trazem dados desafiadores para a ciência. O esclarecimento da natureza humana, em especial a consciência e a personalidade, são objetos de estudo justificáveis e imprescindíveis aos profissionais que se ocupam de tratar a dor psíquica, em sua miríade de expressões. A visão do homem e a natureza que o constitui são esteios norteadores para as intervenções terapêuticas e, por essa razão, aprofundaremos algumas contribuições dessa linha de pesquisa. Nos últimos anos, ao investigar a mente humana durante a parada cardíaca, vários estudos independentes levantaram a hipótese de a consciência existir a despeito do funcionamento do cérebro. (PARNIA, 2007)

Imediatamente após a parada cardíaca, a pressão arterial média torna-se imensurável e os sinais de sinapses elétricas próximas ao escalpo, indicadoras da atividade neural, são nulos. A perda de reflexos e funções do tronco cerebral, que ativa as áreas corticais através do tálamo também são observadas nesse estado crítico (FISCHER; HOSSMAN, 1996; MARSHALL *et al.*, 2001; PARNIA, 2007). Pacientes que chegaram ao pronto-socorro com parada cardíaca e recordaram lucidamente pensamentos bem estruturados, processos cognitivos de raciocínio e formação de memória, assim como a preservação da consciência durante a parada e o período de reanimação cardíaca, têm chamado a atenção de investigadores. (PARNIA *et al.*, 2001; SCHWANINGER, 2002; VAN LOMMEL; WEES VAN; MEYERS, 2001; GREYSON, 2003)

Estudos confirmaram que 11 a 20% dos pacientes sobreviventes relataram experiências que, supostamente, não poderiam ocorrer sob a óptica neurogênica – mente como subproduto do cérebro. Por exemplo, experiências fora do corpo – sem aparente relação com alterações dos níveis de saturação de O_2 e de CO_2 – foram relatadas em aproximadamente 25% dos pacientes ressuscitados (VAN LOMMEL; WEES VAN; MEYERS, 2001). Os conteúdos experimentados variam entre imagens de luzes e túneis brilhantes e procedimentos reais do *staff* médico (verificados assertivamente) que ocorreram durante a parada e a reanimação cardíaca.

Embora essas experiências inicialmente fossem anedóticas, recentemente quatro estudos com sobreviventes de parada cardíaca foram conduzidos (PARNIA *et al.*, 2001; SCHWANINGER, 2002; VAN LOMMEL; WEES VAN; MEYERS, 2001; GREYSON, 2003). Os autores desses estudos postulam que a preservação da lucidez, de processos cognitivos de raciocínio e formação de memórias, bem como a capacidade de recordar episódios pormenorizados durante a parada cardíaca sem estímulos de reanimação são um paradoxo científico, ou seja, os estudos neurofisiológicos durante a parada cardíaca indicam interrupção do fluxo sanguíneo cerebral e das funções cerebrais, portanto, seria esperada a ausência da manifestação consciente e de processos cognitivos.

> Aproximadamente 25% dos pacientes ressuscitados de parada cardíaca relataram experiências complexas durante o período em que as funções cerebrais estariam prejudicadas.

Os achados desses estudos sugerem que as experiências se dão num momento em que as funções cerebrais cognitivas, na melhor das hipóteses, estariam gravemente prejudicadas. Contudo, não houve morte encefálica durante a parada cardíaca. Seriam os neurônios vivos responsáveis pelas complexas experiências relatadas pelos sobreviventes? Os estudos neurofuncionais mostram que a cognição é mediada pela atividade de circuitos que abrangem diversas áreas corticais, e as alterações do fluxo sanguíneo cerebral levam ao prejuízo marcado pela atenuação das funções cerebrais superiores (BELLEMANN *et al.*, 1995; HUETTEL; MCCARTHY, 2001; MARSHALL *et al.*, 2001). As atividades cognitivas compreendem a dinâmica funcional global do cérebro com caro dispêndio energético (glicose, oxigênio, respostas hemodinâmicas, neuromodulação etc.). Neurônios não comunicáveis em circuitos pela atenuação drástica do fluxo sanguíneo encefálico e não ativos nas regiões superiores próximas ao escalpo (monitoradas por eletroencefalograma) estariam inaptos ao processamento dessas experiências. Assim, os resultados dos estudos com sobreviventes de paradas cardíacas apoiam a hipótese de que a consciência é uma entidade distinta do cérebro e pode manifestar-se a despeito dos processamentos neurais. (GREYSON, 2003)

O percentual de indivíduos que atravessam um confronto com a morte refere que a qualidade de suas vidas é relativamente superior à que tinham antes da parada cardíaca. A evolução, nesses casos, se deve aos significados atribuídos às experiências de quase-morte, que influenciam a valorização da vida e o fortalecimento de objetivos saudáveis. Os indivíduos tendem a mostrar maior apreciação dos momentos vividos e compaixão por outros seres humanos, assim como a atenuação do interesse por *status* pessoal e posses materiais. Ring (1982) observou que a maioria dos sobreviventes também declara que vive depois da ressuscitação com um sentido de finalidade espiritual ampliado e, em alguns casos, buscando maior entendimento maior do significado essencial da vida.

MEMÓRIAS ESTADO-DEPENDENTES

A memória traumática é um dos principais sintomas apresentados por indivíduos traumatizados, e as contribuições neurocientíficas a respeito dessa vital faculdade são valiosas à psicoterapia. A memória apresenta o interessante fenômeno estado-dependência, isto é, podemos nos recordar de experiências e aprendizados mediante a apresentação de "dicas" alinhadas a esses conteúdos (PERES et al., 2007a; 2008). Por isso, frequentemente, durante um jantar com amigos em um restaurante, outros restaurantes e jantares são lembrados. Um bom exemplo do fenômeno estado-dependência da memória nos traz Marcel Proust em sua obra *O Tempo Reencontrado* (1954). O narrador volta ao passado em episódios desencadeados por recordações de cheiros, sons, paisagens ou mesmo sensações tácteis que exacerbam a vivacidade do que aconteceu.

O mesmo se dá, porém de maneira mais intensa, com indivíduos traumatizados, lugares, circunstâncias, odores etc. associados com trauma podem disparar a memória do evento e mecanismos de alerta como se a ameaça estivesse por acontecer. Muitas vezes, essas dicas se tornam distantes do que houve de fato e, mesmo assim, como num processo de generalização, as memórias do trauma são disparadas. Por outro lado, as memórias emocionais e sensoriais agradáveis estão associadas com contextos geralmente não lembrados por indivíduos matizados pelo trauma. Resgatar esses repertórios pode mobilizar novas associações para a construção dos aprendizados terapêuticos. Um indivíduo que sofre um acidente de carro em um dia chuvoso e desenvolve um trauma psicológico não deve, em seu processo terapêutico, esquecer dessa experiência, e sim associá-la com outros aprendizados adaptativos ao momento atual. Certamente, em dias chuvosos, esse indivíduo tomará os cuidados necessários para o mesmo acidente não ocorrer.

Os efeitos terapêuticos podem ser, em boa parte, decorrentes do aprendizado de extinção, que estabelece nova hierarquia de respostas em vez de provocar o esquecimento da resposta de temor original. A extinção não consiste em uma perda da experiência (esquecimento), mas num processo ativo de aprendizado pelo qual o indivíduo organiza nova associação em detrimento da anterior, envolvendo expressão gênica e síntese proteica, assim como sucede com a consolidação ou a formação de qualquer aprendizado associativo.

A transmissão nervosa glutamatérgica – principal forma de transmissão excitatória – tem coparticipação na fase inicial da consolidação de um aprendizado, entre outras várias cascatas bioquímicas no hipocampo (PERES, 2009). Os processos moleculares subjacentes à extinção são similares, mas não idênticos aos da consolidação das memórias originais. É certo que, do ponto de vista adaptativo, a extinção cumpre um papel superior ao do esquecimento. A psicoterapia, então, busca dissecar e trabalhar as associações estabelecidas entre o evento traumático e os respectivos sistemas de crenças e comportamentos disfuncionais. A identificação desses processos associativos nem sempre é imediata, especialmente quando memórias complexas que abrangem outras memórias e, portanto, outras redes associativas, estão envolvidas.

RESILIÊNCIA

O termo resiliência vem da Física e refere-se à capacidade que um corpo tem de sofrer deformação pela ação de um agente externo e voltar à sua forma natural. Assim também, quando um indivíduo se depara com um evento estressor, vivencia o seu impacto, mas não vem a desenvolver sintomas crônicos e volta à qualidade satisfatória de vida, isso significa que ele possui resiliência. (PERES *et al.*, 2005b)

A percepção de si e das capacidades de lidar com o trauma são os mais importantes preditivos de resultados satisfatórios. Resiliência envolve flexibilidade, otimismo, ousadia, autoestima e autoconfiança para ressignificar o que ocorreu a favor do crescimento humano. A resiliência

não é um estado específico, mas uma qualidade dinâmica de autorrenovação diretamente ligada aos princípios naturais de adaptação à vida (BONANNO, 2004). Todos temos a possibilidade da autorrenovação por meio do desenvolvimento de habilidades adaptativas ao enfrentamento e onde há uma vontade, haverá um caminho para a resiliência:
- o primeiro passo é ver os problemas como oportunidades de crescimento;
- o segundo consiste em integrar (do latim *integrare* - tornar-se inteiro) as capacidades e recursos pessoais ao enfrentamento;
- o terceiro envolve a autoproposição de um objetivo desafiador;
- o quarto é trilhar o caminho com foco no novo objetivo.

Com base em observações de sobreviventes de campos de concentração nazistas que foram capazes de se manter saudáveis e levar uma vida normal (apesar do que tinham vivido), Aaron Antonovsk desenvolveu o conceito de "sentido de coerência interna" (SCI). O SCI está fundamentado em três componentes (ERIKSSON e LINDSTRÖM, 2006):
1. Compreensibilidade (a vida e seus acontecimentos têm sentido em termos cognitivos; é a habilidade de compreender a situação como um todo).
2. Significabilidade (a vida faz sentido do ponto de vista emocional; os problemas são vistos como desafios e não como fardos).
3. Maneabilidade (habilidade para usar os recursos disponíveis para lidar com os acontecimentos da vida).

Esse conceito procura fornecer alguns indicadores dos motivos pelos quais algumas pessoas conseguem permanecer bem, apesar de vivenciarem situações severamente estressoras. O SCI foi investigado em mais de 500 estudos e esteve fortemente associado a uma melhor percepção da saúde, particularmente da saúde mental. Pessoas com alto SCI mostraram-se mais resilientes sob condições de estresse. (PERES *et al.*, 2007b).

Durante o trauma, identificar e atribuir significados ao que está acontecendo pode ser um preditivo de boas respostas após o evento traumático. Um bom exemplo de superação nos traz um paciente que foi sequestrado e passou 15 dias absolutamente isolado. O paciente pediu caneta e papel para escrever sobre suas experiências, amigos e família. A escrita o ajudou a elaborar o que estava acontecendo e contribuiu para sua recuperação após o sequestro.

Outro exemplo de bom processamento durante a ocorrência traumática nos traz um casal que procurou tratamento psicoterápico após duas semanas de um sequestro relâmpago (PERES, 2009). A mulher permaneceu apavorada durante todo o sequestro, que durou três horas, e o homem ficou da mesma maneira, porém apenas na primeira meia hora. Enquanto ela vivenciava o desespero, ele procurou dialogar internamente com perguntas e respostas para si mesmo:

> *Meu Deus, isso não parece real, o que está acontecendo aqui? É real sim, estamos correndo risco de morte e eles não estão brincando! O que eles esperam de nós, como devo agir? Droga... nunca pensei nisso antes, nunca achei que fosse acontecer... Como devo agir? O que devo fazer para minha mulher e eu sairmos vivos? Reagir, nem pensar! Acho que devo tentar conversar... Falar o quê? E se eu disser alguma coisa que eles não gostem? Acho melhor só responder o que perguntarem. Ah, o tom de voz! Acho que se eu passar calma eles também ficarão calmos. É isso, vou tentar!*

Criar uma referência mais clara sobre o que se passava e alguma estratégia de conduta trouxe ao marido um sentimento subjetivo de certo controle sobre a situação, mesmo que a variável determinante do risco de morte não estivesse "nas mãos do casal". O marido teve os sintomas pós-trauma atenuados mais cedo do que a esposa.

PSICOTERAPIA PARA VÍTIMAS DE TRAUMAS

A maioria dos tratamentos psicoterápicos faz uso das palavras como veículo para a comunicação. Ainda que a palavra não seja a única via para a comunicação, certamente é uma das mais usadas no contexto terapêutico. Uma corrente de psicólogos e filósofos analíticos acredita que o pensamento é completamente verbal, como se sempre fosse realizado por palavras (PERES et al., 2008). Essa ideia se fortaleceu com o surgimento de estudos de linguística, contrapondo-se à concepção alternativa segundo a qual os pensamentos são imagens incorpóreas que flutuam na mente.

Indivíduos com TEPT ou TEPT parcial apresentam dificuldade em comunicar verbalmente seus traumas. Em nosso estudo com neuroimagem, durante a evocação do trauma mostrou-se uma atenuação da atividade na área de Broca implicada na expressão verbal antes do tratamento (PERES et al., 2007a). As pessoas traumatizadas podem também evitar voluntariamente tocar no "assunto", como objetivo de se manter "a salvo" e não reviver a situação dolorosa. Paradoxalmente, ficar em silêncio não impede que as lembranças e as emoções causadas pelo evento estressor se manifestem com toda a sua potência e, mais grave ainda, não permite o processamento do trauma, a reestruturação do fato pelo indivíduo e a sua superação. (PERES, 2009)

A supressão dos pensamentos – tentativa deliberada de evitar certos pensamentos (WEGNER *et al.*, 1987) – é uma estratégia de enfrentamento frequentemente ligada a sintomas dissociativos de indivíduos com TEPT (ABLIN *et al.*, 2008). Engelhard *et al.* (2003) examinaram os preditivos para dissociação peritraumática, suas relações com os sintomas agudos e crônicos do TEPT, e as relações entre esses preditivos e as respostas decorrentes do abortamento espontâneo. A dissociação peritraumática foi relacionada com sintomas de TEPT agudo e memória fragmentada, e a supressão dos pensamentos relacionados com perda mediou essa relação.

Outro estudo longitudinal prospectivo avaliou 967 sobreviventes de acidentes graves atendidos em clínicas de emergência, considerando dois prazos: três meses e um ano após o ocorrido. A prevalência do TEPT foi de 23,1% aos três meses e de 16,5% em um ano. O TEPT crônico foi relacionado com determinadas medidas objetivas de gravidade, ameaça e dissociação durante o acidente. Fatores psicológicos como a interpretação negativa das intrusões (pensamentos e memórias), a ruminação de diálogos internos depreciativos e a supressão forçada dos pensamentos estiveram correlacionados com gravidade do TEPT (EHLERS; MAYOU; BRYANT, 1998). Os mesmos autores investigaram correlações idênticas em uma distinta amostra de crianças acidentadas após duas semanas, três e seis meses. A interpretação negativa de memórias intrusivas, a alienação em relação às outras pessoas e a tentativa persistente de supressão dos pensamentos foram os preditivos da dissociação e da gravidade dos sintomas de TEPT, após o terceiro e o sexto mês do acidente. (EHLERS; MAYOU; BRYANT, 2003)

Um dos focos do tratamento terapêutico de indivíduos traumatizados consiste justamente na tradução da experiência buscando palavras que a sintetizem, em lugar de suprimir os pensamentos. À medida que traduzimos a ocorrência em sínteses (representações narrativas), conseguimos atribuir significados à vivência pessoal, equacioná-la e, finalmente, superá-la. Elie Wiesel, sobrevivente do Holocausto, Prêmio Nobel da Paz em 1986, escreveu e reescreveu suas experiências e pôde significar e ressignificar seus traumas por meio de sua obra. Esse exemplo de superação nos deixa uma importante lição:

> *[...] nós devemos falar. Ainda que não consigamos expressar nossos sentimentos e memórias da maneira mais adequada, devemos tentar. Precisamos contar nossa história tão bem quanto pudermos. Eu aprendi que o silêncio nunca ajuda a vítima, apenas o vitimizador [...] Se eu ficar em silêncio, enveneno minha alma.*

Outra importante ferramenta terapêutica trazida pela Neurociência mostra que, ao visualizar uma situação, com riqueza de detalhes e "colorido emocional", o indivíduo fortalece redes neurais que propiciam a manifestação objetiva daquelas imagens criadas em sua mente. Tais "construções psíquicas" afetam o processamento, a atribuição de significado e a superação do trauma. As abordagens mais eficazes recomendadas ao tratamento de indivíduos com pesadelos pós-trauma utilizam justamente a criação de uma narrativa imaginária, com um final agradável para o conteúdo interrompido ao acordar (KRAKOW *et al.*, 2001). O uso de visualizações durante a construção de narrativas imaginárias possivelmente promove a integração dos fragmentos emocionais e sensoriais do trauma no sistema declarativo de memória (envolve o córtex pré-frontal e o hipocampo), permitindo o processamento de novas sínteses cognitivas atenuadoras do sofrimento. (PERES *et al.*, 2007a).

Visualizar o caminho antecipadamente é um passo fundamental para percorrê-lo. A observação e a simulação de comportamentos de superação podem trazer referenciais ainda não apreendidos por indivíduos que continuam manifestando os sintomas do transtorno, sensibilizando a própria experiência de superação. Embora os pacientes traumatizados apresentem uma constelação de sintomas e reportem com frequência sua inabilidade de agir diferentemente, "observar" exemplos bem-sucedidos de lidar com o trauma pode sensibilizar o "agir", uma vez que os novos comportamentos passam a ser "conhecidos" pelo indivíduo e seus neurônios-espelho (PERES *et al.*, 2008). É importante que a psicoterapia aplicada a vítimas de traumas facilite a percepção dessas novas possibilidades para a geração de comportamentos adaptativos.

A ciência psicológica tem dado maior atenção às terapias de exposição (imaginária e *in vivo*) para a reestruturação cognitiva de eventos passados, sob uma nova perspectiva de compreensão e aprendizagem. O componente essencial do tratamento de exposição abrange repetidos confrontos com as memórias do evento estressor (exposição às memórias e imagens traumáticas) para propiciar a reescrita do trauma alinhada à superação. Em particular, a terapia de exposição e reestruturação cognitiva é indicada como a abordagem de escolha para tratamento de indivíduos com memórias traumáticas.

Integrando as contribuições das Neurociências, desenvolvemos um programa psicoterápico eficaz para superação de traumas psicológicos. Durante o processo, o paciente é submetido a uma minuciosa anamnese e, em seguida, a sessões de reestruturação cognitiva, intercaladas por sessões integrativas, nas quais o exercício com as novas sínteses terapêuticas é avaliado e orientado. O procedimento terapêutico inclui uma importante fase chamada de psicoeducação, que abrange quatro etapas: normalização, em que o terapeuta demonstra continência e compreensão em relação aos sintomas manifestados, normalizando essas respostas na visão do paciente; legitimação, na qual há um reforço da fase anterior para que o paciente entenda que o comportamento por ele manifestado pode ser esperado diante da magnitude e do impacto do evento traumático sofrido; descrição das respostas, quando o terapeuta utiliza as referências do manual de diagnóstico DSM-IV e investiga se o paciente também apresenta outros sintomas além dos citados por ele (a); procedimento terapêutico, em que o paciente recebe explicações sobre a natureza subjetiva do trauma, a dificuldade de tradução narrativa dos fragmentos sensoriais – um dos objetivos da terapia é ajudar o paciente a recontar essa história –, a importância do resgate dos bancos positivos de memória, os conceitos de autoeficácia e superação (influenciando o viés perceptivo sobre o evento), bem como a respeito do papel dos chamados cartões de enfrentamento (frases afirmativas que traduzem sínteses terapêuticas adaptativas para serem lembradas e cultivadas diariamente).

O paciente delimita com precisão o estado atual em que se encontra e, com a ajuda do terapeuta, o estado desejado (como se espera sair do processo terapêutico). Nesse momento, é importante que o terapeuta confira as expectativas do paciente em relação ao resultado do tratamento psicológico, se são exequíveis ou não. Não raro, os pacientes trazem expectativas milagrosas e inalcançáveis (por exemplo, "Quero apagar isso de minha memória"), que certamente causarão frustração. Os dados de realidade devem ser esclarecidos para que o paciente compreenda desde o princípio o caminho que vai percorrer durante o processo para atingir os resultados esperados. O estado desejado pode ser investigado com perguntas simples ("Qual é o seu objetivo nesse processo terapêutico?"; "Como você deseja estar ao final do tratamento?") e deve ser resgatado em exercícios de visualização ao longo do processo. Os objetivos definidos pelo paciente promovem a conexão com o desejo de mudança, fortalecendo a razão pela qual está trabalhando consigo mesmo. (PERES, 2009)

CIÊNCIA DO BEM-ESTAR

O psiquiatra americano Robert Cloninger (2006) dedicou décadas de estudo à compreensão do bem-estar e afirmou que a negligência de métodos que valorizem as emoções positivas, o desenvolvimento da personalidade, a satisfação na vida e a espiritualidade, assim como o foco exclusivo na enfermidade e no sofrimento mental, explicam a dificuldade dos profissionais da saúde em melhorar o quadro geral dos pacientes. É natural que os psicólogos e psiquiatras concentrem a atenção na remissão de sintomas que os pacientes apresentam. Contudo, quando o tratamento enfatiza apenas o sintoma (dor, sofrimento), é como se alguém indicasse um endereço para uma pessoa perdida apenas com referências de caminhos que ele não deve seguir. Quando estamos perdidos no labirinto da dor, precisamos ter referências "para chegar ao bem-estar". O trauma pode matizar a percepção de tal maneira que o repertório do prazer, do sorriso e da vivência agradável se torna quase esquecido pelo distanciamento.

Portanto, o tratamento psicoterápico deve, igualmente, abordar o sofrimento, a fragilidade e os temores, assim como as qualidades de experiências que tornam a vida mais saudável e interessante. É necessário um equilíbrio entre a atenção direcionada ao alívio do medo e o trabalho alinhado à construção da força. A honestidade em relação a fraquezas e dificuldades é muito importante, assim como em relação aos êxitos, vitórias e atos de coragem. Essas considerações podem abrir as portas para a exploração consciente de crenças e pressupostos que norteiam comportamentos. (PERES, 2009)

Finalmente, é preciso considerar que construímos o processo de superação sobre os valores e capacidades que temos, e não sobre o que nos falta. Lembrar das situações de superação anteriores ao trauma – relativas à infância, adolescência ou idade adulta – favorece a atenção para valores e talentos que naturalmente fortalecem as capacidades de enfrentamento bem-sucedido.

BIBLIOGRAFIA

ABLIN, J.N.; COHEN, H.; NEUMANN, L.; KAPLAN, Z.; BUSKILA, D. Coping styles in fibromyalgia: effect of co-morbid posttraumatic stress disorder. *Rheumat. Intern.*, v. 28, n. 7, p. 649-656, 2008.

AMERICAN PSYCHIATRIC ASSOCIATION. *Diagnostic and Statistical Manual of Mental Disorders.* 4 ed. Washington, DC: APA, 1994.

BADOS, A.; TORIBIO, L.; GARCÍA-GRAU, E. Traumatic events and tonic immobility. *Spanish J. Psych.*, v. 11, n. 2, p. 516-521, 2008.

BELLEMANN, M.E.; SPITZER, M.; BRIX, G.; KAMMER, T.; LOOSE, R.; SCHWARTZ, A.; GÜCKEL, F. Neurofunctional MRI imaging of higher cognitive performance of the human brain. *Radiology*, v. 35, n. 4, p. 272-282, 1995.

BONANNO, G.A. Loss, trauma, and human resilience: have we underestimated the human capacity to thrive after extremely aversive events? *Am. Psychol*, v. 59, n. 1, p. 20-28, 2004.

BOSCARINO, J.A. Posttraumatic stress disorder and physical illness: results from clinical and epidemiologic studies. *Ann. New York Acad. Sciences*, v. 1032, p. 141-153, 2004.

BOVIN, M.J.; JAGER-HYMAN, S.; GOLD, S.D.; MARX, B.P.; SLOAN, D.M. Tonic immobility mediates the influence of peritraumatic fear and perceived inescapability on posttraumatic stress symptom severity among sexual assault survivors. *J. Traumat. Stress*, v. 21, n. 4, p. 402-409, 2008.

BRACHA, H.S. Freeze, flight, fight, fright, faint: adaptationist perspectives on the acute stress response spectrum. *CNS Spectrums*, v. 9, n. 9, p. 679-685, 2004.

BRADLEY, M.M. Natural selective attention: orienting and emotion. *Psychophysiology*, v. 46, n. 1, p. 1-11, 2009.

BREMNER, J.D.; NARAYAN, M.; STAIB, L.H.; SOUTHWICK, S.M.; MCGLASHAN, T.; CHARNEY, D.S. Neural correlates of memories of childhood sexual abuse in women with and without posttraumatic stress disorder. *Am. J. Psych.*, v. 156, n. 11, p. 1787-1795, 1999.

CLONINGER, C.R. The science of well-being: an integrated approach to mental health and its disorders. *World Psych.*, v. 5, n. 2, p. 71-76, 2006.

CREAMER, M.; MCFARLANE, A.C.; BURGESS, P. Psychopathology following trauma: the role of subjective experience. *J. Affect. Disord.*, v. 86, n. 2-3, p. 175-182, 2005.

DENNETT, D. Are we explaining consciousness yet? *Cognition*, v. 79, n. 1-2, p. 221-237, 2001.

EHLERS, A.; MAYOU, R.A.; BRYANT, B. Cognitive predictors of posttraumatic stress disorder in children: results of a prospective longitudinal study. *Behav. Research Ther.*, v. 41, n. 1, p. 1-10, 2003.

_____. Psychological predictors of chronic posttraumatic stress disorder after motor vehicle accidents. *J. Abnor. Psychol.*, v. 107, n. 3, p. 508-519, 1998.

ENGELHARD, I.M.; VAN DEN HOUT, M.A.; KINDT, M.; ARNTZ A, SCHOUTEN E. Peritraumatic dissociation and posttraumatic stress after pregnancy loss: a prospective study. *Behav. Research Ther.*, v. 41, n. 1, p. 67-78, 2003.

ERIKSSON, M.; LINDSTRÖM, B. Antonovsky's sense of coherence scale and the relation with health: a systematic review. *J. Epidemiol. Commun. Health*, v. 60, n. 5, p. 376-381, 2006.

EUGÈNE, F.; LÉVESQUE, J.; MENSOUR, B; LEROUX, J.M.; BEAUDOIN, G.; BOURGOUIN, P.; BEAUREGARD, M. The impact of individual differences on the neural circuitry underlying sadness. *Neuroimage*, v. 19, n. 2 Pt 1, p. 354-364, 2003.

FISCHER, M.; HOSSMAN, K.A. Volume expansion during cardiopulmonary resuscitation reduces cerebral no-reflow. *Resuscitation*, v. 32, n. 3, p. 227-240, 1996.

GREYSON, B. Incidence and correlates of near-death experiences in a cardiac care unit. *Gen. Hosp. Psych.*, v. 25, n. 4, p. 269-276, 2003.

GRIFFIN, M.G.; RESICK, P.A.; MECHANIC, M.B. Objective assessment of peritraumatic dissociation: psychophysiological indicators. *Am. J. Psych.*, v. 154, n. 8, p. 1081-1088, 1997.

HASSABIS, D; MAGUIRE, E.A. Deconstructing episodic memory with construction. *Trends Cognit. Scienc.*, v. 11, n. 7, p. 299-306, 2007.

HEIDT, J.M.; MARX, B.P.; FORSYTH, J.P. Tonic immobility and childhood sexual abuse: a preliminary report evaluating the sequela of rape-induced paralysis. *Behav. Research Ther.*, v. 43, n. 9, p. 1157-1171, 2005.

HUETTEL, S.A.; MCCARTHY, G. Regional differences in the refractory period of the hemodynamic response: an event-related fMRI study. *Neuroimage*, v. 14, n. 5, p. 967-976, 2001.

KAPLOW, J.B.; DODGE, K.A.; AMAYA-JACKSON, L.; SAXE, G.N. Pathways to PTSD, part II: Sexually abused children. *Am. J. Psych.*, v. 162, n. 7, p. 1305-1310, 2005.

KESSLER, R.C.; SONNEGA, A., BROMET, E.; HUGHES, M.; NELSON, C.B. Posttraumatic stress disorder in the National Comorbidity Survey. *Arch. Gen. Psych.*, v. 52, n. 12, p. 1048-1060, 1995.

KRAKOW, B.; HOLLIFIELD, M.; JOHNSTON, L. et al. Imagery rehearsal therapy for chronic nightmares in sexual assault survivors with posttraumatic stress disorder: a randomized controlled trial. *J. Am. Med. Assoc.*, v. 286, n. 5, p. 537-545, 2001.

LAMPRECHT, F.; SACK, M. Posttraumatic stress disorder revisited. *Psychosom. Med.*, v. 64, n. 2, p. 222-237, 2002.

LANIUS, R.A.; HOPPER, J.W.; MENON, R.S. Individual differences in a husband and wife who developed PTSD after a motor vehicle accident: a functional MRI case study. *Am. J. Psych.*, v. 160, n. 4, p. 667-669, 2003.

LANIUS, R.A.; WILLIAMSON, P.C.; DENSMORE, M.; BOKSMAN, K.; NEUFELD, R.W.; GATI, J.S.; MENON, R.S. The nature of traumatic memories: a 4-T fMRI functional connectivity analysis. *Am. J. Psych.*, v. 161, n. 1, p. 36-44, 2004.

LESKIN, G.A.; KALOUPEK, D.G.; KEANE, T.M. Treatment for traumatic memories: review and recommendations. *Clin. Psychol. Rev.*, v. 18, n. 8, p. 983-1001, 1998.

MARSHALL, R.S.; LAZAR, R.M.; PILE-SPELLMAN, J.; YOUNG, W.L.; DUONG, D.H.; JOSHI, S.; OSTAPKOVICH, N. Recovery of brain function during induced cerebral hypoperfusion. *Brain*, v. 124, pt 6, p. 1208-1217, 2001.

MCNAUGHTON, N.; CORR, P.J. A two-dimensional neuropsychology of defense: fear/anxiety and defensive distance. *Neurosc. Biobehav. Rev.*, v. 28, n. 3, p. 285-305, 2004.

PALMER, S.E. Vision science: photons to phenomenology. Cambridge: MIT Press, 1999.

PARNIA, S. Do reports of consciousness during cardiac arrest hold the key to discovering the nature of consciousness? *Med. Hypoth.*, v. 69, n. 4, p. 933-937, 2007.

PARNIA, S.; WALLER, D.G.; YEATES, R.; FENWICK, P. A qualitative and quantitative study of the incidence, features and aetiology of near death experiences in cardiac arrest survivors. *Resuscitation*, v. 48, n. 2, p. 149-156, 2001.

PERES, J.F.P. *Trauma e superação*: o que a psicologia, a neurociência e a espiritualidade ensinam. São Paulo: Roca, 2009. No prelo.

PERES, J.F.P.; MCFARLANE, A.; NASELLO, A.G.; MOORES, K.A. Traumatic memories: bridging the gap between functional neuroimaging and psychotherapy. *Austral. New Zealand J. of Psych.*, v. 42, n. 6, p. 478-488, 2008.

PERES, J.F.P., NEWBERG, A.B., MERCANTE, J.P., SIMÃO, M., ALBUQUERQUE, V.E., PERES, M.J., NASELLO, A.G. Cerebral blood flow changes during retrieval of traumatic memories before and after psychotherapy: a SPECT study. *Psychol. Med.*, v. 37, n. 10, p. 1481-1491, 2007a.

PERES, J.F.P.; MOREIRA-ALMEIDA, A.; NASELLO, A.G.; KOENIG, H.G. Spirituality and resilience in trauma victims. *J. of Relig. Health*, v. 46, p. 343-350, 2007b.

PERES, J.F.P.; MERCANTE, J; NASELLO, A.G. Psychological dynamics affecting traumatic memories: implications in psychotherapy. *Psychol. Psychother.: Theory*, v. 78, n. Pt 4, p. 431-447, 2005a.

PERES, J.F.P.; NASELLO, A.G. Promovendo resiliência em vítimas de trauma psicológico. *Rev. Psiq. do Rio Grande do Sul*, v. 27, n. 2, p. 131-138, 2005b.

_____. Achados de neuroimagem em transtornos de estresse pós-traumático. *Rev. Psiq. Clín.*, v. 32, n. 4, p. 189-198, 2005c.

PROUST, M. À la Recherche du temps perdu. Paris: Gallimard, 1954. Bibliothèque de la Pléiade.

RAMACHANDRAN, V.S.; ARMEL, C.; FOSTER, C.; STODDARD, R. Object recognition can drive motion perception. *Nature*, v. 395, n. 6705, p. 852-853, 1988.

RING, K. Life at death: a scientific investigation of the near-death experience. New York: Quill, 1982.

ROCK, I. The logic of perception. Cambridge: MIT Press, 1983.

SAXE, G.N.; STODDARD, F.; HALL, E. et al. Pathways to PTSD, part I: children with burns. *Am. J. Psych.*, v. 162, n. 7, p. 1299-1304, 2005.

SCHUR, E.A.; AFARI, N.; FURBERG, H.; OLARTE, M.; GOLDBERG, J.; SULLIVAN, P.F.; BUCHWALD, D. Feeling bad in more ways than one: comorbidity patterns of medically unexplained and psychiatric conditions. *J. Gen. Intern. Med.*, v. 22, n. 6, p. 818-821, 2007.

SCHWANINGER, J. A prospective analysis of near death experiences in cardiac arrest patients. *J. Near Death Exper.*, v. 20, n. 4, p. 51-63, 2002.

SHIN, L.M.; WHALEN, P.J.; PITMAN, R.K et al. An fMRI study of anterior cingulate function in posttraumatic stress disorder. *Biol. Psych.*, v. 50, n. 12, p. 932-942, 2001.

SOUTHWICK, S.M.; BREMNER, J.D.; RASMUSSON, A.; ARNSTEN, A.; CHARNEY, D.S. Role of norepinephrine in the pathophysiology and treatment of posttraumatic stress disorder. *Biol. Psych.*, v. 46, n. 9, p. 1192-1204, 1999.

VAN DER KOLK, B.A.; FORD, J.; CLOITRE, M. Complex PTSD across the lifespan: Implications for DSM-V. Syllabus and Scientific Proceedings in Summary Form: 159th Annual Meeting of American Psychiatric Association, 2006.

VAN DIJK, J.G. Fainting in animals. *Clin. Auton. Research*, v. 13, n. 4, p. 247-255, 2003.

VAN LOMMEL, P.; WEES VAN, R.; MEYERS, V. Neardeath experience in survivors of cardiac arrest: a prospective study in the Netherlands. *Lancet*, v. 358, p. 2039-2045, 2001.

WEGNER, D.M.; SCHNEIDER, D.J.; CARTER, S.R.; WHITE, T.L. Paradoxical effects of thoughts suppression. *J. Personal. Soc. Psychol.*, v. 53, p. 5-13, 1987.

WEISS, D.S.; MARMAR, C.R.; SCHLENGER, W.E.; FAIRBANK, J.A.; JORDAN, B.K.; HOUGH, R.L.; KULKA, R.A. The prevalence of lifetime and partial stress disorder in Vietnam Theater veterans. *J. Traumat. Stress*, v. 5, n. 3, p. 365-376, 1992.

WING LUN, L.M. A cognitive model of peritraumatic dissociation. *Psychol. Psychother.*, v. 81, pt 3, p. 297-307, 2008.

Capítulo 27
PARA ALÉM DA DOR FÍSICA – TRABALHANDO COM A DOR TOTAL

Franklin Santana Santos

> *Vinde a mim, todos os que andais em sofrimento e vos achais sobrecarregados, e eu vos aliviarei. Tomais sobre vós o meu jugo, e aprendei de mim, que sou manso e humilde de coração, e achareis descanso para as vossas almas. Porque o meu jugo é suave e o meu fardo é leve.*
> Jesus

INTRODUÇÃO

Na Mitologia Grega, as moiras eram três irmãs, Cloto (Κλωθώ), Láquesis (Λάχεσις) e Átropos (Ἄτροπος), que determinavam o destino, tanto dos deuses quanto dos seres humanos. Eram três lindas donzelas, responsáveis por fabricar (Cloto), tecer (Láquesis) e cortar (Átropos) aquilo que seria o fio da vida de todos os indivíduos. Durante o trabalho, as moiras fazem uso da roda da fortuna, que é o tear utilizado para se tecer os fios: as voltas da roda posicionam o fio do indivíduo em sua parte mais privilegiada (o topo) ou em sua parte menos desejável (o fundo), explicando-se assim os períodos de boa ou má sorte de todos. Cloto atuava na gestação e presidia o nascimento; ela segurava o fuso e tecia o fio da vida, enquanto isso Láquesis puxava e enrolava o fio do tecido, sorteando o crescimento e o desenvolvimento e Átropos, responsável pelo fim da vida, cortava o fio, juntamente com Tânatos (morte natural) e Keres (morte acidental).

Esse mito da Grécia antiga necessariamente nos remonta à possibilidade de conectarmos as figuras das moiras aos cuidados paliativos e sobre a questão das escolhas e, portanto, da oportunidade de exercer os dois primeiros papéis (Cloto e Láquesis) dentro dos cuidados oferecidos na área da saúde, pois não cabe a nós, enquanto trabalhadores da ciência da vida, exercer o papel de Átropos, mesmo utilizando o fraco argumento (sob vários pontos de vista) de que o objetivo maior seria aliviar a dor. Como detentores de conhecimentos científicos, podemos fabricar "clotoanamente" certas condições para que a vida se prolongue e se extenda desde que possamos, também, atuar em sinergia com nosso papel laquesiano de tentar sempre que possível, dentro desse tempo fabricado, abreviar os períodos de "má sorte" a que estão sujeitos aqueles que procuram os nossos ofícios e cuidados.

A morte, ou a proximidade desta, ativa grandes ondas de "má sorte", como outras dores e outros tipos de sofrimentos, bem como nos faz refletir sobre sentimentos, aspectos filosóficos e espirituais/existenciais da vida.

Araújo (2006), pesquisando as necessidades e expectativas de pacientes oncológicos em regime de cuidados paliativos, chama a atenção para essas outras dores ao sintetizar como esse paciente quer ser compreendido e tratado:

> *Quer ser compreendido como um ser humano que sofre porque, além da dor física, possui conflitos existenciais e necessidades que os fármacos ou os aparelhos de alta tecnologia não podem suprir: precisam de relacionamento humano baseado na empatia.* (ARAÚJO, 2006, p. 126)

O cuidado ao paciente em experiência de morte e morrer envolve necessariamente quatro dimensões: física, emocional e psicológica, social e espiritual (Fig. 27.1; Tabela 27.1). Essa classificação é meramente didática, pois não temos como categorizar e empacotar os sofrimentos, pois da mesma forma que os órgãos e as células do corpo físico se comunicam entre si e dependem uns dos outros, eles também interagem uns sobre os outros formando um todo indissolúvel, que é o conceito de ser humano que deveríamos trabalhar em cuidados paliativos.

Ao perguntar para pacientes que estão enfrentando a morte sobre o que eles considerariam uma "boa morte", cinco pré-requisitos foram enumerados como condição s*ine qua non* para o bom morrer: controle da dor e dos sintomas; evitar um prolongamento inapropriado do morrer quando a vida não é confortável e agradável; aliviar o sofrimento da família; obter um senso de controle e fortalecer os relacionamentos com as pessoas amadas.

PARA ALÉM DA DOR FÍSICA – TRABALHANDO COM A DOR TOTAL

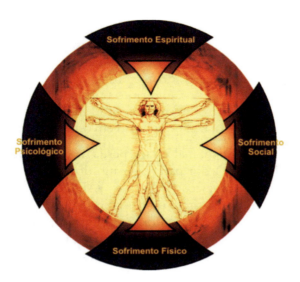

Fig. 27.1 – As dimensões do sofrimento na experiência do morrer

Tabela 27.1. - Componentes da dor total

Física	Dor e outros sintomas, limitações funcionais e físicas
Psicológica	Ansiedade, luto antecipatório, medo, depressão, negação, impotência, isolamento psíquico, dependência e perda de autonomia
Social	Isolamento social e pessoal, dependência, apoios, família e questões econômicas
Espiritual	Propósitos e significados, relações com Deus e a transcendência, busca por um significado último, amor, afetos, esperança, reconciliação

Vemos aqui que o sofrimento físico é apenas um dos problemas a ser contemplado por aqueles que trabalham com pacientes em regime de cuidados paliativos. É difícil, portanto, fazermos juízo de valor e determinar *a priori* que o pré-requisito "A" seja mais importante que o "B" na sua resolução. Quem deveria inicialmente determinar a prioridade na urgência da resolução desse ou daquele pré-requisito seria o maior interessado, ou seja, o paciente, tendo em vista que é ele quem está diante da morte e quem vai sofrer todos os problemas. Infelizmente, na prática isso não acontece, pois vemos os problemas de origem orgânica assumirem (preponderância de uma visão biológica e médica) prioridade, fazendo com que, muitas vezes, se retarde a identificação das outras necessidades. A despeito, também, dessa prioridade ter os seus benefícios, como veremos a seguir.

DORES FÍSICAS

O amor busca a técnica para melhor servir.
São Camilo

Devemos entender dor física não só como o sintoma da dor *per si*, mas todo sintoma que leve desconforto, mal-estar e perda na qualidade de vida dos pacientes moribundos. A dor parece ser um dos sintomas mais frequentes em pacientes oncológicos (DAVIS e WALSH, 2004, SASKIA *et al.*, 2007), a despeito de existirem outros como: náusea, vômito, fraqueza, perda de peso e apetite, desconforto respiratório, lesões incapacitantes, fadiga, dificuldade de dormir, lesões de pele, tosse etc. Esses problemas assumem proporções maiores em pacientes portadores de outras doenças fatais, como a fadiga em pacientes com insuficiência renal crônica (YONG *et al.*, 2009), ascite e edema em pacientes com insuficiência hepática (KIM *et al.*, 2006), dispneia naqueles com insuficiência cardíaca (SKOTZKO, 2009), falta de energia em pacientes com Aids (VOGL et al., 1999), além de barreiras de comunicação efetiva em doenças neurológicas, como a demência (BIRCH e DRAPER, 2008).

Acredita-se que esses sintomas assumam maior prioridade na sua resolução pelos profissionais da saúde, e especialmente pelos médicos, porque foram treinados e, na maioria das vezes, são responsáveis pelo controle dos mesmos. Além disso, também devido à possibilidade de os médicos acessarem, ainda que não fidedignamente, por meio de perguntas diretas, exame físico com constatação de sinais, além da observação de lesões que atingem estruturas nervosas e levam à dor. São então, situações objetivas a despeito da dor em si ser subjetiva, além de escalas que foram construídas para esse fim e, talvez a mais importante de todas as razões por dispormos de agentes farmacológicos, químicos, físicos e mecânicos eficazes que quase sempre conseguem o controle a curto prazo desses sintomas.

Outra razão apontada vem dos resultados de um estudo realizado na Suécia (WIJK; GRIMBY, 2008) sobre as necessidades de idosos com diagnóstico de câncer em regime de cuidados paliativos, o qual mostrou que somente quando a dor foi eliminada ou estava ausente, outras necessidades importantes tais como psicológica, social e espiritual puderam se expressar com mais objetividade.

Outro aspecto interessante a ser considerado é o impacto que esses sintomas exercem na origem e perpetuação de outros sofrimentos, e vice-versa. Existe crescente evidência na literatura de que o sofrimento físico é capaz não só de iniciar outra dor (psicológica e espiritual), bem como perpetuá-la e agravá-la. Discutiremos melhor essa interação entre as diversas formas de sofrimento nos itens seguintes.

DORES PSICOLÓGICAS

> *O medo e a culpa são os maiores inimigos dos seres humanos e, se temos a coragem de encarar o nosso próprio medo, a nossa culpa e as nossas questões mal-resolvidas, ressurgimos com maior respeito e amor-próprio, e com mais coragem de encarar qualquer vendaval que venha na nossa direção.*
> Elizabeth Kübler-Ross

As formas com que a dor psicológica aparece na vida dos pacientes vivendo com a possibilidade de morte a curto prazo variam conforme uma série de fatores e circunstâncias. Elas podem se tornar visíveis com sua somatização em ansiedade, medo, depressão, preocupação, irritabilidade, dificuldade de concentração, ou se manterem aparentemente "invisíveis", como em culpa, isolamento psíquico, no luto antecipatório, perda de autonomia, no sentimento de impotência e na dependência, as quais exigiriam do cuidador e da equipe profissional maior capacidade técnica e de observação. É importante salientar que pacientes idosos tendem a somatizar a depressão, dificultando assim seu diagnóstico e, consequentemente, seu tratamento. A frequência das formas de apresentação depende não só da doença que está levando o paciente à morte, bem como da personalidade do doente e sua capacidade de resiliência frente a essas adversidades. É importante ficarmos atentos com a interação entre dores psicológicas e físicas, especialmente no binômio dor-depressão que parecem ter uma relação de causa e efeito, portanto, bidirecional.

Outra dor psicológica frequentemente não reconhecida é o luto antecipatório. Kübler-Ross e Kessler (2005, p. 2), no livro *On grief and grieving – finding the meaning of grief through the five stages of loss* relatam que o luto antecipatório é o "começo do fim" em nossas mentes. Nós operamos em dois mundos, o mundo seguro que usamos e o mundo inseguro, no qual a pessoa amada pode morrer. Nós sentimos que a tristeza e o inconsciente precisam preparar a nossa mente. O luto antecipatório tem seu próprio mecanismo e tempo, geralmente é mais silencioso que o luto que acontece após uma perda. Em geral, somos não verbais. É um luto que mantemos em nós mesmos. Queremos pouca intervenção. Existem poucas, ou não há necessidade de palavras. É muito mais que um sentimento que pode ser confortado com o toque de uma mão ou de se sentar silenciosamente juntos. Na maioria das vezes, no luto estamos centralizados na perda do passado, mas no luto antecipatório nos ocupamos com a perda que está à frente. Em alguns casos, o luto antecipatório pode acontecer meses ou anos antes da perda. Para muitos, este é apenas o prelúdio do doloroso processo que enfrentaremos.

DORES SOCIAIS

> *Parábola do Bom Samaritano*
> *- Qual destes três te parece que foi o próximo daquele que caiu nas mãos dos ladrões? Respondeu logo o outro:*
> *- Aquele que usou com o tal de misericórdia. Então lhe disse Jesus: pois vai, e faze tu o mesmo.*
> Lucas, X:25-37

O luto antecipatório visto no processo de morrer pode interagir e somar-se com sofrimentos de ordem física e psicológica e resultar, também, em sofrimentos na forma de isolamento social e pessoal, dependência, com ausência de apoio da família, de cuidadores e da comunidade, bem como com sérios problemas econômicos.

Elizabeth Kübler-Ross, em seu livro *Viver até dizer adeus* (2005), relata o isolamento a que estão sujeitos, muitas vezes, os pacientes em processo de morte e morrer:

> *Os médicos que mais tinham medo da questão da morte e do morrer nunca revelavam a verdade aos seus pacientes, concluindo por si mesmos que os pacientes não estariam dispostos a comentar o assunto. Esses profissionais não eram capazes de encarar a projeção dos próprios medos, a própria ansiedade oculta, embora os pacientes fossem capazes de perceber esses sentimentos e, portanto, nunca compartilhassem o que sabiam com o médico. Essa situação deixou muitos pacientes agonizantes num vazio, desamparados e solitários. (p. 22)*

A doença incapacitante e avançada, acompanhada de hospitalizações frequentes e efeitos colaterais de vários medicamentos em uso pelo paciente, dificulta quando não impede o indivíduo de trabalhar e exercer suas atividades sócio-familiares trazendo, com isso, sérias consequências financeiras para ele e para a família e dependentes. Uma das condições para bom morrer enumeradas diz respeito ao objetivo de aliviar o sofrimento da família; entretanto, as condições de dependência com que a doença deixa o doente não só não permitirá aliviar o sofrimento, como também desencadeará angústia e preocupações de ordem financeira, psicológica e espiritual.

Norbert Elias, sociólogo alemão, analisando a problemática da morte e do morrer do ponto de vista sociológico em seus artigos intitulados *A solidão dos moribundos* e *Envelhecer e morrer* (2001), lança luz e traz informações valiosas sobre esse sofrimento, pouco diagnosticado e aliviado nos pacientes em regime de cuidados paliativos.

> *Intimamente ligado em nossos dias, à maior exclusão possível da morte e dos moribundos da vida social, e à ocultação dos moribundos dos outros, particularmente das crianças, há um desconforto peculiar sentido pelos vivos na presença dos moribundos. Muitas vezes não sabem o que dizer. A gama de palavras disponíveis para uso nessas ocasiões é relativamente exígua. O embaraço bloqueia as palavras. Para os moribundos essa pode ser uma experiência amarga. Ainda vivos, já haviam sido abandonados. (p. 31)*

DORES ESPIRITUAIS

> *Conhecereis a verdade e a verdade vos libertará.*
> Jesus

A despeito de vivermos sob o regime de um estado e ciência laicos, o mesmo não acontece com a sociedade e os indivíduos que o compõe e a utilizam. Segundo um levantamento realizado pelo instituto de pesquisas DATAFOLHA (2007), os brasileiros, quando indagados sobre a existência de Deus, 97% afirmam acreditar totalmente, 2% dizem ter dúvidas e 1% não acredita. Mesmo entre os que não têm religião, 81% acreditam que Deus existe. Chega a 90% a taxa de brasileiros que declaram ir a igrejas, cultos ou serviços religiosos e o percentual de brasileiros que declaram ter o costume de rezar ou orar atinge 94%, sendo que 70% deles dizem fazê-lo diariamente. Além disso, mais de 86% acreditam na vida após a morte, assunto de capital importância na prática diária dos cuidados paliativos. E o que é mais importante, mais de 90% da população, independentemente da religião que professem, utilizam a espiritualidade com o objetivo, entre outros, de conseguir força e conforto diante das adversidades da vida, e a morte é, sem sombra de dúvida, a maior adversidade que podemos enfrentar.

O somatório de todas essas dores já apresentadas e discutidas repercutirá necessariamente na esfera espiritual/existencial do moribundo, do cuidador e dos profissionais.

Em uma sociedade altamente espiritualizada como a brasileira, o processo de morte e de morrer ativará o aguilhão das perguntas que não se calam e que despertarão mais fortes ainda nessa etapa decisiva da vida humana. O que eu sou? Qual é a essência da minha natureza íntima? De onde venho e para onde vou? Qual o sentido da minha vida? Por que sofro? A dor tem significado e propósito? Existirei para sempre ou acabarei no nada? Reverei algum dia aqueles que me são caros? Mas como responder essas e outras tantas perguntas se os profissionais que trabalham na área da saúde, e em especial com cuidados paliativos, não têm qualquer formação e capacitação para abordar a espiritualidade e quando uma se parte nem sequer conhece bem suas próprias convicções espirituais ou existenciais?

Aí está o grande desafio que os cuidados paliativos têm que abraçar e solucionar. Mas também a oportunidade de uma gigantesca contribuição que poderá ser ofertada ao próprio conceito de saúde-doença, bem como à qualidade de vida.

A despeito de vários autores (PARGAMENT, 1997; PUCHALSKI, 2006; KOENIG, 2001; 2007) virem-se debruçando sobre as questões da espiritualidade, saúde, qualidade de vida, *coping* e cuidados paliativos, ainda temos um longo caminho a percorrer nessa área.

Na nossa experiência, a dor espiritual é a maior de todas as dores e, por incrível que pareça, a que menos conhecemos e na que menos intervimos.

DOR TOTAL

Perda de amor, de liberdade, de habilidades, de autorrespeito e paz mental são todas formas

> *de sofrimento que nos acomete na doença e no enlutamento.*
> Cicely Saunders

Seria impossível falar de dor sem abordar e mencionar o conceito de dor total cunhado pela idealizadora dos cuidados paliativos, a assistente social, enfermeira e médica britânica e mundialmente famosa Dame Cicely Saunders.

Cicely Saunders, no ano de 1948, trabalhava como assistente social na Inglaterra quando teve a oportunidade de entrar em contato com um jovem polonês, David Tasma, o qual escapou do gueto de Varsóvia e estava morrendo de um câncer inoperável num hospital de Londres. Saunders disse, na época, que havia se afeiçoado muito a esse paciente.

A dor, solidão e angústia de Tasma tiveram um profundo efeito em Saunders. Ela o visitava frequentemente nos últimos dois meses de vida. À medida que Saunders e Tasma falavam a respeito da sua morte próxima, Saunders teve uma revelação:

> *Eu percebi que nós não precisamos somente de um melhor controle da dor, mas um melhor cuidado geral. As pessoas precisam de espaços para serem elas mesmas. Eu cunhei o termo "dor total" a partir do meu entendimento que, as pessoas moribundas têm dor física, psicológica, social e espiritual que devem ser tratadas e eu tenho trabalhado com esse conceito desde então. (SAUNDERS, 1992, p. 1)*

Após a morte de Tasma, ele deixou em testamento para Saunders 500 libras e disse que seria para construir uma janela na sua casa. Esse dinheiro foi o marco para a construção do Hospital St. Christopher. Como resultado de suas conversas e seu presente de amor, Saunders descobriu sua missão: aliviar todos os tipos de dor no fim da vida. Em 2002, em uma entrevista para o *The Daily Telegraph* de Londres, ela disse, "Eu não comecei a mudar o mundo, eu mudei alguma coisa sobre a dor". O trabalho de Cicely Saunders foi um chamamento pessoal movido e apoiado por um poderoso compromisso religioso, escreveu certa vez David Clark, professor de cuidados paliativos de uma escola médica inglesa e biógrafo de Cicely Saunders.

Assim como Cicely Saunders, Elisabeth Kübler-Ross, médica suíça radicada nos Estados Unidos, em seu livro *O túnel e a luz – reflexões sobre a vida e a morte* (2003), relata que teve seu despertar para trabalhar com o conceito de dor total ainda quando era uma jovem de 19 anos e encontrou uma garota judia sobrevivente do campo de concentração Maidanek. Essa experiência seria decisiva para seu trabalho com a tanatologia e o objetivo de aliviar todo o sofrimento causado pela morte. Elizabeth, que no início da vida era agnóstica, com o desenrolar de seu trabalho desperta a fé e vivencia de maneira intensa a questão da espiritualidade nos cuidados paliativos. Essas duas profissionais dos cuidados no morrer trabalharam por mais de 40 anos com pacientes moribundos e observaram que a essência dos cuidados paliativos refere-se às questões da morte, morrer e espiritualidade. Eram essas as dores que a medicina não via, não diagnosticava, não sabia tratar e, portanto, não aliviava.

SÍSIFO, TÂNATOS E UM SENTIDO PARA A VIDA E A MORTE

> *Existe verdadeiramente uma força terapêutica no sentido.*
> Viktor E. Frankl

Elias Norbert discute, em sua obra *A solidão dos moribundos* (2001), o modo pelo qual dependeria de cada um de nós morrer, ou seja, tranquilo ou intranquilo:

> *O modo como uma pessoa morre depende em boa medida de que ela tenha sido capaz de formular objetivos e alcançá-los, de imaginar tarefas e realizá-las. Depende do quanto a pessoa sente que sua vida foi realizada e significativa – ou frustrada e sem sentido. As razões desses sentimentos nem sempre são claras – essa também é uma área ainda aberta à pesquisa. Mas qualquer que sejam as razões, podemos talvez supor que morrer é mais fácil para aqueles que acreditam terem feito a sua parte, mais difícil para os que sentem fracassado na busca de seus objetivos, e especialmente difícil para aqueles que, por mais que sua vida possa ter sido bem sucedida, sentem que sua maneira de morrer é em si mesma sem sentido. (p. 72)*

Mas qual seria o conceito de sentido? O que daria sentido ao sentido? Em nossa perspectiva, observou-se que esse sentido estaria completamente relacionado com a crença ou descrença em Deus e na existência da alma e, portanto, na perspectiva da transcendência ou do nada. Os homens são convidados a dar um sentido a suas vidas devido à presença da morte. Ela é o instrumento que a natureza ou Deus, a depender do ponto de vista do envolvido na questão, coloca à nossa disposição para refletirmos sobre o significado maior e último da vida.

A realização do sentido para um indivíduo ateu, por exemplo, estaria ou não dependendo da visão do indivíduo ateu, intimamente relacionado com o significado que se adquire, ao longo da vida, para as outras pessoas, por intermédio de sua própria pessoa, de seu comportamento ou de seu trabalho. A corrente filosófica do existencialismo de Heidegger e Sartre expressa bem essa visão. No existencialismo, a morte representa, pois, a última experiência que dará completude ao indivíduo, ou seja, sentido último, e é por isso que para o existencialismo o ser se completa na morte, já que após a morte só existe o nada.

> *O ser autêntico para a morte, isto é, a finitude da temporalidade, é o fundamento oculto da historicidade do homem. (HEIDEGGER apud MORIN, 1988, p. 277)*

Heidegger procura eliminar tudo o que se funda fora da morte e Sartre procura eliminar tudo o que se baseia na morte. Sartre despe a morte dos seus atributos heideggerianos, arranca-lhe o seu caráter insubstituível e o monopólio da ideia de finitude, "assim, a morte nunca é o que dá sentido à vida; pelo contrário, é o que lhe tira todo o significado". E, ainda:

> *Se devemos morrer, a nossa vida não tem sentido, pois os seus problemas não recebem nenhuma solução e o próprio significado dos problemas permanece indeterminado. (SARTRE apud MORIN, 1988, p. 280)*

Nisso concordamos com a visão dos pós-modernos, pois se não há possibilidade de uma transcendência e a vida acaba no nada, desmorona-se qualquer possibilidade de inteligibilidade e propósito da vida. A roleta do acaso corre solta.

Na Mitologia Grega existe uma estória muito interessante e que talvez sintetize o papel da morte (Tânatos) em conferir sentido ou não à vida.

A lenda diz que Sísifo era mestre da malícia e dos truques, ele entrou para a tradição como um dos maiores ofensores dos deuses. Sísifo casou-se com Mérope, uma das sete Plêiades, tendo com ela um filho, Glauco. Certa vez, uma grande águia sobrevoou sua cidade, levando nas garras uma bela jovem. Sísifo reconheceu a jovem Egina, filha de Asopo, um deus rio, e viu a águia como sendo uma das metamorfoses de Zeus. Mais tarde, o velho Asopo veio perguntar-lhe se sabia do rapto de sua filha e qual seria seu destino. Sísifo logo fez um acordo: em troca de uma fonte de água para sua cidade ele contaria o paradeiro da filha. O acordo foi feito e a fonte presenteada recebeu o nome de Pirene e foi consagrada às musas. Assim, ele despertou a raiva do grande Zeus, que enviou o deus da morte, Tânatos, para levá-lo ao mundo subterrâneo. Porém, o esperto Sísifo conseguiu enganar o enviado de Zeus. Ele elogiou sua beleza e pediu-lhe para deixá-lo enfeitar seu pescoço com um colar. O colar, na verdade, não passava de uma coleira, com a qual Sísifo manteve a morte aprisionada e conseguiu driblar seu destino.

Durante um tempo não morreu mais ninguém. Sísifo soube enganar a morte, mas arrumou novas encrencas. Desta vez com Hades, o deus dos mortos, e com Ares, o deus da guerra, que precisava dos préstimos da morte para consumar as batalhas. Tão logo teve conhecimento, Hades libertou Tânatos e ordenou-lhe que trouxesse Sísifo imediatamente para o inferno. Quando Sísifo se despediu de sua mulher, teve o cuidado de pedir secretamente que ela não enterrasse seu corpo. Já no inferno, Sísifo reclamou com Hades da falta de respeito de sua esposa em não o enterrar. Então suplicou por mais um dia de prazo, para se vingar da mulher ingrata e cumprir os rituais fúnebres. Hades lhe concedeu o pedido. Sísifo então retomou o corpo e fugiu com a esposa. Ele havia enganado a morte pela segunda vez. Sísifo morreu de velhice e Zeus enviou Hermes para conduzir sua alma ao Hades.

No Hades, Sísifo foi considerado um grande rebelde e teve um castigo, juntamente com Prometeu, Títio, Tântalo e Ixíon. Por toda a eternidade Sísifo foi condenado a rolar uma grande pedra de mármore com suas mãos até o cume de uma montanha e toda vez que ele estava quase alcançando o topo, a pedra rolava novamente montanha abaixo até o ponto de partida por meio de uma força irresistível. Por esse motivo, a tarefa que envolve esforços inúteis passou a ser chamada de "trabalho de Sísifo". Em suma, Sísifo foi condenado a um trabalho sem sentido para que, talvez, pudesse aceitar a morte e dar um sentido à sua vida, além de aprender que não se pode enganar a morte.

Essa estória da mitologia está presente constantemente na medicina moderna; estamos frequentemente fazendo o papel de Sísifo, tentando enganar a morte ou mesmo vencê-la e ela, soberanamente mais sábia e paciente, está constantemente nos ensinando e perguntando qual o sentido da vida e o sentido do nosso ofício? Tá bom, sobreviver? Mas para quê?

É interessante como esse problema, do sentido, de crucial importância dentro não só de cuidados paliativos, mas também para toda a área da saúde e para as demais áreas do conhecimento tenha sido tão negligenciada nas pesquisas modernas.

Uma das maiores autoridades nesse campo de investigação, Viktor E. Frankl, professor de Neurologia e Psiquiatria da Universidade de Viena, amplia de maneira fecunda e brilhante esse conceito nos livros *Um sentido para a vida* e *Em busca de um sentido* (2008).

> *Consideremos a sociedade atual: ela gratifica e satisfaz virtualmente qualquer necessidade, com exceção de uma só, da necessidade de um sentido para a vida. Podemos dizer que certas necessidades são criadas artificialmente pela sociedade de hoje e, no entanto, a necessidade de um sentido permanece insatisfeita, exatamente no meio de nossa opulência e apesar desta. (FRANKL, 2005, p. 18).*

Este sentimento, o vazio existencial, vem crescendo e se difundindo a ponto de poder ser chamado de neurose de massa. Esse vazio é, na nossa perspectiva, o maior responsável pela ocultação e negação da morte nos tempos modernos, porque a morte insiste o tempo todo em perguntar o que estamos fazendo da nossa sociedade, do nosso meio ambiente e do nosso planeta; em última estância, o que estamos fazendo da vida.

O homem procura sempre um sentido para a vida. Ele está sempre se movendo em busca do sentido de seu viver e para fazer isso não precisa ter formação em filosofia, bioética ou cuidados paliativos. O que se observa na prática são donas-de-casa, ditos "joãos e marias", ansiarem e buscarem com toda força esse sentido, especialmente quando estão se defrontando com a morte.

Disso resulta uma pergunta, como poderemos ajudar as pessoas que estão desesperadas, no caso em análise, os moribundos e os que estão em contato com estes, pela aparente falta de sentido de vida? Novamente Frankl (2005) lança luz nessa problemática:

> *Os sentidos, do mesmo modo como são únicos, são também mutáveis. Mas não faltam nunca. A vida não deixa jamais de ter sentido. Isto, concordo, é compreensível apenas se admitirmos que existe um sentido potencial a ser descoberto para além do agir e do amar. Certamente estamos habituados a descobrir um sentido no criar uma obra ou no completar uma ação, no fazer experiência de algo ou encontrar alguém. Mas não devemos jamais esquecer que podemos descobrir um sentido na vida, mesmo quando nos vemos numa situação sem esperança, quando enfrentamos um destino que não pode ser mudado. O que realmente importa e conta mais, é dar testemunho do potencial unicamente humano, que, em sua forma*

mais alta, deve transformar uma tragédia em um triunfo pessoal, deve mudar a situação difícil em que o indivíduo está em um sucesso humano. Quando não temos mais condição de mudar uma situação, um câncer que não pode ser operado, então somos estimulados a mudar nós mesmos. (p. 33)

ESCULÁPIO E EPIONE E SUAS FILHAS IASO, HIGEIA E PANACEIA

Amarás ao teu próximo como a ti mesmo.
Jesus

Mônica Martins Trovo de Araújo, enfermeira, na sua dissertação de mestrado (2006) intitulada *Quando uma palavra de carinho conforta mais que um medicamento – necessidades e expectativas de pacientes sob cuidados paliativos*, sintetiza de maneira brilhante a maior necessidade dos pacientes em cuidados paliativos e aponta para que direção deve se dirigir nossa atenção e proposta terapêutica.

Na Grécia antiga, Esculápio – o deus da medicina – casou-se com Epione (deusa do alívio) e teve três filhas: Iaso (deusa da recuperação), Higeia (deusa da boa saúde) e Panaceia (deusa de todas as curas). Nós, médicos, ao sairmos da faculdade, fazemos o juramento de Hipócrates: "Eu juro, por Apolo, por Esculápio, Higeia e Panaceia, e tomo por testemunhas todos os deuses e todas as deusas [...]".

Juramos, portanto, por todos os deuses. Esse juramento simbólico é interessante, pois na medicina, e especialmente em cuidados paliativos, ainda privilegiamos Higeia e uma parte de Panaceia (cura física) e preterimos os outros deuses quando deveríamos ter como deusa máxima Epione, conforme esse aforismo de autoria desconhecida: "*Medicus Quandoque Sanat, Saepe Lenit et Semper Solatium Est*", ou seja, "curar algumas vezes, aliviar o sofrimento sempre que possível, confortar sempre".

Giovanni Reale, filósofo e pensador italiano, no seu magistral livro *Corpo, Alma e Saúde – o conceito de homem de Homero a Platão* (2002) mostra uma síntese do conceito de panaceia que deveríamos trabalhar, especialmente no tocante às questões da morte e do morrer:

Os médicos tinham razão em sustentar a tese a qual não se pode curar uma "parte" do corpo sem curar o "todo" do corpo. Mas o próprio corpo não é o "homem no seu todo", mas uma "parte": o todo

> *do homem é o seu corpo junto com a sua alma. E, assim como não se pode curar uma parte do corpo sem curar todo o corpo, analogamente não se pode curar também a alma. E, contudo, os médicos – como explica Platão – ignoram isso, e escapa-lhes que a maior parte das enfermidades podem ser curadas não só curando o corpo, mas também todo o homem, ou seja, curando além do corpo, também a alma. De fato, é justamente da alma que derivam para os homens os maiores males, assim como os maiores bens. (p. 279)*

Termino as minhas anotações com uma reflexão final. A filosofia dos cuidados paliativos deveria se basear essencialmente em quatro verbos: servir, amar, cuidar e espiritualizar.

Este texto é dedicado ao Espírito que tenho como guia e mãe. Com seu exemplo máximo de amor e espiritualidade nos deixou lição imorredoura ao cuidar (física, psicológica, social e espiritualmente) do seu amantíssimo filho até a cruz: Jesus.

Doce Mistério da Vida
Composição: Victor Herbert/Rida Johnson Young (versão: Alberto Ribeiro)

Minha vida que parece muito calma
Tem segredos que eu não posso revelar
Escondidos bem no fundo de minh"alma
Não transparecem nem sequer em um olhar
Vive sempre conversando a sós comigo
Uma voz que eu escuto com fervor
Escolheu meu coração pra seu abrigo
E dele fez um roseiral em flor
MARIA!!!

BIBLIOGRAFIA

ARAÚJO, M.M.T. *Quando "uma palavra de carinho conforta mais que um medicamento"*: necessidades e expectativas de pacientes sob cuidados paliativos. Dissertação (Mestrado em Enfermagem) – Escola de Enfermagem da Universidade de São Paulo, São Paulo, 2006.

BIRCH, D.; DRAPER, J. A critical literature review exploring the challenges of delivering effective palliative care to older people with dementia. *J. Clin. Nursing*, v. 17, n. 9, p. 1144-1163, 2008.

DATAFOLHA.Dossie 05/05/2007. Disponível em: / http://datafolha.folha.uol.com.br/po/ver_po.php?session=446 e http://datafolha.folha.uol.com.br/po/ver_po.php?session=445 Acesso em: 03 de julho de 2009.

DAVIS, M.P.; WALSH, D. Cancer pain: how to measure the fifth vital sign. *Cleveland Clinic Journal of Medicine*, v. 71, n. 8, p. 625-632, 2004.

ELIAS, N. *A solidão dos moribundos seguido de "envelhecer e morrer"*. Rio de Janeiro: Zahar, 2001.

FRANKL, V.E. *Em busca de sentido*. Petrópolis: Vozes, 2008.

_____. *Um sentido para a vida*. Aparecida: Idéias & Letras, 2005.

KIM, S.H.; OH, E.G.; LEE, W.H. Symptom experience, psychological distress, and quality of life in Korean patients with liver cirrhosis: a cross-sectional survey. *Intern. J. Nursing Stud.*, v. 43, p. 1047-1056, 2006.

KOENIG, H.G. *Spirituality in patient care*: why, how, when and what. West Conshohocken: Templeton Foundation Press, 2007.

KOENIG, H.G.; MCCULLOUGH, M.E.; LARSON, D.B. *Handbook of religion and health*. New York: Oxford University Press, 2001.

KÜBLER-ROSS, E. *Viver até dizer adeus*. São Paulo: Pensamento, 2005.

KÜBLER-ROSS, E.; KESSLER, D. *On grief and grieving-finding the meaning of grief through the five stages of loss*. New York: Scribner, 2005.

KÜBLER-ROSS, E. *O túnel e a luz–reflexões essenciais sobre a vida e a morte*. Campinas: Verus Editora, 2003.

MORIN, E. *O homem e a morte*. 2 ed. Lisboa: Publicações Europa-América, 1988.

PARGAMENT, K.I. *The psychology of religion and coping-theory, research, practice*. New York: The Guilford Press, 1997.

PUCHALSKI, C.M. *A time for listening and caring-spirituality and the care of the chronically ill and dying*. New York: Oxford University Press, 2006.

REALE, G. *Corpo, alma e saúde*: o conceito de homem de Homero a Platão. São Paulo: Paulus, 2002.

SASKIA, C.C.M..; WESKER, W.; KRUITWAGEN, C.; et al. Symptom prevalence in patients with incurable cancer: a systematic review. *J. Pain Sympt. Manag.*, v. 34, n. 1, p. 94-104, 2007.

SAUNDERS, C. Beyond the horizon-A search for meaning in suffering. London: Darton, Longman and Todd Ltd, 1992.

SKOTZKO, C.E. *Symptom perception in CHF*: (why mind matters). *Heart Failure Rev.*, v. 14, n. xxx, p. 29-34, 2009.

VOGL, D.; ROSENFELD, B.; BREIBART, B et all. *Symptom prevalence, characteristics, and* Distress in AIDS Outpatients. *J. Pain Sympt. Manag.*, v. 18, n. 4, p. 253-262, 1999.

WIJK, H.; GRIMBY, A. Needs of elderly patients in palliative care. *Am. J. Hosp. Palliat. Care*, v. 25, n. 2, p. 106-111, 2008.

YONG, D.S.; KWOK, A.O.; WONG, D.M.; SUEN, M.H.; CHEN, W.T.; TSE, D.M. Symptom burden and quality of life in end-stage renal disease: a study of 179 patients on dialysis and palliative care. *Palliat. Med.*, v. 23, n. 2, p. 111-119, 2009.

ANEXOS

Caro leitor, certamente uma das maiores dificuldades que temos ao discutir e abordar sobre questões referentes à morte e a espiritualidade é a forma como faremos isso.

Estamos em pleno desenvolvimento científico e como tal é necessário pensar, elaborar e observar prós e contras dos instrumentos que queremos utilizar na prática clínica, sempre tendo como móvel maior a busca acurada de informações que nos permita levar por sua vez condutas que resultem em resolução efetiva dos problemas e diagnósticos levantados. Não é possível fazer isso sem um mínimo de padronização. Os exemplos aqui sugeridos servem como modelos, mas não como guias absolutos. É do interesse do organizador desse livro que esse modelo possa ser melhorado, adaptado e aperfeiçoado por futuros colaboradores.

Esperamos que esses instrumentos possam ser úteis e facilitar a vida de profissionais e cuidadores de pacientes com doenças graves e potencialmente fatais.

INSTRUMENTOS DE ABORDAGEM EM SAÚDE, ESPIRITUALIDADE E CUIDADOS PALIATIVOS

Disciplina de Tanatologia – Educação para a morte da pós-graduação em ciências médicas da Faculdade de Medicina da Universidade de São Paulo.
Coordenação: Professor Doutor Irineu Tadeu Velasco
Professor Doutor Franklin Santana Santos

Perguntas sugeridas para uma entrevista clínica com pessoas lidando com o fim da vida

1. Conte-me a história da sua doença. (Perspectiva do paciente)

2. Conte-me como você, primeiro, ficou sabendo sobre sua doença. (Ouvindo más notícias)
   a. Como isso foi dito? O que foi dito? E como você se sentiu?

3. Qual é o seu entendimento, agora, sobre a doença? (Entendimento ou modelo explicativo do paciente) O que tem sido dito? O que os médicos dizem? E a sua família? Como começou? O que causou isso? Por que aconteceu? Como tem sido tratado? O que está acontecendo com a doença agora? O que está propenso a acontecer? Quais são as suas expectativas e preocupações quanto ao futuro?

4. O que você quer que seja dito sobre a sua doença? (Realizando decisões compartilhadas e preferência de informações) Parte da minha função é assegurar que você tenha tantas informações quanto desejar sobre sua saúde, e que todas as perguntas sejam respondidas em termos inteligíveis. Entretanto, as pessoas variam enormemente no quanto querem saber sobre a condição médica e opções de tratamento. Alguns querem ouvir tantos detalhes quantos sejam possíveis, enquanto outros preferem deixar esses assuntos para médicos e familiares. Quanto quer que seja dito? Se existir más notícias, de que maneira quer ser informado? Como quer que comuniquemos esses assuntos à sua família?

5. Como a doença tem afetado você? (Maneira como o paciente está lidando com a doença) Como tem sido para você? Como isso o afeta fisicamente? Tem tido dor ou outros sintomas físicos desagradáveis? Como está lidando emocionalmente com isso? Tem ficado aborrecido, nervoso, se sentido ameaçado, preocupado, com raiva, irritado, triste ou deprimido? Qual tem sido a coisa mais difícil sobre a doença? Quais são suas principais preocupações agora? Tem tido algum lado bom em tudo o que tem acontecido?

6. De que maneira sua família e/ou amigos íntimos têm sido afetada? (Maneira como a família está lidando com a doença) O que você discutiu com eles?

7. Como você tem sido ajudado? (Apoios) O que dá força para enfrentar esses problemas? De que maneira tem sido ajudado pela família e amigos? O que eles dizem e/ou fazem? De que maneira eles não ajudam ou desapontam? De que maneira tem sido ajudado por mé-

dicos, enfermeiros, psicólogos, assistentes sociais e outros profissionais? De que maneira eles não têm sido úteis ou desapontam?

8. Houve tempos ou situações difíceis que teve que enfrentar na vida? (Lidando previamente com adversidades) Houve outras doenças sérias e/ou perdas? Como foram, então, essas situações? De que maneira conduziu essa(s) situação(ões)? O que ajudou?

9. Você tem uma prática religiosa ou espiritual ou um conjunto de crenças? (Atitudes existenciais e espirituais) Onde você se iniciou em termos religiosos? Continua nessa tradição religiosa? Tem uma ligação com padre, pastor, rabino etc.? Você tem ligação com alguma igreja, templo ou local religioso? De que maneira seu *background* religioso e suas crenças religiosas ou espirituais atuais afetam sua experiência com a doença? De que maneira você atribui sentido a essa doença séria? De que maneira sua fé tem sido importante? Você ora? O que e de que maneira? Para quem? Acredita em vida após a morte?

10. No caso do paciente não ser religioso (ateus e agnósticos) Como o paciente está lidando com a doença? O que dá significado ou propósito na atual situação da doença? O que ou qual(is) crença cultural, social ou científica é usada e que pode influenciar o tratamento e a melhora de sintomas e desconfortos, medos e ansiedades? E, quais são os recursos sociais disponíveis para apoiá-lo em casa ou no hospital?

11. Já pensou alguma vez sobre o processo da morte e do morrer? (Levantando as questões sobre a morte e morrer) Que tipos de pensamento têm tido? O que o preocupa? Você tem feito planos por causa disso?

Perspectivas dos pacientes sobre "uma boa morte"

1. Controle da dor e dos sintomas.
2. Evitar um prolongamento inapropriado do morrer quando a vida não é mais confortável e agradável.
3. Aliviar o sofrimento da família.
4. Obter um senso de controle.
5. Fortalecer os relacionamentos com as pessoas amadas.

Compartilhando más notícias

- Encontre um local apropriado e tempo adequado. Garanta conforto, privacidade, silêncio e ausência de interrupções.
- Prepare a si mesmo, recapitule pontos-chave e observe suas reações pessoais.
- Considere o envolvimento da família, especialmente nas questões decisivas e outros profissionais da saúde. Pergunte ao paciente quem deveria estar presente. No hospital, inclua uma enfermeira e psicóloga. A menos que a conversação ocorra no contexto de uma relação bem estabelecida, comece por "sentir" o paciente e a família. O que o paciente e a família sabem? O que eles desejam saber? Permita-lhes fazer perguntas e absorver as informações dos seus próprios modos. Procure entender a perspectiva do paciente e/ou família.
- Ouça. Atender o paciente costuma ser mais importante do que o que você diz. Ouça e responda às preocupações e emoções. Aceite o silêncio. Estimule perguntas. Clarifique. O que é "esperança" para esse paciente?
- Seja breve e simples, dando uma mensagem-chave em poucas sentenças. Dê explicações plenas e claras no jargão de uma linguagem livre. Esteja atento a eufemismos. Repita pontos-chave e sublinhe-os.
- Coloque objetivos realísticos para a discussão inicial, evitando sobrecarga de informação. Entenda que más notícias são um processo, não um evento. Adapte a informação ao ouvinte. Exposição gradual para assuntos difíceis. Mantenha em mente objetivos-chave: o que o paciente realmente precisa saber?
- Seja honesto e fale de maneira firme e franca. Evite falso otimismo e falsa confiança, mas também excesso de desencorajamento. Respeite preferências pessoais e culturais ao compartilhar informações. Evite falsas certezas ou exatidões, mas atenda às necessidades do paciente com relação à informação prognóstica.
- Responda com afeto. Aja ativamente e encoraje reações emocionais. Seja companheiro. Tenha empatia. Reconheça as dificuldades. Transmita seu cuidado. Identifique apoios atuais e ofereça recursos adicionais.
- Ofereça os próximos passos que conduzam uma atenção continuada. Planeje um seguimento para compartilhar informação, resolver dúvidas e apoiar. Garanta disponibilidade e atenção continuada.
- Documente a informação compartilhada e comunique isso para a equipe dos cuidados de saúde.

Abordando a Espiritualidade

Como abordar espiritualidade
A História Espiritual – CSI-Memo (Koenig, 2007)
- As suas crenças religiosas/espirituais oferecem conforto, ou são fontes de estresse?
- Você tem crenças espirituais que podem influenciar nas decisões médicas?
- Você é membro de uma comunidade espiritual ou religiosa e esta oferece apoio? Quais?
- Você tem outras necessidades espirituais que gostaria fossem atendidas?

Colhendo a História Espiritual – Fica (Puchalski, 2006)

1. Fé e Crença
- Você se considera uma pessoa religiosa ou espiritual?
- Você tem crenças espirituais que o ajudam a lidar com o estresse?
- Se o paciente responder não, o profissional da saúde deve perguntar: O que dá significado à sua vida? O paciente às vezes responde: família, carreira ou a natureza. Se o paciente responder sim, é importante perguntar se o sistema de crenças dá um significado ou propósito à vida. Se não, o que dá significado à pessoa?

2. Importância
- Que importância tem a fé ou crença em sua vida?
- As suas crenças influenciam a maneira como se cuida em relação à doença?
- Que participação suas crenças têm na recuperação de sua saúde?

3. Comunidade
- Você faz parte de uma comunidade espiritual ou religiosa?
- Ela o apoia? De que maneira?
- Existe um grupo de pessoas que realmente o ama ou que lhe são importantes? Comunidades tais como igrejas, templos, mesquitas, entre outras, ou um grupo de amigos podem servir como forte apoio para alguns pacientes.

4. Ação no Cuidado

O médico e os outros profissionais da saúde deveriam pensar sobre o que fazer com as informações compartilhadas pelo paciente: conduzir a um capelão, outro cuidador espiritual ou outros recursos tais como ioga, meditação ou aconselhamento pastoral. Alguns pacientes usam rituais, jornadas ou retiros, rezas, sacramentos, música, arte, leitura de material religioso, filmes etc.

A disciplina de Emergências Clínicas oferece um *workshop*: aplicações clínicas da espiritualidade nos cuidados em saúde com regularidade para o treinamento de profissionais da área da saúde e ciências da religião e voluntários na abordagem à espiritualidade na prática clínica. É possível ver nos *sites:* www.saudeeducacao.com.br e http://www.fm.usp.br/departamento/clinmed/emerclinica/index.php

Como abordar significado existencial com um paciente não religioso
- Como o paciente está lidando com a doença?
- O que lhe dá significado ou propósito na atual situação da doença?
- O que ou quais crenças culturais são usadas e que podem influenciar o tratamento?
- Quais são os recursos sociais disponíveis para apoiá-lo em casa ou no hospital?

O organizador deste livro sugere que os profissionais que queiram abordar a espiritualidade do paciente aplique primeiro o Fica (fé, importância, comunidade e ação) no cuidado profissional, objetivando maior segurança ao levantar esse assunto e, consequentemente, prestar assistência ao paciente.

Fica – Profissional

F – Eu tenho crenças espirituais que me ajudam a lidar com o estresse e com o fim da vida? Eu sou religioso, espiritual? O que dá à minha vida significado e propósito?

I – Essas crenças são importantes para mim? Elas influenciam a maneira como eu cuido de mim mesmo? Minhas crenças são mais ou menos importantes? Quais são as prioridades mais importantes na minha vida? Estas coincidem com as minhas crenças espirituais? Está a minha vida espiritual integrada na minha vida pessoal e/ou profissional? Se não, por que não?

C – Eu pertenço a uma comunidade espiritual? Qual é o meu comprometimento com esta comunidade? Ela é importante para mim? Eu preciso achar uma comunidade? Eu preciso mudar de comunidade?

A – Eu preciso fazer algo diferente para crescer em espiritualidade ou na minha comunidade? Tenho uma prática espiritual, ou eu preciso de uma? O que eu deveria fazer em minha prática com o objetivo de crescer espiritualmente? Preciso fazer algo diferente? De que maneira integraria melhor minha vida espiritual na minha vida pessoal e/ou profissional?

Este material é propriedade intelectual do curso de tanatologia da disciplina de emergências clínicas do Hospital das Clínicas da Faculdade de Medicina da Universidade de São Paulo. Ao ser utilizado para fins clínicos, educacionais, de pesquisa ou citado em artigos, textos, mídia eletrônica e livros, a fonte deverá ser necessariamente citada sob pena de infringir direitos autorais.

ÍNDICE REMISSIVO

A

Adolescente(s), 130
    falando de morte com os, 52
Angiografia cerebral sem perfusão, 312
Angústia de separação, 249
Apneia, teste de, 310
Associação Brasileira de Cuidados Paliativos, 264

C

Código de Ética Médica, 366
Comunicação
  com o paciente moribundo e a família, 233-243
    casos clínicos, 238
    sinais premonitórios da morte, 237
  e relacionamento colaborativo entre profissional, paciente e família, 193-208
    componentes essenciais para a boa comunicação, 200
      comprometer-se com a família e o paciente, 200
      dar explicações ao paciente e a família, 201
      determinar o conhecimento e informações que o paciente e/ou família tem sobre a doença, 201
      elogiar as forças da família, 202
      entender que as famílias tem suas próprias idéias e crenças sobre a natureza da doença, 200
      estabelecer um cuidado colaborativo, 203
      reconhecer emoções, 202
    os erros mais comuns para se estabelecer o relacionamento colaborativo, 203
    padrões de conhecimento que compõem o cuidado colaborativo, 196
      empírico ou a ciência da enfermagem, 197

                estético ou a arte da enfermagem, 199
                ético ou o componente moral do conhecimento, 198
                pessoal, 198
            princípios básicos do cuidado colaborativo, 195
        estratégias de, em cuidados paliativos, 223-231
            como cuidado, 228
            como e o que falar sobre morte com quem está morrendo, 226
            conversar sobre a morte, 224
        no processo de morrer, 209-221
            com os familiares, 218
            de notícias difíceis, 216
            em cada etapa, 214
            enquanto fundamento do relacionamento humano, 209
            finalizando a reflexão, 219
            nos últimos dias de vida, 213
            o que precisamos saber sobre, 210
    Conselho Federal de Medicina, 307
    Consentimento familiar, entrevista para solicitar doação e, 353
    Constituição Federal e a Legislação Infraconstitucional, 362
    Crenças espirituais, 284
    Criança (v.t. Infância)
        falando de morte com a, 51, 127, 160
        quando quem morre é a, 165-177
            a dificuldade médica de lidar com a morte, 173
            caracterizando a morte, 169
            hospitalização da morte, 168
            morte nas UTIs, 170
            o respeito a infância e adolescência, 166
            os modos de morrer, 172
            paradoxo da morte, 166
    Cuidados paliativos, 257-267
        abordagem contínua e integral, 257
        espiritualidade em, 269-281
        estratégias de comunicação em, 223-231
            como cuidado, 228
            como e o que falar sobre morte com quem está morrendo, 226
            conversar sobre a morte, 224
        histórico e filosofia dos, 259
        implementação dos, em nível nacional, 264
        instrumentos de abordagem em saúde, espiritualidade e, 427
            abordando a espiritualidade, 431
            compartilhando más notícias, 430

perguntas sugeridas para uma entrevista clínica com pessoas lidando com
o fim da vida, 428
perspectivas dos pacientes sobre uma boa morte, 429
no Brasil, 264, 342
obstáculos para a implantação de Unidades de Cuidados Paliativos, 263
os princípios básicos da medicina paliativa, 261
programas de, 262
terapia ocupacional e, 103-114
delirium, 109
recursos terapêuticos, 110
adaptação ambiental, 112
atividades expressivas, 110
tecnologia assistiva, 111
Culpa, 63

D

Delirium, 109
Depressão, 73
Distanásia, 368
reflexões bioéticas a partir da realidade brasileira, 319-347
algumas ponderações éticas em torno dos códigos e da distanásia, 334
alguns dados sobre a dor na realidade brasileira, 339
cuidados paliativos no Brasil, 342
diferentes paradigmas de medicina e a distanásia, 324
biopsicossocial, 328
científico-tecnológico, 324
comercial-empresarial, 326
da benignidade humanitária e solidária, 327
do absoluto respeito pela vida e do dever de não complicar a terapêutica, 320
e a legislação brasileira emergente, o caso do Estado de São Paulo, 332
modelos de profissionais médicos neste contexto, 330
Doação de órgãos, 351
entrevista para solicitar a, e consentimento familiar, 353
experiência de familiares com o processo de, 255
Doença e medo da morte, 183
Domicílio, a morte em, 121
Dor(es), 414
espirituais, 417
física, 414
para além da, trabalhando com a dor total, 411
psicológicas, 415

sociais, 416
total, 418

E

Educação para a morte, 45-58
    a discussão do tema da morte nas escolas, 48
    assessoria aos meios de comunicação, 54
    discussão sobre perdas e mortes em hospitais, 49
    espaços para discussão sobre a morte para o público leigo, 48
    formação de profissionais de saúde e educação, 55
    grupos multidisciplinares para discussão ética no contexto hospitalar, 50
    projeto Falando de Morte, 50
        com adolescente, 52
        com criança, 51
        com idoso, 53
        com profissionais de saúde, 54
Enfermagem, 16
   morte e a, 16, 149
   um novo olhar sobre as questões da morte e do morrer em, 89-102
Entrevista
   clínica, perguntas sugeridas para uma, com pessoas lidando com o fim da vida, 428
   para solicitar doação e consentimento familiar, 353
Epione, 424
Equipe, a família, a morte e a, acolhimento no cuidado com a criança, 145-164
    ação dos profissionais frente a morte, 148
        a visão do fisioterapeuta, 151
        atuação do serviço social, 152
        como a equipe multiprofissional e interdisciplinar entende a morte e seu processo, 146
        enfermagem, 149
        falando de morte com a criança, 160
        o médico e a família, 148
        protocolo de acolhimento ao óbito, 153
        psicólogo, 150
        reunião com familiares enlutados, 156
Escolas, morte nas, 5
   a discussão do tema, 48
   de ensino fundamental e médio, 5
      ajudando crianças a lidar com mudanças e perdas, 8
Esculápio, 424

ÍNDICE REMISSIVO

Espiritualidade, 427
   abordagem à, na prática clínica, 373-385
      como abordar, 378
      educação e treinamento, 382
      hipóteses sobre os mecanismos fisiológicos do funcionamento, 375
         sistema endócrino e imunológico, 376
         sistema nervoso central e neurotransmissores, 375
      o que pode resultar, 382
      por que abordar, 377
      quando abordar, 381
   em cuidados paliativos, 269-281
   instrumentos de abordagem em saúde, cuidados paliativos e, 427
   morte e, 278
Estado vegetativo, 312
   achados de neuroimagem diferenciando morte encefálica e, 314
   argumentos contra considerar o, como morte, 316
   morte cerebral *versus*, 313
      achados anatomopatológicos, 315
Estágios de Kübler-Ross, lidando com o morrer, 69-76
   aceitação, 73
   depressão, 73
   negação, 70
   negociação, 72
   raiva, 71
Estresse pós-traumático, transtorno de, 391
   duas vias independentes para o desenvolvimento do, 393
   particularidades do, 391
Ética médica, código de (v. Código de ética médica)
Eutanásia, 368
Experiências espirituais, reflexões sobre as implicações das, para a relação mente-corpo, 283-300
   prevalência de crenças espirituais na população mundial, 284
   relevância, 285
   tipos de experiências relevantes ao estudo da relação mente-corpo, 290
      de quase-morte, 294
      mediunidade, 291
      reencarnação, 293

F

Faculdade de medicina, a morte nas, 11
Família

a morte e a equipe, acolhimento no cuidado com a criança, 145-164
      ação dos profissionais frente a morte, 148
         a visão do fisioterapeuta, 151
         atuação do serviço social, 152
         enfermagem, 149
         o médico, a morte e a família, 148
         psicólogo, 150
      como a equipe multiprofissional e interdisciplinar entende a morte e seu processo, 146
      falando de morte com a criança, 160
      protocolo de acolhimento ao óbito, 153
      reunião com familiares enlutados, 156
   comunicação com o paciente moribundo e a, 233-243
      casos clínicos, 238
      sinais premonitórios da morte, 237
   comunicação e relacionamento colaborativo entre profissional, paciente e, 193-208
      componentes essenciais para a boa comunicação, 200
         comprometer-se com a família e o paciente, 200
         dar explicações ao paciente e a família, 201
         determinar o conhecimento e informações que o paciente e/ou família tem sobre a doença, 201
         elogiar as forças da família, 202
         entender que as famílias tem suas próprias idéias e crenças sobre a natureza da doença, 200
         estabelecer um cuidado colaborativo, 203
         reconhecer emoções, 202
      os erros mais comuns para se estabelecer o relacionamento colaborativo, 203
      padrões de conhecimento que compõem o cuidado colaborativo, 196
         empírico ou a ciência da enfermagem, 197
         estético ou a arte da enfermagem, 199
         ético ou o componente moral do conhecimento, 198
         pessoal, 198
      princípios básicos do cuidado colaborativo, 195
Filosofia, a morte e a, 23
Finitude e terminalidade, novo olhar sobre questões da morte e do morrer em enfermagem, 89-102
Fisioterapeuta, visão do, sobre a morte, 151
Fluidos vitais, perda irreversível do fluxo de, 303

G

Grupos multidisciplinares para discussão ética no contexto hospitalar, 50

ÍNDICE REMISSIVO

H

Higeia, 424
Hospitais, 49
   discussão sobre perdas e mortes em, 49
   grupos multidisciplinares para discussão ética no contexto hospitalar, 50
Hospitalização da morte da criança, 168

I

Iaso, 424
Idoso, 133
   falando de morte com o, 53
Infância, 119 (v.t. Criança)
   o paradoxo da morte na, 166
   o respeito a, e adolescência, 166
Internação, unidade de, a morte em uma, 119

J

Jornalismo, a morte e o, 21

K

Kübler-Ross, estágios de, lidando com o morrer, 69-76
   aceitação, 73
   depressão, 73
   negação, 70
   negociação, 72
   raiva, 71

L

Legislação brasileira e a distanásia, 332
Luto como experiência vital, 245-255
   angústia de separação, 249
   duração, efeitos indesejados e fatores de risco, 249
   sintomas cognitivos, emocionais, comportamentais, 249

M

Mapeamento cerebral com radioisótopos mostrando ausência de perfusão, 312

Medicina, 68
    diferentes paradigmas de, e a distanásia, 324
        biopsicossocial, 328
        científico-tecnológico, 324
        comercial-empresarial, 326
        da benignidade humanitária e solidária, 327
    faculdade de, a morte nas, 11
Médico e a morte, 68, 148
    e a família, 148
    e sua relação com o paciente diante da morte, 77-87
Mediunidade, 291
Medo da morte, velhice, doença e, 183
Memórias estado-dependentes, 398
Morte
    a antropologia e a sociologia, 20
    a dificuldade médica de lidar com a, 173
    a família e a equipe, acolhimento no cuidado com a criança, 145-164
        ação dos profissionais frente a morte, 148
    a negação da, 59
        e outras defesas frente a morte, 59
        pela civilização ocidental, um sintoma, 1
    adentra a academia, 10
    aprendendo a lidar com a, no ofício do profissional de saúde, 31-44
    aspectos jurídicos da, e do morrer, 261-372
    captação de órgãos e, 349-360
    caracterizando a, da criança, 169
    como e o que falar sobre, com quem está morrendo, 226
    conceituação de, 301-318
        abordagens à definição e determinação da morte, 303
            perda irreversível da alma do corpo, 304
            perda irreversível da capacidade de integração corporal, 305
            perda irreversível da capacidade de interação da consciência ou social, 305
            perda irreversível do fluxo de fluidos vitais, 303
        achados de neuroimagem diferenciando morte encefálica e estado vegetativo, 314
        argumentos contra considerar estado vegetativo como morte, 316
        cerebral *versus* estado vegetativo, 313, 315
        Conselho Federal de Medicina, 307
        diagnóstico clínico de morte, 309
        encefálica, 308, 314
        estado vegetativo, 312, 315
        questões a serem respondidas na, 303

redefinindo morte na sociedade tecnológica moderna, 306
e a enfermagem, 16, 149
   um novo olhar sobre as questões da morte e do morrer, 89-102
e a filosofia, 23
e a pedagogia, 22
e a teologia, 24
e espiritualidade, 278
e o jornalismo, 21
e o psicólogo, 18, 150
educação para a, 45-58
   a discussão do tema da morte nas escolas, 48
   assessoria aos meios de comunicação, 54
   discussão sobre perdas e mortes em hospitais, 49
   espaços para discussão sobre a morte para o público leigo, 48
   formação de profissionais de saúde e educação, 55
   grupos multidisciplinares para discussão ética no contexto hospitalar, 50
   projeto Falando de Morte, 50
em psicologia, 18, 150
encefálica, 308, 314
   diagnóstico de, 351
experiência de, e ressuscitação, 396
hospitalização da, da criança, 168
lidando com o morrer, estágios de Kübler-Ross, 69
matemática da, nas escolas de ensino fundamental e médio, 5
   ajudando crianças a lidar com mudanças e perdas, 8
médico e a, 68
   e sua relação com o paciente diante da morte, 77-87
na velhice, 170-191
nas diferentes fases do desenvolvimento humano, 125-144
   a criança, 126
   o adolescente, 130
   o adulto, 132
   o idoso, 133
nas faculdades de medicina, 11
nas UTIs, 170
o paradoxo da, na infância, 166
perspectivas dos pacientes sobre uma boa, 429
serviço social e a, 115-123
   o cuidar, 116
      em domicílio, 121
      em uma unidade de internação, 119
sinais premonitórios da, 237
visão do fisioterapeuta sobre a, 151

N

Neurotransmissores, 375

O

Óbito, protocolo de acolhimento ao, 153
Órgãos, captação de, e morte, 349-360
    busca ativa de potenciais doadores, 351
    diagnóstico de morte encefálica, 351
    entrevista para solicitar doação e consentimento familiar, 353
    experiência de familiares com o processo de doação de órgãos, 355
Ortotanásia, 368

P

Paciente(s)
    comunicação e relacionamento colaborativo entre profissional, família e, 193-208
        componentes essenciais para a boa comunicação, 200
            comprometer-se com a família e o paciente, 200
            dar explicações ao paciente e a família, 201
            determinar o conhecimento e informações que o paciente e/ou família tem sobre a doença, 201
            elogiar as forças da família, 202
            entender que as famílias tem suas próprias idéias e crenças sobre a natureza da doença, 200
            estabelecer um cuidado colaborativo, 203
            reconhecer emoções, 202
        os erros mais comuns para se estabelecer o relacionamento colaborativo, 203
        padrões de conhecimento que compõem o cuidado colaborativo, 196
            empírico ou a ciência da enfermagem, 197
            estético ou a arte da enfermagem, 199
            ético ou o componente moral do conhecimento, 198
            pessoal, 198
        princípios básicos do cuidado colaborativo, 195
    moribundo, comunicação com o, e a família, 233-243
        casos clínicos, 238
        sinais premonitórios da morte, 237
Panaceia, 424
Pedagogia, morte e a, 22
Perda irreversível, 305
    da alma do corpo, 304

da capacidade de integração corporal, 305
da capacidade de interação da consciência ou social, 305
do fluxo de fluidos vitais, 303
Profissional(is) de saúde, 54
    ação dos, frente a morte, 148
    aprendendo a lidar com a morte, 31-44
    comunicação e relacionamento colaborativo entre, paciente e família, 193-208
    falando de morte, 54
Projeto Falando de Morte, 50
    com adolescente, 52
    com criança, 51
    com idoso, 53
    com profissionais de saúde, 54
Protocolo de acolhimento ao óbito, 153
Psicologia, morte em, 18, 150
Psicoterapia para vítimas de trauma, 401

R

Raiva, 71
Reencarnação, 293
Reflexos de tronco encefálico, pesquisa de, 310
Relação
    médico-paciente, 366
    mente-corpo, algumas reflexões sobre as implicações das experiências espirituais para a, 283-300
        prevalência de crenças espirituais na população mundial, 284
        relevância, 285
        tipos de experiências relevantes ao estudo da relação mente-corpo, 290
            de quase-morte, 294
            mediunidade, 291
            reencarnação, 293
Resiliência, 399
Respostas pós-trauma de sobreviventes, 387-409
    ciência do bem-estar, 404
    experiência de morte e ressuscitação, 396
    memórias estado-dependentes, 398
    particularidades do transtorno de estresse pós-traumático, 391
    psicoterapia para vítimas, 401
    resiliência, 399
    subtipos, 393
    um único transtorno com várias facetas, 388

Ressuscitação, experiência de morte e, 396

S

Separação, angústia de, 249
Serviço social e a morte, 115-123
   atuação, 152
   o cuidar, 116
      em domicílio, 121
      em uma unidade de internação, 119
Sísifo, 420
Sistema
   endócrino, 376
   imunológico, 376
   nervoso central, 375
Sofrimento, as dimensões do, na experiência do morrer, 413
Suicídio, paradoxo do, 60
   culpa, projeção e fantasia de punição, 63
   fantasia de reencontro e fuga do sofrimento, 66
   fantasia de vida após a morte, 61
   fantasia de vingança, 65

T

Tanatologia, 1-29, 193-208
Tânatos, 420
Teologia, a morte e a, 24
Terapia ocupacional e cuidados paliativos, 103-114
   delirium, 109
   processo de, 107
   recursos terapêuticos, 110
      adaptação ambiental, 112
      atividades expressivas, 110
      tecnologia assistiva, 111
Teste de apneia, 310
Transtorno de estresse pós-traumático, 391
   duas vias independentes para o desenvolvimento do, 393
   particularidades do, 391
Trauma, respostas pós-trauma de sobreviventes, 387-409
   ciência do bem-estar, 404
   experiência de morte e ressuscitação, 396
   memórias estado-dependentes, 398

particularidades do transtorno de estresse pós-traumático, 391
  psicoterapia para vítimas, 401
  resiliência, 399
  subtipos, 393
  um único transtorno com várias facetas, 388
Tronco encefálico, reflexos de, pesquisa de, 310

U

Unidade de internação, a morte em uma, 119
Unidades de Cuidados Paliativos, 263
UTIs, morte nas, 170

V

Velhice, 170-191
  doença e medo da morte, 183
  dor de adoecer e morrer na, 186
  morte na, 170-191
    no ciclo vital, 181
Violência e abuso religioso ou espiritual, 274